普通高等教育"十一五"国家级规划教材

全国高等医药院校药学类专业第五轮规划教材

体内药物分析

第 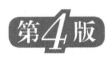 版

（供药学类专业使用）

主　编　赵云丽

副主编　张兰桐　于治国　曾爱国

编　者　（以姓氏笔画为序）

丁　黎（中国药科大学）

于治国（沈阳药科大学）

王春英（河北医科大学）

刘　然（沈阳药科大学）

张兰桐（河北医科大学）

赵云丽（沈阳药科大学）

胡　爽（山西医科大学）

闻　俊（第二军医大学）

梁茂植（四川大学华西临床医学院）

彭金咏（大连医科大学）

曾爱国（西安交通大学药学院）

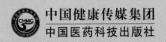

中国健康传媒集团

中国医药科技出版社

内 容 提 要

本书是"普通高等教育'十一五'国家级规划教材"和"全国高等医药院校药学类专业第五轮规划教材"之一,根据体内药物分析教学大纲的基本要求和课程特点编写而成,第一篇总论主要介绍生物样品与分析样品的制备和生物样品分析方法的建立与验证;第二篇分析方法主要介绍色谱分析法、免疫分析法和色谱联用技术;第三篇各论以实际应用领域为主线,介绍临床前药代动力学研究、生物利用度与生物等效性评价及合理用药的临床治疗药物监测等内容。本书为书网融合教材,即纸质教材有机融合电子教材、教学配套资源(PPT、微课、视频、图片等)、题库系统、数字化教学服务(在线教学、在线作业、在线考试),使教学资源更加多样化、立体化。

本书具有体系统一、保证基础、加强应用、体现先进的特点,适于药学类专业的本科生及研究生使用,也可供从事新药研制、临床药物监测的人员参考。

图书在版编目(CIP)数据

体内药物分析/赵云丽主编. —4 版. —北京:中国医药科技出版社,2019. 12

全国高等医药院校药学类专业第五轮规划教材

ISBN 978 – 7 – 5214 – 1481 – 3

Ⅰ. ①体… Ⅱ. ①赵… Ⅲ. ①体内 – 药物分析 – 医学院校 – 教材 Ⅳ. ①R917

中国版本图书馆 CIP 数据核字(2020)第 000854 号

美术编辑 陈君杞

版式设计 友全图文

出版 **中国健康传媒集团** | 中国医药科技出版社

地址 北京市海淀区文慧园北路甲 22 号

邮编 100082

电话 发行:010 – 62227427 邮购:010 – 62236938

网址 www. cmstp. com

规格 889 × 1194 mm $^1/_{16}$

印张 20 $^1/_2$

字数 451 千字

初版 2003 年 8 月第 1 版

版次 2019 年 12 月第 4 版

印次 2022 年 10 月第 4 次印刷

印刷 三河市航远印刷有限公司

经销 全国各地新华书店

书号 ISBN 978 – 7 – 5214 – 1481 – 3

定价 **53. 00 元**

获取新书信息、投稿、为图书纠错,请扫码联系我们。

数字化教材编委会

主 编　赵云丽

副主编　张兰桐　于治国　曾爱国

编 者　（以姓氏笔画为序）

丁　黎（中国药科大学）

于治国（沈阳药科大学）

王春英（河北医科大学）

刘　然（沈阳药科大学）

张兰桐（河北医科大学）

赵云丽（沈阳药科大学）

胡　爽（山西医科大学）

闻　俊（第二军医大学）

梁茂植（四川大学华西临床医学院）

彭金咏（大连医科大学）

曾爱国（西安交通大学药学院）

出版说明

"全国高等医药院校药学类规划教材",于20世纪90年代启动建设,是在教育部、国家药品监督管理局的领导和指导下,由中国医药科技出版社组织中国药科大学、沈阳药科大学、北京大学药学院、复旦大学药学院、四川大学华西药学院、广东药科大学等20余所院校和医疗单位的领导和权威专家成立教材常务委员会共同规划而成。

本套教材坚持"紧密结合药学类专业培养目标以及行业对人才的需求,借鉴国内外药学教育、教学的经验和成果"的编写思路,近30年来历经四轮编写修订,逐渐完善,形成了一套行业特色鲜明、课程门类齐全、学科系统优化、内容衔接合理的高质量精品教材,深受广大师生的欢迎,其中多数教材入选普通高等教育"十一五""十二五"国家级规划教材,为药学本科教育和药学人才培养做出了积极贡献。

为进一步提升教材质量,紧跟学科发展,建设符合教育部相关教学标准和要求,以及可更好地服务于院校教学的教材,我们在广泛调研和充分论证的基础上,于2019年5月对第三轮和第四轮规划教材的品种进行整合修订,启动"全国高等医药院校药学类专业第五轮规划教材"的编写工作,本套教材共56门,主要供全国高等院校药学类、中药学类专业教学使用。

全国高等医药院校药学类专业第五轮规划教材,是在深入贯彻落实教育部高等教育教学改革精神,依据高等药学教育培养目标及满足新时期医药行业高素质技术型、复合型、创新型人才需求,紧密结合《中国药典》《药品生产质量管理规范》(GMP)、《药品经营质量管理规范》(GSP)等新版国家药品标准、法律法规和《国家执业药师资格考试大纲》进行编写,体现医药行业最新要求,更好地服务于各院校药学教学与人才培养的需要。

本套教材定位清晰、特色鲜明,主要体现在以下方面。

1.契合人才需求,体现行业要求 契合新时期药学人才需求的变化,以培养创新型、应用型人才并重为目标,适应医药行业要求,及时体现新版《中国药典》及新版GMP、新版GSP等国家标准、法规和规范以及新版《国家执业药师资格考试大纲》等行业最新要求。

2.充实完善内容,打造教材精品 专家们在上一轮教材基础上进一步优化、精炼和充实内容,坚持"三基、五性、三特定",注重整套教材的系统科学性、学科的衔接性,精炼教材内容,突出重点,强调理论与实际需求相结合,进一步提升教材质量。

3.创新编写形式,便于学生学习 本轮教材设有"学习目标""知识拓展""重点小结""复习题"等模块,以增强教材的可读性及学生学习的主动性,提升学习效率。

4.配套增值服务,丰富教学资源 本套教材为书网融合教材,即纸质教材有机融合数字教材,配套教学资源、题库系统、数字化教学服务，使教学资源更加多样化、立体化，满足信息化教学的需求。通过"一书一码"的强关联，为读者提供免费增值服务。按教材封底的提示激活教材后，读者可通过PC、手机阅读电子教材和配套课程资源（PPT、微课、视频、图片等），并可在线进行同步练习，实时反馈答案和解析。同时，读者也可以直接扫描书中二维码，阅读与教材内容关联的课程资源（"扫码学一学"，轻松学习PPT课件；"扫码看一看"，即可浏览微课、视频等教学资源；"扫码练一练"，随时做题检测学习效果），从而丰富学习体验，使学习更便捷。

编写出版本套高质量的全国本科药学类专业规划教材，得到了药学专家的精心指导，以及全国各有关院校领导和编者的大力支持，在此一并表示衷心感谢。希望本套教材的出版，能受到广大师生的欢迎，为促进我国药学类专业教育教学改革和人才培养做出积极贡献。希望广大师生在教学中积极使用本套教材，并提出宝贵意见，以便修订完善，共同打造精品教材。

中国医药科技出版社

2019年9月

前　言

　　体内药物分析是由药物分析与临床药学相关学科交叉融合而派生出的新兴学科，为药学专业的一门专业课。《体内药物分析》首次出版于2003年，在2006年被教育部确定为普通高等教育"十一五"国家级规划教材。根据教育部"建设一批高质量、高水平的教材"和中国医药科技出版社"紧密结合学科、专业、科技发展和教学需要，保证内容的思想性和科学性"的精神，在第1版基本框架的基础上作者对各章做了适当的删改和调整，并补充了最新的科研成果，于2011年出版了第2版。为了适应现代分析技术日新月异的发展以及在生物样本分析领域应用的进一步拓展，第3版《体内药物分析》对教材的内容做了较大幅度的删改和调整：第一篇总论中删除了与相关学科过多重复的"体内药物分析相关的基础理论概述"；第二篇分析方法中删除了较少应用的"光谱分析""电化学分析""高效毛细管电泳法"和"毛细管电泳免疫分析法"，在"色谱分析法"中删除了气相色谱法，补充了近年来兴起并日渐广泛应用的超高效液相色谱法；第三篇各论的编写体例由以不同类别药物或内源性成分分析为主线的章序列调整为以实际应用领域为主线的章序列，分别是新药的"临床前药代动力学研究"、Ⅰ期临床试验的"生物利用度与生物等效性评价"及合理用药的"临床治疗药物监测"，并补充了近年来社会与学界关注的"滥用药物与毒物分析"与"药物代谢组学分析"内容，拓展了体内药物分析的应用范围。同时，对教材的整体内容做了较大篇幅的删减，由第2版的18章删减为11章，总修改内容占50%以上。随着《中国药典》（2020年版）的修订，药品注册审批和生产管理相关政策的调整，体内药物分析的教学内容也需做相应调整，因此《体内药物分析》第4版在既往第3版基础上吸收国内外科学研究成果，对基本理论、基本概念、基本术语进一步规范和统一，同时建设成为书网融合教材，即纸质教材有机融合电子教材、教学配套资源（PPT、微课、视频、图片等）、题库系统、数字化教学服务（在线教学、在线作业、在线考试），使教学资源更加多样化、立体化。

　　本教材适于药学类专业的本科生及研究生使用，也可供从事新药研制、临床药物监测的人员参考。

　　本教材的修订得到了沈阳药科大学校领导的大力支持和教务处领导的鼎力相助，各位编委所在院校领导给予大力支持和关心，在此一并表示衷心的感谢。同时，本版教材的全体编者对前三版编者们的辛勤工作致以深切的谢意。

　　体内药物分析涉及的专业知识与技术领域广泛，鉴于编者水平所限，教材中不足和欠妥之处在所难免，敬请广大读者提出宝贵意见。

编　者

2019年10月

目 录

第一篇 总 论

第二篇　分析方法

第三篇　各　论

总　论

　　体内药物分析是药物分析在生物体内应用的重要分支学科，是一门研究生物机体中药物及其代谢物和内源性物质的质与量变化规律的分析方法学。它在临床药理学和生物药剂学的兴起与蓬勃发展中不断完善和提高，成为一门综合性较强的应用学科。

　　药物进入体内后，经过吸收、分布、代谢和排泄过程，其化学结构与存在状态均可能发生变化。药物在体液中除了以游离型的原型药物或代谢物存在，也有以原型药物或代谢物与葡萄糖醛酸等内源性物质结合的缀合物（conjugate）形式存在，或以与蛋白质结合的结合型药物或代谢物存在。体内药物分析是对动物或人体的体液或组织中的游离型药物浓度或药物总浓度的分析。由于供分析的生物样品中药物浓度通常为痕量（$1 \sim 100 \mu g/g$）或超痕量（$< 1 \mu g/g$）水平，生物基质组成复杂、干扰严重，因此，除极少数情况是将生物样品简单处理后直接进样，多数在最后一步测定前，需采用适当的样品制备，以进行分离、纯化与浓集，必要时还需对被测组分进行化学衍生化，然后进行测定。样品制备是体内药物分析的重要步骤，采用高灵敏度、高专属性与高通量的分析方法是关键。分析方法及分析过程的质量会影响药物体内研究获得的数据的准确性与可靠性，故需用一些分析方法效能指标对分析方法与分析过程进行评价。

　　本篇为体内药物分析的基础部分，是体内药物分析的核心。本篇将介绍体内药物分析的性质与任务，方法学的特点与要求，本学科的发展概况与学科热点问题；生物样品的种类与来源，样品制备方法和技术；体内药物分析方法的设计与评价等。

第一章 绪 论

扫码"学一学"

第一节 体内药物分析学科的发展概况

在相当长的时期内，人们对于药物质量的认识和控制注重于药物的鉴别、检查和含量测定等理化指标及其分析手段的研究，但是随着临床药学领域相关研究的深入和发展，人们对于药物在体内的吸收、分布和代谢过程与医疗效用的关系有了进一步的认识，确悉药物的临床疗效常常因用药者个体差异造成的血药浓度差异而显著不同。即，药物存在"化学上等价而生物学上不等价"的问题。药物在生物体内的动力学过程及其行为特征是临床药学领域相关学科所关注和研究的核心基础。然而，药物在体内的动力学研究和探讨依赖于体内药物质和量的准确分析，所以，临床药学相关学科的发展进一步促进了药物分析学在临床药学领域中的扩展，进而导致了药物分析学的分支学科——体内药物分析学的诞生。

20 世纪 60 年代以来，在药学领域中发展了两门与临床实践直接相关的学科，即临床药理学（clinical pharmacology）与生物药剂学（biopharmaceutics；biopharmacy）。临床药理学的主要研究内容为新药疗效与毒性的评价、药物临床试验研究、药物相互作用和作用机制的研究等。生物药剂学研究的主要内容为药物及其制剂在体内的吸收、分布、代谢与排泄过程，阐明药物剂型、工艺、药物浓度、药效之间的关系以及基于药物动力学的生物利用度及生物等效性的研究等。临床药理学和生物药剂学的研究内容均涉及体内（体液、组织等）药物浓度与机体药理效应的相互关联、药物及代谢物的命运与历程。

在上述两学科的研究和实际工作中，首先遇到的和必须解决的就是建立体内痕量药物及其代谢物的分离、分析问题。以此为手段进行药物的临床监测、新老药物剂型的生物利用度与生物等效性评价、药物不良反应与药效学阐述以及前体药物和新药的开发、研制等。可以说，临床药理学和生物药剂学的发展给药物分析学科提出了新的要求，而体内药物浓度监测方法的建立与完善是上述学科的实验手段和赖以建立的技术基础。

1. 国外发展概况 20 世纪 70 年代初期体内药物分析在国外建立，至 20 世纪 70 年代末，血药浓度监测已广泛用于临床。如：1981 年美国俄亥俄州立大学（Ohio State University）哥伦布儿童医院（Columbus Children's Hospital）创建了 TDM 实验室，将实验室医学、药学、药理学、临床医学有机地结合在一起，为患者提供高质量的医疗服务。

进入 20 世纪 80 年代后，体内药物分析发展较快，学科雏形已基本形成，出版了一些颇有影响的专著。如 Drug Level Monitoring（1980）、Textbook of Biopharmaceutic Analysis（1981）等。同时，在各种药学杂志上涌现出大量的体内药物分析研究论文，召开专业学术会议并出版会议论文集。这标志该学科已日趋成熟。进入 20 世纪 90 年代后，随着各种痕量、超痕量分离、分析技术的应用，该学科得到了更快的发展，成为一门综合性较强的应用学科。

2. 国内发展概况 我国学者对本学科的关注始于 20 世纪 70 年代末。虽然限于技术、装备条件只有零星的工作开展，但已令人意识到这是一门亟待发展的交叉学科。其任务与角色、内涵与范畴、在药学科学发展和实践中应发挥的作用等方面亟需讨论，于是就有《体内药物分析刍议》一文的发表（1979），在"中国药学会药物分析第一次学术会议"（1981 年 11 月，无锡）上，南京药学院吴如金做了大会学术报告，引起了广泛的关注和兴趣。之后，在全国进行技术介绍与推广，对推动当时国内临床药学"剂量个体化方案""治疗药物监测"以及"制剂释放度与生物利用度测定"等工作在医院、工厂的开展，产生了积极的影响，提供了分析方法学（analytical methodology）的支持。比色法、紫外－可见分光光度法、薄层色谱法、气相色谱法及免疫测定法在血药及尿药浓度的测定工作中也得到了广泛应用。20 世纪 80 年代中期以来，随着新药开发的需求，药物代谢动力学、药物代谢研究工作的进行以及色谱技术的进步，使高效液相色谱法及其联用技术成为主流技术。

另一方面，在高等药学教育中也逐渐纳入了有关体内药物分析的内容。如 1980 年南京药学院主编的全国高等医药院校统编教材《药物分析》首版中就收载了"人血清中洋地黄强心甙的放射免疫测定法"，在其后的历版更是增加了"体内药物分析"专章，主要阐述体内药物分析中的样品制备技术与分析方法验证的相关内容。此外，从 20 世纪 80 年代中期开始，中国药科大学、沈阳药科大学等许多高等医药院校，为本科生、硕士研究生开设了体内药物分析必修和选修课程，编写了各种讲义和教材供教学使用，也大大丰富和更新了教学内容。

专著的出版往往标志着学科的进步和发展，在过去的二十多年里，由吴如金等根据大量国外文献与自身实践，在国内率先编写、出版了《体内药物分析》（1984）专著，对学科的内容、方向和正名起了极重要的引导作用。接着还有若干专著相继出版，如陈刚主编的《治疗药物监测——理论与实践》（1985），陆明廉主编的《血药浓度测定与临床应用》（1986），曾经泽主编的《生物药物分析》（1990），李好枝主编、7 所大学参编的全国高等医药院校药学类教材《体内药物分析》（2003），于治国主编的《体内药物分析》（2017）等，都对学科发展与学术水平的提高发挥了积极作用。

第二节 体内药物分析学科的性质与任务

一、体内药物分析学科的性质

随着临床药学与近现代分析技术的发展，药物分析学科在临床药学领域中的地位得以进一步巩固和发展，并逐步形成了药物分析学的一门新兴分支学科——体内药物分析学（pharmaceutical analysis in biological samples）。体内药物分析通过分析的手段了解药物在体内的质和量的变化，获得各种药代动力学的参数和药物代谢途径与转化方式等信息，从而有助于在药物研发与临床应用中对所涉及的药物做出估计与评价。简单地说，如果没有体内药物分析提供数据和有关信息，进行临床药学研究是不可想象的。

体内药物分析学是一门研究生物机体中药物及其代谢物和内源性物质的质与量的变化

扫码"学一学"

规律的分析方法学。它是药物分析在临床药学领域的重要分支学科，又是现代药学的创新、延伸和发展。体内药物分析直接关系到药物的研发与临床使用，药物作用机制的探讨、成药性的评价及药物临床应用的指导等各阶段的工作。它在探求科学用药规律，安全、有效、合理用药，开发新药和保障人类健康等方面具有重要作用。

二、体内药物分析学科的任务

1. **生物样品分析方法的研究** 体内药物分析的样品来自生物体，其组成较复杂、基质干扰大、药物浓度低，有效的分析方法是关键性问题。药代动力学（pharmacokinetics，PK）研究时，要求分析方法灵敏、专属、准确、可靠；治疗药物监测（therapeutic drug monitoring，TDM）工作直接服务于临床，这类分析的特点是要求结果获得及时且往往样本容量较大，因此，需要简便、准确和高通量的分析方法。

体内药物分析的主要任务也是首要任务是进行分析方法的研究与开发，提供优化的最佳分析条件；评估各种分析方法能达到的灵敏度、专属性和准确度；探讨各种方法应用于体内药物分析中的规律性问题。

2. **为新药体内研究提供数据** 在新药研究过程中，按照国家新药注册审批有关规定，要提供药物在动物和人体内的药物动力学参数，这些数据的获得首先基于体内药物浓度的准确测定，这些研究工作的开展依赖于体内药物分析来完成。

3. **为临床治疗药物监测提供数据** 为保证临床用药安全、有效，体内药物分析应为治疗药物监测提供准确的血药浓度数据，并对血药浓度进行具体分析和合理解释，提供药学情报和信息，参与指导临床合理用药、确定最佳剂量、制定治疗方案。

4. **滥用药物检测** 麻醉药品和精神药品的滥用问题在世界范围内日益严重，如何确证嫌疑人存在药物滥用（drug abuse）现象已成为一个重要的课题。对于吸毒者体内的毒品（冰毒、海洛因等）和运动员体内的禁药（兴奋剂等）的检测，也必须依据体内药物分析手段和技术才能完成。

5. **内源性物质监测和代谢组学研究** 体内内源性生命物质，如激素、儿茶酚胺和尿酸等在机体正常生理条件下均处于一定的浓度范围内，如果这些物质在体内的浓度发生显著变化或出现异常，提示机体发生了病变。监测体内内源性物质的浓度变化，即代谢物谱或代谢轮廓的改变对于某些疾病的诊断及治疗均具有重要意义。

第三节　体内药物分析的对象与工作内容

一、体内药物分析的对象

扫码"学一学"

从药物的研发、生产到临床应用，药物质量的正确评价尺度是安全性和有效性，即根据药物在体内的表现做出评价。新药进入临床之前，首先进行临床前药代动力学研究，即进行动物实验。也就是说，体内药物分析的对象不仅是人体，也包括动物，因此，体内药物分析又被称为"生物医药分析"（biomedical analysis）或"生物药物分析"（biopharmaceutical analysis）。具体的分析样品可以是生物体的各种器官，即生物体的任何体液和组织均可作为体内药物分析的样品。

已知药物在作用部位的浓度直接与药理作用相关，而药物在体内主要靠血液输送到作用部位，因此血药浓度可作为药物在作用部位浓度的表观指标，即血液是体内药物分析的主要对象。另外，还有尿液、唾液、头发及其他组织。药物在体内的代谢产物常具有一定的生理特性，搞清它们的种类、结构和数量对药物的评价极为重要，故此，除原型药物外，代谢物也是体内药物分析的目标之一。

二、体内药物分析的工作内容

生物体的任何体液或组织均可作为体内药物分析的生物样品，在体内药物分析中应用最广的生物样品是血样。体内药物分析最常见的工作是血药浓度的测定，血药浓度测定主要包括以下内容。

1. 游离型和结合型药物总浓度的测定 血药浓度，通常是指血清或血浆中的原型药物浓度。除非特指，在文献、专著和教科书中提到的原型药物血药浓度，一般为血清或血浆中游离型和结合型药物的总浓度。TDM 的理论基础是原型药物浓度与药效和不良反应直接相关，所以 TDM 的首要工作，也是 TDM 的常规工作，是测定血液或其他体液（如唾液）中的原型药物浓度。

原型药物血药浓度的测定，一般都以血清或血浆作为分析对象，但有些药物由于其在血液各成分中的分布不同，供监测的血液样品也有特殊要求。例如环孢素是目前临床上应用最为广泛的免疫抑制剂，对器官（如肾、肝、心等脏器和骨髓等）移植的排斥反应有良好抑制效果。由于血药浓度太低会导致移植器官被排斥，而血药浓度过高又引起肝、肾毒性，造成肝、肾损伤，因此，严格监测血药浓度并及时调整剂量非常必要。环孢素的原型药物进入体内后，在血液内 33% ~47% 存在于血浆中，4% ~9% 存在于淋巴细胞中，5% ~12% 存在于粒细胞中，41% ~58% 集中在红细胞内。若仅仅监测血浆中环孢素的浓度，则不能准确反映血中原型环孢素的水平，所以，无论是用高效液相色谱法还是荧光偏振免疫法，均采用全血为监测对象。

2. 游离型药物浓度的测定 理论上，只有游离血药浓度才与药理作用强度直接相关，因此，随着 TDM 工作的深入，有关游离血药浓度监测的方法学研究已成为体内药物分析关注的一个重要方面。列为游离血药浓度监测的药物，一般应具备下列特点：①药物的血浆蛋白结合率高（≥80%）；②药物的治疗指数狭窄；③游离血药浓度受生理或病理因素影响较大；④药物的分布容积小于 2L/kg；⑤游离血药浓度与药理作用密切相关。

目前，符合以上条件的药物并不多，主要为抗癫痫药物（如苯妥英、卡马西平和丙戊酸）和抗心律失常药物（如利多卡因和丙吡胺等）。

游离药物浓度简易测定方法的建立是促进游离药物浓度监测的重要条件。用于 TDM 领域的游离血药浓度测定常用平衡透析法和超滤法。近 20 年来，微透析技术的发展及与多种仪器分析方法（如 HPLC、HPCE 等）的联用，实现了在线游离药物的分析。

3. 药物活性代谢物的测定 除了前体药物外，一般原型药物（又称母体药物）的活性代谢产物浓度较低，其临床疗效显得并不重要。当活性代谢物浓度较高、活性较强或患者肾功能有障碍时，对活性代谢物的监测应引起足够的重视。

监测活性代谢物具有如下临床意义：①有利于深入指导临床合理用药；②有助于解释原型药物血药浓度与药效间的矛盾，如浓度与效应间的不平行现象；③解释和预防治疗期间出现的非原型药物所具有的某些不良反应。当合理解释药物活性代谢物的监测结果时，应当考虑如下因素：①代谢物药理活性与原型药物之间的作用是相加、协同或拮抗？②代谢物与原型药物的代谢动力学有无异同？③患者肝、肾功能有障碍时，代谢物是否也如原型药物一样有体内蓄积以及蓄积的程度如何？

在选择体内药物分析方法测定原型药物或（和）活性代谢物时，要充分考虑原型药物和活性代谢物的同时存在可能对测定结果的准确性产生影响。如用荧光偏振免疫分析法和色谱法同时测定血浆中原型药物与活性代谢物浓度，由于原型药物与活性代谢物的母体结构相似，荧光偏振免疫法往往因为交叉免疫反应的存在导致测定结果偏高。以环孢素的监测为例，荧光偏振免疫法测定结果比高效液相色谱法约高 30%，临床调整剂量时，必须参照各自的有效血药浓度标准进行。所以，若活性代谢物与原型药物共存对测定结果有影响，则向临床报告 TDM 测定结果时，需要注明所采用的体内药物分析方法。例如，阿米替林和其活性代谢物去甲替林均为具有较强镇静、抗胆碱作用的三环类抗抑郁药，由于其有效血药浓度范围窄，体内过程个体差异大，已被列为应当常规监测的原型药物和活性代谢物。

目前国内外已经开展活性代谢物和原型药物浓度监测的药物有胺碘酮与 N – 去乙胺碘酮，奎尼丁与 3 – 羟基奎尼丁，扑米酮与苯巴比妥，普鲁卡因胺与 N – 乙酰普鲁卡因胺，普萘洛尔与 4 – 羟基普萘洛尔等。

4. 对映体药物的测定 对映体药物（手性药物）的药代动力学特性和药效学均存在差异，这在很大程度上是因为对映体药物的体内过程具有立体选择性。

（1）药物的吸收 对映体药物吸收过程的立体选择性表现在主动转运过程对一个对映体有利而对另一个不利；或两个对映体的吸收特性存在显著差异。如抗肿瘤药物甲氨蝶呤在小肠的吸收是主动转运过程，对 L – 甲氨蝶呤有利，而 D – 甲氨蝶呤却是通过被动扩散吸收的。

（2）药物的体内分布 药物体内分布的程度取决于药物的两个性质，即与血浆/组织的蛋白结合和分配系数。分配系数不存在立体选择性，而对映体药物与蛋白的结合则有立体选择性。例如苯巴比妥的对映体在血浆中游离药物浓度的比率 S – 对映体 ：R – 对映体为 26.5：36.6，说明 S – 对映体与血浆蛋白的结合率高于 R – 对映体。

（3）药物的排泄 对映体药物的排泄存在立体选择性，主要由于肾清除机制为主动转运过程。老年患者体内酮洛芬葡萄糖醛酸缀合物的排泄，R – 异构体要优于 S – 异构体。

（4）药物的代谢 对映体药物生物转化的立体选择性是药物体内过程立体选择性表现最为充分的阶段。代谢的两相反应都具有区分对映体的能力。药物代谢的结合反应即 II 相反应产生的活性结合物可分为手性和非手性两种，其中手性活性结合物尤为重要。如沙丁胺醇通过磺酸结合而代谢，有药理活性的（-）– 沙丁胺醇与无药理活性的（+）– 沙丁胺醇在体内的清除率相差 11 倍之多。对映体药物生物转化的立体选择性还表现在首过效应上。维拉帕米为临床常用的钙通道阻滞剂，（-）– 维拉帕米具有药理活性，而（+）– 维拉帕米的活性很小。按照维拉帕米的绝对生物利用度 20% ~ 30% 计算，要达到与静脉给药 5 ~ 10mg 剂量相当的抗心律失常作用，临床口服给药剂量应增加至 25 ~ 50mg，但实际结果却必须口服 160mg 才能达到静脉给药 5 ~ 10mg 的效果。经临床研究证实，维拉帕米口服不但存在首过效应，而且具有立体选择性，即具有药理活性的（-）– 维拉帕米更易被选择性代谢，而口服给药后药理活性很小的（+）– 维拉帕米的血药浓度是（-）– 维拉帕米的 5 倍，从而导致相当的剂量产生低的药理效应。

此外，对映体药物除了药代动力学特性存在差异，药理作用强度有强弱之分外，在药效方面亦有显著不同（表 1 – 1），在临床用药中必须引起重视。

表 1 - 1　手性药物中对映体间药效学上的差异

药物	R - (-)	S - (+)
氯胺酮	引起中枢神经系统（CNS）兴奋	麻醉作用较强
喷他佐辛	较强的止痛与呼吸抑制作用	引起主观焦虑感觉
戊巴比妥	镇静作用强	引起 CNS 兴奋
扎考必利	$5 - HT_3$ 受体拮抗剂	$5 - HT_3$ 受体激动剂
氟苯丙酯（减肥剂）	药效低，头昏、催眠等不良反应	药效高，无不良反应
丙吡胺	抗心律失常作用低，产生负性心肌效应	强 5 倍
普萘洛尔	β 受体拮抗作用	延长心电图 Q - T 间期
维拉帕米	对房室传导起负变导作用弱	负变导作用强
华法林	抗凝作用较弱	抗凝作用较强

5. 内源性活性物质的测定与代谢组学研究　随着体内药物分析学科的发展，其分析对象的范围已由关注外来化学物质（如药物）在体液或组织中质与量的变化规律，发展到重视体内有生理活性的化学物质（如内源性激素和某些神经递质）的浓度变化及代谢通路的改变。由于内源性活性物质浓度的异常变化或代谢物谱的异常改变也与某些疾病的发病机制密切相关，所以，内源性活性物质（作为生物标志物）浓度的测定，既可以为疾病的诊断和治疗提供依据，又使 TDM 的内涵得以扩展、深入和更具有临床意义。

从传统的千人一药、千人一量的对症下药，到量体裁衣的对人下药，即个体化治疗已成为未来 TDM 的发展趋势。个体化治疗强调和关注人体的内在因素和个体间差异在疾病诊疗上的影响和关联。代谢组学研究所揭示的正是在基因与环境共同作用下，个体生物体系功能状态的整体特征，可以预测药物反应表型，并在此预测的基础上构建个体化治疗方案。如采用核磁共振（NMR）技术，通过分析大鼠给予对乙酰氨基酚前后的尿液样品，并对大鼠的肝脏样本进行病理分级。研究发现，给药前的体内代谢表型能够反映药物代谢和药物效应相关的多种因素，医生可根据患者的代谢表型分析患者的病程并制定相应的治疗方案——个体化治疗方案。

表 1 - 2 显示了部分内源性化合物的测定与疾病诊断及治疗的关系。

表 1 - 2　体内内源性化合物与疾病的关系

内源性化合物	体内浓度测定法	与疾病的关系
氨甲酰血红蛋白（CarHb）	HPLC	急、慢性肾衰竭，肝硬化
肾上腺髓质素	HPLC	冠心病
血清氨基酸	HPLC	妊娠期高血压疾病，烧伤，外科术后患者营养康复
血浆肾上腺素和去甲肾上腺素	HPLC	嗜铬细胞瘤，儿童注意缺陷多动障碍、抑郁症
5 - 羟色胺，多巴胺	HPLC	抑郁症，迁延性植物状态昏迷
同型半胱氨酸	HPLC	冠心病，肺动脉栓塞，急性心肌梗死，2 型糖尿病视网膜病变，偏头痛
甲状腺素对映体（D，L - T_4）	HPLC，RIA	甲状腺功能亢进和低下
脑腺苷酸（ATD、ADP、AMP）	HPLC	缺氧复合梭曼中毒致脑组织损伤
血清多胺	HPLC，RIA	2 型糖尿病
维生素 A 和 T 细胞亚群	HPLC，荧光免疫法（FIA）	肺癌，婴幼儿肺炎，呼吸道感染
血浆高香草酸	HPLC	精神分裂症
一氧化氮，内皮素 - 1	HPLC，RIA	肝硬化
尿酸	HPLC	痛风，肾功能受损
叶酸，维生素 B_{12}	离子捕获免疫法（ICIA）	贫血

三、体内药物分析学科的研究热点

1. 活性代谢物的监测与研究　因为以下原因代谢物的监测与研究受到重视：为有利于深入指导临床合理用药；为有助于解释血药浓度与药效间的矛盾，如浓度与效应间的不平行现象；也为有助于解释和预防治疗期间出现的某些不良反应，即某些药物代谢物的治疗活性不一定很高，而患者出现肾功能障碍时，代谢物的浓度积蓄到一定程度时出现不良反应。

2. 对映体药物的检测与研究　对映体药物的吸收、分布、代谢和排泄都存在立体选择性，可以导致对映体有不同的药效和药动学特征。在不同给药途径时，对映体的比值也是不同的［例如维拉帕米（－）/（＋）比值，静脉注射时为 0.56 ± 0.10，口服时为 0.23 ± 0.05］，因此，药物对映体的拆分与测定也受到重视，而且成为药物研究的热点。

3. 中药药代动力学的研究　千百年来，中药在防病治病中发挥了极其重要的作用。然而，一直存在一个关键问题尚未解决：在单味中药及复方中药制剂的物质群中究竟哪个成分或哪几个成分被吸收进入血液循环、真正起到"活性"成分的治疗作用？这些物质在体内发生什么变化，其变化与药效又有什么关系？要解决这些问题从而揭开中药体内过程的奥秘，必须进行中药的药物代谢动力学研究。近年来，HPLC、LC/MS 等新方法、新技术、新仪器的应用，为单味和复方中药的药代动力学研究提供了新思路、开辟了新局面。中药药动学已成为药学工作者的研究热点。

4. 中药代谢组学的研究　中药治疗疾病是通过多成分系统调控生命体的代谢网络，使代谢网络中的缺陷部分恢复正常，同时又不干扰其他维持健康所必需代谢途径的调控。中药作用机制的研究就是要阐明中药在这种调控中所起的作用以及如何起作用。中药药物代谢组学（pharmacometabonomics）是对中药成分在体内干扰内源性物质谱（指纹谱）的代谢变化情况进行动态跟踪检测、定量和分类，通过阐释体内"代谢指纹谱"变化的原因，分析中药作用的靶点或受体，从而应用于中药药效物质基础及其作用机制的研究。中药代谢组学的研究对中药现代化研究、药物安全评价、新药创制与作用机制、个体化药物治疗等多个研究方向的发展具有重要意义，业已成为中药药效物质基础研究的有力工具。

第四节　体内药物分析的特点与要求

扫码"学一学"

一、体内药物分析的特点

1. 生物样品基质复杂　生物样品中含有蛋白质、脂肪、尿素、Na^+、K^+ 等大量内源性有机和无机物质以及药物自身在体内形成的代谢产物或（和）各种缀合物或结合物。生物样品中共存的各种内源性或外源性物质往往干扰分析测定，因此，样品一般均需经过分离、净化后才能进行分析，以适应分析方法的专属性与耐用性要求。

2. 被测物浓度低　体内药物分析中生物样品量一般较少，且多数在特定条件下采集，不易重新获得；同时，被测药物往往浓度低、变化幅度大。因此，经初步分离后，生物样品在测定前大多还需要经过浓缩、富集等处理，以使其适应分析方法的灵敏度要求。

3. 分析方法要求高　由于生物样品中被测药物浓度较低，对分析方法的灵敏度与专属性要求较高。同时，供药物浓度监测的分析方法，要求简便、快速，以便迅速为临床用药及中毒解救提供体内信息及相关数据。

4. 实验室仪器设备要求高 体内药物分析实验室应拥有可以进行多种分析项目的设备和能力。如样品冷贮、萃取、离心分离、浓集等必要的设备及高灵敏度、高专属性的分析仪器等。

5. 测定目标与数据处理复杂 有时由于生物样品中被测药物浓度极低，需要测定其代谢产物。同时，体内药物分析工作量大，分析目的涉及不同学科与专业领域，使得测定数据的处理和结果的阐明有时不太容易。

二、体内药物分析方法的要求

随着高效、长效药物的出现，临床治疗药物呈现出一种新趋势：药物使用的剂量越来越小，体液中药物浓度越来越低，因而对检测技术的要求越来越高，对体内药物分析方法及临床应用提出了更高的要求。

1. 对分析方法的要求 ①高灵敏检测方法的运用，要求最低检测量为 $10^{-9} \sim 10^{-7}$ g 级，甚至需要低至 $10^{-15} \sim 10^{-12}$ g 级；②建立高选择性、高专属性分离方法；③建立的分析方法应满足与分析目的相适应的精密度和准确度要求，并具有良好的稳定性和耐用性。

2. 对分析结果的阐述 求解出具有试验与临床意义的参数、模式。

在测定生物样品内痕量的药物及其代谢物的分析工作中，要满足上述各项要求，掌握先进的分离测定技术，具备相应的仪器设备，对开展工作具有决定性的作用。常用的分析方法为气相色谱法（gas chromatography，GC）、高效液相色谱法（high – performance liquid chromatography，HPLC）、高效毛细管电泳法（high – performance capillary electrophoresis，HPCE）、紫外分光光度法（ultraviolet spectrophotometry，UV）、荧光分析法（fluorescence，Fluor）、放射免疫测定法（radio immunoassay，RIA）、酶免疫测定法（enzyme immunoassay，EIA）及各种联用技术，如气相色谱–质谱联用（GC–MS）、液相色谱–质谱联用（LC–MS）等。

第五节 体内药物分析的相关文献

体内药物分析是一门综合性较强的应用学科，它涉及临床化学和药代动力学知识以及分析技术在体内药物分析中的应用等问题。以下是本学科的主要相关专著、期刊和网络检索数据库。

一、专著

（一）中文专著

1. 南京药学院药物分析教研室．体内药物分析．北京：人民卫生出版社，1984.

2. 吴莱文．治疗药物监测．北京：人民卫生出版社，1989.

3. 李振甲，韩春生，王建勋．实用放射免疫学．北京：科学技术文献出版社，1989.

4. 曾经泽．生物药物分析．2 版．北京：北京医科大学中国协和医科大学联合出版社，1998.

5. Malcolm Rowland，Thomas N. Tozer 著．彭彬主译．临床药动学．3 版．长沙：湖南科学技术出版社，1999.

6. 李发美. 医药高效液相色谱技术. 北京：人民卫生出版社，1999.

7. 徐叔云. 临床药理学. 2 版. 北京：人民卫生出版社，2000.

8. 姚彤炜. 体内药物分析. 杭州：浙江大学出版社，2012.

9. 巴德年. 当代免疫学技术与应用. 北京：北京医科大学中国协和医科大学联合出版社，2001.

10. 赵汉臣. 实用治疗药物监测手册. 北京：人民卫生出版社，2002.

11. 魏树礼，张强. 生物药剂学与药物代谢动力学. 北京：北京大学医学出版社，2004.

12. 王广基. 药物代谢动力学. 北京：化学工业出版社，2006.

13. 刘昌孝. 药物评价学. 北京：化学工业出版社，2006.

14. 蒋学华. 临床药动学. 北京：高等教育出版社，2007.

15. 魏敏吉，赵明. 创新药物药代动力学研究与评价. 北京：北京大学医学出版社，2008.

16. 刘建平. 生物药剂学与药代动力学. 北京：人民卫生出版社，2011.

17. 李好枝. 体内药物分析. 2 版. 北京：中国医药科技出版社，2011.

18. 蒋心国. 现代药物动力学. 北京：人民卫生出版社，2011.

19. 李俊. 临床药理学. 5 版. 北京：人民卫生出版社，2013.

20. 于治国. 体内药物分析. 3 版. 北京：中国医药科技出版社，2017.

（二）外文专著

1. E. Reid（ed）. Assay of Drug and Other Trace Compounds in Biological Fluids. North – Holland，1976.

2. ET Lin，W Sadée. Drug Level Monitoring. Wiley，1986.

3. Terry A. Gough. The Analysis of Drugs of Abuse. Wiley，1992.

4. H Steen，P Stig，R Knut. Analysis of Drugs in Biological Fluids. John Wiley & Sons，2011.

二、中外文期刊

（一）中文期刊

1.《中国药学杂志》（1953 年创刊）

2.《药学学报》（1953 年创刊）

3.《中国药科大学学报》（1956 年创刊）

4.《沈阳药科大学学报》（1957 年创刊）

5.《中国医药工业杂志》（1970 年创刊）

6.《药物分析杂志》（1981 年创刊）

7.《中国医院药学杂志》（1981 年创刊）

8.《中国新药与临床杂志》（1982 年创刊）

9.《色谱》（1984 年创刊）

10.《中国现代应用药学杂志》（1984 年创刊）

11.《中国免疫学杂志》（1985 年创刊）

12.《中国临床药理学杂志》（1985 年创刊）

13.《华西药学杂志》（1986 年创刊）

14.《中国药房》（1990 年创刊）

15. 《中国新药杂志》（1992 年创刊）

16. 《中国药学》（英文版，1992 年创刊）

17. 《中国临床药学杂志》（1996 年创刊）

18. 各高等医药院校学报

（二）外文期刊

1. Analytical and Bioanalytical Chemistry（Anal Bioanal Chem）

2. Analytical Biochemistry（Anal Biochem）

3. Analytica Chimica Acta（Anal Chim Acta）

4. Biomedical Chromatography（Biomed Chromatogr）

5. Biochemical Pharmacology（Biochem Pharmacol）

6. Biological & Pharmaceutical Bulletin（Biol Pharm Bull）

7. British Journal of Pharmacology（Brit J Pharmacol）

8. British Journal of Clinical Pharmacology（Brit J Clin Pharmaco）

9. Chromatographia（Chromatographia）

10. Clinical Chemistry（Clin Chem）

11. European Journal of Drug Metabolism and Pharmacokinetics（Eur J Drug Metab Ph）

12. European Journal of Pharmacology（Eur J Pharmacol）

13. International Journal of Pharmaceutics（Int J Pharm）

14. Journal of Analytical Toxicology（J Anal Toxicol）

15. Journal of Chromatography A（J Chromatogr A）

16. Journal of Chromatography B（J Chromatogr B）

17. Journal of Chromatographic Science（J Chromatogr Sci）

18. Journal of Pharmaceutical and Biomedical Analysis（J Pharmaceut Biomed）

19. Journal of Pharmacy and Pharmacology（J Pharm Pharmacol）

20. Journal of Separation Science（J Sep Sci）

21. Talanta（Talanta）

22. Therapeutic Drug Monitoring（Ther Drug Monit）

23. Journal of Pharmaceutical Analysis（J. Pharm. Anal.）

三、网络检索工具与数据库

计算机的日益普及和互联网的飞速发展为文献检索开辟了新途径，与传统的检索途径相比，通过网络检索文献具有快速、查全率高、使用方便等优点。

（一）文摘型检索工具

PubMed：是由美国国家医学图书馆（NLM）附属的国家生物技术信息中心（NCBI）开发研制的文献检索系统。PubMed 界面直观、检索程序简单、功能强大、操作容易并易于掌握，目前已经成为国内医药卫生工作者使用的主要外文文献检索数据库。PubMed 的文献更新及时、检索途径多样、功能齐全、链接点多，部分期刊还可以在网上直接免费获得原文。

SciFinder Scholar：是美国化学学会（ACS）旗下的化学文摘服务社（Chemical Abstract

Service，CAS）所出版的化学资料电子数据库学术版。它是全世界资料量最大、最具有权威的化学数据库，是化学和生命科学研究领域中不可缺少的参考和研究工具。SciFinder Scholar 收录的文献资料来自 200 多个国家和地区的 60 多种语言，整合 Medline 医学数据库、欧洲和美国等近 50 家专利机构的全文专利资料以及《化学文摘》1907 年至今的所有内容。收录的文献类型包括期刊、专利评论、会议录、论文、技术报告和图书中的各种化学研究成果；涵盖的学科包括应用化学、化学工程、普通化学、物理、生物学、生命科学、医学、聚合体学、材料学、地质学、食品科学和农学等。SciFinder Scholar 检索功能强大，可通过化学物质、化学反应、化学结构、分子式、主题、作者等多种途径进行检索。SciFinder Scholar 需要安装 CAS 提供的特定客户端程序后方可使用。

（二）全文型数据库

常用的中文全文电子资源有 CNKI 和维普科技期刊。CNKI 的中国期刊全文数据库收录了 1994 年以来的 6000 多种期刊，部分可回溯至创刊年代，学科全面、收录范围广。另外 CNKI 还包括中国优秀博士和硕士论文全文数据库、中国重要会议论文全文数据库等多个数据库，文献种类较多、范围较广。维普科技期刊收录了 1989 年以来 8000 余种期刊，侧重地方性行业性文献，专业性较强。两个数据库均提供了检索途径，可以通过题名、作者、主题、关键词等途径进行检索，系统可以实现二次检索，也可以对特定期刊进行检索浏览。

常用的外文全文数据库有 ScienceDirect、Wiley InterScience 和 Springer Link，三者总体上均为综合性期刊文献数据库。其中，ScienceDirect、Wiley InterScience 侧重于医学、生命科学、医学化学和工程学方面，ScienceDirect 收录文献量大，Wiley InterScience 收录文献较少，但两个数据库期刊质量较高。ScienceDirect 中约有 78% 的期刊被 SCI 收录，Wiley InterScience 中也有接近 70% 的期刊被 SCI 收录。另外，二者均有部分期刊被 SSCI 收录。Springer Link 侧重于医学、生命科学和数学方面，但发展速度较慢，更新较慢，网上文献资料也显得不够充足，但它也有自身的特色，文献资源绝大多数既有印刷版又有电子版，而且大部分期刊为在线优先（online first）期刊，方便用户第一时间了解某一领域的最新发展和成果，而且还提供电子图书的在线服务。另外，还有 EBSOhost 数据库，该数据库涉及的学科综合性较强、数据量大、年代长。

在检索方面，上述数据库导航性均非常好，方便用户跳转检索；支持布尔逻辑算符（也可以用括号括起来进行优先运算），便于提高用户查准率和查全率；检索界面直观，操作方便简单。但是也有其个性：ScienceDirect 在快速检索和专家检索上有优势；Springer Link 在二次检索、分类检索方面功能较强；Wiley InterScience 只支持跨库检索。在高级检索和限定检索方面，各数据库主要部分也相似。从检索结果来看，Springer Link 只能提供 PDF 全文，而 ScienceDirect 和 Wiley InterScience 除了能提供 PDF 全文外，还能提供 HTML 格式的全文。

（三）免费药学期刊数据库

High Wire Press：是全球最大的提供免费全文的学术文献出版商，于 1995 年由美国斯坦福大学图书馆创立。该网站的内容涉及生命科学、医学、物理学、社会科学方面的期刊及一些非期刊的网络出版物，其中生命科学及医学科学的免费全文数量最大且增长速度最快。

Free Medical Journal：由 Bernd Sebastian Kamps 建立，该网站提供包括十多个语种的

1400 多种生物医学期刊。对于部分限制类期刊，列出了限制的时间范围，以方便用户利用。

DOAJ（Directory of Open Access Journal）：是由瑞典的隆德大学图书馆（Lund University Libraries）于 2003 年整理的一份开放获取期刊目录，收录期刊 2725 种，文献 13 万余篇。主要包括农业及食品科学、生物及生命科学、经济学、化学等主题。

（四）免费专利检索

中国专利信息检索系统：该系统收录了 1985 年 9 月 10 日以来公布的全部中国专利信息，包括发明、实用新型和外观设计 3 种类型专利的著录项目及摘要，并可浏览到各种说明书全文及外观设计图形。它提供了 16 个检索入口，供用户选择其中 1 个或多个填写相应的检索式，并允许对各个检索式的检索结果进行复杂的逻辑运算。检索入口分别为：申请（专利）号、名称、摘要、申请日、公开（公告）号、公开（公告）日、分类号、主分类号、申请（专利权）人、发明（设计）人、地址、代理人、颁证日、国际公布、专利代理机构、优先权。

美国专利与商标局（USPTO）专利全文数据库：美国专利与商标局是美国政府资助的权威网站，此网站向公众提供全方位的专利信息服务，专利数据库分为授权专利及公开专利申请两个数据库，检索按分数据库进行。另外，还提供可按专利号检索的失效专利数据库。

欧洲专利数据库：欧洲专利数据库由欧洲专利局（EPO）专利、世界知识产权组织（WIPO）专利、PCT（专利合作条约）国际专利与日本专利 4 个数据库组成。该数据库最大的特点是覆盖面广，通过该数据库不仅可检索到欧洲专利（EP）及英国、德国、法国、奥地利、比利时、塞浦路斯、丹麦、芬兰、希腊、爱尔兰，意大利、列支敦士登、卢森堡、摩纳哥、荷兰、葡萄牙、西班牙、瑞典、瑞士等的专利，还可检索日本专利及 PCT 国际专利。检索结果可显示题目、首页、权利要求、附图等。该数据库提供快速检索、高级检索以及专利号检索 3 种方式。

附：相关网址

PubMed——http：//www. ncbi. nlm. nih. gov/pubmed/

ScienceDirect——http：//www. sciencedirect. com/

Wiley InterScience（Wiley Online Library）——http：//www. interscience. wiley. com/

Springer Link——http：//link. springer. com/

EBSCOhost——http：//search. ebscohost. com/

High Wire Press——http：//www. highwire. org/

Free Medical Journal——http：//www. freemedicaljournals. com/

DOAJ——http：//www. doaj. org/

中国专利信息检索系统——http：//www. sipo. gov. cn/sipo/

美国专利与商标局（USPTO）专利全文数据库——http：//www. uspto. gov/

欧洲专利数据库——http：//ep. espacenet. com/或 http：//worldwide. espacenet. com/

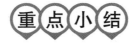

重点小结

1. 体内药物分析的性质与任务　体内药物分析是一门研究生物机体中药物及其代谢物和内源性物质的质与量的变化规律的分析方法学，其主要任务如下：①生物样品分析方法的研究；②为新药体内研究提供数据；③为临床治疗药物监测提供数据；④滥用药物检测；⑤内源性物质监测和代谢组学研究。

2. 体内药物分析的对象与内容　生物体的任何体液和组织，如血液、尿液、唾液、头发等均可作为体内药物分析的样品，其中最常用的是血样。血液是体内药物分析的主要分析对象。最常见的工作是血药浓度的测定，血药浓度测定主要包括以下内容：①游离型和结合型药物总浓度的测定；②游离型药物浓度的测定；③药物活性代谢物的测定；④对映体药物的测定；⑤内源性活性物质的测定与代谢组学研究。

3. 体内药物分析的特点与要求　体内药物分析的特点：①生物样品基质复杂。生物样品中共存的各种内源性或外源性物质往往干扰分析测定，生物样品一般需经分离、净化后才能进行分析，以适应分析方法的专属性与耐用性要求。②被测物浓度低。生物样品量一般较少、不易重新获得，被测药物浓度低、变化幅度大，因而大多生物样品在测定前还需经浓缩、富集等处理，以适应分析方法的灵敏度要求。③分析方法要求高。对分析方法的灵敏度与专属性要求较高。④实验室仪器设备要求高。体内药物分析实验室应拥有可以进行多种分析项目的设备和能力。⑤测定目标与数据处理复杂。体内药物分析工作量大，测定数据的处理和结果的阐明涉及不同学科与专业领域。体内药物分析对分析方法的要求：①高灵敏检测方法的运用；②高选择性、高专属性分离方法的建立；③建立的分析方法应满足与分析目的相适应的精密度和准确度要求。

（赵云丽）

扫码"练一练"

第二章 生物样品与分析样品的制备

学习目标

1. **掌握** 常用生物样品的分类与制备方法；常用分析样品的制备方法。
2. **熟悉** 常用分析样品制备方法的基本原理、特点及基本操作。
3. **了解** 生物基质的特性与采集方法；分析样品制备新兴技术的基本方法与特点。

第一节 生物基质与生物样品

扫码"学一学"

生物样品系指含待测物质的生物基质，常用作生物样品的生物基质包括人或动物的各种体液或组织，如：血液、尿液、唾液、头发、脏器组织、乳汁、精液、脑脊液、泪液、胆汁、胃液、胰液、淋巴液和粪便等。其中，最常用的是血液，因为血液可以较好地体现药物浓度和治疗作用之间的关系。因为全血在样品制备过程中易引入血细胞成分的干扰，故血液通常制成血浆或血清作为生物样品使用。体内药物分析最常用的生物基质为血液，最常用的生物样品是血浆或血清。

当药物或其快速型代谢物大量排泄到尿中时，也常采用尿液作为生物样品，使在血清或血浆中不易检出的药物以代谢物形式在尿样中被检测。尿液可用作生物利用度、尿药排泄量等测定的生物样品。唾液和脑脊液也可作为生物样品用于药物浓度的测定，唾液中的药物浓度有时被认为可以代表血浆中游离药物的浓度，但仅对苯妥英、卡马西平等少数药物适用。常规地分析脑脊液样品不太实际，但如果怀疑药物可损伤血－脑屏障，偶尔也进行脑脊液的药物浓度测定。头发作为生物样品可用来监测滥用药物及用于微量元素的测定。在进行临床前动物药代动力学研究药物体内的吸收与分布状态以及由于过量服用药物中毒死亡欲测定药物浓度时，常采用肝、胃、肾、肺、脑、肌肉等脏器组织作为生物样品，但脏器组织通常不直接作为生物样品，需经匀浆化预处理制成生物样品后供分析用。在特殊情况下亦可采用乳汁、精液和泪液等特殊体液作为生物样品。

第二节 生物样品的制备与贮存

扫码"学一学"

一、生物样品的制备

生物样品的制备系将采集的生物基质经简单的预处理操作制成可供分析或贮存的生物样品的过程。以下分类阐述在体内药物分析中较为常用的生物样品的制备，即生物基质的采集与预处理过程。

（一）血液

1. 血液的采集 供测定的血样应代表整个血药浓度水平，因而应使待测药物在血液中分布均匀后方可取样。若能直接从动脉或心脏取血更为理想，但这种方法只能用于动物实验，而不能用于患者或志愿者。目前，使用较多的方法是从静脉采血，根据血中药物浓度和分析方法灵敏度的要求，一般每次采血 1 ~ 5ml；对于实验动物，采血量一般不超过动物总血量的 15% ~ 20%。同时应注意采血途径和整个实验周期的采血总量不影响动物的正常生理功能和血流动力学。静脉采血时，通常是直接将注射器针头插入静脉血管内抽取，抽取的血液移至试管或其他容器时，注意不要用力压出，最好取下针头后轻轻推出，以防血细胞破裂使血浆或血清带有血红蛋白（hemoglobin）。有时从毛细管采血（成人多从手指或耳垂取血，小儿多从脚趾取血）多用于临床化验。

根据《药物临床前药代动力学研究技术指导原则》，为获得给药后完整的血药浓度 – 时间曲线，采样时间点的设计应兼顾药物的吸收相、平衡相（峰浓度附近）和消除相。对于吸收快的血管外给药途径，应尽量避免第一个点是峰浓度（C_{max}）；在 C_{max} 附近需要 3 个时间点，尽可能保证 C_{max} 的真实性。整个采样时间应持续 3 ~ 5 个半衰期，或持续到血药浓度为 C_{max} 的 1/20 ~ 1/10。为保证最佳采样点，建议在正式实验前进行预实验，然后根据预实验的结果，审核并修正原设计的采样点。采样点的确定对药代动力学研究结果有重大影响，若采样点过少或选择不当，得到的血药浓度 – 时间曲线可能与药物在体内的真实情况有较大差异。给药前需要采血作为空白样品。

2. 血样的应用 血样中药物浓度的测定，通常是指测定血浆（plasma）或血清（serum）中的药物的浓度。全血（whole blood）通常不用作血药浓度测定的生物样品，血浆和血清是体内药物分析最常用的生物样本，其中选用最多的还是血浆。因为，当药物在体内达到稳态血药浓度时，血浆中药物浓度被认为与药物在作用部位的浓度紧密相关。即，血浆中的药物浓度水平可以反映药物在体内（靶器官）的状况。血浆或血清的化学成分与组织液相近，内含药物直接与组织液接触并达到平衡，测定血浆或血清中的药物浓度比全血更能反映作用部位药物浓度的变化，与药物的临床作用有较好的对应关系。全血含有血细胞，药物在血细胞内与血浆中的浓度比受各种因素的影响；同时，细胞膜及红细胞中的血红蛋白会影响药物浓度的测定，故全血不宜作为药物在作用部位浓度的可靠指标。

3. 血样的制备 血样包括全血、血浆和血清。血液采集后应及时进行样品的制备，一般最迟不超过 2h。各样品的制备（预处理）过程如下。

（1）全血 采集的血液置含有抗凝剂的试管中，轻摇混匀，即得。全血样品可冷冻或冷藏贮存，亦可直接供分析。全血样品中血浆和血细胞处于均相状态，经放置或自贮存处取出恢复至室温后，可明显分为上下两层，上层为血浆、下层为血细胞，但轻微摇动即可混匀。

（2）血浆 系全血除去血细胞后的血液。采集的血液置含有抗凝剂的试管中，混匀，以 2500 ~ 3000r/min 离心 5 ~ 10min 使血细胞沉降，所得淡黄色上清液即为血浆样品。

最常用的抗凝剂是肝素（heparin）。肝素是一种含硫酸的黏多糖，常用其钠盐或钾盐。肝素能阻止凝血酶原转化为凝血酶，从而抑制纤维蛋白原转化为纤维蛋白。肝素是体内正常生理成分，因此不会改变血样的化学组成或引起药物变化，一般不会干扰药物的测定。通常 1ml 血液需用肝素 0.1 ~ 0.2mg 或 20IU 左右（1mg 相当于126IU），实际应用时不必准确控制肝素的加入量，在取血前可取少量肝素钠溶液置试管等容器内，旋转试管，使肝素钠溶液均匀分布在试管壁上，干燥后加入血样后立即轻轻旋摇即可。其他抗凝剂是一些能与血液中的 Ca^{2+} 结合的试剂，如 EDTA、枸橼酸盐、氟化钠和草酸等，它们可能引起待测组分发生变化或干扰某些药物的测定，所以不常使用。

（3）血清 系不含纤维蛋白原的血浆。将采集的血液置于不含抗凝剂的试管中，放置30min～1h。由于采血过程激活了一系列凝血因子，血中的纤维蛋白原形成纤维蛋白，血液逐渐凝固。然后以2500～3000r/min离心5～10min，上层澄清的淡黄色液体即为血清样品。

血液采集后及时分离血浆或血清，一般最迟不超过2h，分离后再保存。若不预先分离，血凝后冰冻保存，则因冰冻引起细胞溶解，阻碍血浆或血清的分离。

血浆的获取比血清快，而且制取的量为全血的50%～60%（血清只为全血的20%～40%），一般多用血浆进行分析测定。血浆中含有的抗凝剂对药物浓度测定有影响时，则应使用血清样品。

尽管血清的获取是经过"凝血"过程，但主要蛋白（如白蛋白、球蛋白）及其他成分的含量（表2-1）均与血浆基本相同，只是比血浆少含一种纤维蛋白原。血纤维蛋白原几乎不与药物结合，因此，血纤维蛋白原以血纤维蛋白形式被除去后所得血清与含有血纤维蛋白原的血浆中的药物浓度通常是相当的（$C_{血浆} \approx C_{血清}$）。目前，作为血药浓度测定的样品，血浆和血清可任意选用，并且测定药物浓度的分析方法也可相互通用。无论采用血浆还是血清，其血药浓度一般是指游离型药物和与血浆蛋白结合型药物的总浓度。

表2-1 健康人血清中的主要成分

成分	含量	成分	含量
水（g/dl）	930～955	尿酸（mg/L）	18～76
固体物（g/L）	80	总类脂（g/L）	3.5～8.5
总蛋白质（g/L）	65～80	脂肪酸	
白蛋白（占总蛋白的%）	50～65	总脂肪酸（g/L）	1～5
球蛋白（占总蛋白的%）	35～50	游离脂肪酸（g/L）	0.1～0.35
总阳离子（mEq/L）	149～159	胆固醇	
钠（mEq/L）	132～151	总胆固醇（g/L）	1～3
碳酸氢盐（mEq/L）	21.3～28.5	游离胆固醇（g/L）	0.3～1
氯（mEq/L）	99～111	磷脂（g/L）	1.5～3.5
总氮（g/L）	12～14	甘油三酯（g/L）	0.5～2.2
非蛋白氮（mg/L）	139～307	胆汁酸（mg/L）	<10
尿素（mg/L）	230～426	葡萄糖（mg/L）	750～1170
肌酐（mg/L）	6.6～18.2	葡萄糖醛酸（mg/L）	20～44
游离氨基酸（α-氨基氮）（mg/L）	28～50	肝素（mg/L）	1～2.4
丙氨酸（mg/L）	22～45	糖蛋白（g/L）	2.7
赖氨酸（mg/L）	13～31	琥珀酸（mg/L）	5
脯氨酸（mg/L）	13～51	枸橼酸（mg/L）	17～31
儿茶酚胺类	ng/ml 范围	丙酮酸（mg/L）	2.6～10.2
5-羟色胺	ng/ml 范围	丙酮（mg/L）	2.3～3.5
组胺	ng/ml 范围	维生素类	（各种维生素不同）
胆红素（总）（mg/L）	2.6～14	维生素C（mg/L）	2～14

需专门测定平均分布于血细胞内外的药物浓度时，应使用全血样品；某些情况下由于血浆药物浓度波动较大且又难以控制，或因血浆药物浓度很低而影响测定，也应考虑使用全血样品。如氯噻酮可与红细胞结合，其动力学行为与在血浆中不同，在红细胞中的药物浓度比血浆中浓度大50～100倍，因此用全血样品更适合；再如三环类降压药物，少数患者的血浆和红细胞的分配比不是一个常数，故宜采用全血样品进行药动学研究。

血样系由损伤性采集方式获取，因此采样量受到一定限制；血样的采集要由专业医护人员进行，尤其是药物动力学研究时间隔时间较短的多次采血，患者或受试者因疼痛不愿配合，这些是血样采集的缺点。

血样测定主要用于药物动力学研究以及基于药物动力学原理的生物利用度与生物等效性试验和临床治疗药物监测等，其方法大多采用测定原型药物的总量。

（二）尿液

1. **尿液的特点** 体内药物的清除主要是通过尿液经肾脏排出，药物可以原型即母体药物（parent drug）或代谢物及其缀合物（conjugate）等形式排出。尿液中药物浓度较高，收集量可以很大，属于非损伤性采样方法（noninvasive method），所以收集也方便。由于易受食物种类、饮水多少、排汗情况等影响，尿量以及尿药浓度产生较大波动，所以，一般以单位时间内或某一时间段内尿中药物的总量（排泄速率或累积排泄量）表示。尿液主要成分是水、含氮化合物（其中大部分是尿素）及盐类（表 2 - 2）。

表 2 - 2　健康人 24h 尿中的主要成分

成分	平均量（范围）[①]	成分	平均量（范围）[①]
水	1200.0（1000~2000）	氨	0.7（0.5~1.2）
固体物	60.0（30~70）	钠	4（3~5）
尿素	30.0（20~35）	钾	2（1~3）
尿酸	0.7（0.5~1.0）	钙	0.2（0.1~0.3）
马尿酸	0.7（0.1~1.0）	镁（mg）	150（50~200）
肌酸酐	1.2（0.1~1.8）	磷酸盐（以 P 计）	1.1（1.0~1.2）
肌酸（mg）	（0~80）	氯化物（以 NaCl 计）	12.0（10~15）
总氨基酸氮	0.7（0.4~1.0）	总硫（以 S 计）	1.0（0.6~2.0）
β - 吲哚硫酸钾	（40~150）	草酸	20（20~50）
尿囊素	30（25~35）	总酚	（6~71）
嘌呤	40（16~60）		

注：①相当于一日（24h）平均排泄量，除特别标明外，均以 g 表示。

健康人排出的尿液是淡黄色或黄褐色，成人一日排尿量为 1~5L，尿液相对密度 1.005~1.020，pH 在 4.8~8.0 之间。久置后会因盐类析出及微生物繁殖使尿液变浑浊，因此，尿液必须加入适当防腐剂后保存。

2. **尿样在体内药物分析中的应用** 采用尿样测定药物浓度的目的与血液、唾液样品不同。尿样测定主要用于药物的剂量回收、肾清除率研究，并可推断患者是否违反医嘱用药。另外，当药物在血中浓度过低难以准确测定时采用尿样测定。尿样测定亦用于药物制剂的生物利用度研究以及根据药物剂量回收研究可以预测药物的代谢过程和代谢速率（metabolic rate，MR）分型等。

3. **尿液的采集** 采集的是自然排尿，因尿药浓度波动较大，所以通常测定一定时间间隔内排入尿中的药物总量。即测定在规定时间段内采集的尿液体积和尿药浓度。如采集 24h 内的尿液时，一般是在上午 8 时让患者排尿并弃去，立即服药，收集自服药时起至次日上午 8 时排出的全部尿液并贮存于洁净的容器中，待测。采集一定时间段（如 12h，24h 等）的尿液时，常用涂蜡的一次性纸杯或用玻璃杯，用量筒准确测量体积后放入储尿瓶（2L 容量带盖的广口玻璃瓶），并做好记录。

尿液中药物浓度的变化不能即时反映血药浓度的经时变化，即尿药浓度与血药浓度相关性差；患者或受试者的肾功能正常与否直接影响药物排泄，因而肾功能不全者不宜采用尿样测定；婴儿的排尿时间难于掌握；尿液不易采集完全并不易保存等是尿样的缺点。

4. 尿样的制备 采集的尿液加入防腐剂后保存。常用防腐剂：甲苯、二甲苯、三氯甲烷、麝香草酚、醋酸和盐酸等。利用甲苯等可以在尿液的表面形成薄膜，醋酸等可以改变尿液的酸碱性抑制细菌的生长。

（三）唾液

唾液样品的采集也是无损伤性的。有些药物的唾液浓度（S）与血浆游离浓度（P）呈现密切相关性，因此在治疗药物监测（TDM）中有可能利用唾液浓度来替代血浆游离型药物浓度进行临床治疗药物监测。另外，唾液样品也可用于药物动力学的研究。

1. 唾液的组成 正常成年人的唾液组成（与血浆相比）归纳在表 2 - 3 中，因为不同唾液腺分泌液的组成受时辰、饮食、年龄、性别及分泌速度变化等因素的影响，表中提供的是在所注条件下唾液与血浆相对比的均值。唾液分泌量每天大约为 1200ml，与细胞外液所含电解质相同，含有钠、钾、氯化物、碳酸氢盐、蛋白质和少量其他物质。唾液的 pH 范围为 6.2~7.4，当分泌增加，碳酸氢盐含量增高，pH 会更高。唾液中蛋白质的总量接近血浆蛋白质含量的十分之一，但这个值也会发生变化。

表 2 - 3 健康成人用 2% 枸橼酸刺激后所得唾液样品与血浆相比的唾液成分均值

成分	腮腺① （mEq/L）	颌下腺② （mEq/L）	血浆 （mEq/L）
钾	20	17	4
钠	23	21	140
氯化物	23	20	105
碳酸氢钠	20	18	27
钙	2	3.6	5
镁	0.2	0.3	2
磷酸盐	6	4.5	2
尿素	15	7	25
氨	0.3	0.2	
尿酸	3	2	4
葡萄糖	<1.0	<1.0	80
总脂质	2.8	2	500
胆固醇	<1.0		160
脂肪酸	1		300
氨基酸	1.5		50
蛋白质	250	150	6000
pH	6.8~7.2	6.8~7.2	7.35~7.4

注：①流速：0.7ml/min；②流速：0.6ml/min。

2. 唾液的采集 唾液的采集一般是在漱口后约 15min，用插有漏斗的试管接收口腔内自然流出的唾液，采集的时间至少 10min。若需专门收集某一腺体分泌的唾液，则需特制的器械（如引流腮腺分泌液用吸盘）分别收集。采集混合唾液时，若需要在短时间内得到较大量的唾液，可采用物理（嚼纱布球）或化学（枸橼酸或维生素 C 置于舌尖上）方法刺激，采样前应弃去初始唾液。刺激唾液分泌手段采样的优点包括：①缩短采样时间；②减小唾液 pH 的变化幅度（pH≈7.0），这对弱酸性或弱碱性药物的经唾液排泄是很重要的；

③药物在唾液/血浆浓度分布比率的个体差异小。

必须指出，并非每一种刺激法均适用于所有药物，唾液药物浓度有时会受刺激方式的影响。如测定地西泮唾液浓度，采用维生素C刺激唾液分泌法取样，连续数天试验后，唾液中不能测出地西泮，认为维生素C能显著影响药物代谢酶活性，可使肝微粒体的药酶活性升高，导致唾液中地西泮浓度显著降低。因此，应注意选择合适的刺激方式。

与血液的采集相比，唾液的采集是一种非伤害性方法，患者或受试者易于接受；而且唾液的采集不受时间、地点限制，易于采集；用于血药浓度测定的灵敏度较高的分析方法可以直接或稍加改进后用于唾液中药物浓度的测定。

3. 唾液在体内药物分析中的应用

（1）治疗药物检测　根据药物的唾液浓度（S）与血浆游离浓度（P）的比值（S/P），药物大致可以分成4类：①第一类药物，如头孢他啶的S/P值很小（远小于1.0），表明药物在唾液中的浓度很低，很难检测；②第二类药物，如乙醇的S/P比值约为1.0，这是理想的情况，适合药物的临床检测；③第三类药物，如地高辛的S/P值不稳定，由于自身的理化性质导致随不同的条件发生变化，不适合使用唾液临床检测；④第四类药物，如丙胺卡因则由于药物的离子化程度很低，导致S/P值很大，亦可用于临床检测。

待测药物在唾液的pH范围内能否电离，是决定能否使用唾液进行治疗药物监测（salivary therapeutic drug monitoring, STDM）的主要因素。凡离解程度随pH变化的药物，如苯巴比妥、普鲁卡因胺、奎尼丁、丙吡胺、利多卡因以及抗抑郁药阿米替林、去甲替林等，均不适用STDM。其他药物如锂盐、甲氨蝶呤和乙琥胺等，虽然不受唾液pH变化的影响，但其S/P值不恒定，也不适用STDM。表2-4列出部分利用唾液药物浓度代替游离血浆药物浓度进行STDM药物的S/P值。

表2-4　部分药物的S/P值

药物	S/P值	R（相关系数）	受试者数（人）
卡马西平	1.1~1.4	0.88~0.94	125
地高辛	1.2	0.96	46
乙琥胺	0.8	0.74	19
利多卡因	7.5	0.51	16
苯巴比妥	0.6~1.0	0.88~0.99	49
苯妥英	0.6~1.4	0.94~1.0	269
扑米酮	0.7~1.2	0.79~0.94	315
奎尼丁	3.6	0.38	16
茶碱	1.1~1.5	0.88~0.97	120

研究结果表明，唾液中苯妥英（钠）的浓度与血浆中游离药物浓度密切相关，其S/P值比较恒定，个体差异小，且唾液中苯妥英（钠）浓度等于同时取样的脑脊液药物浓度，因此可测定癫痫患者唾液中的苯妥英（钠）进行临床治疗药物监测。

（2）药物动力学参数测定　许多药物在体内均向唾液分布，其体内的分布规律也适用于唾液样品，可以用作药物动力学参数的测定。健康人口服洛哌丁胺后72h内血浆和唾液样品，经HPLC-MS分析，洛哌丁胺在血浆和唾液中的半衰期分别为21.4h和20.9h。

4. 唾液样品的制备

唾液采集后，以3000r/min离心10min，取上清液作为药物浓度测定的样品，可供直接测定或冷冻保存。唾液中含有黏蛋白，黏蛋白是在唾液分泌后，受唾液中酶催化而生成的。为阻止黏蛋白的生成，唾液应在4℃以下保存。冷冻保存唾液时，解冻后有必要将容器内唾液充分搅匀后再用，否则会产生测定误差。

(四) 组织

1. 组织样品的应用 在新药临床前药代动力学研究中，常需采集动物肝、肾、肺、胃、脑等脏器及肌肉等其他组织研究药物的组织分布特征；或由于过量服用药物中毒死亡欲测定药物浓度时，亦可采用相应的脏器组织作为生物样品。

2. 组织样品的制备 组织样品的制备系将脏器组织经匀浆化预处理制成水性基质样品。组织匀浆化处理：取脏器组织，按一定比例（如1∶1）加入适量的水或缓冲液或水溶性有机溶剂（如甲醇）等，在刀片式匀浆机中匀浆，使组织细胞破碎、待测药物释放，取匀浆液或匀浆液经离心后的上清液作为组织样品。

(五) 头发

头发样品的取样方便、无伤害、受试者顺应性好；样品中分析物的状态稳定，样品可以再次获得；对某些特定的代谢物进行测定，可有效区分临床合理用药与药物滥用；能得到数月至数年中用药的情况。但头发样品的预处理繁杂、干扰多；分析对象含量低，需要精密仪器测定。头发样品在药物滥用监测中的主要优势在于可以获得尿液分析所不能获得的长期用药史信息，并可以和临床合理用药情况区分。

1. 头发的性质 头发生长速度与头发的部位、营养成分的供应、时间、季节等因素有关。头发主要具有如下性质。

（1）广谱性 头发是药物代谢产物及微量元素的排泄器官之一，所含的氨基酸、蛋白质及脂肪中有氧、氮、硫、磷等配位原子，能结合几乎所有的金属元素，具有明显的广谱性。

（2）积累性 头发生长速度为每日 0.2~0.3mm，平均寿命为 4 年，通常 1 个月剪发一次，每次剪发量 10g。因此，在如此长的时间内头发可以充分富集各种药物及其代谢物，其浓度明显高于短时间排泄的尿样及其他体液，即有明显的积累性。

（3）稳定性 头发水分含量低，其角蛋白基质的胱氨酸含量达 10%~14%。例如，已发现的众多古尸，大部分器官都腐败甚至消失，而头发却完好无损，表明头发稳定性好。

（4）依时性 由于过渡金属元素的硫化物溶度积小及巯基络合物的稳定常数大，所以一旦经过毛囊被固定就不易再变。头发样品可以反映微量元素在人体内某个时期的积累情况，具有履历性质。如研究发汞随头发生长而变化的动态过程时，可将头发从头皮起按一定长度切段分析，发现发汞含量变化与接触汞的历史同步。

（5）相关性 头发中某一元素含量与人体内部器官对该元素的富集有关。如印度已婚妇女常在前额点珠红印记，其中的铅通过母体吸收影响胎儿，其胎发中铅含量为正常人的数百倍；据报道贫血者头发中的 Fe、Zn、Cu 水平均低于正常人。

（6）指纹性 从头发的微量元素含量可以推断出环境污染、食物构成、血型等；结合物理及生物鉴别，可以得到性别、大致年龄、种族、居住地环境、饮食习惯、职业特征乃至遗传基因等信息。

2. 头发的采集 头发的采集要有代表性和同一性。代表性反映真实情况，同一性便于比较。如果用发样中的待测组分含量作为生物检测指标，则采集头发时应记录相关信息。①受试者的个人信息：种族、性别、年龄、疾病、职业等；②受试者的环境信息：居住环境、生活习惯等；③采集头发的情况：采取日期，采样位置、长度、重量。

微量元素在前额部位的头发中含量最低、枕部含量最高。研究发现吗啡含量与微量元素在头发中的分布规律相同，所以为达到较好的准确度，应以从枕部取样为佳。

头发的一般采集方法：用梳子充分梳理后采集，采取的部位为枕部。采集的方式国内外略有不同，国外一般在枕部取 6 ~ 10 缕不同部位的发丝，用线系住，从发根部（靠近头皮）剪断，然后将超过 12cm 长的发丝均按 12cm 剪取，剩余末端单独处理；国内则多数取枕后部离发根约 1cm 处剪取 0.5 ~ 1g 的头发，也有采集理发后随机收集的短发作为分析样品。

3. 头发样品的制备 头发表面常有外源性添加物（如染发剂等）和环境尘垢等污染物，测定前应除去外源性污染物，同时应避免引起头发内药物或微量元素的损失。国际原子能委员会（IAEA）推荐使用丙酮 – 水 – 丙酮系统：丙酮浸泡、搅拌 10min，用自来水漂洗 3 次，再用丙酮浸泡、搅拌 10min，再用自来水、蒸馏水各洗 3 次。此外亦可采用其他方法，但采用任何一种溶剂或洗涤剂都需反复清洗 2 ~ 3 次。

（六）其他生物样品

其他比较重要的生物样品是乳汁和精液。平时较少用作生物样品，而当患者长时间服药时可作为检测对象。

1. 乳汁 服药母亲的乳汁中的药物浓度与血中药物浓度成比例，母亲服药后药物分布到乳汁中，药物对新生儿或乳儿可能产生影响。

分娩后的初乳（分娩后 1 ~ 7 日）很少，成乳（分娩 7 ~ 10 日以后）每日可分泌 1 ~ 1.5L，初乳和成乳的比重、pH、蛋白质、乳糖量等均不相同。脂肪量的个体差异大，采集乳汁时应用市售的吸奶器。必须注意的是在样品保存时，乳汁容易变性，即在保存过程中有细菌繁殖、自然氧化、成分的分解变质等情况发生。

2. 精液 精液中药物浓度与血中药物浓度的动力学研究表明，长期服药的男性精液中含有被排泄的药物，因此认为这会影响精子的运动性及受精能力，从而对配偶产生影响。

精液由精子和精浆组成。正常人一次射精液量为 1 ~ 6ml，平均为 2.6ml。采集时使用小广口瓶。采集到的精液用 10ml 灭菌注射器测量采集量。正常精液的 pH 是 7.3 ~ 7.5（或 7.0 ~ 7.4），但放置后由于精子的降糖作用，使 pH 倾向于酸性。精液需要冷冻保存。

3. 其他体液 在研究药物的吸收、分布及中毒状态下的药物浓度时，有时采用动物（家兔）的泪液、房水、玻璃体和脑脊液等生物样品进行测定。可用滤纸采集活兔的泪液；从被处死的或给药后中毒死亡家兔的脑、眼抽取脑脊液、房水、玻璃体等。

（七）去活性

除上述各种生物样品采用不同方法制备外，为防止含酶生物基质在采集后其所含酶对待测组分的继续代谢转化，在生物基质采集后应立即终止酶的活性。常用方法如下。

1. 体液 如血液，可加入酶活性阻断剂（如氟化钠、四氢尿苷、三氯醋酸等）或抗氧化剂（如维生素 C 等）等。

2. 脏器组织 可采用在液氮中快速冷冻或采用甲醇匀浆化处理等。

二、生物样品的贮存

根据试验设计的要求，如药代动力学研究时要完成 $C – t$ 曲线的测定，在有限的时间（如 24h）内必须采集大量的血液样品，受分析速度的限制，生物样品往往不能随时测定，需要将部分样品适当贮存。可在 4℃（冰箱）冷藏保存；或在 −20℃ ~ −18℃（冰箱或冰柜）或 -80℃ ～ -70℃（特种冷冻柜）冷冻保存。其中，冷藏仅适用于短期（不超过 3 天）保存或不适合冷冻的样品保存。冷冻是最常用的生物样品保存方法，冷冻既可以终止样品中酶的活性，又可以长期贮存样品。

冷冻样品测定时，需临时解冻。解冻后的样品应一次性测定完毕，而不要反复冻融，以防药物浓度下降。如果生物样品不能一次性测定完毕，则应以小体积分装贮存，以避免样品的反复冻融。

第三节　分析样品的制备

扫码"学一学"

分析样品的制备是将待测生物样品用物理或化学的方法处理后制成可供分析测定的溶液的过程。除少数情况下，生物样品可不经处理或仅做简单处理后直接测定外，一般在测定前要采取适当的操作步骤对生物样品进行处理，即实施分离、净化、浓集和化学衍生化等操作过程——分析样品制备，从而为药物的测定创造良好条件。

分析样品的制备过程是体内药物分析中极为重要的环节，也是最困难和最繁琐的环节。分析样品制备是关系到最终分析成败的关键。由于药物在体内的存在形式不同，待测药物浓度低，生物基质组成繁杂，待测药物类型众多，理化性质各异等原因，对于分析样品的制备很难规定固定的程序和模式，必须结合测定方法的实际要求，采取恰当的分离、净化、浓集和化学衍生化等方法解决面临的问题。

一、分析样品制备的目的

（一）使药物从缀合物或结合物中释放

药物进入体内后，经吸收、分布、代谢、排泄过程，除了游离型（原型）药物外，还有代谢物，药物或其代谢物与内源性物质葡萄糖醛酸或硫酸等结合而成的缀合物，药物与蛋白质结合物等多种形式存在，必须先进行样品制备，使药物或代谢物从结合物或缀合物中释放出来，以便测定药物或代谢物的总浓度。

（二）使样品纯化与药物组分富集

生物样品基质组成复杂、干扰多，如血清中既含有高分子的蛋白质和低分子的糖、脂肪、尿素等有机物，也含有 Na^+、K^+、Cl^- 等无机物；尿液中含有尿素、肌酸、尿囊素、氨、Na^+、K^+、Cl^- 等，而药物组分的浓度是痕量的（一般为 μg/ml 或 ng/ml 水平）。因此，必须先将样品进行适当处理，使供分析样品得以纯化、药物组分得以富集。

（三）满足测定方法对分析样品的要求

为满足生物样品中痕量药物测定的需要，要求分析方法具有专属性高、灵敏度高的特点，以避免受样品中内源性物质或药物代谢产物等的干扰。如免疫分析法，通常采用微量的样品（血清为 100μl 以下），生物样品可以不经处理直接进行检测；而光谱分析法由于不具备分离功能、又易受分子结构相似化合物的干扰，分析样品的制备就显得十分必要。

（四）保护仪器性能及改善分析条件

生物样品基质中的脂肪、蛋白质和水不溶性颗粒等内源性物质可污染分析仪器，如蛋白质在色谱柱上沉积、堵塞，造成高效液相色谱法分析重现性下降，需要除去样品中的蛋白质。分析样品的制备是色谱分析法不可或缺的操作步骤。分析样品制备可以改善分析结果的准确度与精密度；延长色谱柱的使用寿命（去除颗粒性不溶物）；改善分析方法的选择性（排除生物基质的干扰）；改善组分的可测性（待测组分的富集、化学衍生化）；改善组分的色谱行为（待测组分的衍生化）等。

二、分析样品制备时应考虑的问题

分析样品的制备，在设计或执行某一个制备方法时都应考虑以下问题：①待测组分的理化性质、体内存在形式、浓度范围；②测定目的；③样品的化学组成；④生物样品的种类和基质干扰类型；⑤药物的蛋白结合率；⑥待测组分在样品制备过程中的稳定性；⑦样品制备过程尽量简单、可重复，最后步骤可使待测组分浓集或富集。

当然，上述涉及的问题是相互依存的，样品制备过程中应综合考察才能得到满意的结果。

（一）药物的理化性质与存在形式

首先是药物的酸碱性质（pK_a）、未电离分子的亲脂性、挥发性等物理参数，这些涉及药物的分离纯化条件的选择及能否采用气相色谱法测定；药物的光谱特性及官能团性质涉及分析仪器的选择以及是否需要进行化学衍生化和应用特殊检测器的可能性；药物的化学稳定性也涉及样品制备条件的选择；同时应注意药物在体内的存在形式及血浆蛋白结合率数据，以便采取适宜的制备方法。

（二）待测药物的浓度范围

体内药物分析中待测药物在生物样品中的浓度相差极为悬殊，如地高辛的治疗血药浓度为 $1 \sim 2 ng/ml$，水杨酸盐的治疗血药浓度为 $20 \sim 100 \mu g/ml$。显然浓度大的样品，制备要求稍低，浓度越低则样品制备的要求就越高。

（三）药物测定的目的

药物的测定目的不同，分析样品制备的要求也不同。对急性中毒病例，要求快速鉴定所怀疑的药物，应在尽可能短的时间内获得其浓度数据，对分析样品制备的要求可以粗放些；如果测定药物及其代谢物，要求使代谢物从缀合物中释放出来并在不同pH介质中分离获得酸性、中性或碱性代谢物，对分析样品制备的要求就应考虑得全面、细致些。

（四）选择的生物样品类型

分析样品制备方法应根据所选用的待测生物样品的类型而定。如血浆、血清常需去除蛋白质后再进行提取分离；而唾液样品主要是离心除去黏蛋白沉淀，取上清液测定药物浓度；当测定尿样中的缀合物时则常需采用酸法或酶法使缀合物水解；测定头发样品中的微量元素时，则需要将头发样品进行有机破坏或水解使微量元素释放，然后再进行萃取、浓集等。

（五）分析样品制备与分析方法的关系

分析样品需要净化的程度与所用分析方法的分离能力（选择性或专属性）、检测系统对杂质污染的耐受程度等有关。图 2-1 大致反映了检测方法与样品制备要求的相互关系。

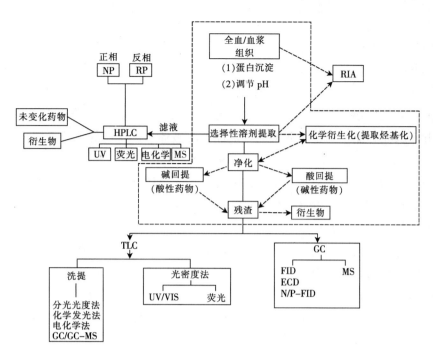

图 2 – 1　样品处理步骤与分析方法的选择

三、常用分析样品制备方法

常用分析样品制备方法大致分为有机破坏法、去除蛋白质法、纯化与浓集法、结合物或缀合物水解法和化学衍生化法等（表 2 – 5）。

表 2 – 5　常用分析样品制备方法

有机破坏法	·湿法破坏 ·干法破坏 　高温电阻炉灰化法 　低温等离子灰化法 ·氧瓶燃烧法
去除蛋白质法	·蛋白沉淀法 　亲水性有机溶剂沉淀法（溶剂解法） 　中性盐沉淀法（盐析法） 　强酸沉淀法 　热沉淀法 ·超滤法 ·酶水解法
纯化与浓集法	·液 – 液萃取法 ·固相萃取法
水解法	·酸水解法 ·碱水解法 ·酶水解法
化学衍生化法	·光谱衍生化法 　紫外衍生化法 　荧光衍生化法 ·色谱衍生化法 　气相色谱衍生化法（硅烷化、酰化、烷基化、手性衍生化法） 　液相色谱衍生化法（紫外衍生化法、荧光衍生化法、电化学衍生化法、手性衍生化法）

（一）有机破坏法

有机破坏法一般包括湿法破坏、干法破坏和氧瓶燃烧法三种方法。

1. 湿法破坏 湿法破坏以硝酸（或以硝酸为主的混酸）为消解液，与生物样品共热，生物基质被氧化破坏游离出待测组分。本法适用于血、尿和组织等各种生物样品的破坏，但主要应用于头发样品中的金属元素测定。经本法破坏后，所得的无机金属离子一般为高价态。

关于样品的取用量，含金属元素量在 $10 \sim 100\mu g$ 范围内时，最大取样量：脏器组织为10g，血样为10ml、尿样为50ml、发样为0.2g。

以发样消解为例：精密称取头发 $0.1 \sim 0.2g$，置具塞试管或聚四氟乙烯罐内，加硝酸 $1 \sim 2ml$，放置过夜，次日晨置电热消化器内，70℃保温1h，泡沫消失后，升温至100℃，3h后再升温至150℃，保持3h，待消解液（呈淡黄色）剩余约1ml，取出，放冷、定容。

2. 干法破坏 干法破坏系将生物样品经高温炽灼，生物基质被灰化，经水或酸溶解后测定。本法适用于血、尿和组织等生物样品的破坏，但主要用于头发样品中金属元素的测定。

根据加热源的不同，可分为高温电阻炉灰化法和低温等离子灰化法，下面以发样消解为例说明。

（1）高温电阻炉灰化法 取发样，置石英坩埚中，于高温电阻炉（马福炉）中300℃炭化6h，取出冷却至室温，加硝酸，红外灯下烘干，再置高温电阻炉中450℃灰化15h，取出冷却至室温，加适当浓度的盐酸溶解，定容。

（2）低温等离子灰化法 取发样，置烧杯中，于低温等离子灰化盘内灰化2天，待样品成为灰白色粉末，关机后取出，加适当浓度的盐酸溶解，定容。

3. 氧瓶燃烧法 氧瓶燃烧法是快速分解有机物的最简单方法，不需要复杂设备。本法适用于血样、头发或组织等生物样品的破坏。

（1）称样 血浆：取血浆1ml，分次点于无灰滤纸上，60℃烘干，按规定折叠并固定于铂丝下端的螺旋处。头发：将洗涤干净并烘干（ $60 \sim 80$ ℃）的头发剪碎，称取 $0.1 \sim 0.3g$，置无灰滤纸中心，按规定折叠并固定于铂丝下端的螺旋处。

（2）吸收液的选择 根据待测物质的种类与分析方法选择吸收液。一般卤素、硫、硒等测定时，吸收液多数是水或水－氢氧化钠溶液的混合液，少数是水－氢氧化钠溶液－浓过氧化氢的混合液或硝酸溶液（1→30）。

（3）仪器装置与操作 参见《中国药典》（2020年版）四部通则0703。

（二）去除蛋白质法

测定血样时首先应去除蛋白质，去除蛋白质可使结合型的药物释放出来，以便测定药物的总浓度。去除蛋白质也可预防进一步的纯化过程中乳化的形成，还可保护仪器性能（如保护HPLC色谱柱不被污染），延长使用期限。去除蛋白质法主要用于血浆、血清、组织匀浆液等生物样品的处理，常用方法如下。

1. 蛋白沉淀法

（1）溶剂解法 加入与水混溶的有机溶剂（亲水性有机溶剂），溶液的介电常数下降，蛋白质分子间的静电引力增加而聚集；同时亲水性有机溶剂的水合作用使蛋白质水化膜脱水而析出沉降，并使与蛋白质结合的药物释放出来。

常用的水溶性有机溶剂：乙腈、甲醇、乙醇、丙醇、丙酮和四氢呋喃等。生物样品与水溶性有机溶剂的体积比为1∶（1~3）时，就可以将90%以上的蛋白质沉淀除去（图2-2）。水溶性有机溶剂的种类不同时，析出的蛋白质形状亦不同，并且所得上清液的pH也稍有差别。如用乙腈或甲醇时，上清液pH为8.5~9.5；用乙醇或丙酮时，上清液pH为9~10。操作时将水溶性有机溶剂与血浆或血清按一定比例混合后离心，取上清液作为样品。通常采用高速离心机（10 000r/min）离心1~2min，便可将析出的蛋白质完全沉淀。离心时间不宜过长，否则样品溶液温度升高，蛋白质的溶解度增加。离心时应用高速离心机专用的尖底EP管，可使析出的蛋白质牢固地粘在管底，便于上清液的吸取。

（2）盐析法　加入中性盐，使溶液的离子强度发生变化，部分蛋白质的电性被中和，蛋白质因分子间电排斥作用减弱而凝聚；同时中性盐的亲水性使蛋白质水化膜脱水而析出沉降。常用的中性盐有饱和硫酸铵、硫酸钠、硫酸镁、氯化钠和磷酸钠等。操作时按血清与饱和硫酸铵溶液的比例为1∶2混合，离心（10 000r/min）1~2min，即可除去90%以上的蛋白质（图2-3）。所得上清液的pH为7.0~7.7。

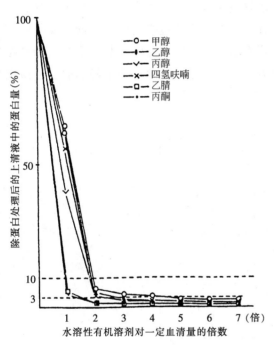

图2-2　水溶性有机溶剂除蛋白质效果

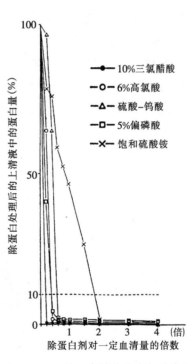

图2-3　强酸及中性盐除蛋白质效果

（3）强酸沉淀法　当溶液pH低于蛋白质的等电点时，蛋白质以阳离子形式存在，可与酸根阴离子形成不溶性盐而沉淀。常用的强酸有10%三氯醋酸与6%高氯酸。生物样品与强酸的比例为1∶0.6混合，离心（10 000r/min）1~2min，就可以除去90%以上的蛋白质（图2-3）。取上清液作为样品。因加入了强酸，上清液呈强酸性（pH 0~4），在酸性下分解的药物不宜用本法除蛋白质。过量的三氯醋酸可经煮沸分解为三氯甲烷和二氧化碳而被除去，或用乙醚提取的方法除去；过量的高氯酸可用碳酸钾、醋酸钾、氢氧化钠等中和后加乙醇使产生的高氯酸钾（钠）沉淀被除去。

（4）热沉淀法　当待测组分对热稳定时，可采用加热的方法将一些对热易变性蛋白质沉淀去除。加热温度视待测组分的热稳定性而定，通常可加热至90℃，蛋白质沉淀后可用离心或过滤除去，方法简单，但只能除去对热变性的蛋白质。

2. 超滤法 超滤法是利用半透膜原理，以多孔性半透膜－超滤膜作为分离介质的一种膜分离技术。通过选用不同孔径的不对称性微孔膜，按照截留相对分子质量的大小，可分离 300~1000kD 的可溶性生物大分子物质。与通常的分离方法相比，超滤不需要加热、不需要添加化学试剂、操作条件温和、没有相态变化，具有破坏有效成分的可能性小、能量消耗少、工艺流程短等优点。

血液中游离药物的测定可采用相对分子质量截留值在 50 000 左右的超滤膜，用加压（$2kg/cm^2$）过滤法或高速离心法，将血浆或血清中游离型药物与相对分子质量大的血浆蛋白以及与药物结合的血浆蛋白分离，从超滤液或离心液中得到游离型药物，然后可直接或经浓缩后测定其浓度。

（1）**超滤膜** 超滤膜是超滤技术的关键。大多数超滤膜是一种具有不对称结构的多孔膜，膜的正面有一层起分离作用的较为紧密的薄层，称为有效层，其厚度只占总厚度的几百分之一，其余部分则是孔径较大的多孔支撑层。

（2）**超滤装置** 超滤装置多种多样，但基本构造相同。如图 2－4 所示，超滤装置主要包括样品管、超滤膜支垫和滤液收集管。半透膜将超滤装置分为上、下两部分，膜上为贮样室，用于定量装入生物样品；膜下为收集管，用于收集透过半透膜的滤液。操作时将生物样品定量加入样品管，通过离心，使游离药物随血浆中的水分以及其他小分子物质按比例通过半透膜，而与血浆蛋白结合的药物随血浆蛋白被截留在膜上方的样品管，使游离型药物与结合型药物分离。

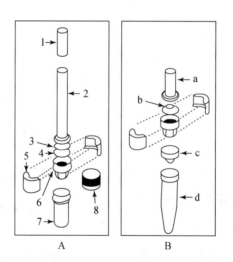

图 2－4 Amicon MPS－1 超滤系统示意图

A. 系统示意图；B. 改进系统示意图

1. 试管盖帽；2. 样品管；3. "O" 形密封圈；4. 超滤膜；5. 外套圈；6. 滤膜支架；7. 超滤液收集管；8. 收集管盖帽；

a. 样品管；b. "O" 形密封圈；c. 超滤膜和支架；d. 超滤液收集管

本法简便、快速，且结果稳定、可靠，已成为游离药物浓度测定的首选方法。所需血样量极少，尤其适合 TDM 的血样分析。

3. 酶水解法 本法主要用于组织匀浆、头发等样品的处理。在生物样品中加入一定量酶和缓冲液，在一定温度下孵育一定时间，待蛋白质被酶水解后，过滤或离心，取上清液供进一步纯化浓集。

最常用的水解酶是蛋白水解酶中的枯草菌溶素，它不仅可使组织溶解，还可使药物释出。枯草菌溶素是一种细菌性碱性蛋白分解酶，可在较宽的 pH 范围内（pH 7.0~11.0）

使蛋白质的肽键降解，在 50~60℃ 具有最大活力。

酶水解法的优点：可避免某些药物在酸及高温下降解；对与蛋白质结合紧密的药物（如保泰松、苯妥英钠），可显著改善回收率；可用有机溶剂直接提取酶水解液而无乳化现象；当采用 HPLC 检测时，不需再进行过多的净化操作。酶水解法的主要问题是不适用于在碱性条件下易水解的药物。

（三）纯化与浓集法

分析方法的专属性取决于分析方法的特点，但更重要的是还取决于分析样品的制备方法。分析样品的制备通常包括待测组分的释放和样品的纯化与浓集两个环节。样品的纯化是为了除去生物基质中的内源性及外源性干扰物质，或同时加以浓集，使待测组分的浓度在分析方法的检测范围之内。

若生物样品中待测组分的浓度足够高，样品在经有机破坏或去除蛋白质后，待测组分被释放，基质中内源性物质对组分测定的干扰可被所选用的分析方法（如 HPLC、LC - MS"、ICP - MS 等）有效排除，则可作为分析样品直接进行分析测定；若待测组分浓度较低，则样品尚需进一步纯化与浓集。

另外，生物样品也可不经去除蛋白质步骤，直接进行样品的纯化与浓集处理，但此类制备方法通常仅适用于血浆蛋白结合率不高、亲和力不强的药物的处理，或尿样、唾液等蛋白质含量较低的样品制备。

液 - 液萃取法是传统的样品纯化方法。样品在萃取过程中，虽然待测组分得到了纯化，但因微量组分分布在较大体积（数毫升）的萃取溶剂中，使其浓度可能达不到检测灵敏度要求，因此，常需对萃取后的组分进行浓集后再测定。

传统的浓集方法主要有两种：一种方法是在萃取时加入的有机溶剂尽量少，使待测组分萃取到小体积溶剂中；另一种方法是挥去萃取溶剂，残渣复溶于小体积的溶剂。挥去萃取溶剂时应避免直接加热，防止待测组分破坏或挥发损失。挥去萃取溶剂常用的方法是直接通入氮气流吹干，对于易随气流挥发或遇热不稳定的药物，可采用减压法挥去溶剂。溶剂蒸发所用的试管，底部应为尖锥形，这样可使最后数微升溶剂集中在管尖，便于待测组分的复溶及复溶样品溶液的量取。

现将常用的液 - 液萃取法和固相萃取法的基本原理、特点和适用性等简述如下。

1. 液 - 液萃取法 液 - 液萃取法（liquid - liquid extraction，LLE）是利用待测药物与内源性干扰物的油 - 水分配系数不同而进行的液相分离技术。多数药物是亲脂性的，在适当的有机溶剂中的溶解度大于在水相中的溶解度，而血样或尿样中含有的大多数内源性干扰物质是强极性的水溶性物质。因而，用有机溶剂萃取一次即可除去大部分内源性干扰物质，从大量的样品中萃取足量药物经浓集后作为分析样品。

液 - 液萃取时要考虑所选有机溶剂的特性、有机溶剂和水相的体积及水相的 pH 等。

（1）溶剂的选择与纯度要求 选择合适的溶剂是萃取成功的主要条件，一方面涉及萃取效率和选择性，另一方面也涉及操作是否方便。

选择好第一个萃取溶剂，可以减少以后的净化操作。选择溶剂时应注意以下几点：①要了解药物与溶剂的化学结构及性质，根据相似相溶的原则选用。②要求对药物的未电离分子可溶，而对电离形式的分子不溶。③沸点低，易挥发。④与水不混溶。有的溶剂如乙醚萃取能力强，又易于挥发，为常用萃取溶剂，但乙醚萃取后可混入约 1.2% 的水分，因此会带入一些水溶性干扰物质。可在萃取前于生物样品（水相）中加入适量固体氯化钠（中性盐，提高溶液离子强度）以减少乙醚中水的溶解度，或在乙醚萃取液中加无水碳酸钠脱水，减少混入水溶性干扰物质。⑤无毒，不易燃烧。⑥不易形成乳化。⑦具有较高的化学稳定性和惰性。⑧不影响紫外检测。液 – 液萃取常用有机溶剂见表2 – 6。

表2 – 6　液 – 液萃取常用的溶剂

溶剂	紫外截止波长（nm）	沸点（℃）	备注
正己烷	210	69	
环己烷	210	81	
四氯化碳	265	77	有肝脏毒性
苯	280	80	有致癌性
甲苯	285	111	
异丙醚	220	68	含过氧化物
乙醚	220	35	含过氧化物
醋酸戊酯	285	149	
三氯甲烷	245	61	有肝脏毒性和致癌作用
1，2 – 二氯乙烷	230	83	
甲基异丁基酮	330	116	
乙酸乙酯	260	77	
正丁醇	215	118	

（左侧纵向箭头：极性增加）

（2）有机溶剂相和水相的体积　萃取所用有机溶剂的量要适当。一般有机相与水相（生物样品）容积比为1∶1或2∶1。根据待测药物的性质及分析方法需要，可在方法建立过程中考察其用量与测定响应值之间的关系来确定有机溶剂的最佳用量。

（3）水相的pH　采用LLE时，水相pH的选择主要由药物的pK_a确定。当pH与pK_a相等时，50%的药物以非电离形式存在。概括起来说，对于碱性药物最佳pH要高于pK_a 1~2个pH单位，对于酸性药物来说则要低于pK_a 1~2个pH单位，这样就可使90%的药物以非电离形式存在而更易溶于有机溶剂中。作为一般规则，碱性药物在碱性pH、酸性药物在酸性pH介质中萃取。因为多数药物是亲脂性的碱性物质，而生物样品中的内源性物质多是酸性的，所以在碱性条件下用有机溶剂萃取可减少内源性物质的干扰。如，将空白血清分别与pH 2、pH 7及pH 13的缓冲液混合后用乙醚萃取，萃取液用RP – HPLC（220nm检测）测定。由得到的色谱图（图2 – 5）可见，在碱性（pH 13）下萃取的样品色谱图中干扰物质峰最少，而在中性及酸性条件下干扰物质峰显著增多且强。

（4）萃取次数　一般只萃取一次。当萃取率过低时，可萃取2~3次；个别情况下（如干扰物质不易除去），也可将有机溶剂萃取液再用一定pH的水溶液反萃取（back extraction），以进一步纯化样品。

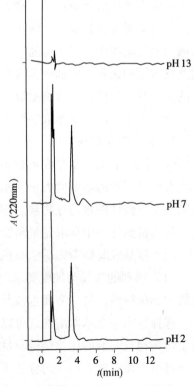

图2 – 5　空白血清乙醚提取物的高效液相色谱图

（5）液－液萃取法的特点　液－液萃取法的优点在于其具有一定的选择性，药物能与多数内源性物质分离；液－液萃取法的缺点在于易产生乳化现象，乳化作用可能引起药物的损失，从而导致较低的回收率。通常在提取前于水相中加入适量固体氯化钠，可减轻乳化程度。已发生轻微乳化时，可经适当转速离心，使水相和有机相完全分开；已发生严重乳化时，可置低温冰箱中使水相快速冻凝，破坏乳化层，再融化后离心。另外，液－液萃取法不能实现自动化也是该法的不足之处。

2. 固相萃取法　采用装有不同填料的小柱进行分析样品制备的固相萃取（solid－phase extraction，SPE）日益受到重视。固相萃取法不仅大大缩短样品的制备时间，减少所需样品量，避免乳化现象，而且便于自动化操作。

（1）固相萃取法的原理　将不同填料作为固定相装入微型小柱，当含有药物的生物样品溶液通过小柱时，由于受到"吸附""分配""离子交换"或其他亲和力作用，药物或干扰物质被保留在固定相上，用适当溶剂洗除干扰物质，再用适当溶剂洗脱药物。其保留或洗脱的机制取决于药物与固定相表面的活性基团以及药物与溶剂之间的分子间作用力。

固相萃取法有两种洗脱方式，一种是药物比干扰物质与固定相之间的亲和力强，因而在用冲洗溶剂洗去干扰物质时药物被保留，然后用一种对药物亲和力更强的溶剂洗脱药物；另一种是干扰物质较药物与固定相之间亲和力强，则药物被直接洗脱，干扰物质被保留在萃取柱上。通常使用更多的是前一种洗脱模式。从市场上可得到含有不同填料的商品化的微型柱，如 Bond Elut 微型柱和 Sep－pak 微型柱等，两种微型柱示意图见图 2－6。

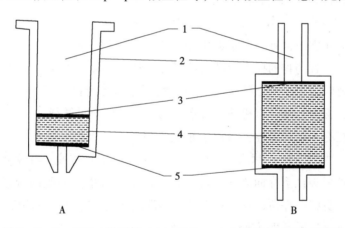

图 2－6　Bond Elut 微型柱（A）和 Sep－pak 微型柱（B）示意图
1. 样品室；2. 聚丙烯管壁；3. 聚乙烯多孔圆盘；4. 吸着剂床；5. 聚乙烯多孔圆盘

其中，A 型萃取柱适合在下端通过负压使样品、冲洗溶剂及洗脱溶剂通过微型柱，商品有"真空固相萃取装置"，能同时处理多个（如 24 个）萃取柱；B 型萃取柱可通过柱上端开口利用注射器加压或用离心（正压）的方法使样品或溶剂通过，洗脱出的分析样品在每一微型柱的正下方用试管收集。

（2）SPE 固相的选择　选择固相（吸附剂）的原则与应用条件同 HPLC，一般是固相与待测组分应具有相似的极性（或其分离机制符合待测组分的特性），含有待测组分的样品应使用极性相反的溶剂稀释后上柱，并用极性相反或相近的溶剂冲洗干扰物质，最后用极性相似的溶剂洗脱待测组分。吸附剂用量的增加会导致洗脱液体积的增大，在达到有效吸附的前提下，应尽量减小吸附剂的用量。

SPE 的填料种类繁多，可分成亲脂型（大孔吸附树脂、亲脂性键合硅胶）、亲水型（硅胶、硅藻土、棉纤维）和离子交换型三类，其中亲脂型用得最多。

①亲脂性键合硅胶：烷基、苯基和氰基键合硅胶都可用作固相萃取吸附剂，其中十八烷基硅烷键合硅胶（简称 C_{18}）最常用。亲脂性键合硅胶容易吸附水中的非极性物质，易用有机溶剂洗脱，适用于萃取、纯化水基质体液中疏水性药物。对于亲水性药物可通过调节 pH、形成离子对等方法达到有效萃取。

使用亲脂性键合相硅胶 SPE 柱的一般操作步骤如下。

第一步：使用甲醇润湿小柱，活化填料，以使固相表面易于和待测组分发生分子间相互作用，同时可以除去填料中可能存在的干扰物质。柱的湿润度对多种药物吸附有影响，C_{18}柱在甲醇含量大于8%的水溶液中才能保持湿润而有利于药物的吸附，否则将导致回收率降低。

第二步：用水或适当的缓冲液冲洗小柱，去除过多的甲醇，以便样品与固相表面发生作用，但冲洗不宜过分，否则会使甲醇含量过低，从而导致湿润度不足，回收率降低。

第三步：加样，使样品经过小柱，弃去废液。

第四步：用水或适当的缓冲液冲洗小柱，去除样品中的内源性物质和其他相关干扰物质。

第五步：选择适当的洗脱溶剂洗脱待测组分，收集洗脱液，挥干溶剂，以备后用或直接进行在线分析。

使用亲脂性键合硅胶 SPE 柱时，需注意以下几点。

体液样品（如血浆等）可直接上柱，样品体积多在 0.1～2ml 之间，萃取的流速控制在 1～2ml/min。萃取介质中含有一定量的甲醇可提高萃取率。冲洗液和洗脱剂的强度、用量都要适当，否则会导致药物的损失或洗脱选择性下降，通常选用与水混溶的洗脱剂。

萃取碱性药物时，由于键合硅胶表面残存的硅醇基与药物之间的静电作用，很难用甲醇、乙腈等洗脱，常需加酸、有机胺或氨水、醋酸铵或离子对试剂。

苯基、氰基柱有一定的极性，可用于正相吸附模式。极性药物的弱极性萃取液可用稍有极性的萃取柱（如氰基柱）萃取，用极性溶剂（如丙酮）洗脱。在反相吸附模式中，柱子吸附容量随柱填料极性下降而增大，烷基柱比氰基柱有更大的吸附容量，对一些亲脂性的内源性干扰物有更强的保留，从而可选择性地洗脱药物，氰基柱则不然。

使用亲脂性键合硅胶 SPE 方便、省时，通常可用小体积的甲醇或乙腈等洗脱剂（200～300μl）完全洗脱药物，净化并浓集了样品，不需蒸干即可直接进样。采用多个柱子同时萃取，同时处理多个样品。

②大孔吸附树脂：大孔吸附树脂具有极大的表面积，适于吸附较大的分子，具有高的传质速率，并可具有不同的极性。由苯乙烯与二乙烯苯共聚而成的非极性型最常用，商品名为 XAD-2、GDX 和 X-5 的即属此类，其吸附性质与烷基键合硅胶相似。树脂在使用前需用甲醇等有机溶剂清除杂质，必要时还需用酸、碱清洗。干树脂很难用水直接润湿，需先用有机溶剂润湿，使干树脂溶胀或溶膨而呈现出活性，并洗去氯化钠等保存剂和过细的干树脂粉末，然后再用水除去有机溶剂才能使用。

萃取程序与烷基键合硅胶相似。萃取过程中树脂要保持湿润，否则萃取容量下降。吸附介质中盐浓度大于 0.1mol/L 时明显有利于吸附。大孔吸附树脂不会对碱性药物产生强吸附而导致难以洗脱。随着表面积的增加，树脂的吸附容量增大，但对于相对分子质量大的有机物，树脂孔径对吸附容量的影响有时要比表面积的影响大，可能是产生了排阻作用。

树脂孔径越大，亲水性越强，颗粒越小，越易达到吸附平衡。洗脱速度则随树脂表面积的增加而下降。

总的来说，在体内药物分析中大孔吸附树脂的应用不及亲脂性键合相硅胶广泛。

③离子交换树脂：对于弱酸性的药物，可在中性或碱性条件下用阴离子交换方法萃取，用水及有机溶剂（大多数用甲醇）清洗后，用酸性溶液洗脱；碱性药物则相反，疏水基质的离子交换树脂兼具离子交换树脂及大孔吸附树脂的一些性质，所以对于在水中溶解度不大的药物，洗脱剂中要含有一定量的有机溶剂。离子交换树脂的强弱、颗粒大小等对萃取回收率都有影响。尿样中的电解质有时会影响回收率，常需稀释后上柱。用离子交换法萃取回收率经常可达到90%以上，而且有较高的选择性，但较麻烦、费时。离子交换柱适用于高极性可电离药物的分离。

④亲水型填料：用作 SPE 的亲水型填料有硅藻土、硅胶和棉纤维等，其原理为分配作用，填料为支持物，水基质样品分布于填料表面为固定相，流动相为与水不混溶的有机溶剂，较亲脂的药物从固定相转移到流动相，从而达到萃取分离的目的。从本质上看，亲水型填料 SPE 与 LLE 无大差别，样品分布在表面积很大的 SPE 支持物表面，使有机溶剂与水相充分接触，比 LLE 更易达到平衡。萃取程序：样品加到柱子上分布在支持物表面后，用与水不混溶的有机溶剂洗脱较亲脂的药物，而亲水的蛋白质等内源性干扰物质仍留在柱上。

对于硅胶柱，常先用甲醇、水处理后再上样。常见的商品硅胶柱为 Sep - Pak Silica。硅藻土柱则可直接上样，不需预先清洗，柱可再生使用，常见的牌号如 Extrelut。棉纤维柱的使用与硅藻土柱相似。总之，亲水型填料 SPE 有较高的萃取回收率（一般大于80%），萃取液较纯净。但洗脱剂用量比较大（一般大于5ml），无浓集作用。

（3）萃取方法的选择　对于给定药物采用的萃取方法，可根据药物的性质概括为：①亲脂性的药物可用溶剂萃取，也可用烷基键合硅胶、大孔吸附树脂及亲水型填料 SPE 等。从方便省时考虑，最好采用烷基键合硅胶。但对于碱性药物，因会产生强保留作用，故以大孔吸附树脂为佳。②亲水且具有酸碱性、可解离的药物，可采用离子交换、形成离子对配位化合物等方法。③亲水但又不能解离的药物则不易萃取，可沉淀蛋白后直接进样分析。

（4）各种萃取方法的比较

①SPE 方法之间的比较：根据前述内容，将各种 SPE 方法总结列于表 2-7。

表 2-7　各种固相萃取法比较

类别	固体萃取剂	萃取机制	被萃取物	回收率	选择性	适应性
亲脂型	亲脂性键合硅胶	憎水吸附	较亲脂或具有较	中	中	很好
	大孔吸附树脂		大亲脂部分结构	中	中	好
离子交换型	离子交换树脂	离子交换及憎水吸附	可成为带电形式	中	好	差
亲水型	硅胶	分配作用	较亲脂	好	中	中
	硅藻土	（硅胶兼有吸附作用）				
	棉纤维					

由表 2-7 可见，离子交换 SPE 具有高回收率和高选择性等特点，对于样品纯度要求高及无法用内标法定量的光度测定等是一种好方法。目前由于色谱法等先进测试手段的普及，对样品的纯度及萃取回收率要求不是很高，以快速、简便为主，因此亲脂性键合硅胶成为 SPE 法中最常用的填料。

②SPE、LLE 和蛋白沉淀法三者的比较：SPE 中萃取剂与样品有很大的接触面，因此可以在短时间内达到有效萃取，可以采用动态的柱操作，可自动化；LLE 则是两相间的分配过程，达到平衡需要较长的时间，还要通过振摇等加快传质的进行。至于萃取的回收率及选择性，不仅因药物而异，而且随萃取条件而变，两者无定论。蛋白沉淀法快速、简便，回收率常较好，但待测物含量低时不宜适用。

SPE 易产生不可逆保留，尤其是待测物含量很低时，但已证实低浓度下（ng/ml 甚至pg/ml）SPE 仍能得到很好的结果，其中包括许多认为容易产生不可逆保留的碱性药物。实际上，物理吸附容易洗脱，而化学吸附的产生需要具备一定的条件。

与 LLE 及蛋白沉淀法一样，用 SPE 法得到的是药物的总量（游离及蛋白结合）。有些药物主要以蛋白结合形式存在，仍可萃取完全。

药物的硫酸及葡萄糖醛酸等缀合物具有高极性，很难用有机溶剂萃取，但可用 C_{18}、XAD-2 等萃取，萃取回收率与经典法相似。萃取时，样品直接上柱，清洗用少量水，避免高极性缀合物的损失，洗脱剂为甲醇。如，氯霉素的葡萄糖醛酸缀合物用 C_{18} 柱达到很好的萃取效果，柱上的吸附不受 pH 影响。萃取回收率为丁醇萃取（pH 3）时的两倍，其 HPLC 图谱清晰。从萃取情况来看，萃取剂并未对缀合物产生化学作用，其吸附与表面活性剂在两相界面的富集相似，缀合物的结构及萃取剂的表面积为其富集提供了可能性。

在某些情况下，SPE 所要求的酸碱性条件不像 LLE 那么严格，可避免被萃取物分解及在器壁上吸附等问题。

（5）SPE 的特点　优点：①引入干扰物质少；②完全避免乳化的形成；③在优化条件下有较高的萃取率，重现性也较好；④可以用较少量的样品；⑤萃取柱可弃，无污染；⑥使用的溶剂大多可与水混合，易于自动化在线分析（on-line analysis）。

缺点：①价格较贵；②技术要求高；③批与批之间有差异；④萃取柱易阻塞，影响分离效果，样品需经预处理。

（四）水解法

药物或其代谢物与体内的内源性物质结合生成的产物称为缀合物（conjugate）。内源性物质有葡萄糖醛酸、硫酸、甘氨酸、谷胱甘肽和醋酸等，特别是前两种为最重要的内源性物质。含羟基、羧基、氨基和疏基的药物，可与内源性物质葡萄糖醛酸形成葡萄糖醛酸苷缀合物；含酚羟基、芳胺及醇类药物与内源性物质硫酸形成硫酸酯缀合物。尿中药物多数呈缀合状态。如非那西丁在体内受肝微粒体酶的作用，脱烷基氧化成对乙酰氨基酚，后者与内源性物质葡萄糖醛酸或硫酸结合生成缀合物——对乙酰氨基酚葡萄糖醛酸苷或对乙酰氨基酚硫酸酯。

形成的缀合物比原型药物具有较强的极性，不易被有机溶剂提取。为了测定尿液中药物总量，无论是直接测定还是萃取分离之前，都需将样品水解，将药物从缀合物中释放出来。

另外，药物在组织或头发中与蛋白质结合，难以用溶剂直接萃取，亦难以通过蛋白沉淀法释放药物时，同样可采用水解法处理样品，以使药物从蛋白结合物中释放出来。

1. 酸水解法　酸水解时，可加入适量的盐酸溶液。至于酸的用量和浓度、反应时间及温度等条件，随药物不同而异，可通过实验加以确定。如组织匀浆液的酸水解，在匀浆液中加适量的酸溶液，置水浴中加热，待组织液化后，过滤或离心，取上清液进一步采用溶剂萃取法处理，以提高待测组分的萃取回收率。

该法比较简便、快速，但有些药物在水解过程中会发生分解。与酶水解法相比，该法专一性较差。

2. 碱水解法　仅适用于在热碱条件下稳定的少数药物的测定。

3. 酶水解法　遇酸及受热不稳定的药物可以采用酶水解法。常用葡萄糖醛酸苷酶（glucuronidase）或硫酸酯酶（sulfatase）。前者可专一水解药物的葡萄糖醛酸苷缀合物，后者水解药物的硫酸酯缀合物。而实际应用中最常用的是葡萄糖醛酸苷酶－硫酸酯酶的混合酶。一般控制 pH4.5~5.5，37℃培育数小时进行水解。

酶水解比酸水解温和，一般不会引起待测物分解，且酶水解专属性强。缺点是酶水解时间长、实验费用高及酶制剂可能带入的黏蛋白导致乳化或色谱柱阻塞。尽管如此，酶水解仍被优先选用。

在尿液中采用酶水解，应事先除去尿中能抑制酶活性的阳离子。

值得注意的是对缀合物的分析，逐渐趋向于直接测定缀合物的含量（如采用 HPLC 和 RIA），获得体内以缀合物形式存在的量以及当药物排至体外时缀合物占所有排出药物总量的比率，从而为了解药物代谢提供更多的信息。

（五）化学衍生化法

在体内药物分析中，化学衍生化法主要应用于光谱分析法（如紫外－可见分光光度法和荧光分光光度法）和色谱分析法（如 GC 和 HPLC）的样品制备。目前，光谱分析法在体内药物分析中的应用仅限于 HPLC 的光谱检测。以下主要介绍化学衍生化法在色谱分析法中的应用。

色谱分析－化学衍生化法系指在色谱过程中使用特殊的化学试剂（称为衍生化试剂），借助于化学反应使样品中的待测化合物接上某个特殊基团，使其转化为相应的衍生物之后进行分离检测的方法。

药物分子中含有活泼氢的均可被化学衍生化，如含有 R—COOH、R—OH、R—NH$_2$、R—NH—R′ 等官能团的药物均可进行衍生化。

1. 气相色谱－化学衍生化法　在 GC 中化学衍生化的目的是：①使极性药物转化为非极性的、易于挥发的药物，使具有能被分离的性质；②增加药物的稳定性；③提高对光学异构体的分离能力。

衍生化反应主要有烷基化（alkylation）、酰基化（acylation）、硅烷化（silylation）及生成非对映异构体（diastereomers）衍生化等方法，其中以硅烷化法应用最多。

（1）硅烷化　本法常用于具有 R—OH、R—COOH、R—NH—R′ 等极性基团药物的衍生化。所用三甲基硅烷化试剂可以取代药物分子中极性基团上的活泼氢原子，而使药物生成三甲基硅烷化衍生物。

常用的三甲基硅烷化试剂有三甲基氯硅烷（TMCS）、双－三甲基硅烷乙酰胺（BSA）、双－三甲基硅烷三氟乙酰胺（BSTFA）和三甲基硅咪唑（TMSI）等。

$$CH_3—Si(CH_3)_2—X + HY \longrightarrow CH_3—Si(CH_3)_2—Y + HX$$

（三甲基硅烷化试剂）（药物）　　（药物的三甲基硅烷化衍生物）

（2）酰基化　本法常用于具有 R—OH、R—NH$_2$、R—NH—R′ 等极性基团药物的衍生化。常用酰基化试剂有三氟乙酸酐（TFAA）、五氟丙酸酐（PFPA）和五氟苯甲酰氯（PF-

BC）等。

（3）烷基化　本法常用于具有 R—OH、R—COOH、R—NH—R′等极性基团药物的衍生化。常用烷基化试剂有碘庚烷（$C_7H_{15}I$）、叠氮甲烷（CH_2N_2）和氢氧化三甲基苯胺（TMAH）等。

（4）手性衍生化法　具有光学对映体的药物，由于 R（－）与 S（＋）构型不同，使之具有不同的药效和药动学特性，因此，对映体的分离也是十分重要的。分离光学对映体的方法之一就是采用不对称试剂，使其生成非对映异构体衍生物，然后采用 GC 进行分析测定。常用的不对称试剂有（S）－N－三氟乙酰脯氨酰氯和（S）－N－五氟乙酰脯氨酰氯等。

含氟原子的衍生化试剂不仅可以提高药物的挥发性，而且由于衍生化后使药物含有电负性强的氟原子，因此提高了对 GC 电子捕获检测器的灵敏度。

2. 高效液相色谱－化学衍生化法　HPLC 常用的检测器为紫外检测器和荧光检测器，近年来电化学检测器也得到了较快发展，但它们均属于选择性检测器，只能检测某些结构的化合物。为扩大 HPLC 的应用范围，提高检测灵敏度和改善分离效果，采用化学衍生化法是行之有效的途径。

液相色谱中的化学衍生化法主要有以下目的：①提高对样品的检测灵敏度；②改善样品混合物的分离度；③适应于进一步做结构鉴定，如质谱、红外光谱、核磁共振谱等。

化学衍生化法应满足如下要求：①对反应条件要求不苛刻，且能进行迅速定量；②对某个样品只生成一种衍生物，反应副产物（包括过量的衍生化试剂）不干扰待测组分的分离和检测；③化学衍生化试剂方便易得、通用性好。

根据与 HPLC 系统联机来划分，化学衍生化法可分为在线与离线两种。以衍生化反应与色谱分离的时间先后区分，可分为柱前衍生化法与柱后衍生化法两种。

柱前衍生法是在色谱分离前，预先将样品制成适当的衍生物，然后进样分离和检测。柱前衍生化法的优点是衍生化试剂、反应条件和反应时间的选择不受色谱系统的限制，衍生物易进一步纯化，不需要附加的仪器设备。缺点是操作过程较繁琐，容易影响定量分析的准确性。

柱后衍生化法是在色谱分离后，在色谱系统中加入衍生化试剂及辅助反应液，与色谱流出组分直接在系统中进行反应，然后检测衍生化产物。柱后衍生化法的优点是操作简便，可连续反应以实现自动化分析。缺点是由于在色谱系统中反应，对衍生化试剂、反应时间和反应条件均有很多限制，而且还需要附加的仪器设备，如输液泵、混合室和加热器等，还会导致色谱峰展宽。

柱前衍生化法和柱后衍生化法两者的主要差别在于前者是根据衍生物的性质不同而进行色谱分离，后者则将样品混合物先行分离，然后再进行衍生化，选用的方式视不同情况而定。为保持较高的反应产率和重现性结果，一般要求加过量的衍生化试剂，这可能会干扰测定，对柱后衍生化方法不利。若对大量样品做常规分析，则柱后衍生化法更适于连续的自动化操作。有时还可利用离子对、配位体交换和络合等反应，生成特殊的衍生化产物以满足分离或检测的需要。下面介绍四种衍生化法。

（1）紫外衍生化法　很多化合物在紫外光区无吸收或摩尔吸收系数很小而不能被检测，将其与具有紫外吸收基团的衍生化试剂在一定条件下反应，使生成具有紫外吸收的衍生物，从而可用紫外检测器检测。如采用对溴代苯甲酰甲基溴为衍生化试剂，以柱切换 RP －

HPLC、紫外检测（258nm）血浆中的卡托普利。用对溴代苯甲酰甲基溴为衍生化试剂，结合固相萃取法从生物样品中提取、纯化衍生化产物，以 RP‐HPLC 测定衍生物含量并确定卡托普利血药浓度。此外，利用新型衍生化试剂对甲氧基苯磺酰氟（MOBS‐F）与维列胺（井冈霉醇胺）的衍生反应，在 240nm 波长下采用 RP‐HPLC 定量测定生物样品中的维列胺。常用紫外衍生化试剂见表 2‐8。

表 2‐8　液相色谱‐紫外衍生化试剂

试剂名称与结构	适用官能团	衍生化反应产物
1‐benzyl‐3‐*p*‐tolyltriazene CH₃—⟨benzene⟩—N=NNHCH₂—⟨benzene⟩	R—COOH 脂肪酸	R—COOCH₂—⟨benzene⟩
p‐bromophenacyl bromide Br—⟨benzene⟩—COCH₂Br	R—COOH 脂肪酸	Br—⟨benzene⟩—CO—CH₂—O—CO—R
9‐chloromethylanthracene ⟨anthracene with CH₂Cl⟩	R—COOH 脂肪酸	⟨anthracene with CH₂—O—CO—R⟩
N‐chloromethyl‐4‐nitrophthalimide O₂N—⟨phthalimide⟩N—CH₂Cl	R—COOH 脂肪酸	O₂N—⟨phthalimide⟩N—CH₂—O—CO—R
N‐chloromethylphthalimide ⟨phthalimide⟩N—CH₂Cl	R—COOH 脂肪酸	⟨phthalimide⟩N—CH₂—O—CO—R
m‐methoxyphenacyl bromide H₃CO—⟨benzene⟩—COCH₃Br	R—COOH 脂肪酸	H₃CO—⟨benzene⟩—COCH₂OC—R
1‐fluoro‐2,4‐dinitrobenzene（FDNB） O₂N—⟨benzene with NO₂⟩—F	R—NH₂	O₂N—⟨benzene with NO₂⟩—NH—R
O‐(*p*‐nitrobenzyl)‐*N*,*N*′‐diisopropylisourea O₂N—⟨benzene⟩—CH₂O—C(=N—CH(CH₃)₂)(NH—CH(CH₃)₂)	R—COOH 脂肪酸	O₂N—⟨benzene⟩—CH₂—O—CO—R
1‐*p*‐nitrobenzyl‐3‐*p*‐tolyltriazene H₃C—⟨benzene⟩—N=NNHCH₂—⟨benzene⟩—NO₂	R—COOH 脂肪酸	R—CO—OCH₂—⟨benzene⟩—NH₂

续表

试剂名称与结构	适用官能团	衍生化反应产物
phenacyl bromide 〔结构式〕—COCH₂Br	R—COOH 脂肪酸	〔结构式〕—COCH₂OOC—R
benzoyl chloride 〔结构式〕—COCl	R—OH R—H₂ 甾体化合物	〔结构式〕
3，5 - dinitrobenzoyl chloride 〔结构式〕	R—OH， R—NH₂， R—NH—R′ 乙醇，乙二醇， 丙三醇，聚乙 三醇	〔结构式〕
p - nitrobenzoyl chloride 〔结构式〕	R—OH， R—NH₂ 甾体化合物	〔结构式〕
salicylaldehyde 〔结构式〕	R—NH₂	〔结构式〕
N - succinimidyl - p - nitrophenylacetate 〔结构式〕	R—NH₂， R—NH—R′ 胺类	〔结构式〕
2，4 - dinitrobenzene 〔结构式〕	R—CO—R′	〔结构式〕
O - p - nitrobenzylhydroxylamine hydrochloride 〔结构式〕	R—CO—R′	〔结构式〕
isothiocyanic acid methyl ester CH₃—N=C=S	R—NH₂， R—NH—R′ 氨基酸，肽	
isothiocyanic acid phenyl ester 〔结构式〕—N=C=S	R—NH₂， R—NH—R′ 氨基酸，肽	

（2）荧光衍生化法　荧光检测器是一种高灵敏度、高选择性的检测器，比紫外检测器的灵敏度高 10~100 倍，适用于痕量分析。阿霉素、普萘洛尔和奎尼丁等少数药物具有荧光，在 HPLC 条件下可以被检测。而脂肪酸、氨基酸、胺类、生物碱和甾体类药物等本身不具荧光，必须与荧光衍生试剂反应，生成强荧光的衍生物才能达到痕量检测的目的。如利用柱后衍生 - HPLC 测定血清中链霉素，即采用在流动相中加入荧光试剂茚三酮，使其与链霉素反应生成缩合物，经色谱柱分离后，遇碱生成荧光衍生物测定血清中的链霉素浓度。

利用衍生化试剂丹磺酰氯建立 RP－HPLC－荧光检测法，测定高血压患者尿液中 22 种氨基酸的浓度，并对尿液中的氨基酸进行主成分分析。常用荧光衍生化试剂见表 2－9。

表 2－9　液相色谱－荧光衍生化试剂

试剂名称与结构	适用官能团	衍生化反应
7－chloro－4－nitrobenzo－2－oxa－1，3－diazole	R—NH₂，R—NH—R′ R—OH，R—SH 烷基胺（烃胺）	
dansyl chloride	R—NH₂，R—NH—R′ R—OH，R—CO—R′ 氨基酸，肽，胺类，含酚羟基的雌激素	
fluorescamine	R—NH₂，氨基酸，肽，脂肪二胺，儿茶酚胺（邻苯二酚胺），聚胺	
2－methoxy－2，4－diphenyl－3（2H）－furanone	R—NH₂，肽	
o－phthalaldehyde（OPA）	R－NH₂，氨基酸，肽	
o－aminothiphenol	R－CO－R′芳（香）醛	

（3）电化学衍生化法　电化学检测器灵敏度高、选择性强，但只能检测具有电化学活性的化合物，如果待测药物无电化学活性则不能被检测。电化学衍生化是指药物与某些试剂反应，生成具有电化学活性的衍生物，以便在电化学检测器上被检测。由于硝基具有电化学活性，一系列带有硝基的衍生化试剂与羟基、氨基、羧基和羰基化合物反应，可生成电化学活性衍生物。尽管这些衍生物都可用紫外检测器检测，但电化学检测的灵敏度、选择性更高，为临床、生化和食品等样品的分析提供了新途径。

　　许多电化学衍生化试剂是从荧光衍生试剂中发展而来，如用于标记羰基的肼类化合物等。2，4 - 二硝基苯肼可以与醛、酮反应，衍生物的还原电势为 - 750 ~ - 1100mV。如柱前衍生化人血浆（0.1ml）中的 17 - 酮甾类硫酸酯，先用乙腈（2ml）萃取，离心，上清液中加入内标、挥干，残渣中加入 *p* - 硝基苯肼（50μg/μl）10μl 和三氯乙酸 - 苯（30mg/10ml）混合液 100μl，60℃加热 20min 后，衍生物用 C_{18} 柱分离，以甲醇 - 磷酸缓冲液（pH 3.0，80∶20）为流动相，检测限约为 80ng/ml。表 2 - 10 列出一些带硝基化合物的电化学衍生化试剂。

表 2 - 10　带硝基化合物的电化学衍生化试剂

试剂名称与结构	适用官能团
3，5 - dinitrobenzoylchloride（DNBC） （结构式）	$R—OH$，$\begin{smallmatrix}R\\R'\end{smallmatrix}NH$
2，4 - dinitrofluorobenzene（FDNB） （结构式）	$\begin{smallmatrix}NH_2\\R—CH—COOH\end{smallmatrix}$，$\begin{smallmatrix}R\\R'\end{smallmatrix}NH$
O - p - nitrobenzyl - N - N' - diisopropylisourea（PNBDI） （结构式）	$R—COOH$
dinitrophenylhydrazone（DNPH） （结构式）	$\begin{smallmatrix}O\\R—C—R'\end{smallmatrix}$，$R—CHO$
N - succinimidyl - *p* - nitrophenylacetate（SNPA） （结构式）	$\begin{smallmatrix}R\\R'\end{smallmatrix}NH$

（4）非对映衍生化法　采用手性衍生化试剂将药物对映异构体转变为相应的非对映异构体，用常规非手性 HPLC 进行分离分析。选用该法分离通常基于以下原因：①不宜直接拆分，如游离胺类在手性固定相上一般呈颇弱的色谱性质，生成中性化合物则显著改善；②添加某些基团，以增加色谱系统的对映异构选择性；③提高紫外或荧光检测的效果。

非对映衍生化反应一般需要满足以下条件：①溶质分子至少有一个官能团供衍生；②手性衍生化试剂应尽可能达到对映体的纯度，并且没有选择性地与两种溶质对映体反应；③反应条件温和、简便、完全，在溶质与衍生化试剂间无消旋化发生；④生成的非对映异构体应当容易被裂解为原来的对映异构体；⑤衍生化试剂的结构特点要有利于衍生物非对映体的分离。衍生物非对映体之间的构象差异越大，分离效果越好。

手性衍生化试剂分为三类：一是伯胺和仲胺的手性衍生化试剂，如邻 - 甲基苯乙酰氨等；二是伯醇和仲醇的手性衍生化试剂，如苄酯基 - *L* - 脯氨酸等；三是羧基的手性衍生化试剂，如 *R* - (-) / *S* - (-) - α - 甲基 - 对硝基苯胺等。

四、新兴分析样品制备技术及其应用

近年来，随着药物分析技术的不断提高，分析样品制备技术得到迅速发展，新兴的样品制备技术也不断增加，固相微萃取、液相微萃取、微波消解、微透析、超临界流体萃取、分子印迹固相萃取和磁性固相萃取技术等均在分析样品的制备方面得到了应用。下面分别对这些新兴样本制备技术做简要介绍。

（一）固相微萃取技术

固相微萃取（solid - phase microextraction，SPME）技术集采样、萃取、浓集、进样于一体，能够与气相色谱或液相色谱仪等联用而实现自动化。采用类似于气相色谱微量进样器的萃取装置，样品中待测物被萃取后直接与气相色谱或高效液相色谱联用，在进样口将萃取的组分解吸后进行色谱分离。该法具有操作简单、易行、不需有机溶剂等特点。

1. 固相微萃取装置 固相微萃取装置类似于气相色谱的微量注射器，其基本装置如图2 - 7所示。

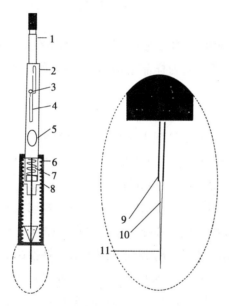

图 2 - 7 SPME 装置图

1. 压杆；2. 筒体；3. 压杆卡持螺钉；4. "Z"形槽；5. 筒体视窗；6. 调节针头长度的定位器；
7. 拉伸弹簧；8. 密封隔膜；9. 注射外管；10. 不锈钢针管；11. 熔融石英纤维

说明：①石英纤维表面涂有高分子固相液膜，对有机物具有吸附、富集作用；②定位器用于精确调节不锈钢针管伸出的位置；③压杆卡持螺钉可通过对"Z"形槽使不锈钢针管内石英纤维伸出或收入；④不锈钢针管对石英纤维起保护作用，以免石英纤维在穿过密封圈时受到损坏。

2. 固相微萃取方法 固相微萃取方法分为萃取过程和解吸过程两步进行。

（1）萃取过程 将萃取器针头插入样品瓶内，压下活塞，使具有吸附涂层的萃取纤维暴露在样品中进行萃取，经一段时间后，拉起活塞，使萃取纤维回缩到起保护作用的不锈钢针头中，然后拔出针头完成萃取过程，萃取方法可分为直接固相微萃取和顶空固相微萃取两种。

①直接固相微萃取法（direct - SPME）：将涂有高分子固相液膜的石英纤维直接插入样

品溶液或气样中，对待测物进行萃取。经过一定时间达到分配平衡，即可取出进行色谱分析。

②顶空固相微萃取法（head - space SPME，HS - SPME）：HS - SPME 与 direct - SPME 不同之处在于石英纤维停放在样品溶液上方进行顶空萃取，不与样品基体接触，避免了基体干扰。

（2）解吸过程　在气相色谱分析中采用热解吸法来解吸萃取物质。将已完成萃取过程的萃取器针头插入气相色谱进样装置的气化室内，压下活塞，使萃取纤维暴露在高温载气中，并使萃取物不断地被解吸下来，进入后续的气相色谱分析。

完成从萃取到分析的全过程一般只需十几分钟，甚至更快。整个过程实现了无溶剂化，不但减少了环境污染，而且还有助于提高气相色谱的柱效和缩短分析时间。

3. 固相微萃取原理　固相微萃取（SPME）是一个基于待测物质在样品及萃取涂层中的平衡分配的萃取过程。对于一个单组分的单相体系，当系统达到平衡时，涂层中所吸附的待测物质可由式（2-1）决定。

$$n = \frac{K_{sl}V_s C_0 V_1}{K_{sl}V_s + V_1} \qquad (2-1)$$

式中，n 为萃取涂层中所吸附的待测物的量；K_{sl} 为待测物在涂层和样品基质间的分配系数；V_s 为萃取头固定相液膜的体积；V_1 为样品溶液体积；C_0 为待测物浓度。当 $V_1 >> K_{sl}V_s$ 时，该式可近似为式（2-2）：

$$n = K_{sl}V_s C_0 \qquad (2-2)$$

由式（2-2）可以看出，萃取涂层中所吸附的待测物的量（n）与待测物浓度（C_0）呈线性关系，通过检测某待测物的 n 值，即可推知该待测物的浓度 C_0。同时，由式（2-2）可以看出，体系中的待测物在涂层和样品基质间的分配系数（K_{sl}）及萃取头固定相液膜体积（V_s）是影响方法灵敏度的重要因素，而决定 K_{sl} 值的主要因素是萃取头固定相的类型。因此，对某一种或某一类化合物来说，选择一个特异的萃取头十分必要。在实践中一般采用对待测物具有较强吸附作用的涂层（K_{sl} 越大，则萃取选择性越高）和增加萃取纤维的长度及增加涂层厚度（使 V_s 越大）的办法来提高萃取的富集效率和灵敏度。然而，由于萃取物全部导入色谱柱，一个微小的固定液体积即可满足分析需要；另外，在技术上液膜也不可能太厚，通常为 $5 \sim 100 \mu m$。

4. 固相微萃取影响因素

（1）纤维涂层　所用纤维涂层要由待萃取组分的分配系数、极性、沸点等参数来确定。在同一个样品中，因涂层的不同可使其中某一组分得到最佳萃取而使其他组分受到抑制。一般来说，不同种类待测物要用不同类型的吸附剂固相涂层进行萃取，其选择基本原则是"相似相溶原理"，即用极性涂层萃取极性化合物，用非极性涂层萃取非极性化合物。对于小分子或挥发性物质常用厚膜（$100\mu m$）的吸附剂涂层，较大分子或半挥发性物质采用薄膜（$7\mu m$）的吸附剂涂层。在综合考虑待测物的极性和挥发性时，用 85、65 或 $30\mu m$ 的极性或非极性吸附剂涂层。

SPME 常用的纤维涂层有聚二甲基硅氧烷（PDMS）和聚丙烯酸酯（PARL），均可用于气相色谱法和液相色谱法。PDMS 为非极性涂层，对非极性物质如挥发性化合物、多环芳烃、芳香烃等的提取具有较好效果；PARL 为极性涂层，适用于萃取极性物质如酚类、羧酸类等。SPME 平衡速率受待测物在纤维涂层与样品交接处静态水层中通透的整体迁移速率所限，故不同性质的纤维涂层有不同的平衡时间。

固相层可以以非键合、键合或部分交联的形式涂敷在石英纤维上。涂层在有机溶剂中的稳定性按以下顺序减小：键合相 > 部分交联 > 非键合相。非键合相在有机溶剂中还有较大的溶胀性。将一些聚合物，如聚二乙烯基苯和碳分子筛加到涂层中，可以增大涂层的表面积，改进 SPME 的效率。一些典型纤维涂层的应用见表 2 – 11。

表 2 – 11　几种商品化的涂层及其应用

涂层及厚度	缩略语	待分析物类型	可串联仪器	GC 进样口最高承受温度
聚二甲基硅氧烷 polydimethylsiloxane（100μm）	PDMS	非极性、易挥发物质	GC，HPLC	280℃
聚二甲基硅氧烷 polydimethylsiloxane（30μm）	PDMS	非极性、易挥发及半挥发物质	GC，HPLC	280℃
聚二甲基硅氧烷 polydimethylsiloxane（7μm）	PDMS	非极性、半挥发或不挥发物质	GC，HPLC	340℃
聚二甲基硅氧烷 – 二乙烯基苯 polydimethylsiloxanedivinybenzene（65μm）	PDMS – DVB	非极性物质，如芳烃或挥发性化合物	GC，HPLC	270℃
聚丙烯酸酯 plyacrylate（85μm）	PA	极性物质（多用）	GC，HPLC	320℃
碳分子筛 – 聚二甲基硅氧烷 carboxen – polydimethylsiloxane（75μm，85μm）	CAR – PDMS	易挥发、气态物质、微量分析	GC	320℃
聚乙二醇 – 二乙烯基苯 carbowax – divinylbenzene（65μm，75μm）	CW – DVB	极性、易挥发物质，如醇类化合物 （限于低温时使用）	GC	260℃
聚乙二醇 – 模板树脂 carbowax – templatedresin（50μm）	CW – TPR	极性物质，如离子化的表面活性剂 （可应用于 SPME – HPLC 联用）	HPLC	
二乙烯基苯 – 碳分子筛 – 聚二甲基硅氧烷 divinlybenzene – carboxen – PDMS（50/30μm）	DVB – CAR – PDMS	分析范围广（$C_3 \sim C_{20}$）	HPLC	

（2）萃取时间　萃取时间主要指达到平衡时所需要的时间。萃取过程一开始，萃取头固定相中的浓度增加很快，样品浓度越高增加越快，但在接近平衡时其速度是非常缓慢的。此时时间的延长对萃取量的增加已是微乎其微。而在 SPME 操作中，并不一定要达到完全的萃取或平衡，通常萃取时间为 5～20min 即可，但为保持定量的重现性应保持萃取时间一致。同时，还应保持采样条件的一致性，采样条件包括采样时间、温度和纤维浸入的深度等。

（3）涂层厚度　石英纤维表面的固相液膜厚度对于待测物的固相吸附量和平衡时间都有影响。液膜越厚，固相吸附量越大，有利于提高方法灵敏度。厚的涂层较适合挥发性化合物的保留，但由于待测物进入固相液膜是扩散过程，液膜越厚，达到平衡所需的时间越长，分析速度越慢。同时，受传质的影响，解吸速度慢，容易造成残留的试样进入以后的分析中。总的看来，液膜厚度对分析灵敏度影响较大，对分析速度影响较小。

（4）溶液离子强度和 pH　由于分配系数 K（分析物在固相和液相间的分配系数）也受基体性质的影响，当基体变化时，分配系数也会改变。通过在水溶液中加入盐（NaCl、Na_2SO_4 等），水溶液的离子强度将增大，使得有机物溶解度减小，K 增大，提高分析灵敏度。

控制溶液 pH 能改变溶液的离子强度，也能改变有机物在水中的溶解度，因此调节水溶性基质的待测样品如尿液、血液、唾液的 pH 是十分必要的。一般来说，如果 SPME 纤维涂层呈中性，则待测物基质的 pH 也要调节至中性；如果是酸性或碱性，则基质溶液的 pH 也要做相应的调整。在对脂肪酸的 HS – SPME – GC 分析中，控制较低的 pH 使得溶液中脂肪酸主要以分子形态存在，溶解度小，K 增大，提高萃取效率。但是酸碱性太强的溶液不适于直接固相微萃取分析，以免破坏高分子固相涂层。

（5）搅拌　为促进样品均一化，尽快达到分配平衡，通常在萃取过程中对样品进行搅拌。在搅拌装置中，机械搅拌效率更高，但热效应大，且难与 SPME 结合使用。电磁搅拌也很难提供理想的搅拌效率，超声波振荡仪可达到要求。

顶空固相微萃取法（HS – SPME）的使用可提高分析速度，气相中待测物的扩散速度比在液相中高 4 个数量级，通过搅拌加快分析物由液相向气相扩散的速度，可快速达到平衡。在 HS – SPME 中液相扩散仍是最慢的一步，因此仍需要搅拌。搅拌使顶空区分析物浓度增大，还可提高分析的灵敏度。

（6）温度　温度升高，待测物扩散系数增大，扩散速度随之增大；同时升温加强了对流过程，因此升温有利于缩短平衡时间、加快分析速度。对于固态或半固态样品，加热有助于待测物脱离复杂的基体，进入气相，提高分析灵敏度。但是，升温会使待测物的分配系数 K 减小，在固相的吸附量减少，所以在使用 SPME 方法时应寻找最佳工作温度。

5. 固相微萃取联用技术

（1）SPME – GC 技术　SPME 从发展初期一直与 GC 联用，SPME 熔融石英纤维涂层从样品或顶空中直接吸附萃取待测物，利用 GC 进样口高温充分解吸后，进入色谱柱，达到分离检测的目的。SPME – GC 联用不仅可实现完全在线联用，而且操作过程简单（图 2 – 8）。

（2）SPME – HPLC 技术　由于 GC 本身存在不足，难以满足多种尤其是不易挥发或高极性物质的分析要求，科研人员开发了 SPME 与 HPLC 联用技术。SPME 与 HPLC 联用系统由三部分组成：SPME 装置、接口和 HPLC 系统（图 2 – 8）。

①样品萃取：将 SPME 针管穿透样品瓶隔垫，插入瓶中；推手柄杆使纤维头伸出针管，纤维头可以浸入水溶液中（浸入方式）或置于样品上部空间（顶空方式），萃取时间 2 ~ 30min；缩回纤维头，然后将针管退出样品瓶。

②GC 分析：将 SPME 针管插入 GC 仪进样口；推手柄杆，伸出纤维头，热脱附样品进色谱柱；缩回纤维头，移去针管。

③HPLC 分析：将 SPME 针管插入 SPME/HPLC 接口解吸池，进样阀置于"Load"位置；推手柄杆伸出纤维头，关闭阀密封夹；将阀置于"Inject"位置，流动相通过解吸池洗脱样品进柱；阀重新置于"Load"位置，缩回纤维头，移走 SPME 针管。

6. 固相微萃取的应用　SPME 技术具有操作时间短、样品量小、无萃取溶剂、适用范围广（适用于挥发性及非挥发性物质的分析）、重现性好等优点。在实际工作中，多采用 HS – SPME 方法，用内标定量分析，获得的检测限及线性范围良好，并在大多数情况下优

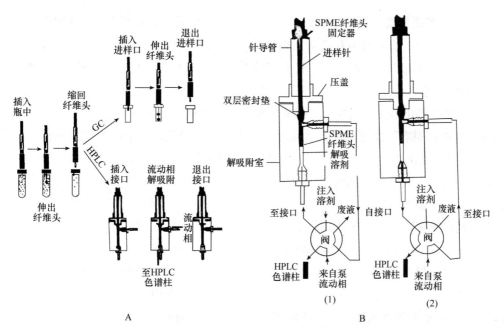

图 2 - 8 SPME 与 GC、SPME 与 HPLC 联用技术示意图

A. SPME 操作过程；B. SPME/HPLC 接口；（1）静态解吸附；（2）进样

于其他萃取方法。

7. 固相微萃取技术展望 基于对样品基体干扰、分析步骤以及分析速度等多因素的考虑，HS - SPME 法优于 direct - SPME。它不与样品基体接触，可消除基体干扰，并可延长纤维涂层的使用寿命，生物样品的分析步骤也少于 direct - SPME。由于扩散速度加快，HS - SPME 的分析速度也快于 direct - SPME。

SPME 技术集采样、萃取、浓集、进样于一体，避免引入多步操作误差；进样空白值小；样品量小，不需萃取溶剂；萃取选择性高；纤维涂层（萃取头）可重复使用上百次；适用于挥发性和非挥发性物质的分析；还可与 GC 及 HPLC、MS 等分析技术联用实现自动化等。

由于具备以上特点，SPME 是一种极具潜力的样品制备技术，但由于 SPME 所使用固相涂层种类不多，限制了它的应用范围，因此开发高选择性、高效固相涂层材料是 SPME 研究的主要方向。通过开发离子交换型固相涂层还可使该技术延伸至无机化合物的分析。根据其基本原理，对装置进行改造，使之与光谱分析和电分析技术紧密结合也是其发展方向。

（二）液相微萃取技术

近年来，液相微萃取（liquid phase microextraction，LPME）技术作为一种分析样品制备方法得到了迅速发展。液相微萃取技术与气相色谱联用，用微量有机萃取剂直接进行气相色谱分析，获得了高灵敏度。但由于大多数有机溶剂与 HPLC 和 CE 的流动相不能很好地兼容，从而限制了 LPME 与 HPLC 和 CE 的联用。曾有报道以一根内径 600 μm、壁厚 200 μm、孔径 0.2 μm 的聚丙烯中空纤维（hollow fiber）代替微量进样器针尖来负载有机萃取剂。通过中空纤维壁孔的固定，有机溶剂不仅可以直接接触给出相，还增大了有机溶剂与给出相的接触面积，更利于物质的传递和扩散。同时，由于中空纤维微孔壁的吸附作用，有机溶剂可以很好地固定在孔内，能经受高搅拌速度，更易通过加速搅拌来缩短萃取时间、提高富集效率。

1. **液相微萃取模式**　根据中空纤维空腔内的溶液性质，液相微萃取（LPME）分为两种模式。若空腔内的溶液同为有机溶剂则构成一种两相 LPME 模式；若空腔内盛载的是水溶液，则形成三相 LPME 萃取模式。其中，两相模式多与 GC、GC/MS 联用，三相模式多与 LC、LC/MS 联用。

（1）**两相 LPME 模式**　LPME 是微型化的液 – 液萃取，其原理和常规液 – 液萃取一样。常用的为"相似相溶"原理，根据萃取剂对物质的高溶解性，将给出相（样品溶液）中待测物萃取到有机相中。对于亲水性较强的物质，有机溶剂无法萃取、富集样品中的待测物，常在给出相中加入表面活性剂或离子对试剂，与待测物生成疏水性复合物，再被萃取到有机溶剂中；对于易挥发物质，多利用扩散原理，用顶空式 LPME 萃取富集待测物，待测物首先通过搅拌或加热的方式扩散到给出相上空，再进入悬于给出相上空的有机溶剂中。

（2）**三相 LPME 模式**　三相 LPME 多与 HPLC、LC/MS、CE 等联用，给出相中的待测物先被萃取到有机相中，再被反萃取到接收相中，萃取后取接收相进样测定。这种萃取模型主要用来分析可离子化的物质，利用质子化 – 去质子化作用，通过调节接收相和给出相的 pH，将给出相中的待测物先以分子形式萃取到有机溶剂中，再以离子形式反萃取到接收相中。例如利用聚偏二氟乙烯中空纤维，以正辛醇 – 三氯甲烷 – 甲苯（2∶4∶4）混合溶液作为有机相萃取 30min，以甲醇 – 水（1∶1）为接收相，建立中空纤维膜液相微萃取（HF – LPME）结合 UPLC – MS/MS 联用检测方法，测定人血浆中纳洛酮、丁丙诺啡及其代谢物去甲丁丙诺啡的含量。

2. **液相微萃取应用示例**　三相 LPME 与 HPLC 联用同时测定血浆中西地那非和伐地那非。

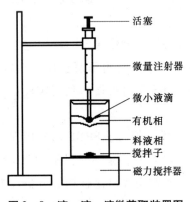

图 2 – 9　液 – 液 – 液微萃取装置图

（1）**装置与方法**　三相 LPME 装置见图 2 – 9。在自制的萃取瓶中加入一个自制微型搅拌磁子和 6.1ml、pH 12 的血浆样品稀释液（称为料液相），缓慢加入甲苯 300μl（作为有机相），再用 25μl 微量进样器抽取 0.2mol/L 的盐酸溶液 2μl（作为接收相），将微量进样器固定在铁夹上，将其不锈钢针针尖浸入有机溶剂中，小心按下微量进样器的活塞，使接收相在有机相中形成一个小液滴悬挂在针尖上，开启搅拌器。搅拌速度为每分钟 600 转，萃取 40min 后，小心拉回活塞，将接收相抽回微量进样器中，直接进样分析。

（2）**色谱条件**　色谱柱：Hypersil C_{18} 柱（250mm×4.6mm，5μm）；紫外检测：292nm；进样量：2μl；流动相：0.025mol/L 三乙胺（磷酸调 pH 3）– 乙腈（350∶150），脱气 10min，备用。

（3）**实验原理**　在三相 LPME 体系中含有 3 个液相：料液相、有机相和接收相。萃取前，用氢氧化钠溶液调节料液相的 pH 至 12，使西地那非和伐地那非去离子化，在料液相中的溶解度降低，在有机溶剂中的溶解度增大，在搅拌的作用下西地那非和伐地那非被萃取进入有机相中。由于接收相（0.2mol/L 盐酸溶液）的强酸性，去离子化的西地那非和伐地那非的中性分子在有机相与接收相的界面上再次被离子化，进而被反萃取进入接收相。又因为三相 LPME 体系一般具有较高的料液相与接收相间的体积比，因此有望获得较高的富集因子（enrichment factor，EF）。EF 是萃取结束后待测物在接收相中的浓度和萃取开始前在料液相的初始浓度之比。

（4）加样血浆中西地那非和伐地那非的萃取　图2-10是西地那非和伐地那非对照溶液的色谱图（图2-10A）和含有西地那非和伐地那非血浆的LPME样品的色谱图（图2-10B）。对比图2-10A和图2-10B可知，加样血浆样品经三相LPME模式微萃取后，可以获得没有干扰的色谱图，而且经过三相LPME，西地那非和伐地那非得到了有效的富集。

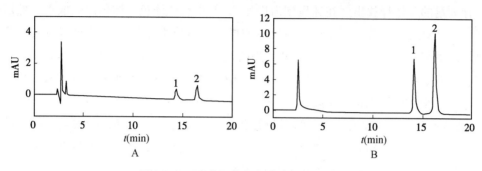

图2-10　西地那非和伐地那非的色谱图
1. 西地那非；2. 伐他那非

LPME通过减少常规液-液萃取过程中大量有机溶剂的使用，保留了SPME低溶剂消耗的特点。同时，由于LPME所用材料易得，无须反复使用，相对于SPME降低了实验成本，很好地消除了不同萃取过程中待测物带来的干扰。通过对LPME技术的不断改进，这种新型萃取方法已成为重要的样品前处理技术。

（三）微波消解技术

1. 微波消解法　微波消解法是近年来出现的一种分析样品制备技术，结合了高压消解和微波快速加热两方面的性能。该法的优点：①微波加热是"内加热"，具有加热速度快、加热均匀、无温度梯度、无滞后效应等特点；②消解能力强，特别是对一些难溶样品或生物样品，传统的消解方式需要数小时甚至数天，而微波消解只需要几分钟至十几分钟；③溶剂用量少，用密封容器微波溶样时，溶剂无蒸发损失，一般只需溶剂5~10ml；④减小劳动强度，改善操作环境，避免有害气体排放对环境造成的污染；⑤由于样品采用密闭消解，可有效减少易挥发性元素的损失。微波消解的一般程序见表2-12。

表2-12　微波消解的程序

步骤	功率（W）	时间（min）	步骤	功率（W）	时间（min）
0	250	0	3	400	4
1	250	2	4	500	5
2	300	2	5	600	3

2. 生物样品的取样量　在确定各待测元素的测定手段和操作方法之后，取样量的多少主要取决于试样的类型及待测元素含量的高低。在相同条件下，取样量少时样品消解质量会更好一些，因此，只要测定方法有足够的灵敏度，应尽可能减少取样量。过大的取样量易使消解过于剧烈，引起反应失控。生物样品在消解过程中会产生大量气体，故取样量不宜太大。当未知生物样品的组成时，一般取样0.1g先进行消解，根据消解反应的剧烈程度再决定其后的取样量。一般鼠肝、鼠胃、人血清和人发的取样量分别为0.5g、0.5g、10ml和0.2g。

3. 生物样品预处理方法 生物样品一般含有大量的有机物，消解时产生较多的气体使密闭消解罐内压力过大，而失去自动控制微波加热的能力，造成压力过冲，超压泄气，有时甚至造成消解罐破裂，因此，生物样品在进行微波消解前必须进行预处理。由于生物样品种类繁多、基质不同，不同的样品应采用不同的预处理方法，一般可分以下3种：①对于反应剧烈的样品，将准备好的样品放在水浴锅或电子控温加热板上加热，并不断摇动溶样杯，让大量的气体释放出（在通风橱内操作），等少量或浅色气体冒出时取下，然后进行微波消解；②对于在常温下需要长时间反应的样品，可将准备好的样品放置过夜，第2天再放进消解炉消解；③对于预处理时间长的难处理样品，也可采用放置过夜的方法，第2天再进行消解处理。样品经过处理后，若溶液体积小于5ml，则必须补加水或酸，使其体积不小于5ml，然后再进行微波消解。

4. 溶剂的选择 微波消解常用的溶剂通常有以下几种：①硝酸，硝酸最宜用于消解生物样品，在密闭状态下硝酸可加热至 180～200℃。有很强的氧化性，可与许多金属形成易溶的硝酸盐。②盐酸，盐酸往往与硝酸配成王水，是消解某些样品的有效溶剂。用硝酸消解生物样品时，加入5%～10%的盐酸能提高分解效果。③过氧化氢，过氧化氢反应较为剧烈，应特别注意加入的方法和用量，过氧化氢往往与硝酸一起使用以加快样品溶解速度。④氢氟酸与硼酸，氢氟酸往往与其他酸一起用于分解含硅的样品。用氢氟酸消解完后加入硼酸，用于配位难溶的氟化物和过量的氢氟酸。以上溶剂除硝酸外，其余的很少单独使用，更多的是根据不同样品的特性，选择上述两种或多种组成混合溶剂，以达到最佳消解效果。

溶解的目的是加酸能分解样品基质，使待测的金属元素以可溶性盐的形式存在。在密闭体系中，样品分解受许多因素的影响，大多数无机酸都是良好的微波吸收体，某些酸在密闭容器中以微波作用后其稳定性、蒸气压等性质都会发生不同的变化。应当根据样品的基体组成和待测元素的性质、分解效果、反应后得到的是否是可溶性盐、反应速率等情况来考虑选择溶剂。因为每种溶剂只能有效地分解某一基质中的个别组分，因此运用一种或多种溶剂组成混合溶剂进行消解，以达到样品分解完全、不引入干扰，并且试剂用量少，溶解后很少或没有样品后续的处理过程等目的。

生物样品的主要成分是蛋白质、脂肪等有机成分，因此通常选用硝酸作为生物样品的消解液。过氧化氢是一种弱酸性氧化剂，在较低温度下即可分解成高能态活性氧，降解某些有机物。过氧化氢与硝酸共用可提高混合液的氧化能力，使有机物破坏完全，且分解产物简单，对反应基质影响很小。表2-13列举几种不同生物样品消解时溶剂的用量。

表2-13 不同生物样品消解时溶剂的用量

样品种类	硝酸（ml）	过氧化氢（ml）
鼠肝	10	2
鼠胃	10	2
人血清	5	1
人发	3	1

5. 加热时间与压力的选择 一般来说，微波加热通常宜先用小功率分多步进行消解。由于消解的样品种类千差万别，加入的溶剂又不同，需要的压力和加热的时间也不一样，通常单罐消解时生物样品需要 2～10min，无机样品需要 5～20min，多个消解罐消解时间应相应增加。对难消解的试样，消解时间要长一些。为避免消解罐过热，大功率微波加热时

间一般不要超过 10min，如果需要更长的消解时间，则待消解罐冷却后再继续加热分解。

一般对容易消解的样品或未知其性质的样品，用低压 1.5MPa 以下加热，对难消解的样品可用高压 3.0MPa 以下加热。为防止样品过冲和因操作不当造成事故，压力设定应分多步由小逐渐增大，第一、二步在 0.3~0.6MPa 之间尽量加长微波加热时间，以便在低压情况下消耗样品与溶剂的反应强度，避免在压力升高过程中发生压力过冲现象。由于生物样品多为有机成分，易于消解，故消解时应选用小功率分步进行。表 2-14 列举几种不同生物样品消解的加热时间和压力。

表 2-14　不同生物样品消解的加热时间和压力

生物样品	选择压力（MPa）	加热时间（min）	消解效果
鼠肝	0.5	2	
	1.0	4	清
	2.0	4	
鼠胃	0.5	2	
	1.0	5	清
	2.5	5	
人血清	0.5	2	
	1.0	4	清
	1.5	3	
人发	0.5	2	
	1.0	2	清
	1.5	3	

传统的干法灰化和湿法消化操作时间长、挥发性元素易损失、易污染环境，而微波消解可以克服易挥发元素的损失和满足多种元素测定的要求，同时微波消解具有操作简便、溶剂用量少以及样品消化完全等优点。微波消解作为一种新的样品预处理方法已在生物样品分析中得到了应用。

（四）微透析技术

微透析（microdialysis，MD）技术实质上是一种膜分离技术，是一种利用膜透析原理，对生物体细胞液进行流动性连续采样的新型采样和色谱样品制备技术。微透析技术起源于 20 世纪 70 年代，目前微透析技术在色谱分析特别是毛细管电泳分析生物样品方面得到了应用。由于微透析探针很细，可以在不破坏生物体内环境的情况下，直接插到生物活体内采样进行原位（in site）测定且不影响生物体的生命特征，所以微透析技术可以用来研究生物体在活动时体液组成的变化。

微透析技术在药动学领域最早主要用于研究药物向中枢神经系统分布，微透析探针可埋入其他各种不同组织。同时利用多个微透析探针可在不同器官及同一器官不同部位取样，研究药物的组织分布。微透析技术除用于研究动物模型外，在人体的研究特别是临床应用方面发展较快。利用组织微透析直接测定靶组织中药物浓度，为给药方案个体化提供了一种有价值的方法，微透析技术对于阐明化疗晚期药物向靶组织和产生毒性组织的释药动力学也是一种常用的方法。微透析探针校正和对微透析取样获得少量样品的分析方法要求仍是需要解决的问题。

1. 微透析原理　微透析是一种在不破坏（或很少破坏）生物体内环境的前提下，对生物体细胞液的内源性或外源性物质进行连续取样和分析的新技术。微透析系统组成如图

2-11 所示。将由膜制成的微透析探针植于需要取样的部位，用与细胞间液非常接近的生理溶液以慢速度（0.5~5μl/min）灌注探针，由于膜内外待测组分的浓度差而使膜外的体内待测组分进入膜内，并被灌注液带到体外，进入仪器，如毛细管电泳、微柱HPLC 等进行分析。控制取样条件恒定、灌注液的组成和流速恒定，则微透析的回收率保持一定。

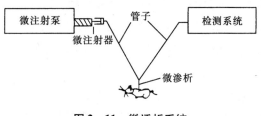

图 2-11 微透析系统

微透析探针是微透析系统的关键部件，由膜、导管及套管等部分组成，探针的长度一般为 0.5~10mm，膜材料常用纤维素膜、聚丙烯腈膜和碳酸酪膜，这些膜完全不具有化学选择性，小分子的进出由膜孔大小所决定。

2. 微透析技术的特点　与传统的体内药物分析取样方法（如取血或组织匀浆法等）相比，微透析取样技术具有以下显著优势：①直接在作用部位取样，提供作用部位的药物浓度及其代谢变化等信息；②根据待测物质的相对分子质量选择不同规格的透析膜，从而使样品不含蛋白质、酶等大分子物质，只含游离的药物，样品无须复杂的分离净化处理；③无体液损失，组织损伤小，不破坏机体完整性；④可进行持续取样，在单个动物中研究药物的整个经时代谢变化过程，从而能在减少动物数量的基础上获得有关药物代谢中间过程的信息；⑤可在同一脏器的不同区域或多个脏器同时取样，研究药物在同一个脏器中不同区域或不同脏器的分布和代谢；⑥可在清醒、自由活动的动物个体上取样，在接近正常生理条件下得到实验结果，更有科学性和实际意义；⑦微透析技术除了可以为色谱分析（如 HPCE、HPLC 等）进行采样和制备样品外，还能与多种分析仪器分析方法（如 HPLC、HPCE、GC 等）联用，实现在线持续分析。

3. 微透析样品的分析　微透析技术中样品的分析方法是成功应用的前提，必须考虑微透析取样的特点。由于使用低流速，微透析样品量一般只有 1~10μl；另外收集样品时，透析过程也不可避免地稀释样品。样品量少、浓度低（1pmol/L~1μmol/L）的特点为建立分析方法提出了挑战。要求分析方法具有灵敏度高、样品量需求少和分析速度快等特点，最好利用在线分析对微量样品进行适时操作以减少实验误差。

（1）微透析-高效液相色谱在线分析　微透析液主要由在离子强度高的水溶性样品中的少量亲水性成分组成，这种样品特点使 LC 成为与微透析系统联结的首选分析方法，反相或离子交换 LC 是最适合于水溶性微透析样品直接进样的 LC 分离方式。选择何种色谱分离方式取决于待测化合物的物理化学性质，所用柱的类型（长度、颗粒大小和内径）由预定的取样间隔时间和实验要求的灵敏度确定。在典型的 LC 分析中，需要 5~10μl 样品，这就意味着，若使用 1μl/min 灌流速度，则分辨时间为 5~10min。如果使用更低的微透析液流速来增加回收率，分辨效果会进一步降低。

（2）微透析-高效毛细管电泳在线分析　高效毛细管电泳（high performance capillary electrophoresis，HPCE）分离检测只需要少量样品，特别适合于微透析取样所得到的少量样品的分析测定。HPCE 的缺点是不适合高离子强度样品的测定，利用 HPCE 实现对进样区带堆积或压缩的理想操作是在一种进样缓冲液中制备样品，将背景电解质稀释 10 倍以上。微透析样品的离子强度高导致抗堆积（anti-stacking），降低了检测灵敏度，相比之下，LC 则更适宜检测离子强度高的样品。已有关于微透析系统在线联结 HPCE，利用 UV 和激光诱导荧光（LIF）检测的研究报道。

4. 微透析取样技术的应用

（1）血液　取血是体内药物分析最常用的取样方法，但血液样品成分复杂，含有多种干扰检测结果的内源性物质，需要繁琐的分离、净化过程，并且持续取血将导致动物呈病理状态。微透析取样技术由于其膜的选择透过性和不损耗体液的特点，在体内药物分析中有着无可比拟的优势。通过家兔的耳缘静脉植入微透析探针，在线连接 HPLC 仪，持续测定 0～12h 家兔血中游离的左旋多巴的浓度，测得左旋多巴的达峰时间为 90min，峰浓度为 16.60ng/ml，药－时曲线下面积（areas under the curve，AUC）为 20.92（ng·h）/ml。

（2）脑　脑组织是微透析取样技术应用最早、也是最成熟的领域，相关的微透析设备和仪器发展迅速，使得在自由活动和清醒状态下的动物（主要是大鼠和小鼠）脑组织中取样成为可能。传统的组织匀浆法取样困难，需要处死动物才能进行脑内药物的分析，因而不可能在单一动物中研究脑内药物经时变化的过程，因此其研究结果在时间和空间上的间隔性较大。而采用脑微透析取样技术，可以在清醒或自由活动的动物个体上对脑组织中游离药物及其代谢产物进行实时监测，从而使研究结果更加科学，这对分析药物透过血－脑屏障（blood－brain barrier，BBB）有重要的意义。

在大鼠纹状体中植入微透析探针，同时研究静脉注射 2mg/kg 后尼古丁及其主要代谢产物可替宁在大鼠脑组织中的分布状况。透析液每次收集 10min，直接进行 HPLC 分析。结果表明，尼古丁给药后迅速代谢，并且很容易透过 BBB 进入脑组织，可替宁在血液中的滞留时间较长，但是在脑组织透析液中未检测到，说明尼古丁在脑组织中代谢成可替宁后被排泄，而血液中的可替宁则难以透过 BBB 进入脑组织。

（3）肝　肝脏是药物代谢最重要的脏器，与组织匀浆法相比，微透析取样技术不仅能准确研究某一时间点药物在肝脏内的代谢情况，而且还可研究药物在单个动物肝脏中的经时代谢变化过程。利用微透析取样技术研究小檗碱在大鼠肝脏内的代谢，透析液经 HPLC 分析，代谢产物用 LC/MS－MS 进行结构鉴定表明，小檗碱在肝脏中发生I相代谢转化为去甲基化产物，II相代谢是与葡萄糖醛酸的结合反应。微透析取样技术能对肝脏中的药物及其代谢产物进行持续监测，从而获得药物代谢变化的中间信息，用以研究药物代谢的整个过程。

（4）其他　除上述组织脏器外，微透析取样技术在其他脏器如胆、肺、心、肾、眼、肌肉、皮肤以及前列腺等中的应用也有报道。

（五）分子印迹固相萃取技术

1. 分子印迹固相萃取的概念　分子印迹（molecular imprinting）是制备具有分子特异识别功能聚合物的一种技术。分子印迹聚合物（molecular imprinted polymers，MIPs）系人工合成的聚合物，其对特定分子具有特异的选择性，以分子印迹聚合物作为固相萃取吸附剂可提高萃取的选择性。该聚合物具有制备容易，成本低廉，对加热、有机溶剂及强酸强碱等稳定等优点。分子印迹固相萃取已成为固相萃取研究的热点之一。

2. 分子印迹的基本原理与方法

（1）基本原理　当模板分子（印迹分子）与聚合物单体接触时会形成多重作用点，通过聚合过程这种作用就会被记忆下来，当模板分子除去后，聚合物中就形成了与模板分子空间构型相匹配的具有多重作用点的空穴，这样的空穴对模板分子及其类似物具有选择识别特性。利多卡因分子印迹聚合物的制备过程如图 2－12 所示。

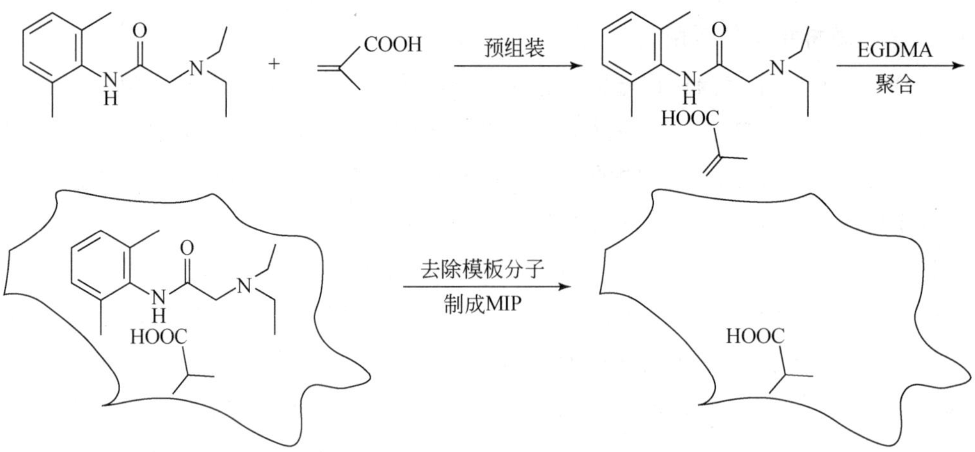

图 2 – 12　利多卡因分子印迹聚合物的制备示意图
EGDMA：乙二醇二甲基丙烯酸酯；MIP：分子印迹聚合物

（2）分子印迹方法　分子印迹方法一般包括以下几个步骤：①在一定溶剂（也称致孔剂）中，模板分子（template molecule，即印迹分子）与功能单体（functional monomer）依靠官能团之间的共价或非共价作用形成主客体配合物；②加入交联剂，通过引发剂引发进行光或热聚合，使主客体配合物与交联剂通过自由基共聚在模板分子周围形成高联的刚性聚合物；③将聚合物中的印迹分子洗脱或解离出来，这样在聚合物中便留下了与模板分子大小和形状相匹配的立体孔穴，同时孔穴中包含了精确排列的与模板分子官能团互补的由功能单体提供的功能基团。这便赋予该聚合物特异的"记忆"功能，即类似生物自然的识别系统，这样的空穴将对模板分子及其类似物具有选择识别特性。

根据模板分子和聚合物单体之间形成多重作用点方式的不同，分子印迹法可分为共价键法和非共价键法两类。

共价键法（预组装方式）：共价键法是聚合前印迹分子与功能单体反应形成硼酸酯、席夫碱、亚胺、缩醛等衍生物，再通过交联剂聚合产生高分子聚合物，用水解等方法除去印迹分子即得到共价结合型分子印迹聚合物（MIPs）。目前已获得针对一些糖类及其衍生物、甘油酸及其衍生物、氨基酸及其衍生物、扁桃酸、芳香酮、二醛类、三醛类、铁转移蛋白、联辅酶和甾类等化合物的分子印迹聚合物。共价结合型分子印迹聚合物对印迹分子的限制较大，且共价作用较强、结合与解离速度缓慢、难以达到热力学平衡，不适合于快速识别，而且识别作用机制与生物识别相差甚远、操作复杂，因此这种方法发展缓慢。

非共价键法（自组装方式）：非共价键法是制备分子印迹聚合物最常用的方法。这些非共价键包括静电引力（离子交换）、氢键、金属螯合、电荷转移、疏水作用以及范德华力等。其中最重要的类型是离子作用，其次是氢键作用。在制备分子印迹聚合物及其后续过程中，一般来讲，使用单一作用方式制得的分子印迹聚合物选择性较低，因此大多使用多种作用相互结合来制备具有高选择性和分离能力的分子印迹聚合物。与共价键法相比非共价键法简单易行、模板分子易于除去，其分子识别过程也更接近天然的分子识别系统，如"抗体－抗原"和"酶－底物"等。在印迹过程中还可同时采用多种单体以提供给模板分子更多的相互作用，改善印迹效果，因此是分子印迹技术的研究热点。

3. 分子印迹聚合物的特点　①预定性，即可根据不同的目的制备不同的分子印迹聚合物，以满足各种不同的需要；②识别性，即分子印迹聚合物是按照模板分子定做的，可专一地识别印迹分子；③实用性，即可与天然的生物分子识别系统如酶与底物、抗原与抗体、受体与激素相比拟；④同时，由于是化学合成法制备，因此又有天然分子识别系统所不具备的抗极端环境的能力，从而表现出高度的稳定性和较长的使用寿命。

分子印迹聚合物极大地提高了固相萃取的选择性，简化了样品制备过程，但该技术仍然不完善。其容量还不够大，富集倍数不够高；识别能力受上样溶剂的影响较大，在水溶液中选择性较差；结合位点的非均一性和低的传质效率阻碍萃取效率和选择性的提高；分子印迹萃取剂的种类有限。

4. 分子印迹技术的应用　目前，分子印迹聚合物以其优良的性能在生物、化学、医学等领域得到广泛应用，在体内药物分析中的应用也日益增多。

（1）色谱分离　MIPs 最广泛的应用之一是利用其特异的识别功能去分离混合物，立体、特殊识别选择性分离。其适用的印迹分子范围广，无论是小分子（如氨基酸、碳氢化合物等）还是大分子（如蛋白质等）均已应用于各种印迹技术，并且将制备的介质用于HPLC 和毛细管电泳法（CE）的分离。

另外，分子印迹技术广泛应用于药物的手性拆分，手性药物对映体在生理活性、毒性、体内分布和代谢等方面存在较大差异，为减少用药量及减轻不良反应，需要对其进行分离得到单一光学对映体。制备光学纯对映体的方法包括定向合成、酶拆分以及手性拆分等方法，其中 MIPs 作为色谱的固定相用于手性拆分，具有选择性高、稳定性好的优点。采用MIPs 进行手性拆分的药物对映体很多，由于 MIPs 具有良好的理化特性，使其在极端环境中（有机溶剂、强酸、强碱、高温、高压等）的分离呈现明显优势。

（2）固相萃取　将分子印迹聚合物用于固相萃取，用于医药、食品和环境分析样品的制备。样品制备的溶剂萃取可以用固相萃取来替代，并且可利用分子印迹聚合物选择性地富集待测物。由于印迹聚合物既可在有机溶剂中使用，又可在水溶液中使用，故与其他萃取过程相比，具有独特的优点。MIPs 的固相萃取模式包括离线模式与在线模式。

①离线固相萃取模式：在离线萃取模式下，分子印迹聚合物的分子识别能力与发生吸附萃取时的溶剂有很大关系，当固相萃取时的上样溶剂与制备该聚合物时的溶剂一致时，萃取时分子识别的选择性最好。在体内药物分析中，大多生物样品是水性基质，而制备MIPs 时的溶剂多为有机溶剂，所以直接使用这种方法应用范围非常有限，多采用以下两种萃取方式。

第一种方式是用分子印迹聚合物从非极性的有机溶剂中萃取待测物。首先用非极性的有机溶剂如二氯甲烷、三氯甲烷和甲苯等从水性基质的生物样品中萃取待测物，该步萃取发生的是基于疏水性作用的萃取，除待测物外还有多种内源性干扰物也进入有机溶剂，为了提高测定的选择性，可将有机萃取液通过分子印迹聚合物柱，由于在非极性有机溶剂中分子印迹聚合物分子识别的能力最强，故该聚合物可将待测物高选择性地萃取到柱上，然后再用其他有机溶剂将干扰物和待测物分别洗脱下来，再进行测定。

第二种方式是直接用分子印迹聚合物从水性基质的生物样品萃取待测物。此时待测物和其他干扰物均发生吸附萃取，萃取的主要作用力是疏水性作用，因此该步萃取没有选择性。为提高选择性，关键是要在第一步的非选择性萃取后，用合适的溶剂对分子印迹聚合物柱进行洗脱，洗脱的目的是除去由疏水性作用吸附的干扰物。洗脱中待测物由于与 MIPs

之间的特异性亲和力而保留在聚合物柱上，最后再用适当溶剂将待测物洗脱下来，再进行分析测定。

②在线固相萃取模式：分子印迹固相萃取大部分与液相色谱联用，但也有极少数是与其他检测技术相结合。当分子印迹固相萃取与 HPLC 或其他检测技术联用时，其在线洗脱方式包括在线脉冲洗脱方式和在线微分脉冲洗脱方式。

在线脉冲洗脱方式是指在进行萃取操作时，首先选择合适的流动相上样过柱，在该条件下，待测物模板分子被特别强地保留在萃取柱中，然后再注射几微升的质子极性溶剂，这样可以产生快速的脉冲式洗脱，从而将待测物洗脱下来。

在线微分脉冲洗脱方式中，当待测物被特别强地保留在萃取柱上后，首先用非质子性的极性溶剂以脉冲方式将非选择性吸附的干扰物清洗干净，再用一种质子性的极性溶剂以脉冲方式将待测物洗脱下来进行检测。

5. 分子印迹固相萃取前景　分子印迹技术的发展主要集中在以下几个方面：①分子印迹和识别过程的机制将从目前的定性和半定量描述向完全定量描述发展，从分子水平上认识印迹和识别过程；②合成种类更多、性能更好的功能单体和交联剂，提高分子印迹聚合物的吸附行为和吸附容量；③分子印迹和识别过程将从有机相转向水相；④手性分离和固相萃取氨基酸手性药物将步入产业化阶段；⑤印迹技术将从氨基酸等小分子药物过渡到核苷酸、多肽和蛋白质等生物大分子甚至生物活体细胞。随着化学、生物学、材料学和现代分析技术的发展，分子印迹技术将会在分离分析等诸多领域发挥越来越大的作用。

（六）磁性固相萃取技术

磁性固相萃取技术（magnetic solid phase extraction，MSPE）基于磁性纳米材料的使用，利用磁性微球或磁性纳米粒子吸附目标物。磁性微球作用的原理是磁球吸附目标物，然后通过磁分离器进行分离，最后从磁球上把目标物洗脱下来，达到纯化目标产物的目的。

具体萃取操作步骤：将含有目标物的液体与磁珠混合发生偶联反应，然后用磁分离器分离磁珠目标物复合体，再清洗复合体表面的杂质，最后通过洗脱使目标物从复合体中分离，从而得到纯化的目标产物。施加磁场的技术包括磁泳分离、四极磁场下的磁泳分离和微芯片上的磁泳分离技术等。磁性微球一般由具有超顺磁性无机纳米磁性材料（铁、钴、镍及其氧化物等）和高分子材料两部分组成。磁性微球分为核壳型、混合型和多层型。当磁性的粒径小于某一临界尺寸后，在有外加磁场存在时，表现出较强的磁性；但当外加磁场撤销后，不再表现出磁性。磁性微球具有良好的表面效应和体积效应，选择性和磁响应性好，理化性质稳定并且有一定的生物相容性、表面改性，带有多种活性的功能基团，可以选择性地分离生物大分子。

总之，随着体内药物分析样品制备和样品测定的新方法、新技术不断出现，使从样品的采集、处理、分离和检测完全自动化成为现实。在线样品处理技术与 LC – MS 联用技术在复杂生物基质中的定性和定量分析中发挥了巨大的作用。未来体内药物分析的发展方向将是采集样品的无损化和微量化，样品分析将是高通量化和在线化，实现对复杂生物基质的痕量分析。为适应和满足体内药物分析日益发展的需求，样品预处理和制备技术仍需进一步优化与发展。

重点小结

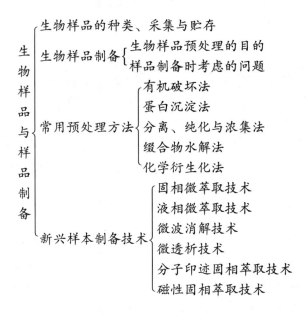

（张兰桐）

参考文献

[1] 高利娜，宋洋，祝娟，等. 固相微萃取结合气质联用测定血浆中敌草快 [J]. 中国法医学杂志，2014，29（5）：427–430.

[2] 杨新磊，罗明标，唐毓萍，等. 液相微萃取技术在生物样品药物检测中的应用 [J]. 药物分析杂志，2007，27（12）：1998–2002.

[3] 徐铭，李范珠. 微透析取样技术及其在体内药物分析中的应用 [J]. 药物分析杂志，2006，26（7）：1030–1034.

[4] 史健，高子彬，魏静，等. 微渗析结合 RP–HPLC 研究盐酸平阳霉素在家兔血中的药代动力学 [J]. 药学学报，2007，42（3）：297–300.

[5] 蒲家志，汤又文，胡小刚，等. 药物利多卡因分子印迹聚合物的制备及识别特性 [J]. 分析测试学报，2004，23（3）：86–89.

[6] 王春，王志. 基于磁性纳米材料的固相萃取技术研究新进展 [J]. 色谱，2015，33（12）：1223–1225.

[7] Tawfiq A，Basil A，Riad awad，et al. Determination of loperamide in human plasma and saliva by liquidchromatography – tandem mass spectrometry [J]. J Chromatogr B，2014，972：81–88.

第三章　生物样品分析方法的建立与验证

在新药的药效学、药动学及毒动学研究中，在为临床合理用药的安全性和有效性评价中，揭示药物在人或动物体内的动态变化规律，阐明机体对药物的吸收、分布、代谢（生物转化）和排泄的处置过程与特点是其首要目标。无论是在新药研究中候选药物的成药性评价已应用于临床的治疗药物再评价，还是治疗浓度范围较窄或体内过程个体差异较大的治疗药物的临床监护，均建立在药动学参数获得的基础上，进而依赖于准确、可靠的生物样品中药物及其活性代谢物的浓度数据。因此，建立可靠、稳定的生物样品中痕量药物及其活性代谢物的分析方法是药品注册研究或临床监护与评价的关键。本章将就生物样品分析方法的建立和方法验证的基本内容与要求进行论述。本章所述生物样品分析均系指生物样品中分析物的定量分析；生物样品系指来自于给药后的受试者或动物的生物体液或组织；分析物系指生物基质（生物体液或组织）中的原型药物、生物分子或其衍生物、代谢物和（或）降解产物等。

第一节　生物样品分析方法的建立

扫码"学一学"

一、生物样品分析方法的选择与设计

生物样品分析方法的建立，应充分利用现代科学技术的成就和前人的研究成果。在系统检索国内外相关文献的基础上，对待测药物或其特定代谢物（以下简称分析物）在生物体内的存在状况、药动学参数以及检测技术的应用等相关资料或数据进行分析和研究，以供借鉴。对于未见文献报道的药物，亦可参考同类药物的相关文献。值得注意的是，在生物样品分析中影响分析结果的因素较多，文献报道的方法常常由于所使用的仪器设备、试剂以及分析条件的差异造成分析结果不易重现。

（一）生物样品分析方法的选择

生物样品分析方法的选择受多种因素的影响。一般而言，生物样品中分析物的预期浓度范围是决定生物样品检测方法的首要因素。从动物或人体内获得的生物样品，其所含分析物的浓度大多较低（$10^{-10} \sim 10^{-6}$ g/ml），而且样品的量常常很少，并且难以通过增加生物样品的量提高方法的检测水平。因而，在建立生物样品分析方法时，首先需要考虑的问

题是选择适宜的检测方法。

目前，在生物样品分析中常用的检测方法主要有色谱分析法、免疫分析法和生物学方法。各方法的特点及适用对象如下。

1. 色谱分析法　色谱分析法主要包括气相色谱法（GC），高效液相色谱或超高效液相色谱法（HPLC、Ultra – HPLC），色谱 – 质谱联用法（LC – MS、LC – MS/MS、GC – MS、GC – MS/MS）等，可用于大多数小分子化合物的药动学及代谢产物研究，或基于药动学原理的生物利用度（BE）与生物等效性（BA）或治疗药物监测（TDM）等临床药学研究。近年来，随着液相色谱 – 高分辨质谱（HRMS）联用技术，如液相色谱 – 飞行时间质谱联用（LC – TOF/MS）技术与设备的普及，色谱分析法已逐步应用于蛋白质、多肽等生物大分子类分析物（包括生物制品或内源性物质）的检测与分析。

2. 免疫分析法　免疫分析法主要有放射免疫分析法（RIA）、酶免疫分析法（EIA）、化学发光免疫分析法（CLIA）和荧光免疫分析法（FIA）等，多用于蛋白质、多肽等生物大分子类物质的检测。本法具有一定的特异性、灵敏度高，但原型药物与其代谢产物或内源性物质之间常有交叉免疫反应，故本法不适用于小分子药物代谢研究或特定代谢产物的测定，主要应用于临床 TDM 及生物大分子类物质的药动学及其相关研究。

3. 生物学方法　基于效价（活力）指标的生物测定法或基于微生物生长依赖或抑制作用的微生物检定法等生物学方法可用于生物活性物质的体内分析，如抗生素微生物检定法可用于抗生素类药物的生物利用度与生物等效性试验或临床 TDM 等过程的生物样品测定。但生物学方法一般特异性较差，常需采用特异性高的方法（如色谱分析法）进行平行监测与验证。而对于具有多组分及体内存在活性代谢产物的抗生素的药动学及代谢产物研究宜采用色谱分析法。

综上所述，由于色谱分析法具有较高的灵敏度、特异性和准确性，能适应大多数药物的检测需要，同时，随着色谱联用技术的完善与仪器的普及，目前色谱分析法，尤其是 Ultra – HPLC 及其联用技术 LC – MS 与 LC – MS/MS 已经成为生物样品中药物及其代谢产物分析检测的首选方法。而免疫分析法与生物学方法主要用于生物大分子和抗生素类药物的生物利用度测定与临床 TDM。

（二）生物样品分析方法的设计依据

生物样品分析方法的建立主要依据待测药物与生物基质，同时尚需兼顾体内分析的目的与实验室仪器设备状况。

1. 待测药物与生物基质　生物样品一般来自于血液（包括血浆、血清或全血）、尿液或其他生物体液或脏器组织。除待测药物外，生物样品中生物基质的组成复杂，其中常存在诸多的内源性与外源性干扰物，如激素、维生素、脂肪酸、蛋白质及可能同服的其他药物等。在复杂的生物基质中，测定微量或痕量的药物或其特定代谢物的浓度干扰严重。所以，在进行分析检测之前必须对生物样品进行处理，以便使待测药物或其特定代谢物从结合物或缀合物中释放。在选择生物样品预处理方法时，首先应考虑待测药物及其特定代谢物的结构与性质、待测药物在生物基质中的预期浓度范围以及生物样品中生物基质的种类与待测药物的存在形式。

（1）待测药物的理化性质　待测药物的极性、酸碱性、亲脂性和在水与有机溶剂中的溶解度及分配系数等特性决定生物样品的制备方法和条件。例如，强极性或亲水性药物常难以采用溶剂萃取，可采用沉淀蛋白、固相萃取（极性载体）、离子对萃取或衍生化后萃取等技术；再如，某些有机碱性药物遇高氯酸可生成不溶性高氯酸盐，则不宜使用高氯酸沉淀蛋白后直接进行 HPLC 测定，但如其具有一定的亲脂性则可根据其 pK_a 选择在适当的 pH 下用溶剂萃取法处理。再者，药物是否具有挥发性，将涉及能否采用 GC 测定；而药物的紫外、荧光等光谱学特性或电化学特性则决定了在线检测方法的应用。另外，药物的稳定性同样影响生物样品的处理方法，对酸碱不稳定的药物，在沉淀蛋白或溶剂萃取中应注意避免使用强酸或强碱性溶剂；对热不稳定的药物，则在萃取液浓缩过程中应注意避免高温蒸发。

（2）待测药物的预期浓度　待测药物在生物样品中的预期浓度（如地高辛临床治疗血药浓度为 1 ~ 2ng/ml，而水杨酸盐则为 0.15 ~ 0.3mg/ml）及代谢产物的存在与否，对生物样品的分离纯化方法和样品分析的检测技术选用起着非常重要的作用。如待测药物浓度较高，可以考虑采用相对简便的样品制备方法，如蛋白沉淀法；而当待测药物浓度较低尤其是有代谢产物共存时，常需考虑代谢产物的干扰或原型药物与特定代谢产物的同时测定，宜采用萃取－浓缩的样品制备模式和高灵敏度、高特异性的分析检测技术，如 LC－MS 或 LC－MS/MS。

（3）生物基质的种类与待测药物的形式　生物基质的种类以及待测药物在基质中的存在形式，也直接影响生物样品制备方法的选择。例如，以含药血浆作为分析样品，可选用蛋白沉淀或（和）溶剂萃取技术处理样品，但当药物或特定代谢物与血浆蛋白的结合率高且亲和力强时，则不宜直接采用溶剂萃取，甚至需要使用酶分解法使蛋白质分解而释出药物；当进行尿样中药物或特定代谢物分析时，常因待测物多以缀合物形式存在而需对生物样品进行酸水解或酶水解处理使之游离；而在测定发样中金属元素时，宜选用强酸有机破坏法或氧瓶燃烧法制备样品。

2. 分析目的与检测技术　生物样品中药物分析的目的也间接影响分析方法的应用。例如，药动学研究主要是阐明药物在体内的吸收、分布、代谢和排泄的处置过程与特点，通常是研究药物在人或动物体内（一般是在血浆中）的浓度随时间的变化过程和药物的代谢途径及代谢产物。在药动学研究中常常需同时测定原型药物和代谢产物，要求方法具有较高的特异性和灵敏性（灵敏度 10^{-9}g/ml 以下）；同时还要考虑待测物的预期浓度范围（C_{min} ~ C_{max} 的 1/20）较大的特点，要求检测方法具有较宽的定量范围。大多采用色谱联用技术，如 LC－MS 或 LC－MS/MS 等。而在临床治疗药物监测中，通常只测定原型药物，且待测药物的预期浓度在有效治疗浓度范围内，所以分析方法宜简便、易行，如 HPLC、EIA 或 FIA 等，以适用于长期、批量样品的测定。另外，在药物滥用或中毒患者的临床抢救中，通常药物浓度极高，不必强调方法的灵敏度，但需快速确证中毒药物，因而应特别强调方法的特异性和分析速度，如 GC－MS 等。

在设计生物样品分析方法时，还应充分考虑所采用的分析检测技术的特点及对试样的要求。例如，使用 LC－MS 检测要求测试样品"清洁"，可采用蛋白沉淀－溶剂萃取的生物样品制备方法；而采用 IA 分析时，生物样品的制备方法可相对粗放，如经过简单的蛋白沉淀或溶剂萃取，甚至可不经过任何预处理而直接测定。

二、生物样品分析方法建立的一般步骤

生物样品分析方法初步拟定后，需进行一系列的试验工作，以选择最佳的分析条件，并对分析方法进行方法学验证，以确认是否适用于试验样品的分析。生物样品分析方法的

建立和验证过程同步进行，是不能截然划分的。为便于讨论，下面将以色谱分析法为例。首先，分步讨论分析方法建立的一般步骤。

（一）色谱条件的筛选

取分析物、内标物（必要时）的标准物质（对照品或标准品，或符合标准的原料药，或已知纯度化学试剂及其他化合物），照拟定的分析方法（不包括生物样品的预处理步骤）进行测定。在选定色谱技术（HPLC 或 Ultra – HPLC）与检测器类型（UV 或 MS）的基础上，通过调整色谱柱的型号或牌号（填料的性状、粒径、柱长度等）、流动相（组分及其配比）及其流速、柱温、进样量等条件，使分析物与内标物具有良好的色谱参数（n、R、T）与适当的保留时间（t_R）。

（二）色谱条件的优化

1. 试剂与溶剂试验　取分析物的非生物基质溶液（通常为水溶液），按照拟定的分析方法进行衍生化反应（反应溶剂与衍生化试剂）、萃取分离（萃取方法与萃取溶剂）等样品预处理后，进行分析。通过改变反应条件、萃取方法或萃取条件（萃取溶剂的极性、混合溶剂的配比、固相萃取填料性质、冲洗剂与洗脱剂及其用量等），以优化样品预处理方法及其条件。

本步骤主要考察需经化学反应的预处理过程，若预处理过程仅为生物样品的提取分离，则可不进行本步骤，直接进行空白生物基质试验。

2. 生物基质试验　取空白生物基质，如空白血浆，按照拟定的生物样品预处理与样品分析方法操作。考察生物基质中的内源性物质（endogenous substances）对测定的干扰（方法选择性），在分析物、内标物的"信号窗"（色谱峰附近的有限范围）内不应出现内源性物质信号。

3. 校正标样与质控样品试验　取空白生物基质，按照试验样品中分析物的预期浓度范围，加入分析物的标准物质制成校正标样（calibration standards）和质控（quality control，QC）样品，照"生物基质试验"项下方法试验，建立分析方法的定量范围与标准曲线，并进行方法的准确度、精密度、稀释可靠性以及样品与溶液的稳定性等各项参数的验证和基质效应的评估；同时进一步验证分析物、内标物与内源性物质或其他干扰物的分离效能。

（三）实际试验样品的测试

通过空白生物基质和 QC 样品试验所建立的分析方法及其条件尚不能完全确定是否适合于实际试验样品的测定。因为，药物在体内可能与内源性物质结合（如与血浆蛋白结合）或经历各相代谢生成代谢产物及其进一步的结合物或缀合物（conjugates）使从体内获得的试验样品变得更为复杂。所以，在分析方法建立后，尚需进行实际试验样品的测试，评估非特定代谢产物对分析物、内标物的干扰情况，以进一步验证方法的可靠性。

第二节　生物样品分析方法验证与样品分析

一、生物样品分析方法验证的定义与分类

建立可靠的和可重复的定量分析方法是进行生物样品分析的基础。为了保证分析方法的可靠性与可行性，生物样品分析方法在用于实际样品的分析之前，必须对方法进行充分的方法学验证（validation）。《中国药典》（2020 年版）四部通则 9012 收载了《生物样品定

扫码"学一学"

量分析方法验证指导原则》，本指导原则提供生物分析方法验证的要求，也涉及非临床或临床试验样品实际分析的基本要求以及何时可以使用部分验证或交叉验证来替代完整验证。

分析方法验证的主要目的是证明所建立的方法对于测定在某种生物基质，如全血、血清、血浆或尿中分析物浓度的可靠性。生物样品分析方法的验证分为完整验证（full validation）、部分验证（partial validation）和交叉验证（cross validation）三种情况。

（一）完整验证

对于每个新的分析方法（首次建立的分析方法）和已被验证的分析方法应用于新分析物（新的药物或新增代谢物）的定量分析时，应进行完整验证。有时可能需要测定多个分析物，这可能涉及两种不同的药物，也可能涉及一个母体药物及其代谢物或一个药物的对映体或异构体。在这些情况下，验证和分析的原则适用于所有涉及的分析物。此外，方法验证应采用与试验样品相同的基质与抗凝剂。当难于获得相同的基质时，可以采用适当基质替代，但要说明理由。

（二）部分验证

在对已被验证的分析方法进行小幅改变情况下，根据改变的实质内容，可能需要部分方法验证。可能的改变包括：生物分析方法来自于另一个实验室（分析方法在实验室之间的转移），改变仪器、校正浓度范围、样品体积，使用其他基质或物种，改变抗凝剂、样品处理步骤、贮存条件等。应报告所有的改变，并对重新验证或部分验证的范围说明理由。

（三）交叉验证

应用不同方法从一项或多项试验获得数据，或者应用同一方法从不同试验地点获得数据，并且需要互相比较这些数据时，需要进行分析方法的交叉验证。交叉验证的结果对确定获得的数据是否可靠以及它们是否具有可比性非常关键。如果可能，应在试验样品被分析之前进行交叉验证，同一系列 QC 样品或试验样品应被两种分析方法测定。对于 QC 样品，不同方法获得的平均准确度应在 ±15% 范围内，如果放宽，应该说明理由；对于试验样品，至少 67%（2/3）的样品测得的两组数据差异应在两者均值的 ±20% 范围内。

二、色谱分析方法的完整验证

以下将针对色谱分析法讨论生物样品分析方法的完整验证过程。分析方法验证的内容包含能够确保分析方法性能和分析结果可靠性的方法学特征，这些特征包括：选择性、定量下限、响应函数和校正范围（标准曲线性能）、准确度、精密度、基质效应、生物基质以及溶液中储存和处理全过程中分析物的稳定性。方法验证通常采用 QC 样品和用药后的试验样品进行，具体的特征参数与验证要求如下。

（一）选择性

分析方法的选择性（selectivity）描述该分析方法在生物样品中，测量目标分析物和内标物的能力，要求该分析方法应能够区分目标分析物和内标物与基质的内源性组分或样品中其他组分。即，选择性验证以确认使用该方法所测定的响应信号是源自于目标分析物和内标物的，生物样品中所含的内源性物质和相应代谢物、降解产物及其他共同使用的药物不干扰对目标分析物的测定。验证一个分析方法是否具有选择性，应着重考虑以下几点。

1. **内源性物质的干扰**　通过比较分析物的标准物质与至少 6 个受试者的适宜的空白生物基质（动物空白基质可以不同批次混合）和 QC 样品的检测信号，如 HPLC 色谱图中各分析物色谱峰的特征参数，以及与内源性物质色谱峰的区分情况，要求内源性物质对目标分析物的分析无干扰；若存在一定的干扰，则当干扰组分的响应低于分析物定量下限响应的20%，并低于内标物响应的5%时，通常即可接受。

对于采用质谱检测器检测的方法（LC–MS 或 LC–MS/MS）应注意考察分析过程中的基质效应，如离子抑制等。

2. 未知代谢产物的干扰　通过比较 QC 样品与至少 6 个受试者用药后的试验样品的检测信号，如 HPLC 色谱图中各分析物色谱峰的特征参数以及与其他未知代谢产物（在实际样品的色谱中通常随用药后的时间延长而增加）色谱峰的区分情况，要求其他代谢产物对目标分析物的分析无干扰或干扰程度在可接受范围内。

3. 伍用药物的干扰　在临床治疗药物监测时，还要考虑患者可能同时服用其他药物（通常为数有限）的干扰。可通过比较分析物、同服药物以及分析物的 QC 样品和添加有同服药物的干扰样品的检测信号，如 HPLC 色谱图中各分析物色谱峰与同服药物色谱峰的区分情况，要求同服药物对分析物的分析无干扰或干扰程度在可接受范围内。

4. 降解产物的干扰　在适当情况下，也应该评价生物样品经预处理后生成的分解产物对分析方法与结果的干扰。其中，对代谢物（如酯代谢物、不稳定 N–氧化物、葡萄糖苷酸代谢物等）在分析过程（如萃取、浓缩等步骤）中回复转化为母体分析物的可能性进行评价时，可在空白基质［和（或）加入分析物浓度不高于定量下限 3 倍的 QC 样品］中加入相应的代谢物（浓度相当于体内的最高浓度），依法处理并分析，通过比较色谱图考察母体分析物的生成。应验证回复转化的程度，并讨论对试验结果的影响。

（二）残留

残留（carry over）描述在一个样品分析后，其所含的部分分析物滞留于分析系统中，并出现于随后进行的样品分析中的现象。残留可能不影响方法验证的准确度和精密度。但实际生物样品分析通常为批量连续分析，而且各样品中分析物的浓度差异较大。因此，在连续分析过程中，含有高浓度分析物样品的残留可能对随后的含有低浓度分析物的样品的分析产生干扰。应该在分析方法建立中验证残留，并使之最小。

1. 验证方法　可通过在注射高浓度样品或校正标样后，注射空白样品来估算残留。

2. 基本要求　高浓度样品之后在空白样品中的残留应不超过定量下限的20%，并且不超过内标物的5%。

3. 说明　如果残留不可避免，则应采取有效措施使之最小。在方法验证时检验这些措施的有效性，以确保方法的准确度和精密度不受影响，并在试验样品分析时应用这些措施。这些措施可能包括在高浓度样品后注射空白样品，然后分析下一个试验样品。

（三）定量下限

定量下限（LLOQ）是能够被可靠定量的生物样品中分析物的最低浓度，具有可接受的准确度和精密度。LLOQ 是标准曲线上的最低浓度点，应适用于预期的浓度和试验目的。

在药动学以及基于药动学的生物利用度与生物等效性研究中，LLOQ 应能满足测定 3～5 个消除半衰期时生物样品中的分析物浓度或能定量 C_{max} 的 1/20～1/10 的分析物浓度。

（四）标准曲线

标准曲线（standard curve），亦称校准曲线（calibration curve）或工作曲线（working curve），反映了生物样品中分析物的浓度与仪器响应值（如 HPLC 峰面积）的关系。应该在指定的浓度范围内评价仪器对分析物的响应，获得标准曲线。通过加入已知浓度的分析物（和内标物）于空白基质中，制备各浓度的校正标样，其基质应该与目标试验样品基质相同。方法验证中研究的每种分析物和每一分析批，都应该有一条标准曲线。

最好使用新鲜配制的校正标样建立标准曲线，但如果有稳定性数据支持，也可以使用预先配制并储存的校正标样。

1. 标准曲线的建立　在进行分析方法验证之前，应了解预期的浓度范围。标准曲线范围应该尽量覆盖预期浓度范围，由 LLOQ 和定量上限（ULOQ，校正标样的最高浓度）决定。该范围应该足够描述分析物的药动学。

应该使用至少 6 个校正浓度水平，不包括空白样品（不含分析物和内标物的处理过的基质样品）和零浓度样品（含内标物的处理过的基质）。每个校正标样可以被多次处理和分析。

应该使用简单且足够描述仪器对分析物响应的关系式。空白和零浓度样品结果不应参与计算标准曲线参数。标准曲线通常为线性模式，一般用回归分析法所得的回归方程评价，最常用的回归分析法为最小二乘法（least squares）或加权最小二乘法（weighted least squares）。

标准曲线建立的一般步骤如下。

（1）系列标准溶液的制备　精密称取分析物的标准物质适量，用甲醇或其他适宜溶剂溶解并定量稀释制成一定浓度（较高浓度）的标准贮备液，冰箱保存备用；精密量取标准贮备液适量，用水或其他适宜溶剂定量稀释制成系列标准溶液。

标准溶液的浓度一般以校正标样中分析物浓度的 20～50 倍为宜，加入量为校正标样总体积的 5%～2%，以避免因大量溶剂的加入而导致校正标样与试验样品之间存在较大差异。若为难溶性物质，可使用有机溶剂或适当降低溶液浓度（如校正标样浓度的 10 倍），但在制备校正标样时应除去溶剂后再加入空白生物基质。否则，在试验样品分析时应加入等体积的相同溶剂并涡旋混匀后再依法操作，以抵消溶剂的影响。

依据生物样品中分析物的预期浓度范围，确定 LLOQ 和 ULOQ 浓度，并依据拟定的校正浓度数目，确定系列校正标样及其浓度；再依据校正标样的稀释倍数，确定相应系列标准溶液的浓度。以药动学研究为例，若分析物体内平均达峰浓度为 1μg/ml，其 1/20 为 0.05μg/ml，考虑到个体差异，设定 ULOQ 浓度为 2μg/ml，LLOQ 浓度为 0.02μg/ml，若以稀释 50 倍换算为标准溶液的浓度范围为 100～1μg/ml。若拟定 8 个校正浓度，则建议系列标准溶液的浓度为：100、80、40、20、10、5、2、1μg/ml。根据标准曲线验证要求，允许不超过两个浓度（25%）的校正标样被拒绝。若 ULOQ 被拒绝，则次高校正浓度将成为新的标准曲线的 ULOQ，所以建议次高校正浓度设为 ULOQ 的 80%，使新的标准曲线的 ULOQ 仍高于相关验证及试验样品分析 HQC 浓度（原 ULOQ 的 75%）；同理，次低校正浓度设为 LLOQ 的 2 倍，低于相关验证的 LQC（LLOQ 的 3 倍）。

（2）内标溶液的制备　精密称取内标物适量，用适量甲醇或其他适宜溶剂溶解并定量稀释制成一定浓度的内标贮备液，冰箱保存备用；精密量取内标贮备液适量，用水或其他适宜溶剂定量稀释制成内标溶液。

（3）系列校正标样的制备　取空白生物基质数份，分别加入系列标准溶液适量，涡旋混匀，即得系列浓度的校正标样。

因为加入的标准溶液体积较小（数十微升至数微升），为防止在其加入及涡旋混合时造成损失，也可在适宜的容器（如离心玻璃试管或 EP 管）内先加入标准溶液后，再加入空白生物基质并涡旋混匀。

当标准溶液中含有高浓度的有机溶剂（如甲醇、乙腈等），且加入体积较大时，为防止因标准溶液的加入而造成部分生物基质（如血浆蛋白）变性，使校正标样与用药后的试验样品不一致。也可先将标准溶液加至适宜的容器内，挥干溶剂后，再加入空白生物基质并涡旋溶解、混匀。

（4）标准曲线的绘制　取系列校正标样，按拟定方法预处理后分析，以分析物的检测响应（如色谱峰面积）或与内标物（内标法）的响应的比值（因变量，y）对校正标样中的分析物浓度（自变量，x），用最小二乘法或加权最小二乘法进行线性回归分析，求得回归方程（$y = a + bx$）及其相关系数（γ），并绘制标准曲线。

校正标样中的分析物浓度，以单位体积（液态基质，如血浆）或质量（脏器组织，如肝脏）的生物基质中加入标准物质的量表示，如 µg/ml 或 µg/g 等。例如，取空白血浆 0.5ml，加入标准溶液（100µg/ml）10µl。即在 0.5ml 的生物基质中加入标准物质 1µg，则校正标样中的分析物浓度为 2µg/ml。若生物基质为脏器匀浆溶液，则以所取匀浆体积所相当的脏器的重量中加入标准物质的量计算。

（5）加权最小二乘法　用普通最小二乘法求算回归直线时，是以在标准曲线范围内每个浓度点的测量方差（variance）来自同一总体为前提，所以对标准曲线上的每个浓度点测量值与计算值的绝对误差赋予同等的权重。在生物样品分析中，由于标准曲线上的高低浓度相差悬殊，定量范围达两个数量级（10^2）或以上，其测量值的方差通常来自不同的总体。所以，当使用普通最小二乘法回归时，导致在低浓度区域的回算浓度值相对误差过大。为克服普通最小二乘法的这一局限性，在回归计算时增加一个权重因子（w_i），通过使测量值与计算值的相对误差平方和最小化来得到回归直线的截距（a）和斜率（b），使该回归直线上高、中、低各浓度点的回算浓度值的相对误差均化。

在权重因子 w_i 的选择中，应兼顾考虑标准曲线上高、中、低各浓度点的准确度，即赋予低浓度点以更大的权重，通常令 $w_i = 1/x_i^2$。当在某些情况下，由此确定的 w_i 可能对标准曲线上低浓度点赋予的权重过大，导致高浓度点测量值的准确度下降过大。此时，通常的做法是降低低浓度点的权重，如令 $w_i = 1/x_i$。

2. 基本要求　标准曲线验证结果应该提交标准曲线参数，如线性方程的斜率、截距与相关系数，最好使用新鲜配制的样品建立标准曲线，但如果有稳定性数据支持，也可以使用预先配制并储存的校正标样。以及回归计算得出的各校正标样的浓度。在方法验证中，至少应该评价 3 条标准曲线。

校正标样回归计算的浓度一般应该在标示值的 ±15% 以内，LLOQ 应该在 ±20% 内。至少 75% 校正标样，含最少 6 个有效浓度（不包括零浓度），应满足上述标准。如果某个校正标样回归计算结果不符合这些标准，应该拒绝这一标样，并重新评价不含这一标样的标准曲线，包括回归分析。

（五）准确度

分析方法的准确度（accuracy）描述该方法测得值与分析物标示浓度的接近程度，表示为（测得值/标示值）×100%。

1. 验证方法　无论是药动学参数的获得还是治疗药物的监测，通常在一个分析批（analytical run）内难以完成全部试验样品的分析。而在不同的分析批之间的试验条件（如仪器性能、参数，试剂来源，试验温度、湿度等）有可能发生小的改变，进而可能对分析结果产生影响，所以在方法准确度验证时，除要评估批内（within‐run）准确度外，同时还应评估批间（between‐run）准确度。

应采用空白生物基质中加入已知量分析物制成的模拟样品，即质控（QC）样品评估准确度。QC样品的配制应与校正标样分别进行，即不使用配制校正标样的贮备液或系列标准溶液，而应使用另行配制的QC贮备液与QC溶液。

准确度评估应该根据标准曲线分析QC样品，将获得的浓度与标示浓度对比。应通过单一分析批（批内准确度）和不同分析批（批间准确度）获得QC样品值来评价准确度。

为评价一个分析批中不同时间的任何趋势，推荐以QC样品分析批证明准确度，其样品数不少于一个分析批预期的样品数。

（1）批内准确度　取一个分析批的LLOQ及低、中、高浓度QC样品，每个浓度至少用5个样品。浓度水平覆盖标准曲线范围：LLOQ、不高于LLOQ浓度3倍的低浓度QC（LQC）样品、标准曲线范围中部附近的中浓度QC（MQC）样品，以及ULOQ约75%处的高浓度QC（HQC）样品。

（2）批间准确度　通过至少3个分析批，且至少两天内进行，每批用LLOQ以及LQC、MQC、HQC样品，每个浓度至少5个测定值来评价。

2. 基本要求　准确度应报告为QC样品标示值的百分比。批内与批间准确度的均值一般均应在QC样品标示值的±15%之内。LLOQ准确度应在标示值的±20%范围内。

3. 说明

（1）报告的准确度和精密度的验证数据应该包括所有获得的测定结果，但是已经记录明显失误的情况除外。

（2）《生物样品定量分析方法验证指导原则》（简称《指导原则》）中关于MQC样品的浓度，仅仅表述为"在标准曲线范围中部附近"，但该表述并未明确定义"中部"系指校正标样浓度的中位数、算数平均值或是几何平均值。依据药‐时曲线特征，HQC监控C_{max}及其附近浓度；LQC监控末端消除相浓度；那么，MQC则应该主要监控药‐时曲线的转折区域，即其浓度应相当于C_{max}的30%～50%。若标准曲线的ULOQ浓度不高于分析物预期平均C_{max}的2倍，则建议MQC浓度约为ULOQ浓度的20%～30%。

（六）精密度

分析方法的精密度（precision）描述分析物重复测定结果的接近程度（分散度），即在预定的条件下获得的一系列测量值之间的接近程度。定义为测量值的相对标准差（RSD），也称变异系数（CV）。

1. 验证方法　应使用与证明准确度相同分析批样品的结果，获得在同一批内和不同批间LLOQ以及LQC、MQC、HQC样品的批内RSD和批间RSD。

2. 基本要求　批内与批间RSD一般不得超过15%，LLOQ的RSD不得超过20%。

3. 说明　精密度与准确度系同步验证，均使用相同的分析批获得的数据，但《指导原则》并未定义估算批间精密度的统计方法。所以，在生物样品定量分析方法验证时，应该预先定义估计精密度的统计学方法，并列入标准操作规程（SOP）。

（七）稀释可靠性

在药动学研究中，当个别试验样品中目标分析物的浓度畸高，超出标准曲线范围时，需要将样品稀释后复测，但样品的稀释不应影响方法的准确度和精密度，所以需要对样品的稀释影响程度进行验证，以证明稀释的可靠性。

1. 验证方法 应该通过向空白生物基质中加入分析物至高于 ULOQ 浓度，并用空白基质稀释该样品（每个稀释因子至少 5 个测定值），稀释后的样品依法测定，并计算测定结果的准确度和精密度。

2. 基本要求 准确度和精密度应在 ±15% 之内，稀释的可靠性应该覆盖试验样品所用的稀释倍数。

3. 说明 可以通过部分方法验证评价稀释可靠性。如果能够证明其他基质不影响准确度和精密度，也可以接受其使用。

（八）基质效应

基质效应（matrix effect，ME）描述由于生物样品中的生物基质组成物质所导致的分析物与内标物的响应发生直接或间接改变的效应。当使用质谱检测器检测（LC – MS）时，应该考察基质效应。

1. 验证方法 使用至少 6 批来自不同供体的空白基质，不应使用合并的基质。如果空白基质难以获得，则使用少于 6 批基质，但应该说明理由。

对于每批基质，应该通过计算基质存在下的响应值，如峰面积（由空白基质提取后加入分析物和内标物测得）与不含基质的相应峰面积（分析物和内标物的纯溶液）比值，计算每一分析物和内标物的基质因子（matrix factor，MF）。进一步通过分析物的 MF 除以相应内标物的 MF，计算经内标归一化的 MF。

该测定分别在低浓度（LLOQ 浓度的 3 倍以内）和高浓度（接近 ULOQ 浓度）下进行。

2. 基本要求 从 6 批基质计算的内标归一化的 MF 的 RSD 不得大于 15%。

3. 说明

（1）除正常基质外，还应关注其他样品的基质效应，例如溶血的或高血脂的血浆样品等。

（2）如果不能适用上述方式，例如采用在线样品预处理的情况，则应该通过分析至少 6 批基质，分别加入高浓度和低浓度，来获得批间相应的 RSD。其验证报告应包括分析物和内标物的峰面积以及每一样品的计算浓度。这些浓度计算值的总体 RSD 不得大于 15%。

（3）《指导原则》中仅定义"高浓度"为"接近 ULOQ 浓度"，但并未准确定义"接近"的含义。通常理解为 ULOQ 浓度的 75% ~ 85%。

（九）样品稳定性

在药动学研究中，试验样品由临床实验室（或动物实验室）采集后转移至分析实验室进行分析测试，通常不能及时完成分析；而且试验样品的数量一般较大，难以在 1 个工作日内完成全部样品的分析，通常需冷冻贮存多个工作日；另一方面，冷冻的生物样品在解冻过程中以及在样品的处理过程中分析物亦可能发生降解；再有，随自动进样系统的应用，多个已经完成的制备样品（processed samples）同时于进样架中等待分析，亦可能存在稳定性问题。

为确保分析结果的可靠性，除样品贮存稳定性外，必须在分析方法的每一步骤确保稳定性。用于检查稳定性的条件，例如，样品基质、抗凝剂、容器材料、贮存和分析条件，均应该与实际试验样品的条件相似。用文献报道的数据证明稳定性是不够的。

1. **验证方法** 采用低浓度（LLOQ 浓度的 3 倍以内）和高浓度（接近 ULOQ 浓度）QC 样品，在预处理后以及在所评价的条件下贮存后立即分析。由新鲜制备的校正标样获得标准曲线，根据标准曲线分析 QC 样品，将测得浓度与标示浓度相比较，计算每一浓度的均值与标示浓度的偏差。

通常应该进行下列稳定性验证。

（1）分析物和内标物的贮备液和工作溶液的稳定性。

（2）从冰箱贮存条件到室温或样品处理温度，基质中分析物的冷冻和融化稳定性。

（3）基质中分析物在冰箱贮存的长期稳定性。

此外，如果适用，也应该进行下列验证。

（1）处理过的样品在室温下或在实验过程贮存条件下的稳定性。

（2）处理过的样品在自动进样器温度下的稳定性。

2. **基本要求** 每一浓度的均值与标示浓度的偏差应在 ±15% 范围内。

3. **说明**

（1）《指导原则》并未明确获得每一浓度的均值的最少样品数量，建议至少由 3 个样品分析获得。

（2）稳定性验证应考察不同贮存条件，时间尺度应不小于试验样品贮存的时间。

（3）贮备液和工作溶液的稳定性验证，应考虑到检测器的线性和测定范围，通过适当稀释，检查贮备液和工作溶液的稳定性。

（4）在多个分析物的试验中，特别是对于生物等效性试验，应该关注每个分析物在含所有分析物基质中的稳定性。

（5）应特别关注受试者采血时，以及在贮存前预处理的基质中分析物的稳定性，以确保由分析方法获得的浓度反映受试者采样时刻的分析物浓度。可能需要根据分析物的结构，按具体情况证明其稳定性。

（6）关于基质中分析物的冷冻和融化稳定性，QC 样品在冰箱中设定温度下冷冻贮存，然后在室温融化，融化后的样品在同样条件下重新冷冻并再次融化，如此循环。冷冻 – 融化的循环次数应不少于试验样品的冷冻 – 融化循环次数。

（7）关于基质中分析物在冰箱贮存的长期稳定性，QC 样品应与试验样品在相同的贮存条件下持续至少相同的时间。推荐在实际试验样品测试开始前进行长期稳定性验证。

三、试验样品的分析

在分析方法验证完成后，可以进行试验样品或受试者样品分析。需要在试验样品分析开始前证实生物样品分析方法的效能。

应根据已验证的分析方法处理试验样品以及 QC 样品和校正标样，以保证分析批被接受。

（一）分析批

一个分析批包括空白样品和零浓度样品，包括至少 6 个浓度水平的校正标样，至少 3 个浓度水平 QC 样品（低、中、高浓度双重样品，或至少试验样品总数的 5%，两者中取数目更多者）以及被分析的试验样品。所有样品（校正标样、QC 标品和试验样品）应按照它们将被分析的顺序，在同一样品批中被处理和提取。一个分析批包括的样品在同一时间处理，即没有时间间隔，由同一分析者相继处理，使用相同的试剂，保持一致的条件。QC

样品应该分散到整个分析批中，以保证整个分析批的准确度和精密度。

对于生物等效性试验，建议一名受试者的全部样品在同一分析批中分析，以减少结果的变异。

（二）分析批的接受标准

应在分析试验计划或 SOP 中，规定接受或拒绝一个分析批的标准。在整个分析批包含多个部分批次的情况，应该针对整个分析批，也应该针对分析批中每一部分批次样品定义接受标准。应该使用下列标准。

1. 标准曲线　校正标样测定回算浓度一般应在标示值的 ±15% 范围内，LLOQ 应在 ±20% 范围内。至少 75% 校正标样，含最少 6 个校正标样，应符合这些标准。如果校正标样中有一个不符合标准，则应该拒绝这个标样，重新计算不含该标样的标正曲线，并进行回归分析。

2. QC 样品　QC 样品的准确度值应该在标示值的 ±15% 范围内。至少 67% 的 QC 样品（6 个 QC 样品中至少 4 个），且每一浓度水平至少 50% 样品应符合这一标准。在不满足这些标准的情况下，应该拒绝该分析批，相应的试验样品应该重新处理和分析。

3. 说明

（1）在同时测定几个分析物的情况下，对每个分析物均应有一条标准曲线。如果一个分析批对于一个分析物可以接受，而对于另一个分析物不能接受，则接受的分析物数据可以被使用，但应该重新处理并分析样品，测定被拒绝的分析物。

（2）如果使用多重校正标样，其中仅一个 LLOQ 或 ULOQ 标样不合格，则校正范围不变。

（3）所有接受的分析批，每个浓度 QC 样品的平均准确度和精密度应该列表，并在分析报告中给出。如果总平均准确度和精密度超过 15%，则需要进行额外的考察，并说明该偏差的理由。在生物等效性试验的情况下，这可能导致数据被拒绝。

（三）校正范围

如果在试验样品分析开始前，已知或预期试验样品中的分析物浓度范围窄，则推荐缩窄标准曲线范围，调整 QC 样品浓度或者适当加入 QC 样品新的浓度，以充分反映试验样品的浓度。

如果已知或预期大量试验样品的分析物浓度高于 ULOQ，则在可能的情况下，应该延伸标准曲线的范围，加入额外浓度的 QC 样品或调整原有 QC 样品浓度。

至少两个 QC 样品浓度应该落在试验样品的浓度范围内。如果标准曲线范围被改变，则生物样品分析方法应被重新验证（部分验证），以确认响应函数并保证准确度和精密度。

（四）试验样品的重新分析和报告值选择

应该在试验计划或 SOP 中预先确定重新分析试验样品的理由以及选择报告值的标准。在试验报告中应该提供重新分析的样品数目以及占样品总数的比例。

重新分析试验样品可能基于下列理由。

（1）由于校正标样或 QC 样品的准确度和精密度不符合接受标准，导致一个分析批被拒绝。

（2）试验样品的内标响应与校正标样和 QC 样品的内标响应差异显著。

（3）进样不当或仪器功能异常。

（4）测得的浓度高于 ULOQ 或低于该分析批的 LLOQ，且该批的最低浓度标样从校正曲线中被拒绝，导致比其他分析批的 LLOQ 高。

（5）在给药前样品或安慰剂样品中测得可定量的分析物。

（6）色谱不佳。

对于生物等效性试验，通常不能接受由于药动学理由重新分析试验样品。

在由于给药前样品阳性结果或者由于药动学原因进行重新分析的情况下，应该提供重新分析样品的身份、初始值、重新分析的理由、重新分析获得值、最终接受值以及接受理由。

在仪器故障的情况下，如果已经在方法验证时证明了重新进样的重现性和进样器内稳定性，则可以将已经处理的样品重新进样。对于拒绝的分析批，则需要重新处理样品。

（五）色谱积分

应在 SOP 中描述色谱的积分以及重新积分。任何对 SOP 的偏离都应在分析报告中讨论。应该记录色谱积分参数，在重新积分的情况下，记录原始和最终的积分数据，并按要求提交。

（六）用于评价方法重现性的试验样品再分析

在方法验证中使用校正标样和 QC 样品可能无法模拟实际试验样品。例如，蛋白结合、已知和未知代谢物的回复转化、样品均一性或同服药物引起的差异，可能影响这些样品在处理和贮存过程中分析物的准确度和精密度。因此，推荐通过在不同天后，在另外一个分析批中重新分析试验样品，以评价实际样品测定的准确度。检验的范围由分析物和试验样品决定，并应该基于对分析方法和分析物的深入理解。建议获得 C_{max} 附近和消除相样品的结果，一般应该重新分析 10% 样品，如果样品总数超过 1000，则超出部分重新分析 5% 样品。

对于至少 67% 的重复测试，原始分析测得的浓度和重新分析测得的浓度之间的差异，应在两者均值的 ±20% 范围内。

试验样品再分析（incurred sample reanalysis）显示偏差结果的情况下，应该进行考察，采取足够的步骤优化分析方法。

至少在下列情况下，应该进行试验样品的再分析。

（1）毒动学试验，每个物种一次。

（2）所有关键性的生物等效性试验。

（3）首次用于人体的药物试验。

（4）首次用于患者的药物试验。

（5）首次用于肝或肾功能不全患者的药物试验。

对于动物，可能仅需要在早期关键性试验中进行实际样品的再分析，例如涉及给药剂量和测得浓度关系的试验。

四、配体结合分析方法的验证与样品分析

上述《指导原则》主要针对色谱分析法，其验证原则以及对试验样品分析的考虑一般也适用于配体结合分析法，常见免疫学分析法。配体结合分析法主要用于大分子药物，但由于大分子药物固有的特点和结构的复杂性，使其难以被提取，所以常常在无预先分离的

情况下测定分析物。此外，方法的检测终点并不直接来自分析物的响应。而来自与其他结合试剂产生的间接响应，所以，在配体结合分析中，每个校正标样、QC 样品以及实际试验样品一般均采用复孔分析。如无特殊说明，配体结合分析方法验证以双孔分析为原则。

（一）方法验证前的考量

1. 标准品的选择 生物大分子具有不均一性，其中成分的效价与免疫反应可能存在差异。因此，应对标准品进行充分表征。应尽量使用纯度最高的标准品。用于配制校正标样和 QC 样品的标准品应尽量与临床和非临床试验使用的受试品批号相同。标准品批号变更时，应尽量对其进行表征和生物分析评价，以确保方法效能不变。

2. 基质的选择 一般不推荐使用经碳吸附、免疫吸附等方法提取处理过的基质，或透析血清、蛋白缓冲液等替代实际样品基质建立分析方法。在某些情况下，复杂生物基质可能存在高浓度与目标分析物结构相关的内源性物质，其高度干扰导致根本无法测定分析物。在无其他可选定策略的前提下，可允许使用替代基质建立分析方法，但应对使用替代基质建立方法的必要性加以证明。

在特殊情况下允许使用替代基质建立分析方法，但方法验证以及试验样品分析过程的监控不得使用替代基质。即，可采用替代基质建立标准曲线，但 QC 样品必须使用实际样品基质配制，应通过计算准确度证明基质效应的消除。

3. 最低需求稀释度的确定 分析方法建立与验证过程中，可能需要对基质进行必要的稀释，以降低其产生的高背景信号，进而提高信噪比、减少基质干扰、优化方法准确度与精密度。在此情况下，应考察最低需求稀释度，即为达到上述目的必须使用缓冲液对生物样品进行稀释的最小倍数。

确定最低需求稀释度时，应使用与试验样品相同的基质配制加标样品。

4. 试剂 分析方法使用的关键试剂，如结合蛋白、适配子、抗体或偶联抗体、酶等，对分析结果可产生直接影响，因此必须确保其质量。同时，如果在方法验证或试验样品分析过程中，关键试剂批次发生改变，必须确认方法性能不会因此而改变，进而确保不同批次分析结果的一致性。

无论是关键试剂还是缓冲液、稀释液、酸化剂等非关键试剂，均应对维持其稳定性的保障条件进行记录，以确保方法长期耐用。

（二）方法验证

1. 完全验证

（1）标准曲线与定量范围 在配体结合分析方法中，标准曲线是间接测得的，响应函数一般呈非线性，常为"S"形曲线。

使用至少 6 个有效校正标样浓度建立标准曲线。校正标样应在预期定量浓度范围对数坐标上近似等距离分布。除校正标样外，可使用锚定点辅助曲线拟合。

校正标样浓度分布拟采用等比梯度模式，通常比例常数约为 2 或 3，如：1、2、5、10、20、50，或 1、3、10、30、100、300。如此系列浓度标准曲线的定量范围可覆盖药动学全部试验生物样品中目标分析物的浓度范围（$1/20C_{max} \sim C_{max}$）。

验证过程中，需至少对 6 个独立的分析批进行测定，结果以列表形式报告，以确定标准曲线回归模型整体的稳健性。拟合时，一条标准曲线允许排除由于明确或不明确原因产生的失误的浓度点。排除后至少有 75% 的校正标样回算浓度在标示浓度值的 ±20%（LLOQ

和 ULOQ 在 ±25%）范围内。LLOQ 与 ULOQ 之间的浓度范围为标准曲线的定量范围。锚定点校正标样是处于定量范围之外的标样点，用于辅助拟合配体结合分析的非线性回归标准曲线，因其在定量范围之外，并非用于定量赋值，可不遵循上述接受标准。

（2）特异性　方法的特异性是指样品中存在相关干扰的情况下，分析方法能够准确、专一地测定目标分析物的能力。结构相关物质或预期合用药物应不影响方法对分析物的测定。

采用未曾暴露于分析物的基质配制低浓度与高浓度 QC 样品，再加入递增浓度的相关干扰物或预期合用药物进行特异性评估，未加入分析物的基质同时被测定。要求至少 80% 以上的 QC 样品准确度在 ±20% 范围内（LLOQ 在 ±25% 范围内），且未加入分析物的基质的测定值应低于 LLOQ。

如在方法建立与验证阶段无法获取结构相关物质，特异性评估可在最初方法验证完成后补充进行。

（3）选择性　方法的选择性是指样品基质中存在非相关物质的情况下，分析方法能够准确测定目标分析物的能力。由于生物大分子样品一般不经过提取处理，基质中存在的非相关物质可能会干扰分析物的测定。

通过向至少 10 个不同来源的基质加入 LLOQ 和 ULOQ 水平的分析物评估选择性，也应同时测定未加入分析物的基质。要求同"特异性"项下。

如干扰具有浓度依赖性，则必须测定产生干扰的最低浓度。在此情况下，可能需要在方法验证之前调整 LLOQ。

根据生物样品分析项目的需要，可能需要针对患者群体基质或特殊基质（如溶血基质或高血脂基质）评估选择性。

（4）精密度与准确度　应选择至少 5 个浓度的 QC 样品验证准确度、精密度以及方法总误差。5 个浓度包括：LLOQ、LQC、MQC、HQC 以及 ULOQ。其中，LQC、MQC、HQC 的浓度选取原则同色谱分析法，但其浓度标示值不得与校正标样的浓度标示值相同。

批间验证应在数日内进行至少 6 个独立的分析批测定；每批内应包含至少 3 套 QC 样品（每套内含至少 5 个浓度的 QC 样品）进行批内验证。

批内和批间准确度：各浓度 QC 样品的平均浓度应在标示值的 ±20%（LLOQ 和 ULOQ 为 ±25%）范围内。

批内和批间精密度：各浓度 QC 样品的 RSD 均不应超过 20%（LLOQ 和 ULOQ 为 25%）。此外，方法总误差［即，相对偏差（1 − 准确度%）的绝对值与 RSD% 之和］不应超过 30%（LLOQ 和 ULOQ 为 40%）。

QC 样品应经过冷冻并与试验样品采用相同的方法处理。不建议采用新鲜配制的 QC 样品进行精密度与准确度验证。

（5）稀释线性　在标准曲线范围不能覆盖预期试验样品浓度的情况下，应使用 QC 样品进行方法稀释线性验证，以评估浓度超过 ULOQ 的样品经空白基质稀释至定量范围内后，方法能否准确测定；同时评估方法是否存在"前带"或"钩状"效应，即高浓度分析物引起的信号抑制。

稀释线性验证中，稀释至定量范围内的每个 QC 样品经稀释度校正后的回算浓度应在标示值的 ±20% 范围内，且所有 QC 样品回算终浓度的 RSD 不超过 20%。

（6）平行性　为评估方法可能存在的基质效应或代谢物的亲和性差异，在可获得实际试验样品（如预试样品）的情况下，应对标准曲线和系列稀释的试验样品之间进行平行性验证。

选取高浓度试验样品（最好采用浓度超出 ULOQ 的样品），用空白基质稀释至不少于 3 个不同浓度后进行测定。

测得的系列稀释样品浓度间的 RSD 不应超过 30%。

如果存在样品稀释非线性（即非平行性）的情况，应按事先的规定报告。如果在方法验证期间无法获得实际试验样品，则应在获得实际试验样品后尽快进行平行性验证。

（7）样品稳定性 应使用低浓度、高浓度 QC 样品验证分析物的稳定性。稳定性验证包括室温或样品处理温度下的短期稳定性以及冻 - 融稳定性。此外，如果试验样品需要长期冻存，则应在可能冻存样品的每个温度下进行长期稳定性验证。

每一浓度 QC 样品应有 67% 以上的样品测得浓度在其标示值的 ±20% 范围内。

（8）商品化试剂盒 商品化试剂盒可用于试验样品分析，但是用前必须按《指导原则》的要求进行验证。

2. 部分验证和交叉验证 同色谱分析法。

（三）试验样品分析

1. 分析批 配体结合分析中最常使用微孔板，一个微孔板通常为一个分析批。每个微孔板应包含一套独立的标准曲线和 QC 样品，以校准板间差异。在使用某些平台时，单个样品载体的通量可能有限，此时允许一个分析批包含多个载体。可在该分析批的首个和末个载体各设置一套标准曲线，同时在每个载体上设置 QC 样品。所有样品均应复孔测定。

2. 试验样品分析的接受标准 对于每个分析批，除锚定点外，标准曲线需有 75% 以上的校正标样（至少 6 个）回算浓度在标示值的 ±20%（LLOQ 和 ULOQ 为 ±25%）范围内。

每块板应含至少 2 套 3 水平（低、中、高浓度）的复设 QC 样品。在试验样品测试过程的监控中，QC 样品的复设数量应与试验样品的复设数量一致。每块板至少 67% 的 QC 样品应符合准确度在 ±20% 范围以内，RSD 不超过 20% 的标准，且每一浓度水平的 QC 样品至少 50% 符合上述标准。

3. 实际样品再分析 同在"三、试验样品的分析（六）用于评价方法重现性的试验样品再分析"项下关于实际样品再分析的所有论述均适用于配体结合分析。再分析的接受标准为初测浓度与复测浓度均在二者均值的 ±30% 范围内，再分析样品中至少 67% 以上应符合该接受标准。

五、试验报告

（一）方法验证报告

如果方法验证报告提供了足够详细的信息，则可以引用主要分析步骤的 SOP 标题，否则应该在报告后附上 SOP 的内容。

全部源数据应该以其原始格式保存，并根据要求提供。

应该记录任何对验证计划的偏离。

方法验证报告应至少包括下列信息。

（1）验证结果概要。

（2）所用分析方法的细节，如果参考了已有方法，给出分析方法的来源［参考文献和

（或）步骤的改动]。

（3）摘要叙述分析步骤（分析物，内标物，样品预处理、提取和分析）。

（4）对照标准品（来源、批号、分析证书、稳定性和贮存条件）。

（5）校正标样和 QC 样品（基质、抗凝剂、预处理、制备日期和贮存条件）。

（6）分析批的接受标准。

（7）分析批　所有分析批列表，包括定量范围、响应函数、回算浓度、准确度；所有接受分析批的 QC 结果列表（批内和批间精密度和准确度）；贮备液、工作溶液、QC 在所有贮存条件下的稳定性数据；选择性、残留、LLOQ、稀释可靠性和基质效应的评估数据。

（8）方法验证中得到的意外结果，充分说明采取措施的理由。

（9）对方法和（或）对 SOP 的偏离（描述偏离及其对试验的影响和支持性数据）。

所有测定及每个计算浓度均必须出现在报告中。

（二）样品分析报告

样品分析报告应该引用该试验样品分析的方法验证报告，还应包括对试验样品的详细描述。

全部源数据应该以其原始格式保存，并根据要求提供。

应该在分析报告中讨论任何对试验计划、分析步骤或 SOP 的偏离。

分析报告中应至少包括以下信息。

（1）对照标准品。

（2）校正标样和 QC 样品的贮存条件。

（3）简要叙述分析批的接受标准，引用特定的试验计划或 SOP。

（4）样品踪迹（接收日期和内容，接收时样品状态，贮存地点和条件）。

（5）试验样品分析　所有分析批和试验样品列表，包括分析日期和结果（标明哪些样品在哪些分析批中被分析）；所有接受的分析批的标准曲线结果列表；所有分析批的 QC 结果列表，落在接受标准之外的数据应该清楚标出。

（6）失败的分析批数目和日期。

（7）对方法或 SOP 的偏差。

（8）重新分析结果列表（样品身份、重新分析理由、原始分析值和重新分析值）。

试验样品再分析的结果可以在方法验证报告、样品分析报告或者在单独的报告中提供。

对于生物等效性试验，应在样品分析报告之后按规定附上受试者分析批的全部色谱图，包括相应的 QC 样品和校正标样的色谱图。

第三节　生物样品分析方法验证的国际规范

一、概述

目前，WHO 和 ICH 均未发布有关生物样品定量分析方法建立与验证的相关技术规范，美国食品和药物管理局 FDA 曾于 2001 年发布了《生物分析方法验证指南》（Guidance for Industry Bioanalytical Method Validation）、并于 2013 年发布了修订版（草案），于 2018 年生效；欧洲药品管理局（EMA）则于 2009 年发布了人用药品委员会（CHMP）的《生物分析方法验证指南（草案）》［Guideline on Bioanalytical Method Validation（draft）］，于 2012 年

扫码"学一学"

生效；ICH 则于 2019 年 2 月最新发布了 ICH 协调指导原则 M10《生物分析方法验证（草案）》〔ICH Harmonised Guideline：Bioanalytical Method Validation M10 (draft version)〕。由于该指导原则（草案版）目前处于征求意见阶段，所以本节将以 ICH 发起成员 EMEA 的指南为例，介绍国际相关技术规范。虽然 EMA 指南的相关规定与《中国药典》收载的指导原则存在某些共同之处，为保持论述的连续性与可读性，以下将完整介绍 EMA 的《生物分析方法验证指南》（不含配体结合分析法相关内容）。

二、EMA《生物分析方法验证指南》

（一）引言（背景）

生物基质（如血清、血浆、全血、尿和唾液）中药物浓度的定量测定是药品研发的重要方面。这些数据可能被用于新药、仿制药以及已上市药品的剂型改变的注册申请。动物毒动学研究和临床试验（包括生物等效性研究）的结果是评价原料药及其制剂的安全性和有效性的关键因素。因此，必须依据令人满意的标准对所应用的生物分析方法进行充分的表征和全面的验证并记录，以获得可靠的分析结果。

在特定的情况下，可使用比本指南定义更为宽泛的接受标准。该标准应基于方法的预期用途前瞻性定义。

（二）范围

本指南为应用于动物毒动学研究和各阶段临床试验中获得的生物基质中药物浓度测定的生物分析方法提供验证要求。因为配体结合分析法与色谱分析方法有很大的不同，所以单独为配体结合分析法提供验证要求。

本指南也为研究样品分析的具体问题提供解决方案。除分析方法完整验证外，本指南还对要求进行部分验证或交叉验证的情景进行相应的表述。

本指南不涵盖用于评估药效学终点的生物标志物浓度的定量分析方法。

本指南适用于人用药品上市许可申请中关于生物基质中药物浓度分析部分。生物分析方法验证和人体临床试验的研究样品分析应遵循 GCP 原则；非临床（药理毒理）研究中应用的方法验证与样品分析应遵循 GLP 原则。

（三）方法验证（method validation）

1. 分析方法完整验证（full validation of an analytical method）　无论是新的还是基于文献的任何一个分析方法均需进行完整的方法验证。方法验证的主要目的是证明用于测定某种具体生物基质（如血液、血清、血浆、尿或唾液）中分析物浓度的特定方法的可靠性。此外，如果使用了抗凝剂，方法验证应使用与研究样品相同的抗凝剂。在某些情况下，可能难以获得与研究样品相同的基质用于验证，可以使用适当的替代基质，如合成制备的脑脊液，但需说明理由。

生物分析方法应具备的保证可接受的方法效能和可靠的分析结果的特征包括：选择性、定量下限、响应函数和校正范围（校正曲线性能）、准确度、精密度、基质效应、生物基质中分析物的稳定性、在贮备液和工作液以及在整个贮存期间和处理条件下分析物和内标的稳定性。

通常只有一种分析物或药物需要测定，但有时可能需要测定一种以上的分析物。这可能涉及两种不同的药物，也可能涉及母体药物及其代谢物，或药物的对映体或异构体。在这些情况下，验证和分析的原则适用于所有涉及的分析物。

对照标准物质（reference standards）

在方法验证和研究样品分析中，添加含目标分析物的对照标准溶液于空白生物基质中，制成校正标样、质控样品（QC 样品）和稳定性样品。另外，在样品处理和色谱分析过程中，可能加入适当的内标物。

对照标准物质和内标物的质量可能影响分析结果及研究数据，所以在方法验证和研究样品分析中使用的对照标准物质应该从真实的和可追溯的来源获得。合适的对照标准物质，包括经认证的标准物质，如药典标准（EPCRS、USP、WHO）、市售的标准物质、自制或由非商业机构制备的经充分表征的标准物质。对照标准物质应具备分析证书，以确认其纯度，并提供存储条件、有效期和批号。对于内标物质，只要能证明其适合使用，如显示该物质本身或其任何杂质不干扰分析即可。

当在生物分析方法中使用质谱（MS）检测时，建议尽可能使用稳定同位素标记的内标物。但标记的标准物质必须具有最高的同位素纯度，并且不发生同位素交换反应，在方法验证中应检测未标记分析物的相对量并评估其对分析可能产生的潜在影响。

（1）选择性（selectivity） 分析方法应能从样品基质的内源性物质或样品的其他组分中区分目标分析物和内标物。选择性应使用至少 6 个独立来源的适当的空白基质证明，这些空白基质被分别分析并评估干扰。对于罕见的基质可以接受更少的来源。通常，干扰组分的响应低于分析物 LLOQ 的 20% 和内标物的 5% 是可以接受的。

应该评估由药物代谢物、样品处理过程中产生的降解产物以及可能同时服用的药物引起的干扰的程度。当样品中存在酸代谢物、不稳定 N-氧化物或葡萄糖醛酸代谢物、内酯环结构等潜在不稳定代谢物时，在连续操作过程（包括提取或在 MS 源）中，代谢物回复转化为母体分析物的可能性也应进行评估，确定其回复转化的程度并讨论其对研究结果的影响。对于新的化学实体，在药物开发早期尚未研究其代谢机制时，无法进行该评估；在进一步的研究中阐明其有关代谢机制时，可进行部分验证。

通常难以获得目标代谢物，可以通过对已分析样品（incurred sample）的再分析进行检测。在这种情况下，样品处理过程中的潜在回复转化不能被排除。

（2）残留（carry over） 在分析方法建立期间应解决残留问题，使之最小化。残留的验证可通过在注射高浓度样品或 ULOQ 校正标样后，注射空白样品进行评估。高浓度标样之后在空白样品中的残留应不超过 LLOQ 的 20%，并且不超过内标物的 5%。如果残留不可避免，研究样品的分析不应随机化。在方法验证时采取措施并测试措施的有效性，以确保准确度和精密度不受影响，并在研究样品分析时应用这些措施。这些措施可能包括在预期高浓度样品后注射空白样品，然后分析下一个研究样品。

（3）定量下限（LLOQ） 定量下限是能够被可靠定量的样品中分析物的最低浓度，具有可接受的准确度和精密度。LLOQ 是校准曲线上的最低浓度点。另外，LLOQ 样品的分析物信号应至少是空白样品信号的 5 倍。LLOQ 应适用于预期的浓度和研究目的。例如，在生物等效性研究中，LLOQ 应不高于 C_{max} 的 5%；而在探索性药动学研究中则无需如此低的 LLOQ。

（4）校准曲线（calibration curve） 应该在指定的浓度范围内了解和评价仪器对分析物的响应，获得校准曲线。校准标样应使用与预期研究样品相同的基质制备，通过添加已知浓度的分析物于空白基质中制备。方法验证中研究的每种分析物以及在每一分析批中，均应有一条校准曲线。

最好在分析方法验证之前能了解预期的浓度范围。校准曲线范围应该覆盖这个范围。校正曲线范围由 LLOQ 和 ULOQ，即最高校准浓度定义，该范围应能够充分描述目标分析物的药动学。

应使用最少 6 个校准浓度水平，不包括空白样品（经处理的不含分析物和内标物的基质样品）和零样品（经处理的含有内标物的基质）。每个校准标样可以重复分析。

应该使用简单且能够充分描述仪器对分析物浓度响应的关系式。空白和零样品不应参与计算标准曲线参数。

应报告校准曲线参数（在线性拟合情况下，报告斜率和截距）。此外，校准标样的回算浓度应与计算的平均准确度值（见下文关于准确度的定义）一并提交。最少应报告 3 条验证过程中获得的可用的（或可接受的）曲线。

校准标样的回算浓度应在标示值的 ±15% 以内，LLOQ 除外，其回算浓度应在标示值的 ±20% 以内。至少 75% 的校准标样，最少有 6 个校准浓度水平，必须符合这一标准。在重复分析的情况下，每一浓度水平至少 50% 校准标样已测试值应满足所述标准（±15% 以内或 LLOQ 为 ±20% 以内），也用于每个浓度水平测定。若有一个校准标样不符合这些标准，则该校准标样应被拒绝，并且不含此校准标样的校准曲线应重新评估，包括回归分析。若所有 LLOQ 或 ULOQ 校准标样的重复分析被拒绝，则验证应拒绝该分析批，应确定可能的失败原因并修改方法（如有必要）。如果下一个验证批次也失败，则该方法应在重新验证之前进行修改。

校准曲线最好使用新鲜制备的校准标样建立，但如果有适当的稳定性数据的支持，也允许使用预先准备并存储的校准样品。

（5）准确度（accuracy） 分析方法的准确度描述该方法测得值与分析物的标示浓度的接近程度（以百分比表示）。准确度应使用加入已知量分析物的样品，即质量控制样品（QC 样品）进行评估。QC 样品的制备应独立于校准标样，使用单独制备的贮备液，除非贮备液的标示浓度已被测定。

应根据校准曲线分析 QC 样品，将获得的浓度与标示浓度比较，以标示值的百分数报告准确度。准确度应通过单一分析批（批内准确度）和不同分析批（批间准确度）内获得 QC 样品值进行评估。

为评估一个分析批内随时间的变化趋势，推荐使用至少一个分析批的 QC 样品证明准确度和精密度，其样品数与一个预期的研究样品分析批的样品数相当。

①批内准确度（within-run accuracy）：在一个分析批内，通过分析至少 4 个浓度水平，每个水平 5 个样品确定批内准确度。4 个浓度水平覆盖校准曲线范围：LLOQ、LLOQ 的 3 倍以内（低 QC，LQC）、校准曲线范围约 30%~50%（中 QC，MQC）和校准曲线范围上限 75% 以上（高 QC，HQC）。QC 样品的平均浓度应在标示值的 ±15% 之内，LLOQ 除外，其平均浓度应在标示值的 ±20% 以内。

②批间准确度（between-run accuracy）：为验证批间准确度，至少应在两天内分析至少 3 个分析批的 LLOQ 以及低、中、高 QC 样品。QC 样品的平均浓度应在标示值的 ±15% 之内，LLOQ 除外，其平均浓度应在标示值的 ±20% 以内。

报告的方法验证数据和准确度与精密度的确定应该包括所有获得的结果，但是已经记录明显失误的情况除外。

（6）精密度（precision） 分析方法的精密度描述分析物重复测定的接近程度，以变异系数（CV）表示。精密度应通过单一分析批内和不同分析批间 LLOQ 以及低、中、高 QC 样品，即使用与准确度评估相同的分析批和数据进行评估。

①批内精密度（within-run precision）：在一个分析批内，在 LLOQ 和低、中、高 QC 浓度水平，至少每水平 5 个样品评价批内精密度。QC 样品的批内 CV 值不超过 15%，LLOQ 除外，其 CV 值应不超过 20%。

②批间精密度（between-run precision）：至少在两天内分析至少 3 个分析批的 LLOQ 以及低、中、高 QC 样品评价批间精密度。QC 样品的批间 CV 值不超过 15%，LLOQ 除外，其 CV 值应不超过 20%。

（7）稀释可靠性（dilution integrity） 样品的稀释不应影响准确度和精密度。稀释可靠性可通过向基质中加入高于 ULOQ 浓度的分析物，并用空白基质稀释该样品（每个稀释因子至少测定 5 次）加以证明。准确度和精密度应在设置的标准之内，即在 ±15% 以内。稀释可靠性应覆盖研究样品应用的稀释。

可以通过部分验证评价稀释可靠性。如果能证明不影响准确度和精密度，可以接受其他基质的使用。

（8）基质效应（matrix effect） 当使用质谱法时，应考察基质效应。使用至少 6 批次来自不同供体的空白基质，不应使用合并基质。对于每个分析物和内标物，应通过计算在基质存在下的峰面积（由分析空白基质经提取后加入分析物测得）和不含基质的峰面积（分析物的纯溶液）的比值，计算每批基质的基质因子（MF）。内标归一化的 MF 也应通过分析物的 MF 除以内标物的 MF 计算得出。由 6 批次基质测得的内标归一化 MF 的 CV 不应大于 15%。该测定应在低浓度水平和高浓度水平（不超过 LLOQ 的 3 倍和接近 ULOQ）下进行。

如果不能使用上述方式，例如在线样品处理，则应通过分析至少 6 批基质，分别加入低浓度和高浓度水平（不超过 LLOQ 的 3 倍和接近 ULOQ），评价批与批之间响应的变异性。验证报告应包括分析物和内标物的峰面积以及每一样品的计算浓度。这些浓度计算的总 CV 应不大于 15%。

如果基质难以获得，可以使用少于 6 批次的基质，但应有合理的理由。然而，仍需考察基质效应。

如果给予受试者或动物的注射剂含有已知能产生基质效应的辅料，如聚乙二醇或聚山梨醇酯，则除空白基质外，还应使用含有这些辅料的基质研究基质效应。用于这一评价的基质应从给予该辅料的受试者或动物获得，除非已经证明该辅料在体内不被代谢或转化。辅料的影响可通过测定 MF 或通过用不含辅料的空白基质稀释高浓度的研究样本进行研究。

除正常基质外，建议研究其他样品，如溶血和高脂血症血浆样品的基质效应。如果需要分析来自特殊人群（如肾脏或肝脏功能受损的群体）的样品，还建议使用来自该人群的基质研究基质效应。

（9）稳定性（stability） 稳定性评估旨在保证样品制备和分析过程的每一步骤以及采用的贮存条件不影响分析物的浓度。

分析方法的每一步骤应保证稳定性，意味着应用于稳定性试验的条件，例如，样品基质、抗凝剂、容器材料、贮存和分析条件，均应与用于实际研究的样品一致。仅有文献报道的数据是不够的。

使用低和高 QC 样品（空白基质中加入不超过 3 倍 LLOQ 和接近 ULOQ 浓度的分析物）

评估在研究基质中分析物的稳定性，QC 样品在制备后和在评估条件下贮存后立即分析。用新鲜制备的校准标样获得的校准曲线分析 QC 样品，并将获得的浓度与标示浓度比较，每个水平的平均浓度应在标示浓度的 ±15%。

贮备液和工作溶液的稳定性应根据检测器的线性和测量范围经适当稀释后测试。

稳定性研究应在不少于实际研究样品的贮存时间间隔内考察不同的贮存条件。应进行下列稳定性验证。

①分析物和内标物的贮备液和工作溶液的稳定性。

②基质中分析物从冰箱贮存条件到室温或样品处理温度的冷冻和融化稳定性。

③基质中分析物在室温或样品处理温度下的短期稳定性。

④基质中分析物在冰箱中贮存的长期稳定性。

此外，如果适用，也应该进行下列验证。

a. 处理过的样品在室温或在研究过程（干燥提取物或在进样阶段）的贮存条件下的稳定性。

b. 处理过的样品在注射器中或自动进样器温度下的设备中或自动进样器中的稳定性。

关于冷冻和融化稳定性：QC 样品在冰箱中在拟定的温度下贮存并冷冻，随后在室温或样品处理温度下融化；完全融化后的样品在相同的条件下再次冷冻。在每个循环中，样品在融化之前应冷冻至少 12h。冷冻－融化稳定性的循环次数应不少于研究样品的冷冻－融化循环次数。

关于在冰箱中贮存的基质中分析物的长期稳定性：QC 样品应与研究样品在相同的贮存条件下在冰箱中贮存至少相同的期限。对于小分子化合物可以接受覆盖的方法，例如已经证明在 -70℃ 和 -20℃ 的稳定性的情况下，无须考察在之间温度下的稳定性。对于大分子物质（如肽和蛋白质），应研究在每一个研究样品可能采用的贮存温度下的稳定性。除 QC 样品外，也可以使用研究样品，但单独使用研究样品是不够的，因为其标示浓度未知。在得出研究报告之前，应获得长期稳定性评估的结果。

关于贮备液和工作溶液的稳定性：无须研究工作溶液的每一浓度水平的稳定性，可以使用覆盖的方法。如果已经证明在与已经证明分析物稳定性的相同的条件下不发生同位素交换反应，则无须研究稳定同位素标记的内标物的稳定性。

在多个分析物研究的情况下，特别是对于生物等效性研究，应关注每个分析物在含所有分析物基质中的稳定性。

应特别关注受试者采血时，在采集的直接样品基质中以及在贮存前预处理的样品基质中分析物的稳定性，以保证由分析方法获得的浓度能够反映在采样时刻受试者体内分析物的浓度。可能需要根据分析物的结构，按具体情况证明其稳定性。

2. 部分验证（partial validation） 在对已经验证的分析方法进行小幅变更的情况下，根据改变内容的性质，可能无须进行完整验证。可能需要部分验证的变更包括：生物分析方法向另一个实验室的转移，变更仪器、校正浓度范围、样品体积，其他基质或物种，变更抗凝剂、样品处理步骤、贮存条件等。应报告所有的变更，并对重新验证或部分验证的范围说明理由。

部分验证的范围可以从批内精密度和准确度的测定到一个几乎完整的验证。

3. 交互验证（cross validation） 在一项研究或交互研究中应用不同方法获得数据，或者在一项研究中应用相同方法从不同实验室获得数据，并且需要互相比较这些数据时，需要进行分析方法的交互验证。样品制备方法的差异或不同分析方法的使用可能导致研究之间得出不同的结果。如果可能，应在研究样品分析之前进行交叉验证。为了交互验证，同一组 QC 样品或研究样品应用两种分析方法分析。对于 QC 样品，用不同方法获得的平均准确度应在 ±15% 范围内，如果有合理的理由可以放宽；对于研究样品，两个获得值的差异，至少 67% 的分析样品应在两者均值的 ±20% 范围内。

交互验证的结果是确定获得的数据是否可靠以及它们是否可以进行比较和应用的关键。

（四）研究样品分析

在分析方法完整验证之后，可以进行研究或受试者样品的分析。应该在研究样品分析（analysis of study samples）开始之前，验证生物分析方法的效能。

应根据已经验证的方法处理研究样品、QC 样品和校准标样，以保证分析批是可接受的。

1. **分析批（analytical run）**　一个分析批包括空白样品（处理的不含分析物和内标物的基质样品）和零样品（处理的含内标物的基质）、至少 6 个浓度水平的校正标样、至少 3 水平的 QC 样品（低、中、高）双重样品（或至少研究样品数的 5%，两者中取数目更多者），以及研究样品的分析。如前所述，校准标样和 QC 样品应使用分别制备的贮备液独立配制，除非贮备液的标示浓度已经准确测定。所有样品（校准标样、QC 样品和研究样品），应按照拟定提交和分析的顺序，在同一样品批中处理和提取。一个分析批包括同一时间处理的样品，即所有样品均由同一分析者使用相同的试剂、在一致的条件下，不间断地相继处理。避免分别制备的数批样品在同一个分析批中分析。如果无法避免，如受实验稳定性限制，则每一批样品均应包括低、中、高 QC 样品。接受标准应预先在标准操作规程或在研究计划中制定，并且在完整的分析批和该分析批的各分批中定义。

对于生物等效性研究，建议一名受试者的所有样品在同一分析批中分析，以减少结果的变异。QC 样品应该以能保证整个分析批的准确度和精密度的方式分散在分析批中。

2. **分析批的接受标准（acceptance criteria of an analytical run）**　接受或拒绝一个分析批的标准应该在试验方案、研究计划或标准操作规程中定义。在整个分析批包含多个分批的情况下，接受标准应该适用于整个分析批和每一分批。虽然一个分批可能因为不符合标准而被拒绝，而该分析批仍可被接受。

应该使用下列接受标准。

准确度：校准标样的回算浓度应在标示值的 ±15% 以内，LLOQ 除外，其值应在 ±20% 以内。不少于 6 个的校正标样中，应有至少 75% 的校准标样必须符合标准。如果校准标样中有一个不符合这些标准，应拒绝该校准标样，重新评估不含该校准标样的校准曲线，并进行回归分析。

如果被拒绝的校准标样是 LLOQ，则该分析的 LLOQ 是校准曲线的下一个最低可接受校准标样；如果最高浓度校准标样被拒绝，则该分析批的 ULOQ 是校准曲线的下一个可接受的较低浓度的校准标样。修订后的校准范围必须覆盖所有 QC 样品（低、中和高）。

QC 样品的准确度值应在标示值的 ±15% 范围内。至少 67% 的 QC 样品，并且每一浓度水平至少 50% 样品应符合这一标准。在不满足这些标准的情况下，应该拒绝该分析批，并且研究样品应该重新提取和分析。

在同时测定几种分析物的情况下，每一种研究的分析物均应有一条校准曲线。如果一个分析批对一种分析物可以接受，而必须拒绝另一个分析物，接受的分析物数据可以使用，但应重新提取和分析以测定被拒绝的分析物。

如果使用重复校准标样，仅有一个 LLOQ 或 ULOQ 标样失败，则校准范围不变。

所有接受分析批的 QC 样品的整体（平均）准确度和精密度应以每一浓度水平计算并在分析报告中给出。在总平均准确度和精密度超过 15% 的情况下，需要进行额外考察，以说明该偏差的理由。在生物等效性试验的情况下，这可能导致数据被拒绝。

3. 校准范围（Calibration range）　如果在开始分析研究样品之前，已知或预期研究样品中分析物的浓度范围窄，则推荐窄的校准曲线范围，调整 QC 样品浓度，或者适当加入不同浓度水平的新 QC 样品，以充分反映研究样品的浓度。

如果在样品分析开始后发现分析值处于预期之外的一个窄范围内，则推荐停止分析，并且在继续分析研究样品之前，缩减校准标样范围、修订现有的 QC 浓度，同时在原曲线上加入额外浓度的 QC 样品。无须重新分析在优化标准曲线范围或 QC 浓度之前已经分析的样品。

如果出现大量研究样品中分析物的浓度超出 ULOQ，适用同样方法。应该延伸校准曲线范围，如果可能，增加 QC 样品或修改 QC 样品浓度。

至少应有两个 QC 样品水平处于研究样品中测得的浓度范围内。如果校准曲线范围变更，生物分析方法应重新验证（部分验证），以确认响应函数并保证准确度和精密度。

4. 研究样品的重新分析（Reanalysis of study samples）　研究样品重新分析的理由和选择报告值的标准应在样品分析开始之前的试验方法、研究计划或 SOP 中预先定义。已经重新分析的样品数量（和占样品总数的百分数）应在研究报告中讨论。

研究样品重新分析的理由示例如下。

①由于校准标样和（或）QC 样品的准确度原因致使该批不符合接受标准，进而导致一个分析批被拒绝。

②内标物响应与校准标样和 QC 样品的内标物响应差异显著。

③进样不当或仪器功能异常。

④测得的浓度高于 ULOQ 或低于该批的 LLOQ，并且该批校准曲线的最低标样被拒绝，导致一个比其他批更高的 LLOQ。

⑤在给药前样品或安慰剂样品中检出可定量的分析物。

⑥色谱不佳。

对于生物等效性研究，通常不接受基于药动学理由的研究样品重新分析，因为这可能会影响并使该研究的结果出现偏离。在这种情况下，重新分析可视为实验室研究的一部分，以确认出现不正常结果的可能原因，并且防止今后再次出现类似问题。

在由于给药前样品的阳性结果或者由于药动学的理由进行重新分析的情况下，应核对重新分析的样品，并提供初始值、重新分析的理由、重新分析测得值、最终接受值以及接受理由。

在仪器故障的情况下，如果在方法验证时已经证明了重新进样的重复性和进样器内的稳定性，则可以重新进样。在没有确切的分析理由的情况下，仅仅因为校准标样或 QC 样品的失败整个分析批重新进样，还有单个校准标样或 QC 样品重新进样均是不被接受的。

受试者的安全应优先于试验的任何其他方面，因此，当需要重新提取和（或）重新分析特定研究样品时，还需注意其他情况，如可能影响患者安全的意外或异常结果。

5. 色谱积分（integration）　应在 SOP 中描述色谱的积分以及重新积分。任何对 SOP 的偏离都应在分析报告中讨论。应该记录色谱积分参数和积分数据，在重新积分的情况下，应记录原始的和最终的积分数据，并在要求时提交。进一步的要求可参考 EMEA 于 2010 年发布的 GCP 相关内容。

（五）供试样品再分析（incurred samples reanalysis）

在方法验证中使用校准标样和 QC 样品可能无法模拟实际研究样品，在蛋白结合、已知和未知代谢物的回复转化、样品的不均匀性或同服药物的差异，可能影响在处理和贮存期间这些样品中分析物的准确度和精密度。因此，推荐采用在不同天、于不同批重新分析研究样品的方法评估供试样品的准确度。测试的范围依据分析物和研究样品，并应基于对分析方法和分析物的深入理解。指导性的建议是，样品数在 1000 以内时，应重新分析 10% 的样品；样品数超过 1000 时，超出部分的 5% 的样品也应重新分析。此外，建议重新分析的样品包括 C_{max} 附近和消除相的样品。

对于至少 67% 的重复分析，原始浓度和再次分析测得的浓度之间的差值应不大于二者平均值的 20% 。使用下列公式计算：

$$差值（\%）= \frac{再次分析测得值 - 原始值}{平均值} \times 100\%$$

结果之间的较大差值显示可能是分析方法的问题，应该进行考察。

如果研究样品再分析显示结果的偏差，应该进行考察，并应采取适当措施，以使不准确（和不精密）最小化。

至少在下列情况下，应进行研究样品的再分析。

（1）毒动学研究，每个物种一次。

（2）所有关键性的生物等效性试验。

（3）首次人体临床试验。

（4）首次患者试验。

（5）首次肝功能或肾功能不全患者试验。

对于动物研究，可能仅在早期阶段的研究，对涉及给药剂量和测得浓度关系的关键性研究的实际样品进行再分析。

样品不应被混合，因为混合后可能限制异常的发现。

（六）报告（reports）

有关审核/检查的信息应包含在报告中。

1. 验证报告（validation report） 如果能够在验证报告中提供足够详细的信息，引用 SOP 相关分析的具体操作步骤即可。否则，应该在报告后附完整的 SOP。

全部源数据应以原始格式保存，并根据要求提供。

应该记录任何对验证方案的偏离。

验证报告至少应包括下列信息。

（1）验证结果摘要。

（2）所用分析方法的细节，并在适当情况下提供分析方法的来源［参考文献和（或）操作的修改］。

（3）分析操作的具体步骤（分析物、内标物、样品预处理、提取和分析）。

（4）对照标准物质（来源、批号、分析证书、稳定性和贮存条件）。

（5）校准标样和 QC 样品（基质、抗凝剂、制备方法、制备日期和贮存条件）。

（6）批的接受标准。

（7）分析批

①所有标明日期的分析批列表，无论是通过的还是失败的均要，并说明失败的原因；

②所有接受分析批校准曲线列表，包括校准范围、响应函数、回算浓度和准确度；

③所有接受分析批的 QC 样品结果列表（批内和批间精密度和准确度），应清楚标出所有超出接受标准的数据；

④贮备液、工作溶液、QC 样品在所有贮存条件下的稳定性数据；

⑤选择性、LLOQ、残留、基质效应（如果适用）、稀释可靠性的数据。

（8）方法验证中得到的意外结果，充分说明采取措施的理由。

（9）对方法和（或）对 SOP 的偏离（偏离的描述、对研究的影响和支持性数据）。

与每个计算浓度有关的所有测量均需出现在验证报告中。

2. 分析报告（analytical report）　分析报告应包括对应用于研究样品分析的验证报告的引用，还应包括对研究样品分析的详细描述。

如果分析报告提供了详细的信息，在分析报告中引用具体分析的 SOP 即可。否则完整的 SOP 应附在分析报告后。

全部源数据应以其原始格式保存，并根据要求提供。

应该在分析报告中讨论任何对方案、分析步骤或 SOP 的偏离。

分析报告中至少应包括以下信息。

（1）对照标准物质（来源、批号、分析证书、稳定性和贮存条件）。

（2）校准标样和 QC 样品（贮存条件）。

（3）批的接受标准（简述、引用具体方案或 SOP）。

（4）分析方法（简述）。

（5）样品踪迹（接收日期和目录、样品接收条件、贮存地点和条件，如果适用）。

（6）研究样品分析。

分析批内容。

①所有分析批和研究样品确认列表，包括分析日期和结果。

②所有（通过）分析批的标准曲线结果列表。

③所有（通过）分析批的 QC 结果列表，应清楚标出超出接受标准的数据。

④失败的分析批（批次、分析日期、失败原因）。

⑤对方法和（或）SOP 的偏离（偏离的描述、对研究的影响和支持性数据）。

⑥重新测定列表（包括样品的确认、重新测定理由、原始测定值和重新测定值），排除由于分析原因的重新测定，例如失败批。

已测试研究样品再分析的结果既可以在验证报告或分析报告中提供，也可以在单独的报告中给出。

对于生物等效性研究，应在样品分析报告之后按规定附上受试者分析批的全部色谱图，包括相应的 QC 样品和校正标样的色谱图。

对于生物等效性研究，应在分析研究报告后附上包含 20% 受试者分析批的全部色谱图，包括相应的 QC 样品和校准标样的色谱图。对于其他研究，应在报告后附上代表性的色谱图。其他色谱图应根据要求提供。

（七）定义（definitions）

1. 准确度（accuracy）　分析方法的准确度表示测得值与可接受值，习称真值或可接受的参考值之间的接近程度。准确度定义为：（测得值/真值）×100%。

2. **分析物**（analyte） 待测的特定化学组分，可以是生物基质中的原型药物、生物分子或其衍生物、代谢物和（或）降解产物。

3. **分析批**（analytical run） 一个包含适当数目校准标样和用于验证的 QC 样品的完整系列的分析和研究样品。可以在一天内完成数个分析批，或数天完成一个分析批。

4. **分析方法**（analytical procedure） 分析方法系指进行样品分析所采用的方法。分析方法应详细描述进行一个分析的必要步骤。

5. **校准范围**（calibration range） 分析方法的范围是样品中分析物高、低浓度（量）之间的间隔（包括这些浓度），并且已经证明分析方法在此范围内符合精密度、准确度和响应函数的要求。

6. **校准标样**（calibration standard） 加入或掺入已知量分析物的基质。校准标样用于构建校准曲线。

7. **残留**（carry over） 残留是在一个高分析物浓度样品的分析之后在空白样品中出现的分析物信号。

8. **交互验证**（cross validation） 两种生物分析方法验证参数的对比。

9. **完整验证**（full validation） 制定应用于样品分析的每个分析物的生物分析方法的所有验证参数。

10. **供试样品**（incurred samples） 来自于给药后的受试者或动物的研究样品。

11. **供试样品再分析**（incurred sample reanalysis） 部分供试样品的分析，以确定原始分析结果是否是可再现的。

12. **内标物**（internal standard） 以一个已知并恒定的浓度加入到校准标样、QC 样品和研究样品中的试验化合物（例如，结构上相似的类似物或稳定同位素标记的化合物），用以校正在样品制备和分析过程中的实验变动。

13. **定量下限**（lower limit of quantification，LLOQ） 一个分析方法的定量下限是样品中分析物可被定量（符合预定义的精密度和准确度）测定的最低量。

14. **基质效应**（matrix effect） 由于样品中未预期分析物（对于分析）或其他干扰物的存在导致对响应的直接或间接的改变或干扰。

15. **标示浓度**（nominal concentration） 理论或期望浓度。

16. **部分验证**（partial validation） 已经验证的生物分析方法修改后，仅针对相关部分进行重复验证的系列分析实验。

17. **精密度**（precision） 分析方法的精密度描述了在规定条件下获得的系列测量值之间的接近程度（分散度），精密度定义为标准偏差与均值的比值（SD/mean，%）。

18. **质量控制样品**（quality control，QC sample） 掺有对照标准物质的样品。质量控制样品用于监测生物分析方法的效能和评价单一分析批中未知样品分析结果的可靠性和有效性。

19. **响应函数**（response function） 响应函数是用于充分描述仪器响应（如峰面积或峰高比）与样品中分析物浓度（量）之间关系的函数。响应函数在给定范围内定义。

20. **选择性**（selectivity） 选择性是指生物分析方法在预期存在于样品中的其他组分的存在下，测量和区分目标分析物和内标物的能力。

21. **专属性**（specificity） 专属性是指生物分析方法在基质中存在外源性的或内源性的其他物质时能够明确测量分析物的能力。

22. **稳定性**（stability） 在规定的条件下和限定的时间间隔内，分析物在给定的生物基质中的化学稳定性。

23. 标准操作规程（standard operating procedure，SOP） 描述与研究质量有关的经常性的操作文件，该文件描述的操作始终能以相同方式被正确执行。

24. 定量上限（upper limit of quantification，ULOQ） 一个分析方法的定量上限是样品中分析物可被定量（符合预定义的精密度和准确度）测定的最高量。

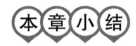

本章小结

生物样品分析方法的建立与验证
- 分析方法建立
  - 生物样品分析方法
  - 分析方法的建立过程
    - 方法设计
    - 条件筛选与优化
    - QC 样品验证
    - 实际样品测试与评估
- 分析方法验证
  - 分析方法验证定义
  - 分析方法验证分类
    - 完整验证
    - 部分验证
    - 交叉验证
  - HPLC 方法完整验证
    - 选择性与残留：定义与验证方法
    - 定量下限（LLOQ）：定义、方法与限度要求
    - 标准曲线：定义、方法与限度要求
    - 准确度与精密度：定义、方法与限度要求
    - 稀释可靠性：定义、方法与限度要求
    - 基质效应（ME）：定义
    - 基质因子（MF）/内标归一化 MF：定义与要求
    - 分析物稳定性：试验方法与限度要求
  - 试验样品分析：分析批定义与接受标准
  - 配体结合分析方法的验证
    - 分析验证前的考量
    - 方法验证
  - EMA《生物分析方法验证指南》

（于治国）

扫码"练一练"

参考文献

［1］European Medicines Agency. Guideline on bioanalytical method validation ［S］. 2011.

［2］https：//www. ema. europa. eu/en/documents/scientific – guideline/guideline – bioanalytical – method – validation_ en. pdf.

［3］https：//www. fda. gov/regulatory – information/search – fda – guidance – documents/bioanalytical – method – validation – guidance – industry.

［4］https：//www. ich. org/fileadmin/Public_ Web_ Site/ICH_ Products/Guidelines/Multidisciplinary/M10/M10EWG_ Step2_ DraftGuideline_ 2019_ 0226. pdf.

第二篇

分析方法

本篇为体内药物分析的方法篇，是体内药物分析的重要组成部分，主要介绍在体内药物分析中常用的分析方法。体内药物分析中应用的分析方法包括经典的微生物学法、免疫分析法（放射免疫分析法、酶免疫分析法、化学发光免疫分析法、荧光免疫分析法等）、光谱法（紫外分光光度法、荧光分光光度法、原子吸收分光光度法、原子荧光光谱法等）、色谱法（气相色谱法、高效液相色谱法等）、电化学分析法（电位法、伏安法）、高效毛细管电泳法等近现代仪器分析法以及各种分析技术的联用，如毛细管电泳-免疫法、气相色谱-质谱法、液相色谱-质谱法、液相色谱-核磁共振法等。

20 世纪 80 年代初本学科刚刚在我国起步，限于技术、装备条件，只有极少数药学工作者开展一些零星的工作，在分析方法上也多采用经典微生物学法、放射免疫分析法以及比色法、紫外分光光度法、薄层色谱法、气相色谱法等近现代分析技术。到 21 世纪初，在分析方法的应用上有怎样的变化呢？沈阳药科大学李好枝教授曾对国内刊物在 2001~2006 年发表的 870 余篇论文中的 57 种药物所采用的分析技术做了归纳，结果见下表。

经过多年的发展，新技术新仪器不断出现，各种分析方法由于自身的优缺点，在体内药物分析中应用的频率也在悄然改变。从统计数据看出，在 21 世纪初，HPLC 的应用频率最高，在体内药物分析领域占据了主流地位，其次是 HPLC-MS、GC、HPCE 等。

近年来，随着高效药物的研发上市，临床用药剂量日趋降低，体内药物分析方法更趋向于采用高专属性、高灵敏度、高通量的分析技术。本篇将分别对应用较为广泛的 HPLC、Ultra-HPLC、RIA、EIA、FPIA、CLEIA 以及 GC-MS、LC-MS 等方法的基本原理、特点与应用进行阐述。

第四章 色谱分析法

学习目标

1. **掌握** 高效液相色谱法在体内样品分析中的使用要点与定量方法。

2. **熟悉** 色谱法的分类；高效液相色谱直接进样技术及其应用；手性高效液相色谱分析法及其应用。

3. **了解** 超高效液相色谱法原理及其在体内药物分析中的应用。

第一节 概 述

色谱法（chromatography）系来源于希腊语的 chroma（色）和 graphos（记录），最初用于植物色素等有色物质的分离，后逐渐用于具有共轭结构的无色物质的分离与定量，目前已成为分离多组分混合物最有效的方法，也是体内药物分析的常规方法。

色谱法的分类有多种方式，常规的分类方式是根据流动相的性质和种类及与固定相的组合进行分类。按照流动相的不同，色谱法可分为气相色谱法（gas chromatography，GC）和液相色谱法（liquid chromatography，LC）；液相色谱法则可根据所用固定相的种类与形式分为柱色谱法（column chromatography，CC）、薄层色谱法（thin-layer chromatography，TLC）、纸色谱法（paper chromatography，PC）等。其中，常用的柱色谱法为高效液相色谱法（high performance liquid chromatography，HPLC）。根据分离机制，HPLC 又可进一步分为吸附色谱法（adsorption chromatography）、分配色谱法（partition chromatography）、离子交换色谱法（ion-exchange chromatography）、凝胶渗透色谱法（gel permeation chromatography）、亲和色谱法（affinity chromatography）、手性色谱法（chiral chromatography）、胶束色谱法（micellar chromatography）等。分配色谱法又分为正相分配色谱法（normal phase partition chromatography）与反相分配色谱法（reversed-phase partition chromatography）。近年来，色谱柱填料粒径变小促成了超高效液相色谱法（ultra high performance liquid chromatography，UHPLC）的出现。图 4-1 为上述色谱法的分类框图。

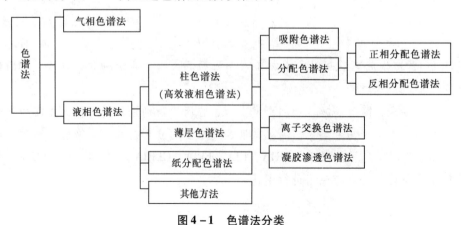

图 4-1 色谱法分类

本章主要介绍高效液相色谱法和超高效液相色谱法理论及在体内药物分析中的应用。

第二节　高效液相色谱法

一、概述

（一）高效液相色谱法的特点

高效液相色谱法是将试样注入色谱柱的前沿，借助流动相送入柱内。通过试样中不同组分在固定相与流动相间物理作用的差异达到分离，并从色谱柱后沿先后洗脱。为了缩短色谱分离时间、提高分离能力，除加快流动相的流速外，为防止待测组分在非平衡状态下通过色谱柱而造成分离状态的恶化，还需要使用具有高分离能力的填充剂，以使组分在固定相和流动相之间尽快达到平衡。20 世纪 60 年代末，在研制出能使液相色谱法高速化的高性能耐压定量泵后，又开发了多种具有高分离能力的填充剂，加之高灵敏检测器的开发和应用形成了现代高效液相色谱法。

高效液相色谱法具有分离性能高、分离模式多样、应用范围广、分析速度快、检测灵敏度高、操作自动化程度高、与多种技术（如质谱、核磁共振波谱等）均实现联用等特点，特别适合具有复杂基质的体内生物样品中的药物及其代谢物、内源性物质等的分析。

在体内生物样品分析中，最常采用的 HPLC 是 RP - HPLC。RP - HPLC 是以极低极性或非极性的化学键合相（chemically bonded phase）作为色谱柱填料，以极性较大的水 - 甲醇或水 - 乙腈溶剂系统作为流动相的色谱分析方法。RP - HPLC 应用特点如下。

1. 分析时间短　在 RP - HPLC 中极性大的组分不易被色谱柱保留，生物样品中内源性物质通常具有较大的极性，故通常比极性相对较小的亲脂性药物先流出柱，整个色谱分析时间相对较短。

2. 样品处理简单　与 NP - HPLC 比较，RP - HPLC 的样品处理方法简单，通常经过蛋白沉淀后即可进样分析。

3. 适用范围广　适用于 RP - HPLC 的色谱柱种类繁多，如烷基链键合硅胶、烷基苯基链键合硅胶等。其中，最常用的填料是十八烷基硅烷键合硅胶（octadecyl - silane bonded silica gel），缩写为 ODS 或 C_{18}。氨基和氰基键合相均是极性键合相，既可作为正相色谱柱使用，也可作为反相色谱柱使用。

另外，RP - HPLC 与离子对色谱技术结合，可以同时分析各种极性的离子型和无极性的非离子型药物及其代谢物。

（二）色谱分离条件的选择

采用高效液相色谱法分析混合物试样时，试样中各组分在色谱柱中依据其分配系数差异进行分离。分配系数（distribution coefficient）通常用 K_D 表示，系指各组分在固定相和流动相之间分配达到平衡时，在单位固定相和流动相体积内的浓度或重量比，如式 4 - 1。K_D 大的组分移动速度慢、保留时间长，K_D 小的组分移动速度快、保留时间短，使不同组分得以分离，并依次从色谱柱洗脱出来。

$$分配系数 = \frac{固定相中的组分平衡浓度}{流动相中的组分平衡浓度} \qquad (4-1)$$

在体内药物分析中，待分析的大多数药物分子结构中含有非极性基团，极性相对较小，易溶于有机溶剂，因此反相 HPLC 最为常用。对于某些易溶于有机溶剂的易解离型药物及极性较大的代谢物，可在流动相中加入酸性或碱性离子抑制剂。

色谱分离方法与色谱条件的选择是体内药物分离测定的关键问题之一。以某品牌反相色谱柱为例，其固定相载体有核壳微粒和多孔微粒。

1. 色谱柱与流动相 采用 RP – HPLC 分离不同类别化合物时，推荐使用的固定相与流动相系统见表 4 – 1。

表 4 – 1　化合物类别与色谱条件

化合物类别	多孔微粒		核壳微粒	
	固定相	流动相	固定相	流动相
羧酸类/芳酸类	C_{18}/RP	缓冲液（pH 2~6）– 乙腈/甲醇	C_{18}/PFP	缓冲液（pH 2~6）– 乙腈/甲醇
酮类/酚类	RP/C_{18}	缓冲液（pH 2~6）– 甲醇/乙腈	C_{18}	缓冲液（pH 2~6）– 乙腈
胺类/芳胺类	C_{18}	缓冲液（pH 7~9）– 乙腈	C_{18}	缓冲液（pH 2~6）– 甲醇
杂环类	C_6 – Phenyl/C_{18}	缓冲液（pH 7~9）– 甲醇	PFP	缓冲液（pH 2~6）– 甲醇

注：RP：醚联苯基；PFP：五氟苯基。

2. 色谱柱的载样量 以 150mm 柱长计算，不同规格 C_{18} 色谱柱的载样量见表 4 – 2。

表 4 – 2　色谱柱的规格与载样量

色谱柱内径（mm）	最大进样量（μg）		典型进样体积（μl）
	多孔微粒	核壳微粒	
2.1	~4	~4	2
3.0	~10	~10	4
4.6	~23	~23	10

3. 流动相的流速 载体粒径、色谱柱内径与流动相流速关系见表 4 – 3。

表 4 – 3　色谱柱的规格与流动相流速

色谱柱内径（mm）	流动相最佳流速范围（ml/min）		
	<3μg 核壳微粒	<4μg 多孔微粒	≥4μg 多孔微粒
2.1	0.3~1.2	0.25~0.5	0.1~0.3
3.0	0.5~2.0	0.4~1.0	0.3~0.75
4.6	1.0~4.0	0.8~2.0	0.75~1.5

（三）直接进样分析法

用 HPLC 测定体液或组织中药物及其代谢物时，生物样品在测定前常需进行前处理。其目的之一是浓集待测药物及其代谢物，以提高方法灵敏度；目的之二则是改善生物样品的物理状态，以适合于色谱系统。例如体液样品不宜直接注入极性小的正相色谱流动相溶剂系统。

当体液样品中待测组分浓度较高，采用 HPLC 测定时，不经浓集即可满足分析方法的灵敏度要求，而且流动相组成中不含有机相或有机相的比例较低，在色谱分离过程中引入较多体液水分，对色谱系统及组分的色谱参数无影响，就可采用直接进样法。如离子交换色谱是以含水的缓冲液为流动相，只要生物样品中所含待测组分浓度较高，直接进样时引入水分不会影响待测组分的分离，就可直接进样分析。尿样中抗生素类药物头孢西丁和头孢噻吩及其代谢物的测定，可采用阴离子交换色谱柱，以缓冲液为流动相，尿样滤过并加入适量缓冲液稀释后直接进样，获得较好的分析结果。

在体内药物分析中，直接进样分析法主要适用于尿样，因为正常尿液中蛋白质的含量极微，不会污染、堵塞色谱柱。血清、血浆等含蛋白质较多，不宜直接进样，需去除蛋白质后进样。去除蛋白质后进样，是体内药物分析中常用的一种方法。去除蛋白质通常采用沉淀法，即在体液样品中加入蛋白沉淀剂，如甲醇、乙腈、三氯醋酸等，使蛋白质沉淀，取上清液进样。此法快速、简便，尤其适合待测组分极性很大、又难用有机溶剂萃取的样品分析。但加入的蛋白沉淀剂也会带来不良影响，如：样品被稀释，使待测组分浓度低于检测器灵敏度的要求，而无法准确测定；另外，残留的沉淀剂引入色谱柱后，对待测组分的色谱分离可能有影响，如在 RP – HPLC 中，沉淀剂会导致流动相溶剂的极性改变较大而影响药物的色谱分离。

目前，生物样品分析中所谓的"直接进样"技术研究工作主要从以下三个方面开展：①从流动相着手，发展了胶束液相色谱；②从仪器着手，发展了柱切换在线纯化富集技术；③从固定相着手，发展了生物体液直接进样固定相，即限进介质。

1. 柱切换技术　柱切换（column switching）技术在现代液相色谱的文献中亦被称为顺序色谱（sequential chromatography）、多柱色谱（multiple column chromatography）、偶合柱色谱（coupled column chromatography）、分流色谱（split chromatography）。此外，多维色谱（multidimensional chromatography）、自动高效液相色谱（automated HPLC）、在线（on – line）前处理等过程中均使用了柱切换技术。柱切换技术实际上是指那些能够由切换阀来改变流动相走向与流动相系统，从而使洗脱液在特定时间内从预处理柱进入分析柱的技术。若需要用两个或两个以上色谱柱连接构成色谱网络系统，使不同色谱柱达到不同分离目标，就需要将色谱柱间用切换阀连接，此谓柱切换技术。

（1）柱切换 – HPLC 的基本原理　首先在预处理柱上实现生物体液中干扰大分子与待测组分的分离，然后通过切换阀将待测组分从预处理柱转移至分析柱上并完成色谱分析，其切换阀装置和流路见图 4 – 2，这种将预处理柱和分析柱直接连接的方式称"在线"连接。切换阀（六通阀或十通阀）的驱动通常由计算机时间程序控制，一般不采用手动切换阀，因其难以准确控制切换时间而影响结果的重现性。体液样品随预处理流动相到达预处理柱，待测组分保留在预处理柱上，而蛋白质和多数干扰物质不被保留，随预处理流动相直接流出色谱系统。在此期间，分析流动相则经旁路流入分析柱（图 4 – 2 状态 1）使其平衡，色谱基线稳定。预处理结束时，切换阀自动改变流路至分析位置，预处理流动相不再流经预处理柱，而由分析流动相正冲（与预处理流动方向相同）或反冲（与预处理流动相方向相反），将浓集在预处理柱上的组分洗脱至分析柱，继续由分析流动相洗脱分离，最终进入检测系统（图 4 – 2 状态 0）。同时切换阀恢复至切换前状态，由预处理流动相冲洗预处理柱，准备下一次进样。

（2）柱切换 – HPLC 的特点　柱切换 – HPLC 是将固相萃取技术（SPE）与 HPLC 结合的在线净化色谱操作系统，具有复杂样品制备和测定的双重功能。在该系统中，痕量待测组分经过预处理柱得到纯化和富集，并可利用预处理柱前部、中心和尾端切割，将体液样品中待测组分选择性地转入分析柱，做进一步分离分析。这样不仅使样品提取、纯化、富集、分析一步完成，简化操作，节约时间，还可提高方法的选择性和灵敏度。在体内药物分析中尤其能显示出如下优点。

①样品前处理简单：待测体液样品如血清、血浆、尿液等，仅需简单处理（如：离心

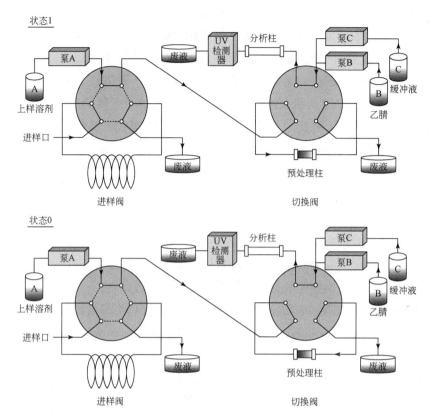

图 4-2　柱切换 HPLC 装置示意图

或稀释后经 0.2～0.5μm 滤膜滤过）即可直接进样；而且全过程在封闭状态下自动完成，避免了分离、纯化、浓缩等操作，尤其适于生物样品中遇光、遇热不稳定药物的分析。

②样品富集效率高：利用待测样品组分在预处理柱上的保留作用，使其经过预柱时得到浓缩，而且几乎全部转入分析柱进行分离测定，因此提高了分析灵敏度。

③预处理柱选择范围宽：根据待测组分的性质（酸碱性、亲脂性及 pK_a）、生物样品基质类型，选择适宜的固相萃取填料种类。目前，柱切换技术中可供选择的预处理柱主要有传统的化学键合相硅胶（C_8、C_{18}、氰基、苯基、五氟苯基、氨基等）、聚合材料（交联苯乙烯 - 二乙烯基苯聚合物、聚二乙烯苯、聚 - N - 乙烯吡咯烷酮、分子印迹聚合物）、离子交换材料、混合模式填料、锆基质固定相、限进填料、整体柱（monolithic materials）、免疫亲和填料及熔融核心颗粒柱（fused - core - particle columns）等。其中，使用最多的仍然是反相化学键合相硅胶。预处理柱填料粒径多为 10～70μm，柱内径通常为 2mm 或 4mm，柱长多为 10～30mm。

2. 限进填料萃取法　限进填料（restricted - access material，RAM）又称为限进固定相（restricted access stationary，RAS）或限进吸附剂（restricted access sorbent，RAS）等，是 20 世纪 80 年代中后期由 Hagestam 和 Pinkerton 首先研究开发的一类特殊萃取材料，可将复杂的生物基质直接注射加载，无须离心、滤过等预分离操作。尤其适合作为预处理柱应用于柱切换 - HPLC。

限进固定相的特点在于不吸附或几乎不吸附蛋白质，仅保留小分子物质。血清或血浆中最小的蛋白质是白蛋白，其相对分子质量约为 66 000，其有效球形半径为 4nm，为获得好的柱效并使蛋白质在柱上不保留，要求填料颗粒的孔径不大于 8nm，这样才能将蛋白质分子排阻在填料的孔外。

（1）限进填料的分离原理 RAM 是在色谱填料的疏水层上通过共价键覆盖一层亲水层，亲水层允许小分子物质（如药物）自由出入于固定相的疏水层，而大分子物质（如蛋白质）不能渗透进入疏水层，限制其与疏水层发生相互作用。因此，RAM 的分离机制可认为是反相（或其他类型）色谱分离与体积排阻相结合的作用（图 4-3）。即当生物样品通过固定相时，亲水层对蛋白质无吸附作用，蛋白质被先洗脱，而疏水层对药物等小分子物质有保留作用，再通过选择适当的流动相，将小分子物质洗脱下来，从而实现小分子药物与生物基质中大分子干扰物的分离。

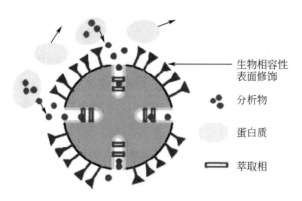

生物相容性表面修饰

分析物

蛋白质

萃取相

图 4-3 限进填料颗粒结构示意图

（2）限进填料的种类 根据基质材料与制备工艺，RAM 分为以下几类。

1）内表面反相填料：内表面反相填料（internal surface reversed phases，ISRP）是最早出现的限进固相萃取剂，它是 Hagestam 等在 1985 年为了使用直接注射法测定血清或血浆中小分子药物而设计制备的。构成该类限进填料的基质材料是粒径 5μm、孔径 6nm 的硅胶，在硅胶的外表面修饰有亲水性基团，因而具有良好的亲水性和生物相容性，其内表面多修饰有疏水性基团或离子交换基团，具有对小分子药物的疏水性吸附或离子交换作用。当用该萃取剂直接萃取生物样品时，小分子药物可进入硅胶微孔而被其中的疏水性基团或离子交换基团所保留萃取；而样品基体中的蛋白质、核酸等大分子物质则不能进入硅胶微孔内，也不会在具有亲水性外表面的硅胶上发生变性吸附，而在死体积或近于死体积的情况下被洗脱除去，从而与小分子药物分离。这种结构上的特点决定了 ISRP 可以对生物样品中的小分子药物进行直接的反相或离子交换萃取测定。内表面反相填料通常有以下几种。

第一种填料系用简便方法制备的内表面反相填料。首先用盐酸溶液与烷基硅烷化硅胶反应，使硅胶颗粒的外表面发生水解，使其具备良好的水溶性；而硅胶内孔则不易发生水解反应，因而保持一定的疏水性，这恰好具备了内表面反相填料的条件。这种方法可以合成内表面具有 C_8、C_{18}、苯基或离子交换功能基团的内表面反相填料。

第二种填料的外表面一般键合有高度亲水的甘油酰丙基即二醇基，故称为烷基二醇硅胶填料（alkyl-diol silica，ADS），其内孔表面则键合有 C_8、C_{18}、C_4 或苯基等基团。填料的内孔孔径 6 nm，可保证在用该填料萃取血清或血浆中的小分子药物时，对相对分子质量大于 15 000 的蛋白质等大分子物质产生体积排阻作用。目前，此类内表面反相填料应用最广。

第三种是离子交换二醇硅胶填料（exchange diol silica，XDS），与 ADS 填料很相似，差别仅在于 XDS 的硅胶内表面键合修饰的基团是带有磺酸基的短链烷基阳离子交换基团或带有二乙胺乙基的短链烷基阴离子交换基团。前者对水溶性极性碱性药物有良好的萃取性能，而后者适用于水溶性极性酸性药物的萃取。

2）半渗透表面填料：半渗透表面填料（semipermeable surface，SPS）由反相键合硅胶内核和共价结合在其表面的亲水性聚合物薄层构成，其内核反相硅胶材料通常含有 C_8、C_{18}、苯基、氰基、氨基和甘油酰丙基等疏水基团，而其外表面的亲水性聚合物则一般是类似于网状或多孔状半透膜结构的聚氧乙烯。与内表面反相填料（ISRP）相比，半渗透表面填料具有如下优点：①内核的选择灵活多样，几乎可使用任何填料，因此，用半渗透表面填料可萃取的分析物既可是疏水性的也可是亲水性的；②具有较大的萃取容量，通常比内表面反相填料大一倍，也大于其他限进固定相；③亲水性外层的半渗透性能可通过聚氧乙烯层的密度进行控制。

有人将牛血清白蛋白、人血清白蛋白或兔血浆在 pH 3.0 的甲醇介质条件下，涂覆包裹在粒径 20～30μm、孔径 12nm 的 C_{18} 键合硅胶表面，这些被甲醇变性的、涂覆包裹在键合硅胶表面的蛋白质具有非常好的生物相容性，可以显著减少样品中蛋白质等在填料上的变性吸附，而小分子药物则可进入填料内孔中，被吸附萃取在内孔表面的 C_{18} 键合硅胶上。

3）屏蔽疏水相填料：屏蔽疏水相填料（shielded hydrophobic phase，SHP）是 Gisch 等于 1988 年研制的，系将镶嵌有疏水性苯基的氧化聚乙烯亲水性链状聚合物结合到硅胶基质上，且在硅胶孔内外表面均有这样的聚合物。一般情况下，疏水性位点处于亲水性的氧化聚乙烯网状结构的屏蔽之中。当用于生物样品中药物的萃取时，小分子药物可在网状结构中自由扩散，能接触到疏水性的苯基，因而被保留萃取；但网状结构可阻止蛋白质、核酸等大分子物质进入内部而不被保留。

4）混合功能填料：混合功能填料（mixed-functional phase）是将两种不同功能的官能团或具有两种作用的一种官能团均匀地共价结合于硅胶的内、外表面。两种性质基团的链长是有差别的，一般亲水性基团要远远长于疏水性或离子交换功能的基团，再利用硅胶的孔径（8nm）来排阻大分子物质。混合功能填料中的亲水性基团大多是聚乙二醇，疏水性基团包括丁基、辛基、苯基和环糊精等。环糊精基团可用于体内药物立体异构体的分离。

（3）限进填料的应用　限进固定相用于生物样品的萃取主要作为液相色谱法的前处理，通常采用离线方式手动操作，也可与液相色谱在线联用。根据操作方式的不同，还可分为在线直接注射法和柱切换法两种。直接注射法亦称单柱法，仅使用一根限进固定相填充柱，既作为前处理柱又作为分析柱，直接连接到检测器上，在进行样品分析时，生物样品直接注射到色谱柱上，先用前处理流动相洗脱，分析物被色谱柱萃取保留，而样品中的蛋白质等大分子物质则被死体积或接近于死体积的流动相洗脱；再用分析流动相将保留在色谱柱上的分析物洗脱至检测器。柱切换模式中，限进固定相填充柱仅作为样品前处理柱。与单柱直接注射法相比，限进填料-柱切换法具有更高的灵活性，可自由组合分析柱和前处理柱，方法富集倍数更大、基质消除作用更强，因而具有高选择性和高灵敏度，回收率通常在 90% 以上，甚至接近 100%。

在应用 RAM 填充柱时，流动相中的有机改性剂浓度一般不超过 20%，否则将引起体液中蛋白质变性沉淀而堵塞整个分析系统。生物样品，如血样、尿样、唾液、脑脊液和组织等，进样前大多需在 3000～5000r/min 下离心 10min。

3. 胶束色谱法　胶束色谱（micellar chromatography，MC）又称拟似相色谱或假相液相色谱，是一种新型的液相色谱技术，其特点是用含有高于临界胶束浓度的表面活性剂溶液作为流动相。常用的表面活性剂有阳离子表面活性剂（如溴化或氯化十六烷基三甲胺）、阴离子表面活性剂（如十二烷基磺酸钠）和非离子表面活性剂（如聚氧乙烯－十二烷基醚等）。胶束是表面活性剂溶液的浓度超过其临界胶束浓度时形成的分子聚集体，通常每个胶束由数十个表面活性单体分子组成，其形状多为球形或椭圆形，因此胶束溶液是一种微型非均相体系。

（1）胶束色谱法的分离原理及其应用　在胶束色谱中，被分离组分在固定相、水相及胶束三相之间存在着分配平衡，其洗脱行为取决于三相之间的分配系数，因此，改变胶束的类型、浓度、电荷性质等对待测组分的色谱行为及分离效果影响较大。胶束色谱法适用于化学结构类似、性质差别细微的样品组分的分析和测定。

在胶束色谱法中，流动相中的表面活性剂可使血清蛋白大分子保持溶解状态，不被保留而不干扰测定，同时还能降低待测组分的保留值，因此体液样品可直接进样分析。在体液样品进样前，通常需用 $0.45\mu m$ 的微孔滤膜滤过，以除去悬浮的固体杂质。

（2）胶束色谱法的特点　胶束色谱法与常规液相色谱法的最大区别在于：胶束色谱法的流动相是由胶束及其周围溶剂介质组成的一种微型的非均相体系，而常规液相色谱的流动相是一种均相体系。胶束色谱法具有如下特点。

①选择性高：在胶束色谱中，待测组分与胶束之间存在着静电、疏水、增溶以及空间效应的综合作用，因此，胶束色谱法具有常规液相色谱法所达不到的分离效果。另外，还可通过选择适当固定相与表面活性剂及其浓度，进一步改善和提高分离的选择性。

②灵敏度高：胶束具有改变某些化合物荧光强度的能力，因此当胶束色谱采用荧光检测时，可提高检测的灵敏度。例如，十二烷基磺酸钠表面活性剂所组成的胶束流动相显著增强丁卡因的荧光强度。

③不适用于制备：由于胶束色谱法的柱效较低，且胶束流动相含有较高浓度的表面活性剂，制备的组分不易与其分离，因此不适用于样品组分的制备分离。

（四）手性高效液相色谱法

手性是自然界的本质属性之一。生物体本身即为一个手性环境，蛋白质、糖脂、多核苷酸、受体等构成生物体的大分子都由 L － 氨基酸和 D － 糖类构成。天然或半合成药物几乎均具有手性特征，全合成药物的 40% 为手性药物。当手性药物的两个对映体分子被引入体内后，具有手性的受体、酶、蛋白质将其作为两个不同的化合物处理，因而药物对映体具有不同的代谢途径和药理作用，进而产生不同的疗效或不良反应。一些药物在体内发生手性转化，如 S –（+）– 布洛芬是优势对映体，但低活性的 R –（–）– 劣势对映体可在生物体内转化为高活性的 S –（+）– 对映体。此外，由于个体差异等原因，使用外消旋体不易控制有效剂量，特别是当肾功能减弱时，S –（+）– 对映体易在体内蓄积，通过抑制肾环氧化酶，加剧肾局部缺血而发生不良反应。因此，手性药物对映异构体的体内研究对合理用药、有效避免不良反应具有重要意义。

对映体的分离和测定在分离科学上曾被认为是最困难的工作之一。近年来，手性色谱法（chiral chromatography）特别是手性高效液相色谱法在手性药物对映体的药动学和药效学等体内研究中发挥着重要的作用。手性高效液相色谱法能分离药物对映体的方法可分为两大类：间接分析法和直接分析法。前者又称手性试剂衍生化法（CDF）；后者可分为手性流动相添加剂法（CMPA）和手性固定相法（CSP）。二者均以现代色谱分离技术为基础，引入不对称中心，使药物对映体间呈现理化特性上的差异，从而达到拆分的目的。但不同的是，间接分析法将不对称中心引入分子结构，而直接分析法是将不对称中心引入色谱系统。

1. 直接分析法 直接分析法是将"手性识别"或"手性环境"（手性固定相、手性流动相添加剂）引入色谱系统中，以与对映体形成暂时非对映体复合物，从而使药物对映体分离。在体内药物分析中，待测药物浓度很低时，一般采用直接分析法测定。

（1）**手性流动相添加剂法** 将手性识别试剂加入流动相中，与待测物反应，用普通固定相分离。该法优点：操作简便，分析过程中较少发生消旋化，可供选择的添加剂种类较多，纯对映体易从柱中洗脱后回收；缺点是系统平衡时间较长，添加剂消耗较大。

①手性包含复合：环糊精（cyclodextrin，CD）和冠醚为常采用的手性添加剂。CD分子结构独特，为锥形筒体，内疏水、外亲水，且具有手性，故可作为主体分子通过氢键作用、静电作用等与大小、立体构型合适的对映体分子形成主–客体包结物；冠醚则相反，腔内亲水、腔外疏水，与CD类似，也可与适当大小的化合物形成包结物。因此，适宜的药物对映体分子进入手性空腔后即发生主–客反应，并使包结物理化性质发生改变而被拆分。该法已用于巴比妥类、氯胺酮、苯妥英代谢物、特布他林、美芬妥因及其代谢物、哌嗪类镇痛药、炔诺孕酮、伪麻黄碱、17–酮甾体和去甲西泮等的分析。固定相通常为 C_{18}、CN、C_3、苯基键合相硅胶或硅胶等，检测手段多用 HPLC – UV。

②手性配位交换：手性金属配位剂加入流动相中，形成三元非对映体配位化合物，由于其结构稳定性和能量的差异，并与固定相发生立体选择性吸附和排斥反应，使两对映体得以分离。手性配位试剂多为氨基酸及衍生物（如 L – 脯氨酸、L – 苯丙氨酸等），配位金属有 Cu^{2+}、Zn^{2+}、Ni^{2+}、Cd^{2+} 等。文献报道运用正相 HPLC – 手性配位基交换流动相法，通过流动相中添加 L – 脯氨酸、乙酸铜及三乙胺，对人血清中甲状腺素对映体进行了测定，在所建立的色谱条件下，甲状腺素的两种对映异构体得到基线分离。

③手性离子对：在低极性的有机流动相中，对映体分子与手性离子对试剂之间产生静电、氢键或疏水作用生成非对映体离子对。两种非对映体离子对具有不同的稳定性和色谱行为而得以分离。常用的手性反离子试剂有奎宁、奎尼丁、R/S – 樟脑磺酸等。常用的固定相有硅胶柱、CN 柱、Diol 柱等。

另外，能以蛋白质（如牛血清白蛋白、α – 糖蛋白）作手性添加剂，通过疏水、静电、氢键和电荷转移反应形成蛋白质 – 溶质复合物分离药物对映体；少量甲基化环糊精和 $2R$，$3R$ – 双正丁基酒石酸等能强烈吸附于固定相表面，使其手性化，形成的动态手性固定相在洗脱过程中与溶质相互作用，对映体分子按与动态手性固定相之间的作用力强弱而被分离。

（2）**手性固定相法** 手性固定相（chiral stationary phases，CSP）是将高光学纯度的手性异构体通过物理吸附或化学键合作用覆盖于固相载体上制成。分离过程中，手性固定相与药物对映体反应形成非对映体对，根据其稳定常数不同而获得分离，分离的效率和洗脱顺序取决于复合物的相对强度。这种手性 HPLC 使用方便，一般不需要高光学纯的衍生化试剂，但通用性差、样品有时需柱前衍生化，且价格较高。Pirkle 型、多糖衍生物、大环糖肽抗生素、环糊精、蛋白质及其他合成聚合物类为目前最重要的 CSP，尤以前三类使用最广泛。

①Pirkle 型手性固定相：又称刷型手性固定相，通过含末端羧基或异氰酸酯基手性前体与氨基键合硅胶进行缩合反应，分别形成含酰胺或脲型结构的 CSP，已广泛用于氨基酸、胺类、醇类及硫醇类药物对映体拆分。Pirkle 柱合成容易，柱效和柱容量高，起初大多进行正相分离，后来也可用反相分离模式，从而扩展了其应用范围。

②蛋白质手性固定相：蛋白质是一类由手性亚基团（L-氨基酸）组成的高分子聚合物，可识别药物对映体并作用于蛋白质的结合位点而达到手性分离。商品化的手性蛋白质键合相有两种：一是将牛血清白蛋白共价键合于硅胶上，用于氨基酸及其衍生物对映体的分离；二是通过离子键或共价键以及蛋白交联作用将 α-酸性蛋白质固定于硅胶上。该类柱稳定性好、柱效高，对许多药物对映体有良好的立体选择性，可直接分离硫喷妥钠和 β 受体阻滞剂等药物。

第三代蛋白质手性固定相——卵类黏蛋白手性柱，是将分离自鸡蛋的卵黏蛋白键合在硅胶上，该类型 CSP 在很宽的 pH 范围内有相当的稳定性，能分离许多胺类和羧酸类手性药物，如氯酚宁胺、苯异丙酸类等。使用蛋白质手性固定相时，一般用磷酸或硼酸缓冲液作为流动相，其中添加 5% 以下的乙腈、乙醇、丙酮或醚类有机改性剂。

③环糊精手性固定相：环糊精的手性识别主要来自环内腔对芳烃或脂肪烃类侧链的包结作用以及环外壳上的羟基与药物对映体分子发生氢键作用；CD 衍生化提高了手性识别能力。其中，β-CD 手性键合固定相对形成包结物有最佳大小的内腔，适用于大多数药物对映体的位阻和电子特征，故广为使用；α-CD 键合固定相适合于相对分子质量小于 200 的药物对映体分析；而 γ-CD 键合固定相适用于较大相对分子质量药物对映体的分析。该手性固定相常用于反相分离，一般用含甲醇、乙醇、乙腈等有机改性剂的磷酸盐或醋酸盐缓冲液作流动相；正相条件下流动相中的大量非极性分子竞争 CD 内腔，抑制对映体分子进入形成包结物，而失去拆分能力。

④纤维素和多糖衍生物手性固定相：纤维素三酯衍生物，如三苯基氨基酯涂敷在大孔硅胶上用作手性固定相，能直接分离许多对映体。该类固定相的手性识别主要来自氨基甲酸酯或酯的部位与被拆分物之间形成氢键或偶极-偶极作用，或通过被拆分物分子进入纤维素网状腔，导致腔内立体环境的改变而实现。纤维素衍生物 CSP 通常进行正相分离，常用的流动相为正己烷-异丙醇、正己烷-乙醇混合溶剂，可加入 0.1%~1% 的有机酸碱调节剂提高拆分的选择性。

2. 间接分析法　间接分析法是药物对映体在分离前，先与高光学纯度衍生化试剂反应形成非对映体，再进行色谱分离测定。该法优点是可用价廉、柱效高的非手性柱分离，反应时可选择衍生化试剂提高检测灵敏度。缺点是衍生化反应使分离时间延长、操作较复杂，对衍生化试剂要求较高，要求对映体的衍生化反应迅速且反应速率一致。

（1）手性衍生化分离机制　非对映体在色谱系统中的差速迁移与非对映体分子的手性结构、手性中心所连接的基团和色谱系统的分离效率（包括溶质分子与固定相和流动相之间的结合力，如氢键、偶极-偶极、电荷转移和疏水性）等因素有关。非对映体衍生物良好的分离度以及衍生化反应较高的选择性，均取决于手性试剂的选择、反应产物手性基团的结构和生成的化学键类型。反应产物的构型差异越大，分离越容易。

（2）手性衍生化反应的条件　化学衍生化反应涉及底物、反应类型、衍生化试剂及衍生化产物等诸多方面。手性衍生化反应的主要条件：①对映体的化学结构中应具有易于衍生化基团，如氨基、羰基、羧基和巯基等；②手性试剂应具有 UV 或荧光等敏感结构，使生成物具有良好的可检测性；③手性试剂及反应产物在化学上和光学上均应保持稳定，在贮存中光学活性不发生改变；④在衍生化反应和色谱条件下，手性药物、手性试剂和反应产物不发生消旋化反应，手性试剂中对映体杂质的含量或反应消旋化率应小于 1%；⑤衍生化反应需定量完成，其反应产率应在 90% 以上；⑥通过调节流动相组成，如 pH、添加试剂、改性剂等，衍生化反应生成的非对映体在色谱分离时应能显示高柱效。

（3）手性衍生化试剂的种类和应用　手性衍生化试剂根据化学性质可分为如下几类。

①异（硫）氰酸酯类：该类手性试剂容易与多数醇类及胺类手性化合物反应，生成硫脲非对映体，可以直接用反相或正相色谱分离。被广泛应用于氨基酸及其衍生物、儿茶酚胺类、苯丙胺类、麻黄素类、醇类、肾上腺素类、肾上腺素拮抗剂及环氧化合物等的分离。

②萘衍生物类：该类手性试剂由于不同的取代基而具有酸、醛、胺、酯或酰氯等的化学性质。其中，α-萘乙酸的甲氧基衍生物用于20多种氨基酸的分离，萘氨甲酸酯可用于伯胺、仲胺和叔胺的分离，萘甲酰氯、萘丙酰氯用于苯丙胺的手性对映体的分析。

③酰氯与磺酰氯类：该类手性衍生化试剂多用于胺、氨基酸及醇类药物的拆分，其非对映体衍生化通常有两种情况：一是直接酰化对映体，生成酰胺或酯后，以反相或正相色谱分离；二是经酰化反应后，再引入其他基团（多为芳基），合成更有利于拆分与检测的非对映体。

④光学活性氨基酸类：光学纯度氨基酸及其衍生物是最早采用的色谱手性试剂，先在GC中应用，20世纪80年代应用于HPLC。广泛用于胺、羧酸及醇类药物的拆分。其衍生化法多基于肽合成原理，此类试剂多用L-脯氨酸、L-酪氨酸、L-亮氨酸和L-半胱氨酸及其衍生物。为了改善检测灵敏度常引入芳基；为了提高反应活性和定量的回收率，常将羧基转化成酰基、酸酐等。

（五）定量分析方法

HPLC用于生物样品中药物及其代谢物的定量分析，最常用的方法是内标法，一般不建议采用外标法，但个别情况下可采用外标法。

1. **内标法**　由于生物基质复杂，待测物浓度低，一般均需在进样前对样品进行提取、纯化、浓集等前处理操作，因此，需要在待测生物样品中加入合适的内标物，一并处理、分析，以消除因前处理操作不重现或检测性能波动对分析结果的影响。内标法以待测物与内标物响应值（常为峰面积）之比对基质中待测物的浓度或质量进行回归，绘制标准曲线，再以标准曲线法（回归方程法）计算生物样品中待测物的浓度。该法可降低生物基质效应和前处理操作及仪器性能不稳定引起的回收率波动对测定结果的影响，提高分析结果的精密度和准确度。

2. **外标法**　当生物样品的前处理操作简单（如蛋白沉淀法）采用生物样品直接进样法，而且采用紫外检测时，若难以选择合适的内标物，可考虑以外标法定量。在采用外标法时，以待测物峰面积对生物基质中待测物浓度绘制标准曲线，以标准曲线或回归方程计算生物样品中待测物的浓度。外标法操作时应特别注意平行原则，即实际样品和标准样品及质控（quality control，QC）样品的前处理操作保持条件的一致性；采用自动进样器或定量环进样。

二、应用示例

（一）直接进样 HPLC 同时测定咖啡因 5 种代谢物

咖啡因代谢物的水溶性较强，不易采用提取的方法处理样品。采用直接进样梯度洗脱的方法同时测定人尿中咖啡因5种主要代谢物：5-乙酰氨基-6-甲酰氨基-3-甲基尿酸（AFMU）、1-甲基尿酸（1U）、1-甲基黄嘌呤（1X）、1, 7-二甲黄嘌呤（17X）、

1，7－二甲基尿酸（17U）等的浓度。

1. 色谱条件　Shim－pack C$_{18}$分析柱（4.6mm×150mm，5μm），Shim－pack C$_{18}$保护柱；流动相为乙腈（A）－0.05%醋酸溶液（B），0~24min，2.5%→8%（B）；流速：1ml/min；柱温：25℃；检测波长280nm；进样体积20μl。

2. 样品采集与处理　受试者在取样前3天内禁用含咖啡因的食物和饮料。试验当天早晨9点口服一标准杯咖啡（含咖啡因120mg和咖啡3g，共含咖啡因约215mg），下午2点留取尿样10ml置试样瓶（预先加入维生素C 200mg）中，于－20℃保存，直至分析。取尿样500μl，置1ml具塞离心管中，10 000r/min离心5min，取上清液，按上述色谱条件直接进样20μl。

3. 分析方法验证

（1）对照品溶液的制备　分别精密称取AFMU、1U、1X、17U和17X对照品适量，用水制成20μg/ml对照品溶液。

（2）线性关系　精密量取AFMU、1U、1X、17U和17X对照品溶液，用空白尿分别稀释成浓度为0.5、1.0、2.0、4.0、8.0、12.0、16.0μg/ml的标准工作液，按上述色谱条件分别进样，测定峰面积。以峰面积Y对浓度X（μg/ml）作线性回归，得标准曲线。AFMU、1U、1X、17U和17X标准曲线回归方程分别为：

$$Y = 138.6 \times 10^4 X + 6.3 \times 10^4 \quad r = 0.9999 \ (n = 5)$$
$$Y = 18.42 \times 10^4 X - 0.06 \times 10^4 \quad r = 0.9999 \ (n = 5)$$
$$Y = 6.88 \times 10^4 X - 0.04 \times 10^4 \quad r = 0.9998 \ (n = 5)$$
$$Y = 11.13 \times 10^4 X - 0.36 \times 10^4 \quad r = 0.9999 \ (n = 5)$$
$$Y = 8.01 \times 10^4 X - 0.11 \times 10^4 \quad r = 0.9998 \ (n = 5)$$

结果表明，AFMU、1U、1X、17U和17X在0.5~16.0μg/ml浓度范围内线性关系良好。

（3）检测限　在上述色谱条件下，当信噪比为3:1时测得的AFMU、1U、1X、17U和17X的最低浓度分别为0.20、0.05、0.12、0.05和0.05μg/ml。

（4）专属性　在上述色谱条件下，咖啡因5种代谢物AFMU、1U、1X、17U和17X的保留时间分别为5.1、10.1、12.1、21.4和22.5min，色谱图见图4－4。结果表明，空白尿样中的内源性物质对咖啡因5种代谢物的测定无干扰。

（5）准确度与精密度　照线性关系项下制备高、中、低3种浓度（12.0、8.0、2.0μg/ml）的QC样品，按样品采集与处理项下操作，进样分析，各组分峰面积与相同浓度对照品溶液进样测得峰面积之比计算方法回收率（n=5）；同日和连续5天各处理5份QC样品，求得日内和日间RSD。结果AFMU、1U、1X、17U、17X的平均回收率分别为97.9%、99.9%、100.0%、102.2%和95.6%；日内RSD分别为3.5%、3.2%、2.3%、2.0%和2.6%；日间RSD分别为3.9%、3.1%、2.2%、2.1%和2.5%。

（二）反相离子对高效液相色谱法测定人血浆中羟苯磺酸

羟苯磺酸钙（calcium dobesilate）是一种治疗微血管病变和微循环障碍的有效药物，临床上主要用于治疗和预防糖尿病引起的视网膜病变和糖尿病性肾病。羟苯磺酸水溶性强、不易被有机溶剂提取，故血浆样品采用乙腈沉淀蛋白法处理，但由于以不同pH与不同比例有机相的流动相洗脱时，羟苯磺酸在C$_{18}$柱上均几乎不保留（$t_R < 3$min），内源性物质干扰严重，故以四丁基氢氧化铵为反离子试剂，采用离子对色谱法测定，并着重考察其用量对

待测物及内标色谱行为的影响。发现内标几乎不受加入反离子试剂量的影响，而待测物羟苯磺酸在乙腈－0.05mol/L磷酸二氢钾缓冲液（pH为3.0）比例一定时，其保留时间随着反离子试剂量的增加而延长，但考虑到合适的样品分析时间以及对反离子试剂加入量的要求（0.003～0.01mol/L），最终选定含0.1%四丁基氢氧化铵作为流动相。

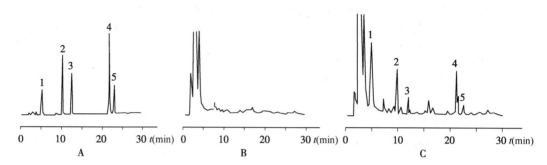

图4-4　咖啡因代谢物标准溶液（A）、空白尿样（B）和受试者尿样（C）高效液相色谱图
1. AFMU；2. 1U；3. 1X；4. 17U；5. 17X

1. 色谱条件 色谱柱：Diamonsil C_{18} 柱（150mm × 4.6mm，5μm），C_{18} 保护柱（4mm × 3.0mm，5μm）；流动相：0.05mol/L磷酸二氢钾缓冲液（含0.1%四丁基氢氧化铵，pH = 3.0）－乙腈（87：13，V/V）；流速：1.0ml/min；检测波长300nm；柱温：25℃。

2. 血浆样品处理 取血浆0.50ml，置10ml具塞试管中，依次加入水50μl与内标溶液50μl，涡旋混匀，加乙腈1.0ml，涡旋混合1min，离心（3500r/min）5min，取上清液800μl于另一试管中，40℃下氮气流吹干，残留物加入流动相100μl，涡旋溶解，取20μl进样分析。

3. 分析方法验证

（1）标准溶液和质控溶液的制备　精密称取无水羟苯磺酸钙对照品10.0mg（相当于羟苯磺酸9.09mg），置10ml量瓶中，用水溶解并稀释至刻度，摇匀，制成浓度为0.909mg/ml的标准贮备液。以水依次稀释标准贮备液，得浓度依次为364、182、90.9、45.5、18.2、9.09和3.64μg/ml的系列标准溶液，同法制备浓度为291、45.5和9.09μg/ml的QC溶液；精密称取对氨基苯甲酸对照品（内标物）10.0mg，置10ml量瓶中，用水溶解并稀释至刻度，摇匀，制成浓度为1.0mg/ml的内标贮备液。精密移取内标贮备液1.0ml，置10ml量瓶中，用水稀释，制成浓度为10.0μg/ml的内标溶液。各溶液在冰箱内（4℃）保存备用。

（2）方法专属性　分别取6名受试者的空白血浆0.50ml，置10ml具塞试管中，除不加内标溶液外，其余按"2"项下方法操作，得空白血浆样品色谱图（图4-5A）；将定量下限浓度标准溶液和内标溶液加入空白血浆中，同法操作，获得相应的色谱图（图4-5B），羟苯磺酸和内标物的保留时间分别约为8.7min和5.4min；同法获得受试者口服500mg羟苯磺酸钙5h后血浆样品色谱图（图4-5C）。结果表明，空白血浆中的内源性物质以及给药后受试者血浆样品中羟苯磺酸代谢物不干扰羟苯磺酸及内标物的测定。

（3）标准曲线和定量下限　取空白血浆0.50ml，加入系列标准溶液50μl，涡旋混匀，制成相当于血浆浓度为0.364、0.909、1.82、4.55、9.09、18.2和36.4mg/L的血浆标准样品，除不加50μl水外，按"2"项下依法操作，每一浓度进行双样本分析，记录色谱图；以血浆样品中待测物浓度 x（mg/L）为横坐标，待测物与内标物的峰面积比值 y 为纵坐标，用加权（$w = 1/x^2$）最小二乘法进行回归运算，求得的直线回归方程：$y = 0.1315x - 0.0036$；$r = 0.9991$（$n = 7$）。

羟苯磺酸的线性范围为0.364～36.4mg/L。将浓度为0.364mg/L的血浆样品进行六样本分

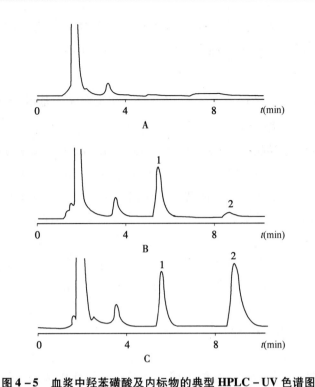

图 4 − 5 血浆中羟苯磺酸及内标物的典型 HPLC − UV 色谱图

A. 空白血浆；B. 空白血浆加入羟苯磺酸 0.909mg/L 和内标物 10.0mg/L；

C. 受试者口服 500mg 羟苯磺酸钙 5h 后血浆样品

1. 对氨基苯甲酸；2. 羟苯磺酸

析，根据当日的回归方程求得该浓度的日内精密度（RSD）为 5.5%，准确度（RE）为 4.2%，该结果表明此方法的定量下限（lower limit of quantitation, LLOQ）可达 0.364mg/L。

（4）精密度与准确度 取空白血浆 0.50ml，按"3（3）"项下的方法制备低、中、高 3 个浓度（羟苯磺酸血浆浓度分别为 0.909，4.55，29.1mg/L）的 QC 样品，每一浓度进行六样本分析，连续测定 3 天，根据当日的标准曲线，计算 QC 样品的测得浓度，将 QC 样品的结果进行方差分析，计算本法的准确度与精密度，试验数据表明，羟苯磺酸的日内、日间 RSD 均小于 8.7%，RE 在 ±4.5% 之内，说明该分析方法符合有关国际规范的要求。

（5）处理回收率 取空白血浆 0.50ml，按"3（4）"项下的方法制备低、中、高 3 个浓度的 QC 样品，以 QC 样品经处理后获得的色谱峰面积与相同浓度的标准溶液获得的色谱峰面积之比，考察血浆样品的处理回收率。QC 样品浓度为 0.909、4.55、29.1 mg/L 时的回收率分别为 74.8% ± 2.5%、75.4% ± 4.1% 和 74.1% ± 1.8%（$n = 6$）；内标对氨基苯甲酸的回收率为 94.8% ± 5.4%（$n = 6$）。

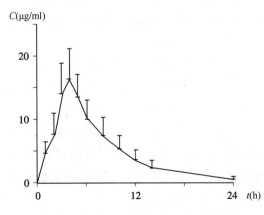

图 4 − 6 20 名健康受试者口服羟苯磺酸钙 500mg 后的平均血药浓度 − 时间曲线

4. 人体药动学研究 20 名健康受试者口服羟苯磺酸钙 500mg，平均血药浓度 − 时间曲线见图 4 − 6。采用非室模型计算，平均药动学参数（±SD）如下：C_{max} 为 18.0mg/L（±

5.6 mg/L），T_{max} 为 4.1h（±1.1h），$t_{1/2\beta}$ 为 4.5h（±1.2h），k_e 为 0.17/h（±0.059/h），$AUC_{0\sim t}$ 和 $AUC_{0\sim\infty}$ 分别为 119.3（mg·h）/L［±28.0（mg·h）/L］和 124.7（mg·h）/L［±29.8（mg·h）/L］。

（三）限进固定相－柱切换－高效液相色谱法测定血浆中盐酸贝那普利

盐酸贝那普利是一种血管紧张素转化酶抑制剂，用于治疗高血压、慢性心力衰竭等疾病。采用蛋白沉淀法处理样品，方法回收率低，LC－MS/MS 可有效检测标准溶液，但难以检测血浆样品，可能是由于该药物的蛋白质结合率高所致。限进性填料不仅对小分子药物存在竞争性萃取，且具有富集功能。因此，采用限进填料柱（外表面键合聚乙烯醇，内表面键合小分子的己胺）在线富集，以大体积生物样品直接进样柱切换 HPLC 测定血浆中盐酸贝那普利。

1. 色谱条件 柱切换－高效液相色谱系统；预处理柱：限进性填料柱（45mm × 4.6mm，5μm）；分析柱：C$_{18}$柱（250mm × 4.6mm，5μm）；预处理流动相：水－甲醇（95∶5，V/V），流速：1ml/min；分析流动相：水－甲醇（40∶60，V/V，含体积分数为 0.03% 甲酸），流速：1ml/min；柱温：25℃；检测波长：239nm。

2. 分析方法建立与验证

（1）贮备液的制备 精密称取盐酸贝那普利对照品约 0.0200g，置于 10ml 量瓶中，加甲醇溶解并稀释至刻度，摇匀，制成 2mg/ml 的盐酸贝那普利贮备液。

（2）在线富集过程 以柱切换－固相萃取方法实现生物样品在线纯化与富集。经大体积进样，血浆样品中的蛋白质等内源性大分子干扰物随预处理流动相除去，小分子药物被富集在限进柱上；再将限进柱切换至与分析柱呈串联状态，富集在限进柱上的药物随分析流动相洗脱至分析柱并分离检测。分析完毕后，切换至初始状态（图 4－2），用预处理流动相和分析流动相分别冲洗限进柱和分析柱 5min，以便下次进样。

（3）方法专属性 对空白血浆、空白血浆中添加盐酸贝那普利对照品及给药 1h 后血浆样品的色谱图见图 4－7。盐酸贝那普利的出峰时间为 19.6min。结果显示血浆中内源性物质不干扰盐酸贝那普利的测定。

（4）峰面积与进样体积的关系 制备 5μg/ml 盐酸贝那普利的标准血浆样品，依次进样 20、40、60、80、100、120 和 140μl，结果表明，进样量在 100μl 以内时，盐酸贝那普利峰面积随进样量呈线性增加；当进样量大于 100μl 时，峰面积不再呈线性增加，这是因为进样量超出了限进柱的最大进样体积。因此，最大进样体积不大于 100μl。

（5）进样体积与系统总压力的关系 进样 20~140μl 盐酸贝那普利标准血浆样品，在记录峰面积的同时记录色谱系统的压力，结果表明，进样体积大于 80μl 时，系统总压力的变化明显。鉴于对系统的保护和色谱体系的耐压能力，确定最大进样体积为 80μl。

（6）RAM－HPLC 在线富集可行性的验证 制备 10μg/ml 盐酸贝那普利的标准血浆溶液，分别进样 20 和 80μl，各平行测定 5 次。结果显示，进样 80μl 的平均峰面积是 20μl 平均峰面积的 4.2 倍。结果表明，RAM－HPLC 对血浆样品中盐酸贝那普利的在线富集是可行的，且富集后的峰形良好，适用于血样中微量盐酸贝那普利的检测。

3. 生物样品分析 Wistar 大鼠 6 只，体重在 200~220g 之间，自由饮水。禁食 12h 后，按 10mg/kg 剂量灌胃给予盐酸贝那普利片。分别于给药后 0.25、0.5、1、1.5、2、4、6、8、12 和 24h，经大鼠眼球后静脉丛采血 0.5ml，置于肝素化试管中，离心（5000r/min）5min，取上清液于 -40℃ 冷冻保存。测定时，室温下溶解，取上清液直接进样。

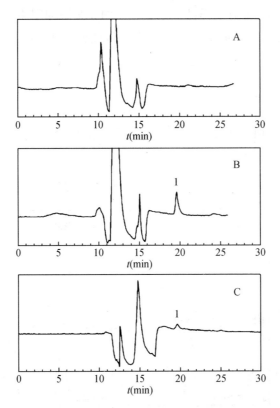

图4-7 空白血浆（A）、QC样品（B）、给予盐酸贝那普利片后血浆样品（C）的色谱图

1. 盐酸贝那普利

盐酸贝那普利口服平均达峰时间为 1~1.5h、人体内平均半衰期为 0.6h，代谢、消除迅速。经测定，大鼠灌胃给药后，仅在 0.25、0.5、1、1.5、2h 时间点的血浆样品中检测到盐酸贝那普利，其浓度分别为 0.56、0.60、1.43、0.85 和 0.23μg/ml；其余时间点因浓度过低，未能定量。

（四）胶束色谱法测定血浆中他莫昔芬及其主要代谢物

他莫昔芬（Tamoxifen，TAMO）用于预防和治疗各阶段的乳腺癌。作为一种前药，他莫昔芬在体内首先在细胞色素酶 P450 2D6（CYP 2D6）催化下，发生羟基化和脱烷基化代谢，生成 4-羟基-他莫昔芬（4-OH-TAMO）和 N-去甲基-他莫昔芬（N-desCH$_3$-TAMO），并进一步代谢，最终形成 22 个代谢物，如他莫昔芬-N-氧化物（TAMO-N-O）和 4-羟基-N-去甲基他莫昔芬（ENDO）等。其中，4-OH-TAMO 和 ENDO 的活性大于他莫昔芬本身，因此患者体内 CYP 2D6 活性的差异就会造成服用同等剂量他莫昔芬后疗效不同。测定患者血浆中他莫昔芬及其主要代谢物浓度可为治疗个体化和改善患者生存率提供指导。

1. 色谱条件 色谱柱：Kromasil 5 C$_{18}$ 柱（150mm × 4.6mm，5μm）；流动相：0.01mol/L 磷酸二氢钠缓冲液（含 0.08mol/L 十二烷基硫酸钠）-正丁醇（95.5 : 4.5，V/V，0.1mol/L 盐酸溶液调节 pH 至 3.0）；流速 1.5ml/min；柱温：40℃ ± 0.5℃；进样量：20μl；荧光激发和发射波长分别为 260nm 和 380nm。

2. 血浆样品处理 血浆样品 100μl，加水 100μl，混合物用 254nm 紫外光灯（40W）照射 20min，再加水 0.3ml 稀释，进样 20μl。

3. 分析方法验证

（1）专属性 上述色谱条件下分别注入空白血浆、QC 样品（他莫昔芬及其衍生物均为 5μg/ml）和服药后的患者血浆样品，记录色谱图，结果如图 4-8 所示，蛋白质及其他内源性物质峰出现在死时间和 4min 之间，待测物彼此分离良好。

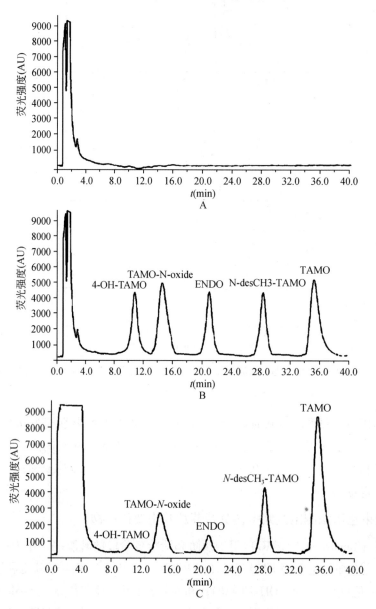

图 4-8 空白血浆（A）、QC 样品（B）、乳腺癌患者服药后血浆样品（C）的色谱图

（2）线性范围与定量下限 制备 9 个系列浓度的 TAMO、4-OH-TAMO、N-desCH$_3$-TAMO、TAMO-N-O、ENDO 标准血浆样品（0.3~15μg/ml），按上述方法测定，r^2 均大于 0.999。5 个待测物的定量下限在 0.16~0.2μg/ml。

（3）准确度和精密度 分别用 3 个浓度（0.3μg/ml、2.5μg/ml、5.0μg/ml）QC 样品测定 5 个待测物的日内和日间准确度（相对误差 RE 在 -12.2%~11.5%）和精密度（RSD <9.2%）。

（4）稳定性 各待测物 5μg/ml 的 QC 样品置于 -20℃避光保存，每天取出融化、分析、再冷冻，持续两个月，各待测物峰面积无明显降低，表明他莫昔芬及其衍生物在此期间稳定。

（五）万古霉素手性固定相测定人血浆中 Vesamicol 对映体

Vesamicol（结构见图 4-9）能有效抑制乙酰胆碱转运至胆碱能神经末梢的突触小泡，

但这种乙酰胆碱转运抑制作用具有立体特异性和浓度依赖性，且 $L-(-)$ – Vesamicol 比 $D-(+)$ – Vesamicol 强 25 倍。万古霉素是最常用的糖肽类大环抗生素手性固定相之一，具有糖基、苯环、手性中心、可包埋分析物的篮状结构等。Vesamicol 对映体结构中含有氮、氧原子和苯环，可与万古霉素 CSP 选择性结合，实现对映体的手性分离。

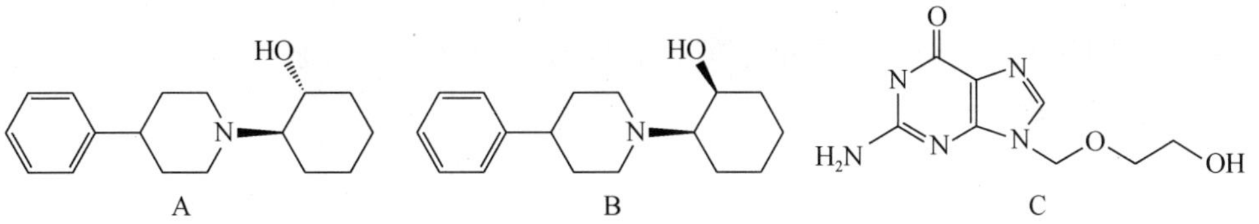

图 4 – 9 $L-(-)$ – **Vesamicol（A）**、$D-(+)$ – **Vesamicol（B）** 和阿昔洛韦（**C**）的化学结构

1. 色谱条件 色谱柱：Chirobiotic V 万古霉素柱（250mm × 4.6mm）；流动相：甲醇 – 冰醋酸 – 三乙胺（100：0.1：0.05，$V/V/V$）；流速：1.0ml/min；进样量：20μl；检测波长：262nm。

2. 血浆样品处理 血浆样品 0.5ml，置于 1.5 ml Eppendrof 管中，加内标贮备液 20μl，加水稀释至 1ml，涡旋混合 60s，使 Vesamicol 的两对映异构体浓度分别为 3、9、16μg/ml。用 Sep – Pak C₁₈ 小柱固相萃取：依次用甲醇 2×1ml、水 2×1ml 洗涤小柱，注意小柱保持湿润；再将血浆样品上柱，调整真空度使流速为 0.5ml/min，先用水 2 × 500μl 淋洗，干燥 5min；再用含 1% 三乙胺的甲醇 2 × 500μl 洗脱，挥干洗脱溶剂，加水 500μl 溶解残渣，取 20μl 进样。

3. 分析方法验证

（1）贮备液与标准及 QC 样品制备 取 $L-(-)$ – Vesamicol、$D-(+)$ – Vesamicol、阿昔洛韦（内标物）适量，分别用甲醇溶解并定量稀释制成 1mg/ml 的贮备液。分别精密量取贮备液一定量，加入空白血浆，制成 7 个浓度（1～20μg/ml）的系列标准血浆样品。同法独立制备浓度为 3、9、16μg/ml 的 QC 样品。

（2）专属性 在上述色谱条件下，分别注入经处理的空白血浆和 QC 样品（L – 对映体和 D – 对映体均为 5μg/ml，内标物 20μg/ml），记录色谱图。结果显示，内标物与 L – 对映体和 D – 对映体峰保留时间分别为 5.8、11.5 和 13.2min，内源性物质不干扰。

（3）线性范围与定量限 在 1～20μg/ml 范围内，两种异构体均具有良好的线性（$r^2 > 0.999$），回归方程分别为：$y = 0.0053x + 0.0586$［$D-(+)$ – Vesamicol］，$y = 0.0059x - 0.0578$［$L-(-)$ – Vesamicol］。两种对映体的定量限均为 1.0μg/ml。

（4）精密度与准确度 3 个浓度的 QC 样品连续测定 3 天，每个浓度平行测定 3 次。批内精密度为 1.3%～2.7%、批间精密度为 1.5%～3.4%；批内准确度（RE）为 0.8%～3.4%，批间准确度为 1.7%～5.0%。

第三节 超高效液相色谱法

一、概述

（一）超高效液相色谱法的产生

超高效液相色谱法（ultra – HPLC）的理论基础仍为范德姆特（Van Deemter）方程式：

扫码"学一学"

$$H = A + B/u + C \cdot u \qquad (4-2)$$

式中，H 为理论塔板高度；A 为涡流扩散系数，$A = 2\lambda d_{\mathrm{p}}$，$\lambda$ 为填充不规则因子，d_{p} 为填料粒径；B 为分子径向扩散系数；C 为传质阻抗因子；u 为流动相线速度。

由该方程可得出：填料颗粒粒径越小，柱效越高；每个填料粒径有自己最佳柱效的流速；更小的颗粒度使最高柱效点向更高流速（线速度）方向移动，而且线速度范围更宽，见图 4-10。故降低固定相填料粒度不但提高柱效，同时也提高速度，达到分离分析的高速、高效和高灵敏度。

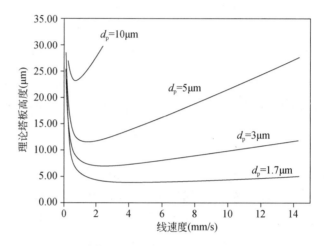

图 4-10　不同填料粒径的 Van Deemter 方程理论曲线

然而，据 Darcy 公式：

$$\Delta P = \frac{\eta \cdot l \cdot u}{k_0 \cdot d_{\mathrm{p}}^2} \qquad (4-3)$$

流动相通过色谱柱后其压力的升高程度（ΔP）与流动相黏度（η）、柱长（l）及流动相线速度（u）成正比，而与比渗透系数（k_0）及 d_{p}^2 成反比。随着 d_{p} 的减小，柱压力将成倍地增加，超高的工作压力成为 Ultra - HPLC 的必然选择。因此，减小色谱柱填料的粒径只是 Ultra - HPLC 的一个方面，而且这种填料还必须具备高度的稳定性和耐压性，另外最关键的是需要与之匹配的耐高压色谱溶剂管理系统，能够缩短进样时间的快速进样装置，能够检测极窄色谱峰的高速检测器以及经过优化能够显著减少柱外扩散（extra - column dispersion）效应的系统体积等诸多条件的保障，才能充分发挥小颗粒技术优势，使 ultra - HPLC 从理论上升为现实。

早在 1997 年，Jorgenson 提出了 Ultra - HPLC 的概念，并首次描述了使用 $1.0 \sim 1.5\,\mu\mathrm{m}$ 粒径硅胶基质填料柱能耐 4100bar 的超高柱压。直到 2004 年，Waters 公司推出世界上第一台商用 Ultra - HPLC 系统，采用 $1.7\,\mu\mathrm{m}$ 粒径的新型固定相，获得了理论塔板数高达 20 000/m 的超高柱效，全面提升了 HPLC 的速度、灵敏度和分离度，实现了液相色谱性能的巨大飞跃和进步。

（二）超高效液相色谱法的特点

1. 分析速度快　通过减小分析柱填料颗粒的 d_{p} 能提高最佳线速度而不影响柱效，同时可以按比例缩短色谱柱的长度，进一步提高分析速度。如 Nguyen 等采用 Ultra - HPLC（$1.7\,\mu\mathrm{m}$ 固定相色谱柱）分析 4 种尼泊金酯类同系物，其分析速度比同样性质而粒径为 $5\,\mu\mathrm{m}$ 的色谱柱提高 8 倍，而分离度保持不变。Leandro 等采用 Ultra - HPLC 联用质谱极性切换技术在 7min 内成功分离出 52 种食物中的农药残留物。

2. 分离度高 根据等度液相色谱分离度（R）方程：

$$R = \frac{\sqrt{n}}{4}\left(\frac{\alpha - 1}{\alpha}\right)\left(\frac{k}{1 + k}\right) \tag{4-4}$$

由式（4-4）可知，R 受 n（理论塔板数）、选择因子（α）和容量因子（k）的限制，因此，随着柱填料 d_p 的减小，n 增加，则 R 也增加。如 Johnson 和 Plumb 采用 Ultra-HPLC 分析人尿液中的对乙酰氨基酚代谢物，其平均峰底宽度由传统 HPLC 的 4.8s 缩短为 3.0s，而且分离出的代谢物数量大大增加。

3. 灵敏度高 浓缩样品和采用各种高灵敏度的检测器均可提高灵敏度，而在 Ultra-HPLC 中通过减小 d_p，有效降低了 H，使色谱峰变得更窄，信噪比增大，灵敏度得到显著提高。如 Yu 等采用 Ultra-HPLC/MS/MS 分析大鼠血浆中的混合药物时灵敏度提高了 5 ~ 10 倍。

（三）超高效液相色谱法的相关技术

尽管不同品牌的 Ultra-HPLC 系统在可达到的背压、流速范围、死体积等参数上不尽相同，但均具备如下基本条件：耐高压泵和进样器、快速进样装置、梯度延迟体积小、检测器的快速检测参数和高采样速率、合适的固定相和色谱柱等。

1. 超高效液相色谱柱 最初的商用 Ultra-HPLC 柱填充 1.7μm 填料，尺寸为 2.1mm × 50mm 或 2.1mm × 100mm。Waters 公司利用有机/无机杂化颗粒技术（hybrid particle technology, HPT）合成了第二代有机硅填料，全多孔球形硅胶颗粒平均孔径 13nm，使用二（三乙氧基硅）乙烷与四乙氧基硅烷聚合在硅胶中形成桥式乙基基团，再用 C_{18} 基团衍生，这种交联结构使硅胶的机械强度显著提高，耐压可超过 20 000psi（1400bar）。运用全新的筛板和其他色谱柱柱管及连接件等，在超过 20 000psi 的压力下装填柱。该 Ultra-HPLC 柱主要用于反相分离相对分子质量小于 5000 的分析物，柱效可高达 280000plates/m，较常规 HPLC 柱的 5μm 颗粒提高了 3 倍，分离度提高 70%，并加快了分离过程，获得更窄的色谱峰和峰容量。Ultra-HPLC 比 HPLC 具有更高的分离度、分析速度和灵敏度。

近年来，在亚 2μm 的硅胶或杂化有机硅颗粒表面上修饰了不同化学性质的基团。除反相模式外，Ultra-HPLC 柱也可用于亲水色谱（hydrophilic interaction liquid chromatography, HILIC）、正相色谱、分子排阻色谱和离子交换色谱。各种类型的 Ultra-HPLC 柱填料类型见表 4-4。目前，Ultra-HPLC 柱已能用于分离相对分子质量达到 2×10^6 的生物聚合物和工业合成聚合物，填料粒径多在 1.5 ~ 2.0μm。由于缩小柱内径可减少因温度梯度引起的摩擦热效应，故典型的 Ultra-HPLC 柱内径为 2.1mm 或 1.0mm；选择性和应用范围得到极大拓展，但单位长度 Ultra-HPLC 柱的柱效增长已不明显。

表 4-4 商用亚 2μm Ultra-HPLC 柱及其特性概览

柱名称	填充剂			使用限制		生产商
	载体	粒度（μm）	固定相	pH	柱温（℃）	
Acquity BEH	杂化颗粒	1.7	C_8、C_{18}、苯基	1 ~ 12	20 ~ 90	Waters
			屏蔽相	2 ~ 11		
			HILIC 硅胶	1 ~ 8		
			氨基-、多糖-HILIC 相	2 ~ 11		

续表

柱名称	填充剂			使用限制		生产商
	载体	粒度（μm）	固定相	pH	柱温（℃）	
Acquity HSS	硅胶颗粒	1.8	T_3、C_{18}	2~8	20~45	Waters
			C_{18}	1~8		
Alltima HP	杂化颗粒	1.5	HILIC	1~10	20~60	Alltech
Platinum	硅胶颗粒	1.5	C_8、C_{18}	2~8	20~60	Alltech
GP 系列	硅胶颗粒	1.8	C_8、C_{18}、C_4	2~8.5	20~60	Sepax
HP 系列	硅胶颗粒	1.8	PHE、CN、NH_2 SCX	2~8.5	20~60	Sepax
			SAX、硅胶、HILIC			
Hypersil Gold	硅胶颗粒	1.9	C_{18}	1~11	25~60	Thermo Electron
			C_8、Q	2~9		
			PFP	2~8		
Nucleodur	硅胶颗粒	1.8	C_8、C_{18}	1~11	室温~85	Machery Nagel
			C_{18} isis、Sphinx RP	1~10		
			C_{18} pyramid	1~9		
Pathfinder	杂化颗粒	1.5	AS、AP、PS、MR	1~12	室温~250	Shimadzu
Pinnacle DB	硅胶颗粒	1.9	C_{18}、PFP-propyl、硅胶	2.5~7.5	室温~80	Restek
			水溶性 C_{18}、CN、C_8			
			PAH、X_3-C_{18}			
Pronto Pearl	硅胶颗粒	1.8 全多孔	C_{18}、C_8、aminopropyl	2~8	20~60	Bischoff
TSKgel Super ODS	硅胶颗粒	2.0	C_{18}、C_8、PHE	2.0~7.5	20~60	Tosoh
YMC ultra-fast	硅胶颗粒	2.0	C_{18}、Hydro C_{18}	2~8	20~60	YMC
Zorbax	硅胶颗粒	1.8	Eclipse plus C_8、C_{18}	2~9	室温~60	Agilent
			Eclipse XDB-C_{18}、C_8		80~100 键稳定	
			PHE			
			Eclipse phenyl-hexyl	2~8		
			PAH、Elipse XDB-CN			
			StableBond	1~6		
			Extend-C_{18}	2~11.6		

2. 超高压输液泵 使用填充有亚 2μm 颗粒的色谱柱必然会增加 ultra-HPLC 操作系统的背压。装备了独立柱塞驱动的二元高压梯度泵，对柱长 100mm、填料粒径 1.7μm 的色谱柱，达到最佳柱效时的 1.0ml/min 流速，其柱前压可高达 15 000psi。溶剂输送系统可在很宽的压力范围内补偿溶剂压缩性的变化，从而在等度或梯度洗脱条件下保持流速的稳定性和重现性。实际上，目前在 ultra-HPLC 系统中，二元高压混合泵和低压混合泵均有使用，前者滞后体积（dwell volume）更小、更适合以较低流速进行快速梯度洗脱，而后者能用两种以上的溶剂/缓冲液进行梯度洗脱。集成改进的真空脱气技术，可使流动相溶剂和进样器洗针溶剂同时得到良好的脱气。

3. 高速检测器 由于快速的 ultra-HPLC 产生的色谱峰窄（有时一个峰仅需 1s 出完），因此需要快速检测以满足定量要求。高速检测器使用 10mm 光程（与常规 HPLC 相同），而池体积通常仅为 500~2000nl（约为 HPLC 池体积的 1/20~1/5）或更小的新型光纤导流通池，这样可减小柱外死体积效应（extra - column volume）；利用聚四氟乙烯池壁的全折射性能，不损失光能量，数据采集速率一般大于 20Hz，最高可达 200Hz，以确保每个峰至少10~15 个采样点，满足 Ultra - HPLC 高速、高分辨的要求，检测灵敏度较 HPLC 有极大的提高。目前，Ultra - HPLC 系统可连接各种检测器，包括可变波长紫外检测器、二极管阵列检测器、荧光检测器、示差折光率检测器、多角度光散射检测器、蒸发光散射检测器、电化学检测器、圆二色检测器、荷电气溶胶检测器和各种质谱检测器。

4. 低污染自动进样器 设置"针内针"进样探头，使用液相色谱管路（PEEK 材料）充当进样针以减少死体积，而"外针"是一小段硬管，用来扎破样品瓶盖；采用一强一弱的双溶剂进样针清洗步骤，降低交叉污染，保证仪器长时间运行自动进样的快速性、可靠性和重现性。

5. 优化系统 有效的系统管路和连接，使 Ultra - HPLC 系统的死体积远低于常规HPLC，很小的系统体积减少了色谱柱的平衡时间。

二、应用示例

（一）适用范围

如今，体内药物分析的样品数量越来越庞大，生物基质的复杂程度越来越高，对高通量、高灵敏度、高分离度的现代仪器分析手段的需求越来越迫切。

与传统的 HPLC 相比，无论在等度或是在梯度洗脱模式下分析复杂样品，ultra - HPLC均可实现快速分离，并获得更高的峰容量和灵敏度。使在分析过程中能够保持分离度且分析速度更快，或在同样及较 HPLC 更短的时间内优化分离度且峰容量更大。ultra - HPLC 特别适用于微量复杂混合物的分离和高通量分析，在体内药物分析中无疑能发挥更重要的作用。

在生物样品分析中，Ultra - HPLC 多数采用质谱或串联质谱检测，有关 Ultra - HPLC - MS 方法详见本书第六章。有些研究也使用荧光检测器或二极管阵列检测器。以Ultra - HPLC系统进行体内药物分析的报道中，大多使用不同厂家亚 $2\mu m$ 粒径的 C_{18} 分析柱。

采用 Ultra - HPLC 对生物样品中分析物的快速分析，其样品前处理方法往往仍然是费工、费时的固相萃取法和液液萃取法。个别研究中用到了在线限进材料样品处理以及半自动或全自动液液萃取法来提高分析通量。

1. 复杂生物基质中痕量药物测定 随着新开发药物的效应越来越强，剂量越来越低，血药浓度也很低，Ultra - HPLC 的高灵敏度和高专属性特点能够同时测定样品中痕量药物及其代谢物，实现生物样品的高通量分析。

2. 药物代谢研究 通过体内外代谢研究，以确定药物的主要代谢方式、代谢途径及主要代谢产物，并在此基础上对原型药物及其代谢物的活性和毒性进行分析和比较，阐明药效或毒性产生的物质基础，为药效学和毒理学评价提供重要的依据，从而为创新药物的开发和筛选提供线索。Ultra - HPLC 与各种质谱等检测设备联用，在代谢物分析方面的能力已超越了曾经获得普遍认可的 HPLC。

3. 代谢组学研究 代谢组学作为系统生物学的重要组成部分，继基因组学、转录组学和蛋白组学之后得到了迅速发展，并在药学领域得到了应用。代谢组学是研究生物体内源性代谢物变化规律的科学。由于血液样品中所含小分子代谢物种类多、极性跨度大，既有高极性的氨基酸、葡萄糖和核苷类等，也有低极性的脂类和固醇类等，代谢物成分的复杂性增加了血清样品分析的难度。另外，血清中代谢物各成分的浓度波动范围大，也给分析带来了困难。结合血样前处理和 ultra-HPLC 技术，方法高效、重现、耗时短、通量高，尽可能多地保留了血清样品中的小分子化合物，符合代谢组学的高通量研究的基本要求，适用于大批次生物样本的代谢组学研究。

（二）应用示例——人血浆中美罗培南的测定

美罗培南（Meropenem）是碳青霉烯类半合成抗生素，具有超广谱的抗菌活性，是时间依赖型抗生素。临床一般依据经验给予患者标准剂量或依据肾功能进行剂量调整，据报道败血症患者美罗培南的药动学参数变化大且个体差异大。以下建立一种提取回收率高、简单、快速的血药浓度测定方法，应用于美罗培南的血药浓度监测及药动学研究。

1. **色谱条件**　在线萃取柱：Shim-pack MAYI-ODS（G）（2.0mm×5mm，50μm）；分析柱：Acquity UPLC BEH-C_{18}柱（2.1mm×50mm，1.7μm）；进样器温度：4℃，柱温：35℃；分析流动相：甲醇-0.05mol/L K_2HPO_4（5∶95，pH 7.0）（A）-甲醇（B）；萃取流动相：甲醇-0.05mol/L K_2HPO_4（5∶95，pH 7.0）；分析流动相流速：0.4 ml/min；进样量：30μl。色谱分析时间：11.0min；测定波长：波长范围 200～400nm 连续扫描；二极管阵列检测器数据采集时间：2.0～6.0min。最终以美罗培南的最大吸收波长 299nm 进行图谱提取，记录峰面积。

在线萃取流动相梯度程序：0～1min，维持 0.5ml/min；1～1.5min，0.5→0.2ml/min；1.5～7.0min，0.2→0.5ml/min。

柱切换时间设置：0～1min，处于在线前处理状态，样品进入前处理柱；1.0min 切换至分析柱；1.0～7.0min 处于前处理柱与分析柱串联状态，7.0min 切换到初始位置。

分析流动相梯度洗脱程序：0～4.0min，0%→20%（B）；4.0～5.0min，20%→30%（B）；5.0～7.0min，30%→0%（B）。

2. **血浆样品处理**　取血浆样品 200μl，加入内标工作液 200μl，涡旋混匀，离心，上清液经 0.22μm 滤膜滤过，取滤液 30μl 直接进样。

3. **溶液制备**

（1）对照品贮备液　精密称取美罗培南对照品 17.2mg，置 10ml 量瓶中，加水溶解并稀释至刻度，得到 1.72mg/ml 的对照品贮备液，置棕色容器中于 -80℃ 保存。

（2）内标贮备液　精密称取多索茶碱对照品 15.8mg，置 10ml 量瓶中，加水溶解并稀释至刻度，得 1.58mg/ml 的内标贮备液，置棕色容器中于 -80℃ 保存。

（3）内标工作液　精密量取内标贮备液 500μl，置 10ml 量瓶中，加水稀释至刻度，得 79μg/ml 的内标工作液。

4. **分析方法验证**

（1）专属性　取空白血浆、QC 样品、受试者含药血样，按"2"项下方法处理测定；另取美罗培南对照品溶液、内标工作液，经 ultra-HPLC 分析得到的色谱图见图 4-11，美罗培南保留时间为 3.4min，多索茶碱（内标物）保留时间为 4.8min。可见内标物与待测物美罗培南分离度良好，血浆内源性物质无干扰。

（2）标准曲线和定量下限　精密吸取美罗培南对照品贮备液（1.72mg/ml）适量，加入空白血浆稀释制成质量浓度为 0.67、1.34、2.69、5.38、10.8、21.5、43.0 和 86.0mg/L 的系列标准样品，照"2"项下方法处理，照"1"项下色谱条件测定。以美罗培南峰面积与内标峰面积比值（R）为纵坐标，美罗培南浓度（ρ）为横坐标，采用权重（$1/\rho^2$）进行

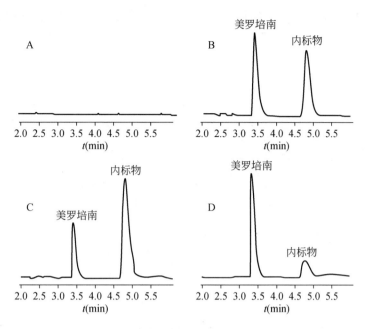

图 4-11 空白血浆（A）、对照溶液（B）、QC 样品（C）、静脉注射 500mg
美罗培南 2h 后血浆样品（D）ultra - HPLC 图

线性回归，得标准曲线方程为：$R = 0.1208\rho - 0.0002$，$r = 0.9999$。结果表明，美罗培南血浆浓度在 $0.67 \sim 86mg/L$ 内呈良好线性关系。以 $S/N = 10$ 计算，定量下限（LLOQ）浓度为 $0.34mg/L$。

（3）精密度和准确度 精密吸取美罗培南对照品贮备液（1.72 mg/ml）适量，加入空白血浆稀释制成质量浓度为 2.14，8.58，34.30mg/L 的低、中、高浓度 QC 样品，按照"2"项下方法处理测定。每一浓度测试 6 份样品、连续测定 3 天，根据当日的标准曲线计算 QC 样品浓度，求得本法的准确度与精密度。测得方法回收率为 93.6%（±1.2%）~99.2%（±4.06%），日内、日间精密度 RSD 小于 5.0%。

（4）萃取回收率 精密吸取美罗培南对照品贮备液适量，加入空白血浆稀释制成质量浓度为 2.14，8.58，34.30mg/L 的 QC 样品，按照"2"项下方法处理测定。同时，以水替代空白血浆，依上述方法稀释获得相同浓度的标准溶液，直接测定。以血浆样品测定获得的峰面积与标准溶液直接测定获得的峰面积之比计算萃取回收率，均大于 85%。

（5）稳定性 精密吸取美罗培南对照品贮备液适量，加入空白血浆稀释制成质量浓度为 2.14，8.58，34.30mg/L 的 QC 样品，每浓度 3 样品，考察样品于 -20℃ 和 -80℃ 反复冻融的稳定性。结果表明，血浆样品在 -20℃ 保存 1 个月稳定性较差，在 -80℃ 保存两个月稳定性良好，样品反复冻融两次稳定性良好，反复冻融 3 次降解超过 15%。所以，本法采用 -80℃ 保存美罗培南血浆样品。同时考察样品在自动进样器 4℃ 和 10℃ 的稳定性，自动进样器温度设为 4℃ 时样品放置 8h 降解 12.2%（±3.85%），自动进样器温度设为 10℃ 时样品放置 3h 降解 2.45%（±1.01%）、6h 降解 13.33%（±2.19%），8h 降解 16.61%（±3.33%）。根据稳定性结果，确定自动进样器温度设为 4℃，每分析批样品数量不得超过 25 个，以保证最大偏差在 ±15% 以内。

5. 生物样品测定 将血浆样品，按照"2"项下方法处理测定，同时每天建立 1 条标准曲线，并均匀将高、中、低浓度 QC 样品穿插在待测样品中，根据当日标准曲线计算未知样品浓度和 QC 样品浓度，至少 67% 的 QC 样品相对偏差在 ±15% 以内，且相对偏差超出 ±

15%的 QC 样品不在同一浓度，当日数据方可接受。1名受试者连续两次静脉输注美罗培南500mg（滴注时间0.5h，给药间隔8.0h）血药浓度－时间曲线见图4－12。

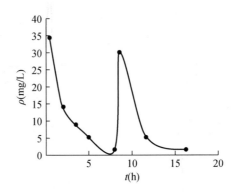

图4－12　1名受试者连续两次静脉输注
美罗培南 500mg 的血药浓度－时间曲线

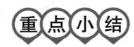

　　基于体内药物分析的特点，色谱分析法是目前体内药物分析中最常用的方法之一。其中，HPLC 尤其保持着重要地位。

　　由于体内药物分析中大多数待分析药物的极性相对较低，故反相 HPLC 最常用；亦可通过在流动相中加入酸性或碱性离子抑制剂以及反离子试剂扩展反相 HPLC 的应用。

　　直接进样分析法，如柱切换技术、限进填料、胶束色谱等，使体液样品直接分析或只经简单除蛋白质处理后进样分析成为现实，节省了样品前处理步骤和成本。

　　新兴的 ultra－HPLC 具有分析速度快，分离度和灵敏度高的特点，尤其适用于复杂生物基质中痕量药物的同时测定和大批量生物样本的药物代谢研究。目前，ultra－HPLC－MS 正在逐渐成为生物样品分析的重要工具。

（胡　爽）

参考文献

[1] 刘爱宁，侯文颖，王欣．手性色谱法在体内药物分析中的应用进展［J］．分析试验室，2010，29，增刊：183－186.

[2] 李军，彭向前，张鉴．HPLC 同时直接进样测定尿中咖啡因5种代谢物［J］．药物分析杂志，2006，26（4）：480－482.

[3] 张旖旎，陈笑艳，杨洪梅，等．反相离子对高效液相色谱法测定人血浆中羟苯磺酸［J］．药物分析杂志，2007，27（8）：1208－1211.

[4] 张晓惠，王荣，谢华，等．通过柱切换技术与高效液相色谱联用的限进性柱对盐酸贝那普利的在线富集性能［J］．色谱，2013，31（5）：451－455.

[5] 姚碧霞，翁文．UPLC 产生的理论和技术背景［J］．福建分析测试，2011，20（2）：15－20.

[6] 李朋梅，刘晓，刘峻畅，等．超高效液相色谱柱切换技术快速测定人血浆中的美罗培

南浓度 [J]. 中国药学杂志, 2014, 49 (9): 776 - 780.

[7] Carolina Fernández - Ramos, Dalibor Šatínský, Barbora Šmídová, et al. Analysis of trace organic compounds in environmental, food and biological matrices using large - volume sample injection in column - switching liquid chromatography [J]. Trends in Analytical Chemistry, 2014, 62: 69 - 85.

[8] I. Helene Hagestam, Thomas C. Pinkerton. Internal surface reversed - phase silica supports for liquid chromatography [J]. Analytical Chemistry, 1985, 57 (8): 1757 - 1763.

[9] Juan Peris - Vicente, Enrique Ochoa - Aranda, Devasish Bose, et al. Determination of tamoxifen and its main metabolites in plasma samples from breast cancer patients by micellar liquid chromatography [J]. Talanta, 2015, 131: 535 - 540.

[10] Mohamed M. Hefnawy, Hassan Y. Aboul - Enein. A validated LC method for the determination of vesamicol enantiomers in human plasma using vancomycin chiral stationary phase and solid phase extraction [J]. Journal of Pharmaceutical and Biomedical Analysis, 2004, 35: 535 - 543.

[11] Lucie Nováková, Hana Vlčková. A review of current trends and advances in modern bio - analytical methods: Chromatography and sample preparation [J]. Analytica Chimica Acta, 2009, 656: 8 - 35.

第五章　免疫分析法

📖 **学习目标**

1. **掌握**　免疫分析法的分类、竞争性免疫分析法的基本原理和基本条件；放射免疫分析中 F 与 B 的常用分离技术；均相 EIA 和非均相 EIA 的基本原理。

2. **熟悉**　放射免疫分析中常用的放射性同位素的种类、标记方法及放射性强度的测定；化学发光免疫分析及荧光免疫分析的分类。

3. **了解**　非竞争性免疫分析法的原理；抗体的制备及质量控制方法；酶免疫分析中常用的标记酶及底物的选择；各种免疫分析法的优缺点。

第一节　概　述

免疫分析法（immunoassay，IA）是指以特异性抗原－抗体反应为基础的分析方法。由于免疫分析试剂在免疫反应中体现出独特的选择性和极低的检测限，使这种分析手段在临床、生物制药和环境化学等领域中得到广泛应用。在体内药物分析中，免疫分析法的应用主要集中在以下两方面：①在临床前和临床药物动力学研究中测定生物利用度和药物动力学参数等临床药学数据，以便了解药物在体内的吸收、分布、代谢和排泄情况；②在临床治疗药物监测中，对治疗指数小、超过安全剂量易发生严重不良反应或最佳治疗浓度和毒性反应浓度有交叉的药物进行血药浓度监测。

免疫分析法应用于体内药物分析始于 20 世纪 50 年代，首先是在体内大分子物质分析中的应用，例如 1959 年美国学者 Yalow 和 Berson 应用放射免疫分析（radioimmunoassay，RIA）测定了糖尿病患者血浆中胰岛素（相对分子质量 5808）的浓度。1968 年 Oliver 将地高辛（相对分子质量 781）与牛血清白蛋白结合制成人工抗原，免疫动物后成功获得了抗地高辛抗体，从而开辟了用免疫分析法测定小分子药物的先河。在 RIA 的基础上，随着各种标记技术（放射性标记、荧光标记、化学发光标记、酶标记等）的发展，使免疫分析的选择性更加突出，灵敏度进一步提高。随着新的标记物质的发现及新的标记方法的使用以及电子计算机、自动控制技术的广泛应用，派生出许多新的检测技术，使免疫分析法逐渐发展成为一门新型的独立学科。

一、方法分类

免疫分析法按是否对抗原或抗体进行标记分为非标记免疫分析法和标记免疫分析法。非标记免疫分析法如免疫扩散和免疫电泳，主要用于对生物制品的特异性检查，属于定性方法。标记免疫分析法是指采用荧光素、同位素或酶等示踪物质标记抗原（或抗体），进行抗原－抗体反应，通过对免疫结合物中的标记物的检测，达到对药物定性定量的目的。体内药物定量分析涉及的免疫分析法主要为标记免疫分析法，因而本章主要对标记免疫分析法进行阐述。

（一）按标记物的种类分类

按标记物的种类不同，免疫分析法可分为：①体外放射分析（in vitro radioassay）；②酶免疫分析（enzyme immunoassay，EIA）；③化学发光免疫分析（chemiluminescent immunoassay，CLIA）；④荧光免疫分析（fluorescence immunoassay，FIA）；⑤其他免疫分析法。

其中，体外放射分析是指在体外实验条件下，以放射性同位素为示踪物质标记抗原或抗体的免疫分析方法，它可分为：①放射免疫分析（radioimmunoassay，RIA）；②免疫放射分析（immunoradiometric assay，IRMA）；③放射受体分析（radioreceptor assay，RRA）；④竞争性蛋白结合分析（competitive protein binding assay，CPBA）；⑤放射微生物分析（radiomicro – biologic assay，RMBA）；⑥放射酶学分析（radioenzymatic assay，REA）。

（二）按反应原理分类

按反应原理不同，免疫分析法可分为竞争性免疫分析与非竞争性免疫分析两类。

（1）竞争性免疫分析（competitive immunoassay）　是将过量的待测抗原与定量标记抗原竞争结合定量的特异性抗体形成抗原 – 抗体结合物，待测抗原的量越大，与抗体结合的标记抗原量越少，结合物产生的信号强度越小，由此测定待测抗原的量。放射免疫分析法即属此类。

（2）非竞争性免疫分析（non – competitive immunoassay）　是将待测抗原与足够的标记抗体充分反应，形成抗原 – 标记抗体结合物，结合物产生的信号强度与抗原的量成正比。免疫放射分析法即属此类。

（三）按检测方式分类

当抗原 – 抗体反应达到平衡后，根据是否需要将标记抗原 – 抗体结合物（B）与游离的标记抗原或抗体（F）分离后检测，免疫分析又可分为直接检测法与分离后检测法。因为分离操作系在反应体系中加入分离剂，使均相的反应体系分成非均相的液 – 固两相，所以直接检测法与分离后检测法通常称为均相免疫分析与非均相免疫分析。

（1）均相免疫分析（homogeneous immunoassay）　当抗原 – 抗体反应达到平衡后，反应液中游离的标记物（抗原或抗体）生成结合的标记物后产生可检测信号或原有可检测信号消失。因此，不需将二者分离，即可在均相溶液（原反应体系）中直接测定，此类免疫分析法称为均相免疫分析，如酶放大免疫分析（enzyme multiplied immunoassay，EMIT）。

（2）非均相免疫分析（heterogeneous immunoassay）　当抗原 – 抗体反应达到平衡后，反应液中游离的和结合的标记物（抗原或抗体）具有相同的检测信号，只有在反应体系中加入分离剂，将游离标记物（抗原或抗体）和结合的标记物分离后，才能分别测定各游离的与结合的标记物浓度。由于这种信号的测定是在液 – 固两相中完成，故称为非均相免疫分析。放射免疫分析即属此类。

除上述 3 种常见分类方式外，免疫分析还可以按标记对象分为标记抗原和标记抗体免疫分析法；按待测物分为测定抗原、半抗原和抗体免疫分析法。本章主要介绍以抗原或半抗原为被测物的免疫分析法。

二、基本原理

体内药物分析常用的免疫分析法是基于抗体与抗原或半抗原（化学药物、内源性激素、蛋白或酶类生物制品等）的特异性结合所具有的专一性和饱和性，建立药物浓度和响应值

（如 RIA 中的放射性强度）之间的函数关系，用于生物样品中的药物分析。

根据反应原理不同，免疫分析法分为竞争性免疫分析法和非竞争性免疫分析法。由于大多数免疫分析法属于竞争性免疫分析法，如放射免疫分析、酶免疫分析、荧光免疫分析等，其检测原理基本相同，均基于抗原－抗体竞争结合反应，即竞争抑制原理，故以下主要对竞争抑制原理进行阐述。

（一）竞争抑制原理

当反应体系中存在着一定限量的特异抗体（antibody，Ab）时，体系中的标记抗原（labeled antigen，Ag*）和未标记抗原（antigen，Ag）便会与 Ab 发生竞争结合，其反应式可表示如下：

$$\begin{array}{c} Ag + Ab \xrightarrow[K_2]{K_1} Ag - Ab \\ + \\ Ag^* \\ K_2' \Big\Vert K_1' \\ Ag^* - Ab \end{array}$$

根据质量定律，当反应达到平衡时，反应可表示为：

$$K = \frac{K_1}{K_2} = \frac{K'_1}{K'_2} = \frac{[Ag - Ab]}{[Ag][Ab]} = \frac{[Ag^* - Ab]}{[Ag^*][Ab]} \qquad (5-1)$$

式中，Ag^* 为标记抗原；Ag 为未标记抗原（待测物）；Ab 为特异抗体；$Ag^* - Ab$ 为标记抗原－抗体结合物；Ag－Ab 为未标记抗原－抗体结合物；K 为平衡常数（$K = K_1/K_2$）。

抗原－抗体反应时，须满足以下条件：①Ag^* 与 Ag 必须是同一生物活性物质，具有完全相同的免疫活性，对 Ab 具有相同的亲和力；②所加入 Ag^* 和 Ab 的量应是恒定的；③Ag^* 与 Ag 的总量应大于 Ab 上的有效结合位点；④Ag^*、Ag 及 Ab 需处在同一反应体系中。

因为 Ag^* 和 Ag 与 Ab 具有相同的亲和力，所以二者与有限量的 Ab 竞争性结合。其中，Ag^* 与 Ab 的结合率（$B\%$）的大小取决于 Ag^* 占抗原总量的分数 $\left(\dfrac{Ag^*}{Ag^* + Ag}\right)$。若 Ag^* 为一定量，则 $B\%$ 取决于 Ag 的量，即：标记抗原－抗体的结合率（$B\%$）随着未标记抗原（待测物）量的增加而减少（呈负相关，见图 5-1）。这种现象称为竞争抑制作用，即未标记抗原量的增加抑制了标记抗原与抗体的竞争性结合。

由此可见，被测物的量越大，标记抗原与抗体的结合率就越小。这种竞争性抑制的数量关系就成为免疫分析的定量基础。

（二）标准曲线

标准曲线又称竞争抑制曲线或剂量反应曲线。标准曲线的建立：配制一系列含已知浓度标准抗原 Ag 的标准生物样品，分别向其中加入固定量的标记抗原 Ag^* 和抗体 Ab，反应平衡后，测定各溶液中 $Ag^* - Ab$ 的结合率。标记抗原－抗体的结合率（$B\%$）可用下式求出：

$$B\% = B/(B + F) \times 100\% = B/T \times 100\% \qquad (5-2)$$

式中，B 为 Bound，代表结合状态的标记抗原；F 为 Free，代表游离状态的标记抗原；T 为

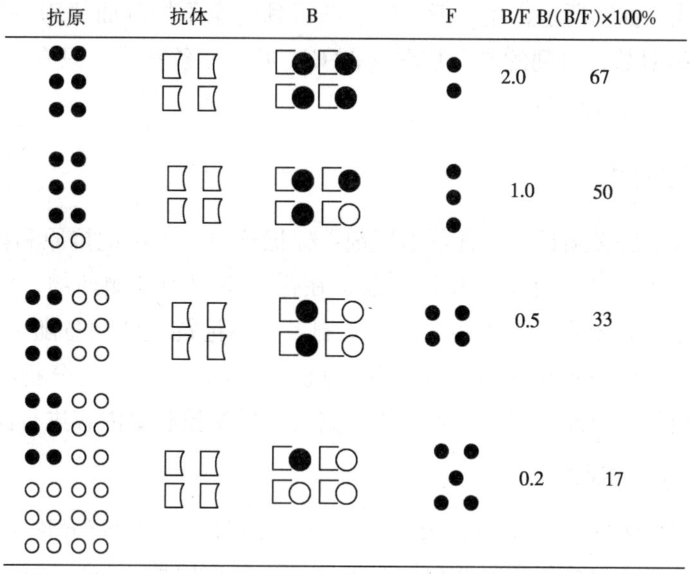

抗原	抗体	B	F	B/F	B/(B/F)×100%
				2.0	67
				1.0	50
				0.5	33
				0.2	17

图 5-1　免疫分析原理示意图

● 标记抗原；○ 未标记抗原

Total，代表总的标记抗原。

以标准抗原 Ag 的浓度为横坐标，以标记抗原-抗体的结合率（$B\%$）等为纵坐标绘制的曲线即为标准曲线（standard curve）。然后取一定量待测样品，按同法操作，根据样品中标记抗原的结合率，即可从标准曲线上求出相应待测物的含量。几种常见标准曲线的表示方法见图 5-2。

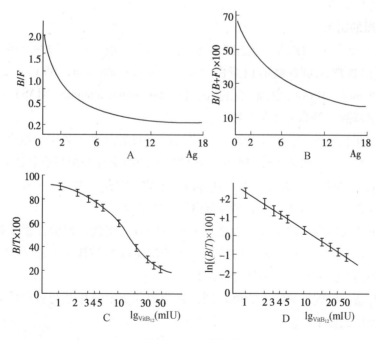

图 5-2　标准曲线

图 5-2 中，A 和 B 是根据图 5-1 得到的竞争抑制曲线，其中图 A 为 B/F - ［Ag］剂量曲线，图 B 为 $B/(B+F)×100$ - ［Ag］剂量曲线；C 和 D 为维生素 B_{12}（Vit B_{12}）的竞争抑制曲线，其中图 C 为 $B/T×100$ - lg［Ag］剂量曲线，图 D 为 ln［$(B/T)×100$］-

lg［Ag］剂量曲线。如图所示，用一般坐标绘图得到的竞争抑制曲线为一条曲线（图 A 和 B）。若将横坐标取对数，得到的半对数图（图 C）近似一条直线，只有纵坐标也取对数才可能使标准曲线直线化（图 D）。

三、抗体的制备

竞争性免疫分析法必须具备三种基本试剂：标记抗原、未标记抗原和特异抗体。其中，未标记抗原在标准曲线制备时是药物标准品，在样品中则为被测药物，不需要专门制备，而标记抗原和抗体则需要采用一些特殊方法来制备。标记抗原的制备随免疫方法的不同而不同，具体的制备方法详见相应的免疫方法。抗体不仅是所有免疫分析必需的基本试剂，而且制备方法也相同，因此下面主要对抗体的制备及质量控制等内容进行详细介绍。

（一）完全抗原的制备

1. 半抗原与完全抗原　抗原（antigen）是指能在机体中引起特异性免疫应答反应的物质。物质的抗原性通常包括免疫原性和抗原特异性。免疫原性（immunogenicity）是指抗原注入动物体内后能促使动物产生特异抗体；抗原特异性（antigenic specificity）是指抗原能与特异抗体相作用的性质。同时具有免疫原性和抗原特异性的物质称为完全抗原，完全抗原通常为相对分子质量较大的化合物（相对分子质量 >1000），如蛋白质、多肽等。

只有抗原特异性而无免疫原性，即只能与特异抗体作用而不能引起机体免疫应答的物质称为半抗原（hapten）。小分子药物通常不具免疫原性，可作为半抗原，只有当它们与某些大分子载体物质（如蛋白质或多肽）共价结合后才具有免疫原性。这种小分子半抗原和大分子载体物质结合后所形成的完全抗原称为人工完全抗原，简称人工抗原。人工抗原免疫动物可产生特异抗体。

2. 人工抗原的制备

（1）载体（carrier）的选择　能用作载体的蛋白质（或多肽）的种类很多，最常用的是动物的血清白蛋白，如牛血清白蛋白（bovine serum albumin，BSA）、兔血清白蛋白（rabbit serum albumin，RSA）、人血清白蛋白（human serum albumin，HAS）以及人工合成的多肽（多聚氨基酸）等高分子化合物。

（2）载体与半抗原的结合　由于药物（半抗原）与蛋白质（载体）结合，是通过它们分子结构中的一些功能基团彼此连接而成，因此要求药物本身必须具有合适的活性官能团，其中以—COOH、—NH₂、—OH、—C＝O 等最为重要。如药物本身无上述活性官能团，可采用化学衍生的方法引入活性基团后再与蛋白质载体结合。

载体与半抗原的结合通常是以共价键或配价键的方式连接，但应注意半抗原分子中蛋白质引入的位置，避免使半抗原的结构特征（免疫决定簇）被掩盖，以增加抗原分子的免疫识别力。常用的半抗原与载体的结合方法如下。

①碳二亚胺法：以碳二亚胺作为缩合剂，将药物分子中的羧基与蛋白质分子的氨基相连形成肽键，反应式如下：

$$\text{Drug}\!-\!\overset{\overset{\displaystyle O}{\|}}{C}\!-\!OH \ + \ R\!-\!N\!=\!C\!=\!N\!-\!R' \longrightarrow \text{Drug}\!-\!\overset{\overset{\displaystyle O}{\|}}{C}\!-\!O\!-\!\overset{\overset{\displaystyle NHR}{|}}{C}\!=\!N\!-\!R'$$

（碳二亚胺）

$$Drug—\overset{O}{\overset{\|}{C}}—O—\overset{NHR}{\overset{|}{C}}=N—R' + H_2N—protein \longrightarrow Drug—\overset{O}{\overset{\|}{C}}-NH-Protein + \overset{NHR}{\overset{|}{\underset{NHR'}{C=O}}}$$

②混合酸酐法：以氯甲酸异丁酯为缩合剂，使药物分子中的羧基与蛋白质上的氨基缩合，形成肽键。反应式如下：

$$Drug—\overset{O}{\overset{\|}{C}}—OH + Cl—\overset{O}{\overset{\|}{C}}—O—CH_2CH\overset{CH_3}{\underset{CH_3}{<}} \xrightarrow{(C_4H_9)_3N}$$

(氯甲酸异丁酯)

$$Drug—\overset{O}{\overset{\|}{C}}—O—\overset{O}{\overset{\|}{C}}—O—CH_2CH\overset{CH_3}{\underset{CH_3}{<}}$$

(混合酸酐)

$$Drug—\overset{O}{\overset{\|}{C}}—O—\overset{O}{\overset{\|}{C}}—O—CH_2CH\overset{CH_3}{\underset{CH_3}{<}} + NH_2—Protein \longrightarrow$$

$$Drug—\overset{O}{\overset{\|}{C}}—NH—Protein + \overset{CH_3}{\underset{CH_3}{>}}CH—CH_2OH + CO_2$$

③戊二醛法：以戊二醛为桥接剂，利用两个活性基团分别与半抗原分子中的氨基和蛋白质分子上的氨基以共价键结合，经四氢硼钠还原生成完全抗原，其反应过程如下：

$$Drug—NH_2 + CHO—（CH_2）_3—CHO + NH_2—Protein \longrightarrow$$

$$Drug—N=CH—（CH_2）_3—CH=N—Protein \xrightarrow{NaBH_4}$$

$$Drug—NH-CH_2—（CH_2）_3—CH_2—NH—Protein$$

④琥珀酸酐法：以琥珀酸酐为桥接剂，分别与半抗原分子中的羟基和蛋白质分子中的氨基结合，形成肽键，其反应过程如下：

$$Drug—OH + \overset{\overset{CH_2—C}{|}}{\underset{CH_2—C}{}}\overset{\overset{O}{\|}}{\underset{\underset{O}{\|}}{}}O \xrightarrow{无水吡啶} Drug—O—\overset{O}{\overset{\|}{C}}—O—CH_2—CH_2—\overset{O}{\overset{\|}{C}}—OH$$

(琥珀酸酐)

$$Drug—O—\overset{O}{\overset{\|}{C}}—O—CH_2—CH_2—\overset{O}{\overset{\|}{C}}—OH + H_2N—Protein \longrightarrow$$

$$Drug—O—\overset{O}{\overset{\|}{C}}—O—CH_2—CH_2—\overset{O}{\overset{\|}{C}}—NH—Protein$$

117

3. 人工抗原的纯化与鉴定　当药物与载体反应完成后所得到的人工抗原往往存在过剩的游离药物及反应试剂，可用透析法、凝胶柱层析法或电泳法进行纯化处理。同时还需测定人工抗原中药物（半抗原）与蛋白质的结合比（combining ratio）。以血清白蛋白为例，每个蛋白质分子结合的药物分子数应以 10 个左右为宜。测定结合比的常用方法如下。

（1）水解－光谱法　将制备的人工抗原水解后，用紫外－可见分光光度法分别测定水解释放出的药物和蛋白质的含量，从而推算出它们的分子结合比。

（2）化学分析法　利用三硝基苯磺酸钠或二硝基酚，测定蛋白质与半抗原结合前后游离氨基数目的差别，进而求出结合物中药物的含量。

（3）同位素示踪法　在制备人工抗原时，在已知量的药物中定量加入放射性同位素标记的药物，然后通过测定同位素标记的人工抗原的放射性强度，计算出加入标记药物的总量中已与蛋白质结合的比例，此比例即为药物（未标记药物）与蛋白质结合的比例。

（二）抗体的获得

在免疫分析中，抗体可分为单克隆抗体和多克隆抗体（抗血清）两大类。目前，免疫分析使用的抗体多为多克隆抗体，它的化学组成和结构随免疫动物不同而发生变化，即使是同一动物，如果采血时间不同，其化学组成和结构也会有差异。可见，多克隆抗体是一种变化的和非均质性的混合抗体。在应用多克隆抗体时，应注意不同批号试剂盒中抗体质量的差别。

1. 抗血清的制备

（1）用于免疫的动物　免疫用的动物有哺乳类和禽类，主要为羊、马、家兔、猴、猪、豚鼠、鸡等，实验室常用家兔、山羊和豚鼠。家兔不仅对抗原的免疫反应较好，而且产生的抗体也较均一，是首选的免疫动物。

（2）免疫途径与方法　免疫部位多采用动物脚掌、腹股沟淋巴结、大腿肌肉、皮下多点及静脉内注射等，一般常用皮下或背部多部位皮内注射，并配合免疫效价测定。

免疫抗原量通常在 1～10mg，若需大量免疫时免疫抗原量可在 50～100mg。

（3）佐剂　将人工完全抗原直接用于免疫动物获得抗体时，虽然能较快使动物产生抗体，但抗体消失也快，因而无法获得效价高并且含量稳定的抗体，所以，常常在注射抗原的同时，加入能增强抗原的抗原性物质，以刺激机体产生较强的免疫反应，这种物质称为免疫佐剂。

目前应用最多的免疫佐剂是福氏佐剂（Freund's adjuvant），分为福氏完全佐剂和福氏不完全佐剂。福氏完全佐剂（Freund's complete adjuvant）是在抗原中加入一定量的羊毛脂、液状石蜡和一定浓度的灭活分枝杆菌（结核杆菌、卡介苗或百日咳杆菌）等，经研磨混合而成。常用的制法是取羊毛脂－液状石蜡（1∶3）混合，高压灭菌，等体积与一定浓度的抗原混合，加入一定量的灭活分枝杆菌，研磨使之达到油包水的程度（放入冰水中不扩散）即可。在福氏完全佐剂中灭活的分枝杆菌，即为福氏不完全佐剂，其制法同福氏完全佐剂。

（4）抗血清的获得　待免疫动物血液内的抗体达到含量要求后，便可采集抗血清。采集方法可分为多次采集法和一次性采集法。前者常用于免疫羊等大型动物，可由颈动脉取全血，每次约 200ml，每次间隔 6 周以上，于再次采血前 6 周需加强一针佐剂。对家兔等小型动物，常采用一次性放血的方法，家兔颈动脉放血可得到约 70ml 的全血，豚鼠可采用心脏抽血法。

采集的血液置于室温下，待凝固（约 1h）后置 4℃冰箱过夜，4000～10 000r/min 离心

20min，在无菌条件下吸取析出的血清（抗血清），分装（0.05～0.2ml），于－40℃以下冰箱冻存，或冻干后于4℃冰箱冷藏。

（5）抗血清质量的评价　在免疫期间，只有在抗血清的质量（包括效价、特异性、亲和力等方面）符合要求，才可采集抗血清。质量评价指标与方法如下。

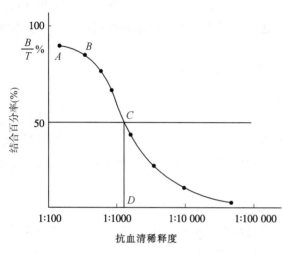

图5-3　抗血清稀释曲线

①滴度（titer）：又称效价或工作稀释度。抗血清稀释一定倍数制成工作液使用，滴度是指恰与反应体系中50%标记抗原结合时抗血清的稀释度（稀释倍数）。

滴度可采用标记抗原法，通过绘制抗体稀释曲线确定，首先用空白血清或缓冲液将抗血清按不同比例稀释成系列浓度，然后精密量取等量各抗血清稀释液，分置各试管中，照测定法测定并计算各管中标记抗原的结合百分率（$B/T,\%$）。以抗血清的稀释倍数为横坐标，结合百分率为纵坐标，绘出抗血清的稀释曲线，见图5-3。

从图5-3可见，抗血清稀释曲线呈"S"形，当抗血清稀释倍数足够低时，其结合率趋于极值，该值称为"过量抗体结合率"（标记抗原全被结合），如图中曲线的 AB 段，可用来衡量标记抗原（标记药物）的质量。自 AB 段以后，随着抗血清稀释倍数增大，其标记抗原的结合率逐渐降低，曲线斜率（负值）绝对值逐渐增加，在结合率为50%附近曲线的斜率（负值）绝对值达最大，此时方法灵敏度最高。通常将结合率为50%时（C 点）的抗血清稀释倍数（D 点）称为滴度。

分析未知样品时，抗血清以该稀释度（滴度）稀释后使用，以保证分析方法的质量。通常，当免疫动物的抗血清的滴度达到1万倍以上时，方可采集免疫动物血清。

②活度（avidity）：是指抗体与相应抗原的亲和力（affinity），它可反映抗原与抗体结合的牢固度。活度用亲和常数 K 值表示，K 值是抗血清能达到的最小检出量（灵敏度）的倒数（$K = 1/LOD$），其单位是升/摩尔（L/mol）。K 值越大，活度越高。

抗体活度高低直接反应免疫分析方法的灵敏度，表现在竞争抑制曲线的斜率上，活度越高、曲线斜率越陡，表明测定灵敏度越高。在 RIA 中，一般要求 K 值大于 10^9，通常 K 值的范围在 $10^8 \sim 10^{12}$ L/mol 之间，也有高达 10^{14} L/mol。目前国内外多采用 Scatchard 作图法测定 K 值。此法简单实用，与常规标准曲线的方法很相似。

③特异性（specificity）：或称专一性，是指抗体对相应的抗原和抗原结构类似物的识别能力。通常，特异性以交叉反应率，即抗体与抗原结构类似物的结合率表示。交叉反应率低，表示抗血清的特异性好，反之则特异性差。交叉反应率一般是用竞争抑制曲线来判断的。以不同浓度的抗原和结构类似物分别作竞争抑制曲线，计算各自的结合百分率（$B/T\%$），求出各自结合百分率为50%（IC_{50}）时的浓度，按式5-3计算交叉反应率。

$$S = Y/Z \times 100\% \tag{5-3}$$

式中，S 为交叉反应率；Y 为 IC_{50} 时抗原浓度；Z 为 IC_{50} 时结构类似物的浓度。

如某抗原的 IC_{50} 浓度为 90pg/管，而某结构类似物的 IC_{50} 浓度高于 90ng/管，则该结构类似物交叉反应率 $S = 90/ (90 \times 10^3) \times 100\% = 0.1\%$，可以说这一抗血清与该物质的交叉反应率极低，即几乎无交叉反应。

2. 单克隆抗体的制备 由于每种抗原均有多个抗原决定簇，用它免疫动物将产生对各个决定簇有免疫反应的混合抗体，称为多克隆抗体；单克隆抗体则是由一个产生抗体的细胞与一个骨髓瘤细胞融合而形成的杂交瘤细胞经无性繁殖而来的细胞群所产生的，是针对某一抗原决定簇的，因此特异性强、亲和性也一致。

单克隆抗体的制备步骤如下。

（1）将药物与载体蛋白结合制备完全抗原。

（2）完全抗原加佐剂后免疫动物（如小鼠）获得具有免疫能力的淋巴细胞（脾细胞）。

（3）上述淋巴细胞与在体外具有不断繁殖能力的骨髓瘤细胞进行融合获得杂交瘤细胞。

（4）对杂交瘤细胞进行体外培养，经过反复的免疫学检测和单个细胞培养，筛选出能产生所需抗体的杂交瘤细胞系，并进行扩大培养。

（5）采用动物体作为生物反应器或采用人工生物反应器培养杂交瘤细胞进行生产。前者可通过诱发小鼠实体瘤及腹水瘤，从血清或腹水中提取单克隆抗体；后者体外使用旋转培养管大量培养杂交瘤细胞，从上清液中获取单克隆抗体。

第二节 放射免疫分析法

扫码"学一学"

放射免疫分析法（radioimmunoassay，RIA）是免疫分析技术中最早建立的一种分析技术。由于该法具有灵敏度高、特异性强、样品用量少、标记物容易制备以及放射性强度容易检测等特点，特别适合复杂样品中微量或痕量物质的分析，该法在体内药物分析等工作中占有独特的地位。

1968 年 Miles 和 Hiles 应用标记抗体测定牛血清胰岛素获得成功，从而将标记抗体的放射分析法称为免疫放射分析（immunoradiometric assay，IRMA）。IRMA 为非竞争性免疫反应，是将过量的标记抗体与抗原（待测物）结合，分离结合的标记抗体，测定其放射强度并计算待测物的量。由于单克隆技术的成熟，抗体用量大而操作简便的 IRMA 得到了快速的发展。

根据待测物的性质，采用基于类似免疫反应的生物特异性结合反应的分析技术发展了 RIA，派生出了诸多新的方法，如：以受体为结合剂的放射受体分析法（radioreceptor assay，RRA）、以特异结合蛋白质作为结合剂的竞争性蛋白结合分析法（competitive protein binding assay，CPBA）、以特异酶作为结合剂的放射酶学分析法（radioenzymatic assay，REA）、以特异微生物作为结合剂的放射微生物分析法（radiomicrobiologic assay，RMBA）。

上述方法与经典的 RIA 有所不同，但均是以放射性同位素为示踪物质的分析法，统称为广义的放射免疫分析法或体外放射分析法。本章主要介绍经典的 RIA。

一、放射性同位素标记抗原

（一）放射性同位素

放射性同位素在发生核衰变时，会发射出 α 射线、β 射线及 γ 射线等。这些射线很容易用仪器检测且检测响应强（灵敏度高）。例如，^3H 能发射出能量较低的 β 射线，可用液体闪烁计数法检测；^{125}I能放射出能量较高的γ射线，可用γ计数器检测。

1. 放射性强度 放射性强度（严格说应为放射性活度）是指每秒钟放射性同位素的原子核发生的衰变数（desintegration per second，DPS），其单位为贝克勒尔（Becquerel），简称贝可（Bq）。1Bq相当于每秒1次核衰变，即1Bq = 1dps。目前，仍有一些文献沿用旧单位居里（curie，简称Ci）表示放射性强度。1Ci是指每秒钟放射性同位素发生3.7×10^{10}次核衰变。居里单位较大，一般用毫居里（mCi）或微居里（μCi）表示。

应用时，一般以分为单位，即以每分钟的衰变数（desintegration per minute，dpm）来表示，则：

$$1Ci = 1 \times 10^3 mCi = 1 \times 10^6 \mu Ci = 3.7 \times 10^{10} dps = 222 \times 10^{10} dpm$$

2. 放射性比度 放射性比度又称比放射性或比活度，是指放射性同位素单位重量或体积中所含的放射性强度。例如μCi/μg或mCi/ml。在使用放射性药物时，由于单位重量药物的放射性强度存在差异，需了解放射性比度才能正确掌握使用剂量。

（二）标记抗原

标记抗原（labeled antigen）又称放射性标记药物，供标记的药物通常应是待测药物的纯品。标记抗原的纯度决定RIA的特异性，而标记抗原的放射性比度则决定RIA的灵敏度。标记抗原是RIA测定技术中最关键的成分。

1. 标记抗原的一般要求 ①有高的放射性比度；②标记后抗原仍具有原来的抗原性；③标记物稳定性要好，不会因辐射引起化合物分解。

2. 标记放射性同位素的选择 常用于标记抗原的放射性同位素有：^3H、^{14}C、^{125}I、^{131}I等。目前应用较多的是^{125}I和^3H。

（1）^{125}I的特点 ①化学性质活泼，易于标记；②标记物在衰变中放出的γ射线能量较高，易于测定；③标记物的放射线半衰期相对较短，约60天，需经常标记；④碘原子的半径较大，标记时以^{125}I替换^1H，标记后可改变药物的化学结构或掩盖药物分子的特异功能基团，易使药物分子的抗原性受影响。

（2）^3H的特点 ①用^3H标记后的药物可获得较高的放射性比度；②氢原子的半径较小，且^3H只是与药物分子的^1H发生交换，不涉及化学元素的改变，因此标记后的药物的抗原性不会受到影响；③^3H的半衰期很长，可达12 ~ 16年；④^3H发射出的β射线能量较低，需采用价格较贵的液体闪烁计数器才能测定其放射性强度。

（三）标记方法

1. ^{125}I标记抗原的制备 由于碘原子具有较高的化学活泼性，通常可用取代反应将其标记在药物或药物的衍生物上。用碘标记时一般采用氧化法，常用的氧化剂有H_2O_2、ICl和氯胺T等，目前应用最多的是氯胺T。氧化法是指先用氧化剂将放射性碘离子（I^-）氧化成游离的放射性碘分子（I_2），然后再进行标记。对大分子药物，如蛋白质、多肽等物质可直接采用放射性碘标记。而对小分子化合物，一般先将药物制成含酪氨酸、组氨酸或含酚基的衍生物，然后再用放射性碘（^{125}I）取代活泼基团上的氢进行标记。

2. ^3H标记抗原的制备 H标记可分为定位标记和非定位标记两种方法。非定位标记较简单，通常将药物与氚（^3H）气密封放置几天或几周，即可使^3H与药物分子的^1H发生交换，但所得^3H标记物的位置不定。定位标记将^3H引入药物分子结构中的指定位置，故难度较大。通常采用特殊的合成路线，先制成含有不饱和双键的药物前体，再经催化加氚即可。^3H – 苯丙氨酸的制备如下：

$$\text{苯基-CH=C(NHCOCH_3)-COOH} + {^3}H_2 \xrightarrow[\text{冰醋酸}]{\text{催化剂}} \text{苯基-C(^3H)(H)-C(^3H)(NHCOCH_3)-COOH}$$

$$\xrightarrow{HCl} \text{苯基-C(^3H)(H)-C(^3H)(NH_2 \cdot HCl)-COOH} \xrightarrow[\text{NH_4OH洗脱}]{\text{树脂分离}} \text{苯基-C(^3H)(H)-C(^3H)(NH_2)-COOH}$$

二、F 与 B 的分离技术

放射免疫分析属非均相免疫分析法，测定放射性强度之前需先分离游离的标记药物（F）和结合的标记药物（B）。常用的 F 和 B 的分离方法如下。

（一）液相分离技术

1. 沉淀法 抗体为蛋白类大分子，使用蛋白沉淀剂可使与抗体结合的药物随抗体一起沉淀下来，而游离的药物留在溶液中，通过离心可使 F 与 B 完全分离。常用的沉淀剂有硫酸铵、聚乙二醇（PEG）等。本法快速、简便、价廉，但 F 和 B 分离不完全，而且沉淀物对游离的标记药物有非特异性吸附，因此空白值较高。

2. 吸附法 利用固体吸附剂吸附反应液中游离的标记抗原，而使 F 与 B 分离。常用的吸附剂有右旋糖酐包裹的活性炭（dextran coated carbon，DCC）、纤维素、硅酸盐等。其中，以 DCC 最为重要，该吸附剂利用活性炭的强吸附性和右旋糖酐的分子筛作用，使小分子的游离药物能通过分子筛的网眼被内层的活性炭选择性吸附，而与抗体结合的药物无法通过网眼而被留在液相中。当免疫反应达到平衡后，于反应液中加入 DCC 吸附剂，待吸附达平衡后，离心即得。与沉淀法相反，上清液中是与抗体结合的标记药物（B），沉淀中则是游离的标记药物（F）。本法快速、简便，但如果药物 – 抗体结合物的离解常数较高时，测定结果不稳定。

3. 双抗体法 抗体法又称第二抗体沉淀法，是 RIA 中最常用的一种分离 F 与 B 的有效方法，其优点是分离效果好、适用范围广，缺点是第二抗体的获得难度大。第二抗体（称为"抗 – 抗体"）系将由人工抗原免疫动物获得的抗体（第一抗体）作为抗原再次免疫动物获得。

该法利用第二抗体与在第一次免疫反应中形成的可溶性抗原 – 抗体结合物结合，生成标记抗原（药物）– 第一抗体 – 第二抗体结合物沉淀，经离心获得游离的标记抗原（上清液）。双抗体法的分离示意图见图 5 – 4。

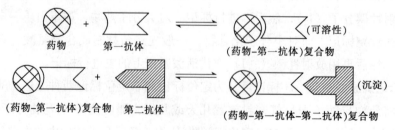

药物 ＋ 第一抗体 ⇌ （药物–第一抗体）复合物（可溶性）

（药物–第一抗体）复合物 ＋ 第二抗体 ⇌ （药物–第一抗体–第二抗体）复合物（沉淀）

图 5 – 4　双抗体法示意图

葡萄球菌 A 蛋白（SPA）是一种从金黄色葡萄球菌细胞壁分离的蛋白质，由于其具有制备容易、性质稳定、易纯化，对人和多种哺乳动物的免疫球蛋白均具有较高的结合力，用作第二抗体时沉淀完全、分离快速、简便等优点，常在双抗体法中作为广谱第二抗体使用。

（二）固相分离技术

固相分离法是通过物理涂敷或化学结合方法将抗体连接在不溶性固相载体表面，免疫反应在固相载体上完成，待抗原与抗体形成结合物（B）后就附在固相载体上，而游离的抗原（F）则仍留在反应液中，从而实行分离。常用的固相载体有葡聚糖凝胶、聚苯乙烯、纤维素、试管等。最简单的方法是采用试管固相法，即将抗体直接附着于试管底部的内壁上，测定时于试管中加入样品和试剂，当放射免疫反应达到平衡后，结合物就附在管壁上，游离抗原则留在液相中。通过离心或采用简单倾去法便可将两相分离。

固相分离法的优点是简便、快速、实用，缺点是固相载体本身可非特异性吸附游离标记药物，导致结果重复性下降、误差增大。

三、放射性强度测定

RIA 用于测定样品放射性强度的仪器为闪烁型探测器，主要由闪烁体、光电倍增管、记录器等组成。闪烁体是一类能吸收能量，并能在极短的时间内把所吸收的一部分能量以光的形式再发射出来的物质。根据采用的闪烁体的不同，闪烁型探测仪分为两类。

1. **晶体闪烁计数仪** 又称 γ - 计数器（γ - counter），所用的闪烁体为固态闪烁晶体，如碘化钠晶体，主要用于检测 ^{125}I、^{131}I 等同位素发射出的能量较高的 γ 射线。

2. **液体闪烁计数仪** 所用的闪烁体为液体，主要用于测定 ^{3}H、^{14}C 等同位素发射出的 β 射线。其原理为 β 射线作用于闪烁液而发出荧光（闪光），该荧光与放射性药物在单位时间内的核衰变次数有关，通过检测闪烁次数便可求出待测组分含量。闪烁液由溶剂和闪烁剂组成，待测样品应溶解在闪烁液中。

（1）溶剂 溶剂除具有溶解闪烁剂和放射性样品的作用外，同时还起着吸收和转移 β 射线能量的作用，所以溶剂分子需具有高度共轭的双键。常用的闪烁液溶剂有两类：①烷基苯类，如甲苯、对二甲苯、1，2，4 - 三甲苯等，其中以甲苯应用最广，主要适用于脂溶性药物的测定；②醚类，最常用的是 1，4 - 二氧六环，适用于水溶性药物的测定。

（2）闪烁剂 闪烁剂的作用是接受激发态溶剂分子退激时所释放的能量，所以闪烁剂的性能与测定结果密切相关，通常要求闪烁剂性能稳定。常用的闪烁剂：对联三苯（TP）、2，5 - 二苯基噁唑（PPO）、2 - 苯基 - 5 -（4 - 联苯基）- 1，3，4 - 噁 - 二唑（PBD）等，其中以 PPO 使用最广。

四、方法特点

（一）RIA 的优点

放射免疫分析具有免疫反应的高特异性与放射性测量的高灵敏度，因此可测定各种具有免疫活性的微量或痕量物质。

1. **灵敏度高** RIA 检测限通常可达 10^{-9} g（ng）～ 10^{-12} g（pg）级，甚至 10^{-15} g（fg）或 10^{-18} g（ag）级。

2. 特异性强 由于抗原－抗体免疫反应专一性强，良好的特异性抗体能识别化学结构上非常相似的物质，甚至能识别立体异构体。

3. 应用范围广 据不完全统计，目前有 300 多种生物活性物质建立了 RIA。它几乎能应用于所有激素的分析（包括多肽类和固醇类激素），还能用于各种蛋白质、肿瘤抗原、病毒抗原、细菌抗原、寄生虫抗原以及一些小分子物质（如环型核苷酸等）和药物（如地高辛等）的分析，应用范围还在不断扩展。

4. 操作简便 RIA 所需试剂品种不多，可制成配套试剂盒；样本用量少；加样程序简单，测量和数据处理易于实现自动化，适用于高通量分析。

（二）RIA 的缺点

（1）RIA 只能测得具有免疫活性的物质，不能检测具有生物活性但失去免疫活性的物质，因此 RIA 结果与生物测定结果可能不一致。

（2）RIA 的精密度与耐用性不及色谱法，在方法验证与样品分析时，均采用"双样分析"，取均值进行计算。

（3）RIA 需用放射性同位素标记抗原，需有专用的同位素实验室及放射免疫测定仪器，分析成本较高，它的普及受到限制。

五、应用示例

（一）毛发中吗啡含量的放射免疫测定法

用常规 RIA 或色谱方法测定毛发中的吗啡（morphine）含量，需上百根毛发，经常使取材受限。本法只需单根毛发即可测定出吗啡的含量，为刑侦取证及案发现场的微量物证鉴定提供了有效的分析手段。

1. 仪器 自动 γ－计数仪。

2. 抗血清的制备及鉴定 将卵清蛋白－琥珀酰吗啡（1mg/ml）8ml 与福氏完全佐剂 8ml 混合成乳状，于 10 只新西兰白兔颈背部皮下注射；2 周后，用 5mg 相同免疫原与福氏不完全佐剂加强免疫；以后每 4 周加强 1 次，4 次后处死取血。

（1）抗血清的滴度 将抗血清按 1:400 和 1:1000 稀释，测定抗血清滴度。结果见表 5-1。

表 5-1 不同编号兔抗血清的滴度对比

编号	(B_0/T)%		编号	(B_0/T)%	
	1:400	1:1000		1:400	1:1000
1	35	24	6	68	45
2	67	57	7	12	6
3	44	32	8	27	11
4	38	19	9	30	25
5	56	41	10	43	36

B_0/T 为零标准管抗原抗体结合率；B_0 为零标准管结合计数；T 为加入试管中的总放射性计数。

由表可知，编号为 2、5、6 的兔抗血清滴度 >400；其余编号兔抗血清滴度均 <400，不适合用于 RIA 分析。

（2）抗血清的活度

①测定法：通过吗啡标准品抑制^{125}I－吗啡与抗体的结合，观察不同抗血清对竞争抑制的灵敏性。结果见表5－2。

表5－2 吗啡标准品与^{125}I－吗啡竞争不同抗体时的灵敏性

B/B_0（ng/ml）	1：400			1：1000
	2号抗体	5号抗体	6号抗体	2号抗体
0（B_0/T）	66%	56%	67%	56%
0.03	98%	99%	99%	94%
0.1	96%	99.5%	98%	88%
0.3	89%	98%	96%	72%
0.9	62%	94%	89%	47%
2.7	44%	85%	75%	22%
8.1	30%	66%	51%	14%
24.3	21%	49%	42%	6%

②亲和常数的计算：以各标准管的结合计数/游离计数（B/F）为纵坐标，结合抗原的浓度为横坐标进行 Scatchard 直线回归，计算2号抗体的亲和常数（K值）为3.25×10^{11}L/mol。

（3）抗血清的特异性 用抗血清观察与美沙酮（methadone）、纳洛酮（naloxone）、芬太尼（fentanyl）、哌替啶（pethidine）、丁丙诺啡（buprenorphine）、氯丙嗪（chloromazine）等阿片类物质的特异性，其交叉反应率≤0.1%；与可待因（codeine）、福尔可定（pholcodine）等非阿片类相似物的特异性，其交叉反应率为50%。

3. ^{125}I－吗啡标记物的制备 以改进的 greenwood－hunter 方法对吗啡进行^{125}I 标记。方法：取吗啡5μg，加入0.1mol/L 磷酸盐缓冲液（pH 7.2）50μl、^{125}I 1mCi、氯胺T 15μg，氧化反应80s。用偏焦亚硫酸钠30μg终止反应。以 C_{18} 反相柱用 HPLC 纯化，洗脱液为水－甲醇，梯度洗脱，流速1ml/min。

4. 毛发样本处理 取健康志愿者毛发和吸毒半年至两年人员毛发（强制戒毒机构提供），用清水及洗涤灵洗净，晾干；测量每根毛发的长度并准确称取其重量；将已称重的单根毛发置于0.5ml 氢氧化钠溶液（0.3mol/L）中，煮沸10min，成为微黄透明液体。冷却后加盐酸溶液（3mol/L）调 pH 至7.5，吸取0.1ml，加至0.4ml 磷酸盐缓冲液（0.1mol/L，pH 7.5）中，混匀待测。

5. 标准曲线的绘制 配制浓度分别为0、0.03、0.1、0.3、0.9、2.7、8.1和24.3ng/ml的吗啡标准液，按常规放射免疫方法操作。以标准管结合计数/零标准管结合计数（B/B_0）为纵坐标，标准浓度的常用对数值为横坐标绘制标准竞争抑制曲线。

6. 精密度试验 用1份吸毒人员样本提取液，每批同时进行6次测定，测定两批。经对批间、批内实验结果进行计算，其批内 RSD 为5.7%，批间 RSD 为8.6%。

7. 样品测定 分别取5例正常人和5例吸毒人员的毛发样品，依法测定，5例健康志愿者毛发测得值为（1.75±0.37）ng/mg（$\overline{X} \pm s$），5例吸毒人员毛发测得值为（471±204）ng/mg（$\overline{X} \pm s$）。

（二）重组人甲状旁腺激素在骨质疏松大鼠体内的药动学研究

重组人甲状旁腺激素（1－84）［recombinant human parathyroid hormone（1－84），rhPTH（1－84）］是通过基因重组表达制备得到的由84个氨基酸残基组成的单链非糖基化多肽链（相对分子质量为9kDa），是调节钙、磷代谢及骨转换的重要肽类激素，目前临床用于治疗骨质疏松症。本例采用RIA研究rhPTH（1－84）在骨质疏松症模型大鼠体内的药代动力学行为特征。

1. **实验动物** 清洁级SD大鼠48只（3月龄，雌性，体重约250g）。

2. **给药与血样采集** 大鼠随机分成假手术对照组3组（3个剂量组，每组8只）、OP模型组3组（3个剂量组，每组8只），共48只。假手术对照组（A）：用氯胺酮（100mg/kg）腹腔注射麻醉，背侧切开腹腔，切除小块脂肪组织，不切除卵巢。OP模型组（B）：麻醉方法同A组，背侧切开腹腔，作双侧卵巢切除。手术4周后分别皮下注射1.0、2.0和4.0μg/kg rhPTH（1－84），分别于给药前5min，给药后5、15、30、60、90、120、180、240、360、480和600min尾静脉取血，置于含EDTA抗凝的试管中，3000r/min离心10min，分取血浆，－80℃保存待用。

3. **血浆样品处理** 固相萃取小柱SPE用乙醇－去离子水（含0.1%三氟乙酸）（50∶50）1ml活化；吸取血浆样本，加入固相萃取柱，样品富集后用去离子水淋洗，抽干；用乙醇－0.1%三氟乙酸（60∶40）水溶液洗脱，抽干；真空离心蒸发干燥15min，去除有机溶剂；冷冻干燥，测定时用缓冲液稀释到合适的浓度。

4. **质控样本制备** 取rhPTH（1－84）标准品，用去离子水溶解振荡，配制浓度为25、250和500pg/ml三种标准溶液，分装于离心管中，作为质控样本（QC），－80℃保存待用。

5. **标准曲线制备** 取rhPTH（1－84）标准品，用去离子水溶解振荡，配制浓度分别为0、24、55、177、520和1850pg/ml系列标准品溶液。依法测定放射性强度（CPM），用CPM对rhPTH（1－84）浓度作图，得回归方程$y = ax^2 + bx$。

6. **血浆样品测定** 取血浆样品200μl，置ELSA试管（双管）中，分别加入^{125}I－anti PTH抗体100μl，振荡3min，25℃孵育（18±2）h，弃去上清液，加吐温20 3ml，5min后弃去上清液，重复洗涤3次，用γ－counter测定放射性计数（CPM）。

7. **数据处理** 从方程中求得血浆样品浓度，采用非房室模型参数估算方法，应用药理学计算软件（DAS 2.0）处理血药浓度数据并计算药代动力学参数。

8. **药动学参数计算**

（1）内源性PTH测定 取假手术对照组和OP模型组大鼠各2只，皮下注射安慰剂后，照"给药与血样采集"项下时间点采集血样，依法测定血清本底值。结果表明2组血清均存在一定水平的内源性甲状腺激素抗原，OP模型组（约30pg/ml）PTH本底高于对照组（约20pg/ml）（图5－5）。

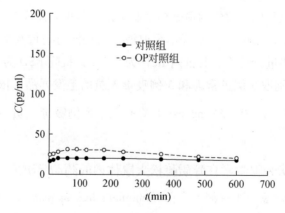

图5－5 大鼠皮下注射安慰剂内源性PTH－时间曲线图（$n = 2$）

（2）给药组 rhPTH（1-84）测定与药动学参数计算 取假手术对照组和 OP 模型组大鼠各 6 只，各分为 3 个剂量组（每组 2 只），分别皮下注射 1、2 和 4μg/kg rhPTH（1-84），照"内源性 PTH 测定"项下同法采集血样、测定。测得血药浓度经扣除内源性 PTH 本底值后用软件计算药动学参数，血药浓度随时间的变化见图 5-6。对照组及模型组 C_{max} 随剂量均呈线性增长（对照组 $R^2 = 0.997$，OP 模型组 $R^2 = 0.9954$），$AUC_{0\sim\infty}$ 随剂量也呈线性增长（对照组 $R^2 = 0.9996$，OP 模型组 $R^2 = 0.9994$）。说明，在给药剂量范围内 rhPTH（1-84）的代谢为线性特征，在安全许可范围内可通过提高剂量相应提高 AUC，从而提高药物疗效。

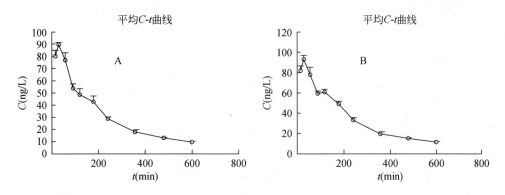

图 5-6 血药浓度随时间变化曲线图

A. 假手术对照组（低剂量）；B. OP 模型组（低剂量）

第三节 酶免疫分析法

扫码"学一学"

酶免疫分析（enzyme immunoassay，EIA）是 1971 年由 Engvall 等人在 RIA 的基础上发展起来的一种新的免疫分析方法。该法与 RIA 的不同之处是用具有高效专一催化特性的酶标记物代替了 RIA 的放射性同位素标记物。EIA 除了可避免放射性同位素伤害以外，酶标记物在 4℃（液态）或室温（冻干）的保质期可超过一年。1975 年问世的杂交瘤技术可大量生产抗不同抗原决定簇的单克隆抗体，明显提高了 EIA 的特异性，同时也使 EIA 的灵敏度超过 RIA，达到 10^{-19} mol/L。

按照是否需将结合的酶标物与游离的酶标物分离，EIA 可分为均相 EIA 和非均相 EIA。目前，应用于血药浓度监测的主要是均相酶免疫分析。

一、酶标记抗原（抗体）

（一）标记酶

在酶免疫分析法中，标记酶的选择非常重要，标记酶应具备以下条件：①特异性强；②活性高，有较好的稳定性；③纯度高；④活性测量方法简单、灵敏、快速、重现性好；⑤酶及其辅助因子、底物价廉易得。常用的标记酶如下。

1. 辣根过氧化物酶（horseradish peroxidase，HRP） 来源于植物辣根，相对分子质量为 40 000，最适 pH 为 5~7。该酶是由无色的主酶糖蛋白和深棕色的铁卟啉辅基组成的一种复合酶。HRP 的比活性高达 4500U/mg（U 为酶的活性单位）。约有 50% 的 EIA 使用此酶。

2. 碱性磷酸酯酶（alkaline phosphatase，ALP） 来源于动物小牛肠黏膜或大肠埃希菌，相对分子质量为 100 000，最适 pH 为 8~10。ALP 标记的结合物性质稳定。

3. 6－磷酸葡萄糖脱氢酶（glucose 6－phosphate dehydrogenase，G－6－PD） 来源于肠黏膜明串珠菌，相对分子质量 104 000，最适 pH 为 7~8。通常用于均相 EIA。

4. β－D－半乳糖苷酶（β－galactosidase，β－Gal） 来源于大肠埃希菌，相对分子质量 540 000，最适 pH 为 6~8。适用于均相 EIA 和非均相 EIA。

5. 苹果酸脱氢酶（malate dehydrogenase，MDH） 来源于猪心线粒体，相对分子质量 70 000，最适 pH 为 8.5~9.5。由于血浆中有此酶存在，故多用于尿样的均相 EIA。

6. 葡萄糖氧化酶（glucose oxidase，GO） 来源于曲霉菌，相对分子质量 186 000，最适 pH 为 4~7，需同 HRP 一起使用。

（二）底物

EIA 的检测是通过酶与底物反应所产生的颜色的强度进行定量分析的，因此，底物也是 EIA 的重要试剂之一。常用酶的底物如下。

1. 辣根过氧化物酶（HRP）底物 HRP 催化 H_2O_2 氧化的反应式为：

$$2DH + H_2O_2 \rightarrow 2D + 2H_2O$$

式中，供氢体 DH 常被称为底物，但 HRP 的真正底物是 H_2O_2。当 H_2O_2 与酶活性中心结合时，DH 才能发挥其传递质子的作用。同时，H_2O_2 具有双向效应：低浓度时是酶的底物；高浓度时则为酶反应的抑制剂。称为 HRP 底物的供氢体最常用的有以下几种。

（1）邻苯二胺（o－phenylenediamine，OPD） 难溶于水，酸化的 OPD（OPD·2HCl）水溶性较大。与酶反应后呈橙黄色，用 2~4mol/L 硫酸溶液终止反应，溶液呈棕黄色，最大吸收波长是 492nm，可在 1~2h 内稳定不变。

（2）5－氨基水杨酸（5－aminosalicylic acid，5－ASA） 与酶反应后呈棕色。用 1% 叠氮钠（NaN_3）或 3mol/L 氢氧化钠溶液终止反应。最大吸收波长为 449nm。

（3）四甲基联苯胺及其硫酸盐（3，3，5′，5′－tetramethyl benzidine，TMB 及 TMBS）TMB 经酶作用后呈蓝色，15~30min 达高峰，以 1mol/L 硫酸终止反应后呈黄色（终止反应前呈蓝色），最大吸收波长为 450nm。

2. 碱性磷酸酶底物

（1）对硝基酚磷酸盐溶液（p－nitrophenyl phosphate，p－NPP） 用 2mol/L 氢氧化钠溶液终止反应。最大吸收波长在 405nm。

（2）4－甲基伞酮基－磷酸盐（4－methyl－β－umbelliferyl phosphate，4－MUP） 用 0.01mol/L 的 EDTA 磷酸钾盐缓冲液终止反应。以 360nm 为激发波长，于 450nm 波长处测定荧光强度。

3. β－D－半乳糖苷酶底物

（1）邻－硝基苯 β－D－半乳糖吡喃苷（o－nitrophenyl β－D－galactopyranoside，o－NPG） 用 2mol/L 碳酸氢钠溶液终止反应。最大吸收波长在 405nm。

（2）氯酚红－β－D－半乳糖吡喃苷（chlorophenolic red－β－D－galactopyranoside，CPRG） 用碳酸氢钠终止反应。最大吸收波长在 574nm。

（3）试卤灵－β－D－半乳糖吡喃苷（resorufin－β－D－galactopyranoside，RG）：用碳酸氢钠终止反应。最大吸收波长在 570nm。

4. 葡萄糖氧化酶底物 在葡萄糖氧化酶作用下，葡萄糖产生 H_2O_2，加入过量的 HRP 及其底物，HRP 的底物可供葡萄糖氧化酶系统使用。在葡萄糖氧化酶系统中，底物溶液在

25℃温育 30～60mim，加适量 NaN$_3$ 终止反应。反应产物呈血清色，可在 405nm 或 420nm 波长处测定吸光度。

（三）酶标抗原（抗体）的制备

酶免疫测定法的灵敏度主要取决于酶标抗原（抗体）的酶活性和免疫亲和力，因此，酶标抗原（抗体）就成为 EIA 的关键。由于被标记物中的反应基团和酶的种类不同，酶标抗原（抗体）的制备方法也有差异。在选择制备方法时应考虑以下原则：①对酶和抗体的活性无影响或影响很小；②生成的酶标记物是可溶性的、稳定的；③反应条件容易控制，使生成的酶标记物适用于各种用途；④制备方法应简单、重复性好。

酶标记物的制备方法与人工抗原的制备方法类似，也可利用抗原（抗体）分子上的羟基、羧基、氨基、酚羟基等与标记酶（类似于人工抗原的载体蛋白）分子上的氨基、羧基及其他基团相连接。具体方法可参阅本章第一节中人工抗原的制备。

二、均相 EIA

均相酶免疫分析（homogeneous enzyme immunoassay）是指酶标抗原（Ag^E）同抗体（Ab）结合后，所形成的酶标抗原 – 抗体结合物（Ag^E – Ab）可使酶的活性发生改变（增强或减弱），因此不需将游离的酶标药物（Ag^E）与结合的（Ag^E – Ab）酶标药物分开，就可直接通过测定酶活性的变化求出样品含量的方法。

（一）酶增强（放大）免疫分析法

酶增强（放大）免疫分析法（enzyme multiplied immunoassay technique，EMIT），又称"结合酶免疫分析法"，是 1972 年首先由 Schneider 等人建立起来的一种 EIA 方法，也是应用最广泛的均相 EIA，属竞争性结合分析法。在 EMIT 中，酶标记抗原（Ag^E）同时具有抗原和酶的活性。Ag^E 与有限量的 Ab 结合成 Ag^E – Ab 后，因抗体与酶密切接触，影响酶的活性中心而使酶的活性被明显抑制。加入非标记抗原（标准或被测样品中的 Ag）时，Ag 即与 Ag^E 互相竞争有限量的 Ab，形成 Ag – Ab，使反应液中 Ag^E – Ab（酶活性被抑制）减少，游离的 Ag^E（具有酶活性）增加。反应液中酶活性随着 Ag 浓度的升高而增强，因而称为"酶增强（放大）免疫分析法"。见图 5 – 7。

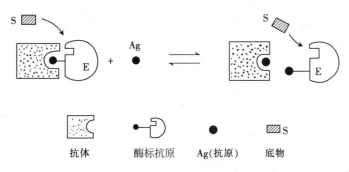

抗体　　　酶标抗原　　　Ag(抗原)　　　底物

图 5 – 7　EMIT 原理示意图

EMIT 使用的标记酶主要是 6 – 磷酸葡萄糖脱氢酶（G – 6 – PD），其次是溶菌酶。

用 G – 6 – PD 标记的 EMIT 是目前血药浓度监测最常用的方法之一。其原理是标记在待测药物上的 G – 6 – PD 在辅酶Ⅰ（烟酰胺腺嘌呤二核苷酸，nicotinamide adenine dinucleotide，NAD）参与下能将底物 6 – 磷酸葡萄糖（G – 6 – P）氧化成 6 – 磷酸葡萄糖酸，而辅酶Ⅰ本身则被还原成还原型辅酶Ⅰ（NADH）。上述酶氧化底物的过程可用图 5 – 8 表示。

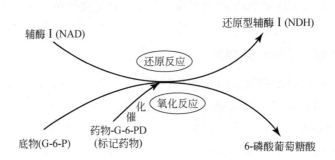

图 5 - 8 G - 6 - PD 催化反应过程示意图

在该反应过程中，辅酶 I 的结构发生了变化，导致 NAD 与 NADH 的紫外吸收光谱形状不同，见图 5 - 9。由图可知，还原型辅酶 I （NADH）在 340nm 波长处有最大吸收，而辅酶 I （NAD）在此波长处吸收甚小。

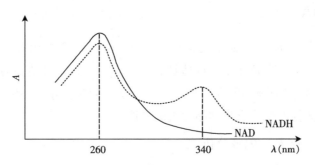

图 5 - 9 NAD 和 NADH 的吸收光谱

另一种形式的 EMIT 是酶的活性随着 Ag 浓度的升高而减弱。例如，苹果酸脱氢酶（malate dehydrogenase，MDH）标记甲状腺素（thyroxine，T_4）后，T_4 标记酶 MDH - T_4 的立体结构发生了改变导致酶活性被抑制。当标记抗原与特异性抗体结合时，结合标记物 MDH - T_4 - Ab 中酶的活性可逆性地恢复。样品中的 T_4 竞争结合抗体并释放出 MDH - T_4，进而使反应液中恢复的 MDH 酶活性重新受到抑制，T_4 的浓度越高，酶的活性越低。

（二）其他均相 EIA

在 EMIT 系统中，酶标抗原与抗体结合后，酶的活性增强与减弱是因为抗原与抗体的结合位置邻近酶的活性中心。也有用直接与酶活性中心反应的辅助因子或底物等小分子化合物标记抗原，若标记抗原与抗体结合将会干扰这些小分子化合物与酶的结合，从而影响酶的活性。基于上述设想，人们已经建立了多种高灵敏度的均相 EIA，如辅基标记免疫分析法（prosthetic group labeled antigen immunoassay，PGLIA）又称酶蛋白复活免疫分析（apoenzyme reactivation immunoassay，ARIS），其工作原理如下。

复合酶由酶蛋白质部分与辅基（或辅酶）组成，称为全酶，具有酶的催化活性。若酶的蛋白质成分从辅基（或辅酶）中分离，则失去酶的活性。ARIS 是用无活性的辅基代替全酶作标记物。例如，可预先将葡萄糖氧化酶（glucose oxidase，GOD）在酸性条件下水解成 GOD 蛋白和黄素腺嘌呤双核苷酸（flavin adenine dinucleotide，FAD）两种成分，它们单独存在时无 GOD 活性，但二者可以重新结合成有酶活性的 GOD 全酶（GOD - FAD）。检测时，将 FAD 标记在抗原分子上，此时 FAD 标记抗原仍保留与 GOD 蛋白重组成具有酶活性的 GOD 全酶结合物（GOD - FAD - Ag）的性能，但 FAD 标记抗原与抗体结合后，结合物

（FAD－Ag－Ab）则失去重组成GOD全酶的能力。在标记抗原（FAD－Ag）和未标记抗原（Ag）互相竞争结合有限量抗体反应完成后再加入GOD蛋白，此时重组GOD全酶（GOD－FAD－Ag）的量即酶活性的强弱与标准或被测样品中未标记抗原（Ag）的浓度成正比。

类似的方法还有克隆酶供体免疫分析法（cloned enzyme donor immunoassay，CEDIA）和底物标记荧光免疫分析法（substrate－labeled fluorescein immunoassay，SLFIA）等。

三、非均相 EIA

在非均相 EIA 中，发生抗原－抗体结合的酶标记物与游离酶标记物具有相同的活性，必须进行分离后再测定。非均相 EIA 分析最重要的条件是选择分离方法，以固相法最常用。固相法是将一种反应物（如抗体）固定在固相载体上，当另一种反应物（如抗原）与固定在固相载体上的抗体结合后，可通过洗涤、离心等方法将液相中未结合的抗原等其他物质除去，然后测定结合在固相载体上的酶活性。这类固相酶免疫测定（solid phase EIA）技术是 1971 年由 Engvall 等人首先建立，现通常被称作酶联免疫吸附测定（enzyme linked immunosorbent assay，ELISA）。在 ELISA 方法中有三个必要的试剂：①固相的抗体或抗原，即免疫吸附剂；②酶标记的抗原或抗体，称为结合物；③酶促反应的底物。

ELISA 测定抗原的方法主要有竞争法和双抗体夹心法。

（一）竞争法

此法与经典 RIA 相似，不同的是用酶代替了放射性同位素标记抗原以及抗体吸附在固相载体上。过量的酶标抗原（Ag^E）和非标记抗原（Ag）竞争结合有限量的抗体（Ab），待反应达到平衡后，洗去游离的 Ag^E 和 Ag，加入底物，结合在抗体上的酶标抗原能催化底物，发生水解、氧化或还原等化学反应，从而产生可测信号。测定时以空白试验（不加待测样品）作参比。其原理见图 5－10。

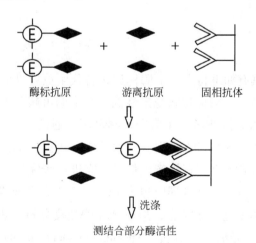

图 5－10 竞争法 ELISA 测定原理示意图

在竞争法中，待测药物的浓度与响应信号（吸光度）成反比。若体液样品中待测药物浓度越低，则结合在抗体上的酶标记物越多，酶活性就越强，作用于底物时产生的颜色就越深，测得的吸光度也就越大。

（二）双抗体夹心法

本法使用双抗体即酶标抗体和固相抗体测定抗原，属于非竞争性非均相 EIA。首先使用过量的固相抗体与样品中的被测抗原结合，洗去未结合的其他物质后，加入酶标抗体，后者即结合到已经与固相抗体结合的抗原上。洗去多余的酶标抗体后，测定固相上结合的酶活性，其活性的强弱与被测抗原的浓度成正比。其原理见图 5 – 11。

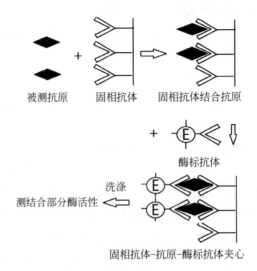

被测抗原　固相抗体　固相抗体结合抗原

酶标抗体

固相抗体–抗原–酶标抗体夹心

图 5 – 11　双抗体夹心法 ELISA 测定原理示意图

　　双抗体夹心法要求被测抗原分子要足够大，至少应有两个互不干扰的抗体结合位点，所用的抗体可以是多克隆抗体同时作固相和酶标抗体；也可选用一对各自与被测抗原分子上的不同位点结合，彼此完全互不干扰的单克隆抗体，其中一种作为固相抗体，非特异性吸附在固相载体表面，另一种用酶标记。这样可以将上述步骤简化为一步，即把含有被测抗原的样品或标准、酶标抗体和固相抗体一起温育。这种方法由于同时使用了两种单克隆抗体，所以方法的特异性很高，还具有简便快速的优点，可在数分钟内完成整个测定，是应用最为广泛的一种 ELISA。

四、方法特点

　　EIA 与 RIA 相比，具有如下特点：①酶标记物替代了放射性同位素，避免对人体的放射性伤害及对环境的污染；②酶标记物稳定性高，半衰期可超过 1 年；③均相 EIA 无须分离标记物（如 EMIT），可直接测定；④信号检测可用普通的可见 – 紫外分光光度计测定，不需要特殊的仪器与环境；⑤在 EIA 中引入放大系统，灵敏度有了很大提高。

　　EIA 的主要缺点：标记酶不能直接产生信号，需进一步完成酶促反应，引起吸收光谱等变化后方可进行测定，但这一特性同时也为 EIA 引入放大系统成为可能。例如，将酶免疫分析与荧光技术或化学发光技术结合，形成荧光酶免疫分析（fluorescence enzyme immunoassay，FEIA）及化学发光酶免疫分析（chemiluminescent enzyme immunoassay，CLEIA），从而可使检测灵敏度大大提高，检测范围大大增加。

五、应用示例

（一）酶放大免疫法与酶联免疫吸附法测定他克莫司血药浓度

　　他克莫司（tacrolimus，FK506）是大环内酯类强效免疫抑制剂，临床常用于肝、肾等器官移植的免疫抑制治疗。由于其治疗窗窄、在药动学和药效学上存在明显个体差异，且给药剂量与血药浓度之间缺乏相关性，需要常规监测血药浓度并及时调整用药剂量，以保障临床使用安全、有效。

1. 样本收集　收集口服 FK506 的肝肾移植患者血样。以乙二胺四乙酸二钾（EDTA -
2K）为抗凝剂，将全血样品分成 2 份，一份样本用 EMIT 测定，另一份用 ELISA 测定。

2. EMIT 测定

（1）样本测定　按照全自动生化分析仪的标准操作规程处理样本并进行检测。依次取
待测样本 200μl、甲醇 200μl 和样本预处理液 50μl，置 1.5ml 离心管中，涡流混匀 10s（以
没碎块为准），静置 2min，14 000r/min 离心 5min，上清液全部转移至符合仪器用的试管
中，采用分光光度法测定，同时采用质控品进行平行测定。

（2）方法验证　各取低、中、高质量浓度的 FK506 质控品，分别测定日内、日间 RSD
并计算回收率。结果日内、日间 RSD 均在 5% 以内，回收率在 90% ~ 110% 之间，结果见表
5 - 3。

表 5 - 3　EMIT 测定 FK506 的精密度与回收率试验结果（$\bar{x} \pm s$, $n = 5$）

加入量（ng/ml）	日内精密度		日间精密度		方法回收率（%）
	测得量（ng/ml）	RSD（%）	测得量（ng/ml）	RSD（%）	
5	4.96 ± 0.11	2.22	4.94 ± 0.17	3.44	99.20 ± 2.28
10	9.94 ± 0.23	2.31	9.92 ± 0.29	2.92	99.40 ± 2.30
20	19.80 ± 0.35	1.77	19.62 ± 0.47	2.40	99.00 ± 1.73

（3）标准曲线　由 Vival_E 全自动生化分析仪自动生成。采用四点对数曲线法，求得
线性方程为 $A = R_o + K \left[1/ \left(1 + e^{-(a + b\ln C)} \right) \right]$，参数 $R_o = 2.653\ 61 \times 10^2$，$K = 7.179\ 96 \times 10^2$，
$a = -4.529\ 89 \times 10^2$，$b = 1.720\ 81 \times 10^2$，标准曲线见图 5 - 12。

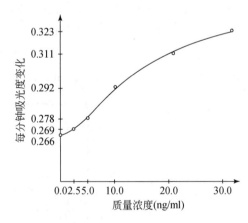

图 5 - 12　EMIT 法标准曲线

3. ELISA 测定

（1）样本测定　按照试剂盒的标准操作规程处理样本并进行检测。将标准品、质控品
和待测样本经前处理后加入酶标板孔，加入 FK506 单克隆抗体，在室温下孵育 30min 后加
入 FK506 辣根过氧化物酶工作液，孵育 60min，洗板，再加入显示剂孵育 15min。最后加入
酸终止反应，通过双波长 450/630nm 测定每孔吸光度，同时采用质控品进行平行测定。

（2）方法验证　取质量浓度为 1、3、10 ng/ml 的 FK506 质控品，分别测定日内、日间
RSD 并计算其方法回收率，结果见表 5 - 4。

表 5 - 4 ELISA 测定 FK506 的精密度与回收率试验结果（$\bar{x} \pm s$, $n = 5$）

加入量（ng/ml）	日内精密度		日间精密度		方法回收率（%）
	测得量（ng/ml）	RSD（%）	测得量（ng/ml）	RSD（%）	
1	1.006 ± 0.03	2.59	0.99 ± 0.04	3.91	100.20 ± 3.45
3	2.99 ± 0.04	1.22	3.03 ± 0.06	2.10	99.67 ± 2.10
10	10.05 ± 0.13	1.34	10.08 ± 0.20	2.04	100.50 ± 2.48

（3）标准曲线 采用四参数法计算，标准曲线公式 $Y = (a - d) / [1 + (x/c) b] + d$，参数 $a = 1.491$，$b = 1.489$，$c = 4.535$，$d = 0.2120$，$r = 0.9999$，err $= 0.004\,034$，标准曲线见图 5 - 13。

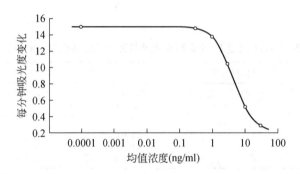

图 5 - 13 ELISA 标准曲线

4. 结果与讨论

（1）两种方法测定结果的差异性分析 经 Wilcoxon 配对检验显示两种方法测定结果，两组数据存在显著性差异（$P < 0.05$）。用 EMIT 和 ELISA 测定同一样本，浓度的均值为横坐标（ng/ml），浓度之差（d）为纵坐标，以 $d \pm 1.96$SD 为上下浓度限 [95% 置信区间（CI）]，绘制 Bland - Altman 偏差图，见图 5 - 14A。结果显示，EMIT 测定全血中 FK506 浓度较 ELISA 高 3.7ng/ml，95% 置信区间为 0.7 ~ 6.8 ng/ml。

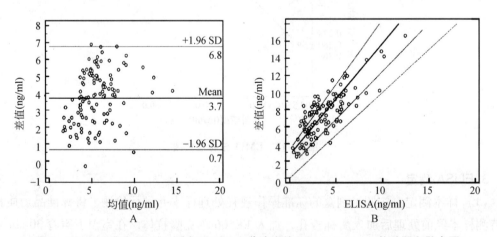

图 5 - 14 EMIT 和 ELISA 测定 FK506 血药浓度的 Bland - Altman 偏差图和散点图

A. Bland - Altman 偏差图；B. 散点图

（2）两种方法测定结果的相关性分析 对每一样本，以 ELISA 测定值为横坐标（x），EMIT 测定值为纵坐标（y），采用 Passing - Bablok 回归法进行线性回归，以 Spearman 检验比较两种方法测定结果的相关性。结果表明，EMIT 和 ELISA 测定结果相关性一般，回归方程和 Spearman 相关系数分别为 $y = 2.7010 + 1.3054x$、$r = 0.6359$，见图 5-14B。

经上述比较可见，EMIT 检测值普遍比 ELISA 高但相关性一般（$r = 0.6359$），两种方法的测定结果缺乏可比性，在临床药物浓度监测中不可替换。建议同一患者应选用同一种方法监测 FK506 的血药浓度，为临床合理调整器官移植患者的诊疗方案，特别是免疫抑制剂的用药剂量提供参考依据。

（二）酶联免疫分析结合生物素－亲和素放大体系测定血清中的雌三醇

雌三醇（estriol，E_3）是 3 种重要的内源性雌性激素之一，对于正常孕龄女性，其主要来源是雌二醇（estradiol，E_2）和雌酮（estrone，E_1）的代谢产物，因而在血清样品中的含量很低；对于孕妇，它的主要来源是婴儿和胎盘，且一般含量很高（10ng/ml）。孕妇血清中游离态雌三醇（uE_3）含量为临床上指示胎盘功能的重要参数，对妊娠诊断、优生优育和激素相关疾病的筛查和治疗意义重大。

1. 溶液制备

（1）PBS（0.01mol/L，pH = 7.4）溶液　取氯化钠 8.0g、磷酸氢二钠（$Na_2HPO_4 \cdot 12H_2O$）2.9g、磷酸二氢钾（KH_2PO_4）0.2g 及氯化钾 0.2g，溶于 1000ml 重蒸水中，并用 0.1mol/L 氢氧化钠或盐酸溶液调节 pH 至 7.4，即得。

（2）PBST 溶液　取 Tween-20 500μl，溶于 1L PBS 中，即得。

（3）CBS（0.06mol/L，pH = 9.5）溶液　取 0.06mol/L 碳酸氢钠溶液与 0.06mol/L 碳酸氢钠溶液，混合，调节 pH 至 9.5，即得。

（4）PB 溶液　取磷酸氢二钠（Na_2HPO_4）3.31g，磷酸二氢钠（NaH_2PO_4）33.77g，溶于 1000ml 重蒸水中，即得。

（5）6% 小牛血清的 PBS　用于稀释 HRP-Avidin。

（6）底物　将 1.5μl 30% H_2O_2 和 10μl 6mg/ml TMB（3，3，5，5-四甲基联苯胺）溶于 1ml PB 中，即得。

2. 实验步骤

（1）抗体的纯化和表征　单克隆抗体采用改良的辛酸－饱和硫酸铵法纯化，纯化的抗体按照文献的方法确定亲和常数（K_{aff}）为 7×10^7。羊抗鼠二抗血清也用改良的辛酸－饱和硫酸铵法纯化以去除杂蛋白。

（2）E_3-biotin 的合成　长链氨基活化的生物素 biotin（BAPAT）与 3 位羧基活化的 E_3（E_3-CME）形成酰胺键的合成步骤如下：取 E_3-3-CME（1.1mmol）0.36g 和三乙基胺 0.2ml，溶于 3.0ml 二氧六环中，在缓慢搅拌下向上述溶液中加入氯甲酸异丁酯 0.14ml，在 5℃下反应 30min。待反应完全后再加入 BAPAT（1.0mmol）0.37g 和三乙胺（溶于 1.0ml DMSO）溶液 0.3ml，将温度升至室温，在缓慢振摇下反应 4h。最后将反应后的溶液滴加到 15ml 冰水中，过滤沉淀，并用冷水洗 5 次，真空干燥。以二氯甲烷－甲醇（体积比 9∶1）为洗脱剂，用柱色谱纯化 E_3-biotin 并用 HPLC 检测纯度 99%。

（3）标准样品的制备　取 1mg/ml uE_3 的乙醇溶液，用去激素健康人血清梯度稀释至浓度范围 0.05～20ng/ml，混匀后于 37℃ 平衡 4h，于 4℃ 保存。E_3-biotin 也要用血清稀释并于 4℃ 保存。

（4）血清样品的采集和预处理　对孕妇进行静脉取血，分离血清后于 -20℃ 保存备用。测量前在 37℃ 解冻，用正常去激素血清稀释 10 倍，并于 37℃ 平衡 2h 后用于测量。

（5）E_3免疫分析　在过量二抗包被的酶标板的每个小孔中加入 0.15ml 适当浓度的 E_3 McAb，于 37℃反应 1h。然后在洗涤后的小孔中加入标准样品或血清样品与 E_3 – biotin 等体积混合的溶液 0.15ml，于 37℃反应 1h。加入 0.15ml 含体积分数为 10% 的小牛血清 PBS 的稀释1000倍的亲和素（HRP – Avidin）溶液，反应 1h；加入 0.15ml 底物溶液，于室温下避光反应 15min 后，加入 0.05ml 2mol/L H_2SO_4 终止反应，立刻置于酶标仪中测量吸光度。

（6）数据处理　首先扣除背景吸光度，再作浓度对数（$\lg c$，x）与吸光度比值（A/A_0，y）的曲线，并用四参数法拟合曲线进行定量分析（包括灵敏度、线性范围和检出限等）。

3. 结果与讨论

（1）标准曲线的建立　标准曲线见图 5 – 15。工作曲线方程用标准四参数公式 $y = (A_1 - A_2) / [1 + (x/x_0)^p] + A_2$ 拟合，得：$y = (102.9 - 11.3) / [1 + (x/1391.4)^{0.962}] + 11.3$（$R = 0.98$）。标准曲线的线性范围为 0.1 ~ 10ng/ml，检出限为 0.06ng/ml。

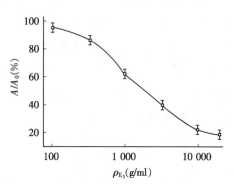

图 5 – 15　测定 E_3 含量的标准曲线

（2）特异性验证　通过 50% 竞争抑制确定交叉反应：E_3，100%；E_2，1.2%；E_1，0.7%，未见睾酮和黄体酮有交叉反应，说明本法具有很高的特异性，血清样品无须分离纯化，可直接用于 uE_3 的测定。

（3）精密度验证　经对 4 个浓度的标准样品重复测定 10 次，结果显示该法具有良好的重复性和稳定性；在 0.1 ~ 10ng/ml 线性范围内进行多次测量，批内误差 3.5% ~ 8.1%；批间误差 4.5% ~ 10.2%，检出限可达 0.06ng/ml，达到临床分析的要求，适合于血清中的 uE_3 的定量分析。

（4）回收率验证　经测定，在不同血清质量浓度下，方法均保持良好的回收率，表明本法能够满足临床分析的需要。

（5）样品中 uE_3 测定　对随机选取的 6 位孕期在 217 ~ 266 天的孕妇血清进行了测定，每个样品测定 2 次，测定结果见表 5 – 5。从表中数据可知，受检 6 位孕妇均无高危妊娠（5 ~ 8ng/ml）风险。经与化学发光免疫分析（CLIA）比较，二者结果无显著性差异，说明本法具有很好的临床应用价值。

表 5 – 5　uE_3 样品的测定结果

样品	怀孕时间（天）	uE_3 浓度（ng/ml）	
		CLIA	EIA
1	217	10.1	10.3
2	231	11.0	11.2
3	238	11.5	11.9
4	252	12.3	12.5
5	259	12.3	12.6
6	266	13.4	13.1

扫码"学一学"

第四节 化学发光免疫分析法

发光是指分子或原子中的电子吸收能量后，由基态（较低能量）跃迁到激发态（较高能量），然后再返回到基态，并释放光子的过程。根据形成激发态分子的能量来源不同发光可分为：化学发光、光照发光和生物发光。

（1）化学发光 是指伴随化学反应过程产生的光的发射现象。某些物质（发光剂）在化学反应时，吸收了反应过程中所产生的化学能，使反应的产物分子或反应的中间态分子中的电子跃迁到激发态，当电子从激发态返回到基态时，以发射光子的形式释放出能量。

（2）光照发光 是指发光剂（荧光素）经短波长的入射光照射后，电子吸收能量跃迁到激发态，在其返回至基态时，发射出较长波长的可见光（荧光）。本章第五节将要介绍的荧光免疫分析就是利用此发光原理。

（3）生物发光 是指在生物体内的发光现象，如萤火虫的发光，反应底物为萤火虫荧光素，在荧光素酶的催化下，利用 ATP 能量，生成激发态氧化型荧光素，它在返回基态时多余的能量以光子的形式释放出来。

化学发光免疫分析（chemiluminescence immunoassay，CLIA）是将化学发光反应（氧化反应）的高度灵敏性和免疫反应的高度专一性结合起来，用于测定超微量物质的一种检测技术。CLIA 于 1976 年由 Schroeder 等首先建立。由于该法简便易行，灵敏度高、标记物易制备、稳定性好、易于实现自动化且对环境无污染，特别是能在较短的时间内得到实验结果等优点，使得该法获得了较快的发展。

一、方法分类

化学发光免疫分析包含化学发光反应和免疫反应两个部分。其基本原理，操作技术与 RIA 及 EIA 等类似，只是所用的标记物或检测信号不同。化学发光反应多属于氧化反应。能发生化学发光反应的物质称为化学发光剂或化学发光底物。按标记方法的不同可分为直接化学发光物质标记法、化学发光酶免疫分析法和电化学发光免疫分析法；根据具体原理和操作方法不同，又可分为均相和非均相化学发光免疫分析，竞争性和非竞争性化学发光免疫分析。

（一）直接化学发光物质标记法

直接化学发光物质标记法又称为化学发光免疫分析（CLIA），是用直接化学发光剂标记抗原或抗体的免疫分析方法。直接化学发光剂不需催化，直接参与发光反应。

吖啶酯（acridinium ester，AE）是最常用，也是最有效的发光标记物。其原理属氧化反应，吖啶酯遇启动发光试剂（NaOH – H_2O_2）可发射出快速的闪烁光，最强发射光的波长为 430nm。其发光机制如下：

$$\text{（吖啶酯结构）} \xrightarrow[\text{OH}^-]{\text{H}_2\text{O}_2} \text{（吖啶酮结构）} + \text{（酚氧结构）} + CO_2 + \text{光}$$

137

吖啶酯作为标记物用于免疫分析，其化学反应简单、快速、不需要催化剂，检测小分子抗原采用竞争法，大分子抗原采用夹心法，非特异性结合少、本底低，与大分子的结合不会减小所产生的光量。

（二）化学发光酶免疫分析法

利用标记酶的催化作用，使发光剂（底物）发光，这一类需要酶催化后发光的发光剂称为酶促反应发光剂。以酶标物与抗原或抗体进行免疫反应，免疫反应结合物上的酶再作用于发光底物而发光，这种免疫分析方法称为化学发光酶免疫分析法（chemiluminescent enzyme immunoassay，CLEIA）。CLEIA 属于酶免疫分析，操作步骤与酶免疫分析完全相同。目前常用的标记酶为辣根过氧化物酶（HRP）和碱性磷酸酶（ALP），它们有各自的发光底物。

1. HRP 标记的 CLEIA 常用的发光底物是氨基苯二酰肼类，如鲁米诺（3 - 氨基邻苯二甲酰肼）及异鲁米诺（4 - 氨基邻苯二甲酰肼）。鲁米诺的氧化反应在碱性缓冲液中进行，在过氧化物酶（POD）和启动发光试剂（$NaOH - H_2O_2$）的作用下，鲁米诺可发光。发射光的波长范围为 375 ~ 550nm，在 425nm 波长处有最大强度。其化学发光机制如下：

$$
\text{鲁米诺} \xrightarrow[\text{POD}]{H_2O_2} \text{激发态} + H_2O + N_2 \longrightarrow \text{基态} + 光
$$

由于该反应发出的光较弱，为提高其灵敏度可加入发光增强剂。发光增强剂可增强发光强度和延长发光时间。例如，3 - 氯 - 4 - 羟基 - 乙酰苯胺可在化学发光反应过程中起快速催化作用，使生成的信号循环往复而衰减很慢，从而大大提高了发光信号强度和发光持续时间，信噪比超过原化学发光反应的 1000 倍。

2. ALP 标记的 CLEIA 所用发光底物是环 1，2 - 二氧乙烷衍生物，如 dioxetane phosphate，化学名：3 - （2′ - 螺金刚烷）- 4 - 甲氧基 - 4 - （3′ - 磷酰氧基）- 苯基 - 1，2 - 环二氧乙烷，简称 AMPPD。AMPPD 在碱性磷酸酯酶（ALP）和启动发光试剂作用下，其磷酸酯基发生水解并脱去一个磷酸基，得到一个中等稳定的中间体。此中间体经分子内电子转移，进一步裂解为一种处于激发状态的间氧苯甲酸甲酯阴离子，当其从激发态回到基态时可产生持续稳定的 470nm 的发射光。其化学发光机制如下：

$$
\text{AMPPD} \xrightarrow{AP} \text{中间体} \longrightarrow OCH_3 + 光
$$

（三）电化学发光免疫分析法

电化学发光（ECL）是指由电化学反应引起的化学发光过程。在电极上施加一定的电压或电流时，电极上发生电化学反应，在电极反应产物之间或电极反应产物与溶液中某种组分之间发生化学反应而产生激发态，当激发态返回到基态时产生发光现象。电化学发光免疫分析（electrochemiluminescence immunoassay，ECLIA）是电化学发光和免疫测定的结合，它包括了电化学和化学发光两个过程，是化学发光免疫分析的发展。

目前，在实际应用中的 ECLIA 主要是以电化学发光剂三联吡啶钌标记抗体（抗原），以三丙胺（TPA）为电子供体，在电场中因电子转移而发生特异性化学发光反应。利用磁性微粒为固相载体包被抗体，用三联吡啶钌标记抗体，在反应体系内待测物质与相应的抗体发生免疫反应后，形成磁性微粒包被抗体 – 待测抗原 – 三联吡啶钌标记抗体复合物，这时将上述复合物吸入流动室，同时引入 TPA 缓冲液。当磁性微粒流经电极表面时，被安装在电极下面的电磁铁吸引住，而未结合的标记抗体和待测物被缓冲液冲走。与此同时电极加压，启动电化学发光反应，使三联吡啶钌和 TPA 在电极表面进行电子转移，产生电化学发光，光的强度与待测抗原的浓度成正比。

随着 CLIA 方法的日趋成熟，各种技术与其联用成为一种发展趋势。例如流动注射化学发光免疫分析（FI – CLIA）、毛细管电泳化学发光免疫分析（CE – CLIA）、高效液相色谱化学发光免疫分析（HPLC – CLIA）等。

二、方法特点

化学发光免疫分析法（CLIA）将化学发光反应与免疫反应技术结合，使其具有发光反映的高灵敏性，又兼有免疫反应的特异性。其特点如下。

1. 灵敏度高　灵敏度高是化学发光免疫分析的突出特点，其灵敏度可达 10^{-22} mol/L，能检出放射免疫分析和酶免疫分析等方法无法检出的物质。

2. 线性动力学范围宽　发光强度在 4 ~ 6 个数量级之间与测定物质浓度间呈线性关系。虽然 RIA 也有较宽的线性动力学范围，但放射性限制了其应用。

3. 试剂安全、稳定　与 RIA 相比，CLIA 不需使用放射性物质，避免了对环境的污染和人体健康的损害。试剂稳定，保存期可达 1 年以上。

基于上述优点，该法具有非常广阔的发展前景。

三、应用示例

喹诺酮类药物（quinolones，QNs）因其抗菌活性强、生物利用度高、抗菌谱广等特点而广泛应用于临床及畜牧业生产中。随着 QNs 在畜牧业生产中的广泛应用，其残留问题已经引起了人们的高度重视。下面介绍一种同时检测牛奶中氧氟沙星（ofloxacin）、麻保沙星（marbofloxacin）、氟罗沙星（fleroxacin）3 种喹诺酮类药物的直接竞争化学发光酶免疫法。

1. 溶液　包被液：50mmol/L 碳酸盐缓冲溶液（pH 9.6）；样品稀释液：PBS 缓冲溶液（pH 7.4）；洗涤液：含 0.05% Tween – 20 的 PBS（pH 7.4）；化学发光底物液：1.0mmol/L 鲁米诺钠，1.25mmol/L 对碘酚，1.0mmol/L H_2O_2 溶于 0.1 mol/L Tris – HCl（pH 8.6）；终止液：1.25mol/L 浓硫酸溶液；提取液：称取三氯乙酸 10g，溶于 100ml 甲醇中。

2. 标准曲线的绘制　氧氟沙星抗体用包被液稀释，以稀释度 1 : 1000 稀释包被于酶标板上，4℃孵育过夜；用洗涤液洗板 3 次后，向每孔加入 0.5 % 乳粉/PBS 封闭液 150μl，37℃温育 1h；PBST 洗板 3 次后向每孔加入氧氟沙星、麻保沙星、氟罗沙星标准溶液 50μl 和酶标抗原（1 : 1500）50μl，摇床混匀 1min 后置于 37℃反应 1h；PBST 洗板 3 次后，将 96 孔板置于荧光/化学发光仪中，设定相应程序，向每孔中加入底物溶液 150μl，加入底物溶液后在波长为 425nm 处立即测定各孔的发光值（relative light unit，RLU）。计算不同浓度的氧氟沙星、麻保沙星、氟罗沙星对抗原－抗体结合反应的抑制率（IC,%），以喹诺酮类药物标准溶液浓度的对数为横坐标，抑制率为纵坐标，绘制标准曲线。

3. 加样回收率 取牛乳样品 1ml，分别添加氧氟沙星、麻保沙星、氟罗沙星标准品，得到氧氟沙星、麻保沙星、氟罗沙星含量分别为 200.0、100.0、50.0、20.0、10.0 ng/ml 的乳样，置 15ml 离心管中，加入 7.5% 三氯乙酸提取液 2ml，涡旋振荡 5min，3000r/min 离心 10min，吸取上清液稀释 70 倍后，取 50μl 替代标准溶液，按"标准曲线的绘制"项下同法操作，测定抑制率，计算回收率。

4. 结果和讨论 通过对抗体包被量、酶标稀释度等系列参数的优化，确定氧氟沙星、麻保沙星、氟罗沙星标准溶液从 40ng/ml 开始以 5 倍梯度稀释 7 个浓度，绘制标准曲线，结果如图 5－16。标准曲线是典型的"S"形曲线，其中 3 种药物 50% 抑制率浓度 IC_{50} 分别为 0.13、0.25、0.32ng/ml。方法的检出限 IC_{15}（抑制率为 15% 时的浓度）分别为 0.01、0.03、0.04ng/ml，换算成牛乳分别为：2.1、6.3 和 8.4ng/ml；加样回收率在 75.4% ~ 94.1% 之间，RSD <15%。

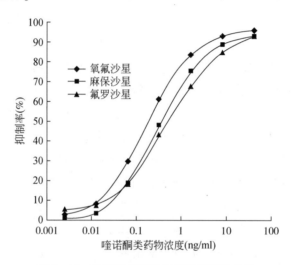

图 5－16 喹诺酮类药物的标准抑制率曲线

本法可同时检测牛乳中氧氟沙星、麻保沙星、氟罗沙星 3 种喹诺酮类药物残留量，结果准确可靠。农业部颁布的兽药残留标准中，喹诺酮类药物的允许残留值为 10 ~ 1900ng/ml，本检测方法的检测限在规定低限值以下，可用于同时检测牛乳中 3 种喹诺酮药物的残留量。

第五节 荧光免疫分析法

扫码"学一学"

荧光免疫分析法（fluorescence immunoassay，FIA）是以荧光物质作为标记物与待测药物结合，所形成的荧光标记药物能与抗体发生免疫反应，引起荧光强度发生变化的一种分析方法。FIA 由于灵敏度高、无辐射伤害、无环境污染及易实现自动化分析等优点，因而是目前应用较为广泛的免疫分析方法。

一、方法分类

FIA 按产生荧光的方式不同，可分为底物标记荧光免疫分析法、荧光偏振免疫分析法、荧光淬灭免疫分析法、荧光增强免疫分析法及时间分辨荧光免疫分析法等。FIA 亦可分为均相（如底物标记荧光免疫分析法、荧光偏振免疫分析法、荧光淬灭免疫分析法、荧光增强免疫分析法）和非均相（如时间分辨荧光免疫分析法、荧光酶免疫分析法）两类。

（一）荧光偏振免疫分析法

荧光偏振免疫分析法（fluorescence polarization immunoassay，FPIA）是用一定波长的激发偏振光照射荧光物质，然后利用物质吸收光能后所发射出的偏振荧光的强度来测定样品中待测组分含量的一种免疫分析方法。

FPIA 是 20 世纪 70 年代根据荧光偏振原理建立起来的一种免疫分析方法。该法随着美国雅培（Abbott）公司所设计出的 TDx 仪器（一种快速血药浓度检测仪）的问世，很快得到普及。TDx 是目前国内外专门用于监测血药浓度的一种常规仪器，FPIA 最适宜检测小分子或中等分子物质，常用于药物、激素的测定。其特点是自动化程度高、药品试剂盒专属性强、血清样品无须分离可直接用于测定。

1. 偏振荧光标记物 FPIA 通常采用荧光素衍生物作标记药物，如荧光素异硫氰酸盐、荧光素硫代氨基甲酰基、羧基荧光素 N - 羟基 - 琥珀酰亚胺酯、羧基荧光素 N，N - 二环己基碳化二亚胺酯等。其中，以荧光素异硫氰酸盐最为常用。偏振荧光标记物的制备多采用化学方法使荧光衍生物与药物相连接，得到的荧光素标记药物用 485nm 偏振激发光照射时，能发射出 525～550nm 的偏振荧光。

2. 测定原理 偏振荧光的强弱与荧光分子的大小呈正相关、与其受激发时转动的速度呈负相关。由于游离的荧光素标记药物（Ag^F）分子体积小，转动速度快，受激发偏振光照射时所产生的荧光不能形成在某一平面内振动的偏振光，而是向各个方向分散，荧光偏振度就低；而与抗体结合的荧光素标记物（$Ag^F - Ab$），由于分子体积大，转动速度慢或不转动而成定向排列，当受激发偏振光照射时，能发射出在某一平面内振动的偏振光，荧光偏振度就强。

当待测抗原浓度高时，经过竞争结合，游离的荧光素标记抗原（Ag^F）的量多，导致测量到的荧光偏振程度低；反之，如果待测抗原浓度低时，检测到的荧光偏振程度高。所以，荧光偏振程度与待测抗原浓度呈反比关系。

在 FPIA 中，为了消除测得主要来自于 $Ag^F - Ab$ 的总荧光中存在的 Ag^F 微量荧光，TDx 仪器的激发光采用：（Ⅰ）用垂直方向（λ_{ex}，⊥）和（Ⅱ）用水平方向（λ_{ex}，∥）两种偏振光交替照射免疫反应液，产生的荧光分别通过垂直方向的检偏器后再检测，只能检测到垂直方向的偏振荧光（λ_{em}，⊥）。

当免疫反应液用（Ⅰ）λ（⊥）偏振光激发时，与抗体结合的标记药物（$Ag^F - Ab$）在垂直振动方向发射出很强的荧光（λ_{em}，⊥），而游离标记药物（Ag^F）发射出各向均等的普通荧光（λ_{em}，*），此时用垂直方向的检偏器检测到的总荧光 $F_\perp$，包括由 $Ag^F - Ab$ 产生的偏振荧光 F_a 和 Ag^F 产生的垂直方向振动部分的荧光 F_b。当改用（Ⅱ）λ_{em}（∥）激发时，$Ag^F - Ab$ 在水平振动方向发出很强的荧光（λ_{em}，∥），而 Ag^F 仍发出各向均等的普通荧光（λ_{em}，*），这时垂直方向的检偏器检测到的总荧光 $F_\parallel$，则仅为 Ag^F 发出的荧光 F'_b（弱）。由于 $F_b = F'_b$，因此，从用（Ⅰ）λ_{ex}（⊥）照射测得的荧光强度 $F_\perp$ 中，减去用（Ⅱ）λ_{em}（∥）照射时测得的荧光强度 $F_\parallel$，则可排除 Ag^F 微弱荧光的干扰，得到反应液中纯粹 $Ag^F - Ab$ 发射出的偏振荧光强度。示意图如下：

（Ⅰ）用 λ_{ex}（⊥）照射：

$$\lambda_{ex}（⊥）\rightarrow \begin{cases} \text{a. } Ag^F\text{-}Ab \xrightarrow[\text{发射垂直方向荧光}]{\lambda_{em}（⊥）} \\ \text{b. } Ag^F \xrightarrow[\text{发射各向均等荧光}]{\lambda_{em}（*）} \end{cases} \left.\begin{array}{l} \text{总荧光强度 F（⊥）} \\ \text{垂直方向检测荧光} \end{array}\right\} \begin{cases} F_a（强） \\ F_b（弱） \end{cases}$$

（Ⅱ）用 λ_{ex}（∥）照射：

$$\lambda_{ex}（∥）\rightarrow \begin{cases} \text{a. } Ag^F\text{-}Ab \xrightarrow[\text{发射平行方向荧光}]{\lambda_{em}（∥）} \\ \text{b. } Ag^F \xrightarrow[\text{发射各向均等荧光}]{\lambda_{em}（*）} \end{cases} \left.\begin{array}{l} \text{总荧光强度 F（∥）} \\ \text{垂直方向检测荧光} \end{array}\right\} \begin{cases} F_a（无） \\ F_b（弱） \end{cases}$$

（二）底物标记荧光免疫分析法

底物标记荧光免疫分析法（substrate labeled fluorescence immunoassay，SLFIA）是 20 世纪七八十年代应用比较广泛的一种免疫分析方法。

1. 原理 该法是用一种"潜在的"荧光化合物，即本身不能发出荧光的酶底物来标记药物，当酶底物受到相应酶（底物专一性）作用时，能裂解产生荧光，其荧光强度与游离标记药物（Ag^F）的含量成正比；而与抗体结合的标记药物（Ag^F – Ab），由于受抗体分子的空间位阻作用，阻碍了酶和标记底物之间的结合，因而无荧光产生。其原理可用下式表示。

标记反应：	F	+	Ag	→	Ag^F
竞争抑制反应：	Ag^F Ag	+	Ab	→	Ag^F – Ab Ag – Ab
酶反应：	Ag^F – Ab Ag^F	+	酶	→	无荧光 有荧光

式中，Ag 为未标记药物（或待测药物）；Ag^F 为游离标记药物；F 为潜在的荧光物质（酶底物）；Ag^F – Ab 为结合标记药物。

SLFIA 无须分离便可直接测定反应液中游离标记药物（Ag^F）的荧光强度，其荧光强度与样品中待测药物的浓度成正比，属均相免疫反应。

2. 底物

（1）伞形酮 7 位羟基取代物　伞形酮（umbelliferone，以 U 表示）又称 7 – 羟基香豆素（7 – hydroxycoumarin），它与药物连接后有荧光，但当伞形酮 7 位羟基上的 H 被其他基团 R 取代后荧光消失。目前，常用的取代基 R 为 β – 半乳糖（galactose，简写为 β – G），它与伞形酮（U）作用生成 β – 半乳糖伞形酮（β – G – U）标记物，标记药物后则成为 β – G – U – Drug（无荧光）。由于其结构中的苷键能被 β – 半乳糖苷酶水解，水解产物（U – Drug）有荧光。

（2）萘衍生物　萘的衍生物，如 2 – 乙酸基 – 8 – 萘磺酰胺基（2 – acetoxy – 8 – naph-thalene – sulfonamide）可作为 SLFIA 底物。当该底物与药物结合形成 2 – 乙酸基 – 8 – 萘磺酰胺基 – 药物，并以游离形式存在时，可被相应羧酸酯水解酶（carboxylic – ester hydro-lase）水解，其水解产物 8 – 萘磺酰胺基 – 药物有荧光，在 480nm 处荧光最强。而与抗体结合的 2 – 乙酸基 – 8 – 萘磺酰胺基 – 药物则不能被酶水解，无荧光发生。

用萘衍生物作底物不如伞形酮 7 位羟基取代物应用广泛，有文献报道适用于苯妥英测定。

（三）时间分辨荧光免疫分析法

时间分辨荧光免疫分析法（time-resolved fluoroimmunoassay，TRFIA）是近十几年发展起来的非同位素免疫分析技术，是目前最灵敏的微量分析技术，可比放射免疫分析（RIA）高出 3 个数量级。

在生物样品如血清中，有很多复合物和蛋白质本身就可以发荧光，因此，用传统的发色团进行荧光检测时，背景荧光信号（噪音）使待检荧光信号的信噪比（S/N）严重下降。而大部分背景荧光信号是短时存在的，因此将长衰减寿命的标记物与时间分辨荧光技术相结合，就可以使瞬时荧光干扰减到最小化。

时间分辨荧光分析法（TRFIA）实际上是在荧光分析（FIA）的基础上发展起来的，它是一种特殊的荧光分析。在进行超微量分析时，激发光的杂散光或样本基质的本底荧光将严重干扰 FIA 检测，解决这一问题的最好方法是测量时没有激发光的存在。而常规的荧光标记物荧光寿命非常短（1~100ns），激发光消失，荧光也消失，与激发光的杂散光或样本基质的本底荧光的寿命（1~10ns）无法分辨。但有少数的镧系元素，如铕（Eu）、铽（Tb）等的荧光寿命较长，可达 1~1000μs，能够满足测量要求，因此产生了时间分辨荧光分析法，即使用长效荧光标记物，在关闭激发光并待背景荧光消失后再测定标记药物的荧光强度的分析方法。

由于常用 Eu 作为荧光标记物，而 Eu（荧光寿命约 1ms）在水中不稳定，因此增强剂就成了试剂中的重要组成。增强剂原理：利用含络合剂、表面活性剂溶液的亲水和亲脂性同时存在，使 Eu 在水中处于稳定状态。如，Eu 与螯合剂 β-萘甲酰三氟丙酮形成的稳定螯合物（Eu^{3+}-β-NTA）的荧光衰变时间为 714μs。

时间分辨荧光分析法（TRFIA）就是用镧系元素（如 Eu）的螯合物作为标记物来标记抗原或抗体，并用时间分辨技术测量样品含量的一种新型荧光免疫分析方法。该法可有效地排除荧光免疫分析过程中本底荧光的干扰，而使测量方法的灵敏度和选择性明显提高。

虽然 TRFIA 只有十多年历史，但发展迅速，应用广泛，它既可测定大分子蛋白质、酶、多肽、核酸等，又可测定半抗原药物如地高辛、皮质醇、睾酮、黄体酮、雌酮、甲状腺素等小分子药物。

（四）其他荧光免疫分析法简介

1. 荧光酶免疫分析法　从标记免疫分析角度，荧光酶免疫分析（fluorescence enzyme immunoassay，FEIA）属于酶免疫分析。利用标记酶的催化作用，使潜在的荧光物质（底物）发射荧光。例如，临床上用夹心法测定促甲状腺素（TSH）进行先天性甲低的新生儿筛查。

2. 荧光淬灭免疫分析法　荧光淬灭免疫分析法（fluorescent quenching immunoassay，FQM）是利用游离标记药物具有荧光，当其与抗体结合之后即失去荧光这一性质来测定样品含量的一种荧光分析方法。

关于荧光淬灭的原因尚不完全清楚，通常认为与分子结构中的电子状态改变有关。一种解释是：当标记药物与抗体结合后，荧光标记物电子振动状态发生改变，致使电子从激发态以非辐射跃迁的形式回到基态的概率增加，荧光消失；另一种解释是：标记药物与抗体结合后，由于标记药物的电子同抗体蛋白正常振动状态的电子振动结合，这一过程可增加内转换到基态的速率，致使与抗体结合的标记药物失去荧光。

3. 荧光增强免疫分析法 荧光增强免疫分析法（fluorescent enhancement immunoassay, FEIA）是利用荧光标记药物与抗体结合之后，能使其荧光强度增强的性质来测定样品的含量。该法与荧光淬灭免疫分析相似，不同之处是与抗体结合后，不是使荧光淬灭，而是使荧光增强。其荧光增强的强度与结合的荧光标记药物的分子数量有关。

二、方法特点

本节介绍的几种荧光分析方法的共同特点是灵敏度高，特别适合体内微量或痕量药物分析。由于荧光标记物产生荧光的方式不同，其各自的特点也不同。SLFIA 和 FPIA 都属于均相免疫分析，不需分离游离部分和结合部分，易实现自动化操作。FIA 也有不足，主要是荧光物质所发出的荧光易受反应液的浓度、黏度、湿度、pH 及离子强度等因素的影响，而且大多数生物样品中的基质也可产生自然荧光，影响测定结果。TRFIA 则可有效地排除样品中非特异荧光的干扰，大大提高免疫分析方法的特异性和灵敏度（可达 $10^{-18}\,\mathrm{mol/L}$），现已成为免疫分析技术中公认的最有发展潜力的含量测定方法。

三、应用示例

时间分辨荧光免疫分析法测定莱克多巴胺的方法如下。

莱克多巴胺（ractopamine，RAC）属于 β -类肾上腺素受体兴奋剂。该类药物添加于畜禽饲料中，可加快畜禽的生长速度，降低胴体脂肪含量，使制造脂肪的养分转化为肌肉蛋白，从而提高瘦肉率和饲料报酬。食用含莱克多巴胺残留的动物内脏和肉品后，可造成急性或慢性食物中毒，中毒者出现心跳加快、手颤、头晕等症状。

目前莱克多巴胺的检测方法有很多种，下面介绍一种利用时间分辨荧光免疫分析技术检测猪尿中莱克多巴胺浓度的方法。该法采用 RAC 与牛血清白蛋白（BSA）的偶联物（RAC - BSA）包被 96 孔板为固相抗原，与样品中游离的 RAC 共同竞争 Eu^{3+} 标记的抗 RAC 抗体，用直接竞争法检测尿样中的 RAC。

1. 固相包被板的制备 用 50mmol/L 碳酸盐缓冲液（pH 9.6）将包被抗原 RAC - BSA（RAC - BSA 抗原的制备参照文献方法）稀释至 5μg/ml，然后以每孔 200μl 的量加入到 96 孔微孔板中，4℃孵育过夜，弃去包被液，加入封闭液（1% 去金属离子 BSA），每孔 250μl，37℃孵育 2h，弃去封闭液，真空抽干，-20℃冷冻保存。

2. Eu^{3+} 标记抗体的制备 将 1mg 待标记的 RAC 多克隆抗体加入到带有滤膜的离心管中，以 8000r/min 离心 5min。用 100mmol/L 碳酸盐缓冲液（pH 9.3）重复洗涤 6 次后，取洗涤后的待标记抗体 250μl 和铕（Eu^{3+}）标记试剂 0.2mg，充分混匀，于 4℃过夜。

3. Eu^{3+} 标记抗体的纯化 将 Eu^{3+} 标记抗体加入到 Sephadex G - 50 层析柱（1.9cm × 60cm）中，用含 0.9% 氯化钠的 50mmol/L Tris - HCl 洗脱液洗脱。收集流出液（1ml/管），逐管测量吸光值（$A_{280\,nm}$），合并峰管。合并后根据 Eu^{3+} 标记试剂盒说明书提供的方法测定并计算抗体标记率和蛋白回收率。

4. 测定法 用含 0.2% 牛血清白蛋白（BSA）和 0.05% 吐温 - 20 的 50mmol/L 磷酸盐缓冲液（PBS，pH 7.4）将 RAC 定量稀释制成 0.02、0.10、0.50、2.50 和 12.50ng/ml 系列标准溶液；尿样以 4000 r/min 离心 5min，用 0.9% 氯化钠溶液稀释 10 倍。取 RAC - BSA 包

被板条，微孔中加入 RAC 系列标准溶液或处理好的尿样 $50\mu l$，加 $50mmol/L$ PBS（pH 7.4）稀释的 Eu^{3+} 标记抗 RAC 抗体 $100\mu l$，室温振荡孵育 30min，用含 0.1% 吐温 -20 的 $50mmol/L$ Tris $-$ HCl 洗涤液（pH 7.8）洗 6 次，加增强液 $200\mu l$，振荡孵育 5min 后，用半自动荧光检测仪检测。

5. 结果与讨论

（1）标准曲线　系列标准溶液浓度与荧光值用 Log $-$ Logit 进行数学模型拟合，曲线方程为 $y = -0.397\,60 - 1.481\,16x$，剂量 $-$ 反应曲线线性相关系数绝对值 $|r| = 0.998\,5$（图 5 $-$ 17），表明本试剂具有良好的剂量 $-$ 反应线性关系。尿液样本定量下限为 $0.05ng/ml$。

（2）方法准确度　在 1ml RAC 浓度为 0 和 $0.11ng/ml$ 的尿样中分别加入浓度为 0、1.1、11 和 $110ng/ml$ 的 RAC 标准溶液 0.1ml，重复测定 5 次，计算回收率。空白平均加标回收率为 97.9%，样品平均加标回收率为 98.3%，表明本法具有良好的准确性。

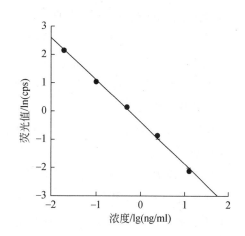

图 5 $-$ 17　RAC $-$ TRFIA 试剂剂量 $-$ 反应曲线

（3）方法重复性　以"样品加标回收率"项下 3 个分析样本为质控，采用直接竞争 RAC $-$ TRFIA 进行测定，各设 10 个重复孔。测得板内 RSD 为 2.38% ～3.90%，平均 3.38%；板间 RSD 为 3.68% ～5.43%，平均 4.56%。表明本法重复性良好。

（4）方法特异性　标记抗体与多巴酚丁胺、异克舒令（异舒普林）、沙美特罗、非诺特罗、克伦特罗、特布他林和沙丁胺醇 7 种药物交叉反应率均很低，表明抗体特异性良好。

重点小结

免疫方法		标记物	反应原理	反应体系	标记对象
放射免疫分析（RIA）		放射性同位素	竞争性	非均相免疫	抗原
免疫放射分析（IRMA）			非竞争性		抗体
酶增强（放大）免疫分析法（EMIT）		酶	竞争性	均相免疫	抗原
酶联免疫吸附测定（ELISA）	竞争法		竞争性	非均相免疫	抗原
	双抗体夹心法		非竞争性	非均相免疫	抗体
化学发光免疫分析（CLIA）		化学发光剂	竞争性	非均相免疫	抗原
			非竞争性		抗体
化学发光酶免疫分析法（CLEIA）		酶（底物为发光剂）	竞争性/非竞争性	均相免疫/非均相免疫	抗原/抗体
电化学发光免疫分析 ECLIA）		电化学发光剂	非竞争性	非均相免疫	抗体
荧光偏振免疫分析（FPIA）		荧光素衍生物	竞争性	均相免疫	抗原
底物标记荧光免疫分析（SLFIA）		潜在荧光物质（酶底物）	竞争性	均相免疫	抗原
时间分辨荧光免疫分析（TRFIA）		镧系元素（如 Eu）的螯合物	竞争性/非竞争性	均相免疫/非均相免疫	抗原/抗体

扫码"练一练"

（王春英）

参考文献

[1] 綦林芳. 放射免疫分析试剂盒生产及其质量控制 [J]. 标记免疫分析与临床，2001，8 (2)：108 – 112.

[2] 荣扬，邵理成，石志杰，等. 测定单根毛发中吗啡含量的放射免疫方法 [J]. 中国法医学杂志，2003，18 (2)：93 – 95.

[3] 王胜军，杨澍侠，张晶，等. 骨质疏松症大鼠注射重组人甲状旁腺素药动学研究 [J]. 中国骨质疏松杂志，2013，19 (12)：1232 – 1236.

[4] 王春燕，纪松岗，陆世宇，等. 酶放大免疫法与酶联免疫吸附法测定他克莫司血药浓度的对比研究 [J]. 中国药房，2014，25 (30)：2818.

[5] 赵金富，王永成，米健秋，等. 酶联免疫分析结合生物素 – 亲和素放大体系测定血清中的雌三醇 [J]. 高等学校化学学报，2004，25 (6)：1019.

[6] 李源珍，生威，刘恩梅，等. 化学发光酶免疫法测定牛奶中 3 种喹诺酮类药物 [J]. 食品研究与开发，2013，34 (16)：78 – 81.

[7] 王超，李志雄，林冠峰，等. 时间分辨荧光免疫分析法测定莱克多巴胺 [J]. 中国食品卫生杂志，2011，23 (5)：438 – 441.

[8] Berson, S. A. and Yalow, R. S. Assay of plasma insulin in human subjects by immunological methods [J]. Nature，1959，184：1648.

第六章　色谱联用技术

第一节　气相色谱 - 质谱联用技术

扫码"学一学"

一、概述

气相色谱 - 质谱（GC - MS）联用仪是开发最早的色谱联用分析仪器。1957 年 J. C. Holmes 和 E. A. Morrell 首次实现气相色谱和质谱联用，此后这一技术得到长足的发展。气相色谱具有分离效率高、定量准确、耐用性好的优点，其缺点是定性能力较差。通常在有标准物质对照的情况下，依据各组分的保留特性进行定性；当欲定性组分完全未知时，则无法对样品进行定性。质谱是一种有效的定性分析手段，依据带电粒子在磁场或电场中的运动规律，按其质荷比及裂解规律可以给出化合物的相对分子质量、元素的组成及分子结构信息，具有响应速度快、灵敏度高、定性专属性强的优点，但在复杂多组分样品的分离方面有所欠缺。从气相色谱柱分离后的样品各组分呈气态，流动相也是气体，与质谱的进样条件匹配，因此实现这两种仪器联用最容易，也是最早商品化的色谱联用仪器。GC - MS 集气相色谱法的高分离效能与质谱法的高灵敏度、高选择性及丰富的结构信息于一体，成为强有力的化合物定性定量工具，在药学及其他领域中均得到了广泛应用。

（一）GC - MS 系统的构成

GC - MS 联用系统一般由气相色谱仪（进样、分离部分）、接口、质谱仪（数据获取部分）和计算机系统（数据分析部分）组成，其工作原理见图 6 - 1。

气相色谱仪将复杂混合物中的所有组分分离，起样品制备的作用；接口装置将气相色谱分离开的各组分逐一送入质谱仪进行检测，起气相色谱仪和质谱仪之间适配器的作用；质谱仪对各组分进行定性或定量分析，起检测器的作用；计算机系统控制气相色谱、接口装置和质谱仪，并进行数据采集、处理和显示，是 GC - MS 的中央控制单元。

（二）GC - MS 系统的关键技术

1. **仪器接口装置**　接口技术是 GC - MS 的主要关键技术，要解决的问题是完成气相色谱仪大气压的工作条件和质谱仪的真空工作条件的连接和匹配。接口要把气相色谱柱流出物中的载气尽可能地除去，并保留、浓缩待测物，使近似大气压的气流转变成适合离子化装置的粗真空，并协调色谱仪和质谱仪的工作流量。

2. **质谱扫描速度**　质谱仪的扫描速度是 GC - MS 要解决的另一项关键技术，由于气相

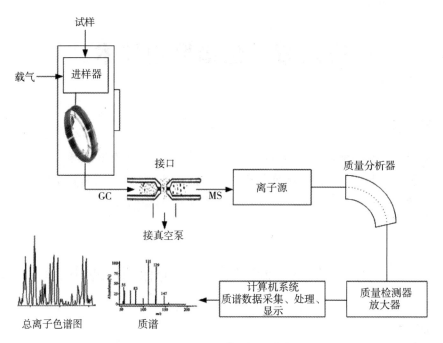

图 6-1　GC-MS 联用仪工作流程图

色谱仪分离得到的色谱峰很窄，有的仅几秒钟时间。这就要求所连接的质谱仪具有较高的扫描速度，能及时地在不同的质量数之间切换，能在短时间内完成多次全质量范围的质量扫描，以满足所选离子检测的需要。

（三）GC-MS 与经典 GC 的区别

1. **定性更可靠**　GC-MS 定性参数增加，定性更可靠。GC-MS 不仅可以与连接火焰离子化检测器（FID）、火焰光度检测器（FPD）、氮磷检测器（NPD）、电子捕获检测器（ECD）等其他常规检测器的经典 GC 一样提供各组分的保留时间，而且还能提供相应的质谱图，质谱图中待定性分子离子峰的准确质量、碎片峰强比、同位素离子峰、子离子质谱图等使 GC-MS 的定性效能远高于经典 GC。

2. **灵敏度更高**　MS 检测器是 GC 中灵敏度最高的检测器。

3. **选择性更高**　虽然用 GC 的选择性检测器，如 ECD、FPD 等，能对一些特殊的化合物进行检测，受到复杂基质的干扰少，但难以用同一检测器同时检测多种类型的化合物。而采用 GC-MS 的提取离子色谱、选择离子监测等技术可降低化学噪声的影响，并减少来自基质的干扰，分离出总离子图中尚未分离的色谱峰。

4. **精密度高**　随着同位素稀释技术、内标技术、质谱技术在 GC-MS 应用中的不断改进，GC-MS 的精密度得到了极大提高。在低浓度定量分析中，GC-MS 的精密度高于经典 GC。

气相色谱法中，某些检测器经过一段时间的使用需要清洗。通常情况下，在 GC-MS 中检测器不常需要清洗，但离子源是否清洁是影响仪器工作状态的重要因素，因此，有时也需清洗。防止离子源污染的方法有柱老化时不连接质谱仪、尽量减少进样量、减少注入高浓度样品、防止引入高沸点组分、防止真空泄漏、反油等。

148

二、原理与特点

（一）气相色谱－质谱系统的接口技术

GC－MS 的接口装置是解决气相色谱和质谱联用的关键组件。理想的接口应该能除去全部载气，能完全将待测物从气相色谱仪引入质谱仪，应满足以下要求：①待测物通过接口的传递应具有良好的重现性；②待测物在通过接口时一般应不发生任何化学变化；③接口应当满足 GC 和 MS 任意选用操作模式和操作条件；④接口应保证 GC 分离产生的色谱峰的完整，并不使色谱峰加宽；⑤接口本身应操作简单方便可靠，样品通过接口的速度要尽可能快。

在 GC－MS 联用技术的发展过程中，出现过多种接口方式，常见的有以下几种。

1. 直接导入型接口 直接导入型接口（direct coupling）是迄今为止最常用的一种 GC－MS 接口技术，它是将 GC 的毛细管色谱柱（内径 0.25~0.32mm）通过一根金属毛细管直接引入质谱仪的离子源，但适用于这种接口的载气仅限于氦气和氢气。载气和待测物一起从气相色谱柱流出经接口立即进入离子源的作用场。由于载气是惰性气体，不发生电离，不受电场影响，可被真空泵抽走，而待测物却会形成带电粒子，在电场作用下加速向质量分析器运动。直接导入型接口的实际作用是准确定位插入端毛细管，使待测物质能够 100% 进入离子源；保持温度，使待测物质以气态形式进入离子源。

使用这种接口时，大量载气进入离子源会影响质谱高真空，不能使用大流量毛细管柱和填充柱。GC 的载气流量高于 2ml/min 时，质谱仪的检测灵敏度会降低，一般载气流量需控制在 0.7~1.0ml/min 的范围内。色谱柱的最大流速受质谱仪真空泵流量的限制；最高工作温度和最高耐受柱温相近；接口组件结构简单，容易维护，传输率达 100%。

这种接口应用较为广泛，一般将质谱仪接口紧靠 GC 的侧面。使用该接口方式的产品有惠普公司的 HP5937 GC/MSD、美国 Finnigan 质谱公司的 TSQ－7000 GC－MS/MS 或 SSQ 系列的 GC－MS 等。

2. 开口分流型接口 色谱柱洗脱物的一部分被送入质谱仪，这种接口称为分流型接口，最常用的是开口分流型接口（open－split coupling）。其工作原理为气相毛细管色谱柱的末端插入接口，其出口正对一根流入质谱的限流毛细管的入口。限流毛细管可承受将近 0.1MPa 的压强，与质谱仪的真空泵相匹配，可将色谱柱洗脱物的一部分定量地引入质谱仪的离子源。开口分流型接口结构简单，包括内套管和外套管两部分。内套管固定插入毛细管色谱柱和限流毛细管，使二者的出口和入口对准，外套管内充满氦气。当色谱柱洗脱物的流量大于质谱的工作流量时，过多的色谱柱流出物和载气随氦气流出接口；反之，则由外套管中的氦气进行补充。因此，在使用这种接口时，更换色谱柱不影响质谱仪工作，质谱仪也不影响色谱仪的分离性能，但色谱柱流量较大时分流比较大，灵敏度较低，不适用于填充柱的条件。

3. 喷射式分子分离接口 常用的喷射式分子分离接口工作原理是根据气体在喷射过程中不同质量的分子都以同样的速度以超音速运动，不同质量的分子具有不同的动量，其中动量大的分子，易保持喷射方向运动，而动量小的易偏离喷射方向，被真空泵抽走。相对分子质量较小的载气在喷射过程中偏离接受口，相对分子质量较大的待测物得到浓缩后进入接受口。

喷射式分子分离器的浓缩系数与待测物相对分子质量成正比，产率与氦气流量有关，氦气流量在某一范围内能得到最佳产率；一般工作温度高，产率较高。这种接口具有体积小，热解和记忆效应较小，待测物在分离器中停留时间短等优点，适用于各种流量的气相色谱柱，从填充柱到大孔径毛细管柱均可使用，当用毛细管柱时需补充氦气或减少分子分离器的级数，才能确保其性能。主要的缺点是对易挥发化合物的传输率不够高。

三种常用 GC–MS 接口的一般性能及适用性比较见表 6–1。

表 6–1　常见 GC–MS 接口的一般性能及适用性比较

接口方式	Y^a（%）	N^b	t^c（s）	H^d	分离原理	适用性
直接导入型	100	1	0	1	无分离	内径 0.25～0.32 mm 毛细管柱
开口分流型	≈30	1	1	1～2	无分离	毛细管柱
喷射式分子分离	≈50	100	1	1～2	喷射分离	填充柱/毛细管柱

a：Y 传输产率，待测样品的传输能力，与灵敏度成正比；b：N 浓缩系数，消除载气和样品浓缩的能力；c：t 延时，质谱检测器上色谱出峰时间的延迟；d：H 峰展宽系数，气质联用仪峰宽和气相色谱峰宽的比值。

（二）离子源

离子源的作用是将被分析的样品分子电离成带电的离子，并使这些离子在离子光学系统的作用下，汇聚成不同能量的离子束被分离，然后进入质量分析器被分析。离子源的结构和性能与质谱仪的灵敏度和分辨率有密切的关系，样品分子电离的难易与其分子组成和结构有关，为了研究被分析样品分子组成和结构的基本信息，就应使该样品的分子在电离前不分解。对于稳定性不同的样品分子需采用不同的电离方法，有机质谱仪有不同的电离源，如电子轰击电离源（electron impact ionization source，EI）、化学电离源（chemical ionization source，CI）、解吸化学电离源（desorption chemical ionization source，DCI）、离子轰击电离源（ion bombardment source，IB）等，常用于 GC–MS 的电离源有电子轰击电离源和化学电离源。

1. 电子轰击电离源　电子轰击电离源（EI）是有机质谱仪中应用最多、最广泛的离子源，特别是 GC–MS 中应用最多的离子源。电子轰击电离源结构简单，控温方便；电子流强度可精密控制，电离效率高；能检测 ng 级样品，灵敏度高；所形成的离子具有较窄的动能分散，所得的质谱图特征性强、重现性好。

电子轰击离子源如图 6–2 所示。

电子束由通电加热的灯丝（阴极）发射，被电子收集板（阳极）所接收，此两极间的电位差决定了电子的能量。具有一定能量的电子与气态样品分子碰撞，导致样品分子的电离（失去一个电子），成为含有不成对电子的正离子（称为分子离子），这种电离方式称为硬电离。一般地，随电子能量的增加（自电离电压 10～20eV），有机化合物的离子

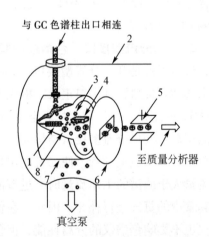

图 6–2　电子轰击离子源示意图
1. 灯丝；2. 离子源室；3. 气态的样品分子；
4. 电子收集板；5. 离子聚焦板；6. 加速板；
7. 离子化室；8. 电子束

化程度迅速增大；当电子能量进一步增加（自电离电压 50～100eV），产生的分子离子由于带有多余的能量，会部分产生断裂成为碎片离子。若电子能量太低，则电离效率低；若电

子能量过高，则导致碎片离子过多，均导致检测灵敏度降低。所以，现有的标准电子轰击电离质谱图大多是在 70eV 获得的。

EI 源的不足是由于轰击电子能量较高，使某些化学键较弱的化合物的分子离子的碎片化，造成相对分子质量测定的困难。

2. 化学电离源　化学电离源（CI）是一种软电离技术，是通过化学反应使样品分子离子化。CI 方式通常产生荷正电的质子化分子离子（准分子离子），由于 CI 过程中没有发生像 EI 源那样强烈的能量交换，因而准分子离子并不带有过多的能量，进一步发生碳碳键断裂的可能性较小，便于提供样品的相对分子质量信息。CI 电离源还可以用于负离子（失去质子后荷负电）质谱。对于多数有机化合物来说，负离子的 CI 质谱图灵敏度要比其正离子的 CI 质谱图高 2~3 个数量级。负离子 CI 质谱已逐步成为复杂混合物的定量分析方法。

与 EI 比较，CI 的优点主要表现在：①大部分化合物能得到一个强的、与相对分子质量有关的准分子离子峰，碎片离子较少，图谱较简单，易识别；②具有一定的选择性，还可以利用其选择性确定官能团的性质和位置以及用于空间异构体的鉴定。CI 的缺点主要表现在质谱图中的碎片离子较少，因而提供的结构信息太少，不利于待测物的结构解析。CI 源与 EI 源合用将更有利于采用 GC–MS 来对未知物进行定性鉴别。通过 EI 与 CI 的互补，不仅可以获取丰富的样品结构信息，而且亦可以得到样品的相对分子质量信息。近年，商品仪器已有将 EI 源与 CI 源结合在一起的 EI/CI 复合离子源。

（三）质量分析器

质量分析器是质谱仪的核心。离子源产生的荷电离子在质量分析器中分离，得到按其质荷比（m/z）大小顺序排列而成的质谱图。质谱仪中常用的质量分析器有磁质量分析器、四极质量分析器、飞行时间质量分析器、离子阱质量分析器和离子回旋共振质量分析器。目前与 GC 联用最多的是扇形磁场质谱仪、四极杆质谱仪和离子阱质谱仪。

1. 扇形磁场质谱仪　扇形磁场质谱仪（magnetic sector mass spectrometer）是质谱仪最早使用的质量分析器，早期的质谱仪均为磁质谱仪。

（1）单聚焦质谱仪　单聚焦质谱仪是一种低分辨质谱仪。质谱仪的分辨率有若干种不同的定义，目前常用 $m/\Delta m$ 表示，而且规定 m 为指定峰的 m/z 值，Δm 为该峰的半峰宽（以质量单位表示），此种分辨率表示方法称 FWHM（full width at half maximum）。低分辨率质谱仪的分辨率约为 1000，只能是质量单位分辨。有机质谱法常常要求得到高分辨率的质谱数据及准确的质量测定结果，即要求仪器能分辨名义质量（nominal mass）相同而准确质量（exact mass）不同的离子并给出 6 位有效数字的质量测定结果。这就需要性能更好的仪器，如双聚焦质谱仪。

（2）双聚焦质谱仪　单聚焦质谱仪分辨率低的原因是对于相同 m/z 的离子，自加速区进入磁场分析器时，由于被加速的离子具有不同的初始动能等因素造成其动量不完全相同，进而其飞行轨道亦存在差异。即磁场除了质量色散作用外，还具有能量色散作用，这就造成了质谱峰宽度的增加，降低了质谱的分辨率。

在扇形磁场（磁分析器）前加一个扇形电场（静电分析器），则可使磁分析器的质量色散作用与静电分析器的能量色散作用相抵消，即可实现能量和质量的双聚焦作用（图 6–3）。双聚焦作用仪的分辨率在 10 000 以上，可以分离名义质量数相同的各种离子，经过仔细地聚焦和质量校正，可以达到准确质量测定的要求。双聚焦质谱仪除了分辨率较单聚焦仪器高外，仍具有磁场质谱仪的其他性能限制。

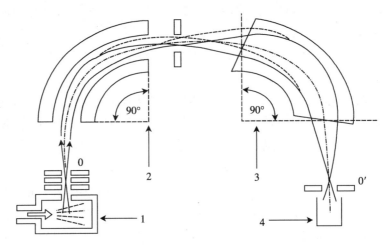

图 6 - 3 双聚焦质谱仪

1. 离子源；2. 90°静电分析器；3. 90°磁分析器；4. 检测器

2. 四极质谱仪 磁场质谱仪所得质谱图为指数质量坐标，而四极质谱仪所得质谱图具线性质量坐标。线性坐标使得用手动或计算机处理质谱数据比较容易。另一方面，四极质谱仪可以在较低的真空度下工作，而且扫描速度较快，这有利于与色谱仪的联用。

四极质谱仪为低分辨率仪器，分辨率在 1000 左右，为单位质量分辨，而且质量范围较低，一般 m/z 为 10 ~ 2000，现代仪器可达 m/z 4000。

此外，需要注意四极质谱仪的质量歧视效应（mass discrimination）。质量歧视常常是将四极质谱仪所得数据与磁质谱相比较而言的。通常，在质荷比范围 m/z 250 ~ 400 内，这两种仪器的灵敏度相当，但低于 m/z 100，四极质谱仪灵敏度较高，而高于 m/z 400，四极质谱仪的灵敏度较低，因而在高质量端存在质量歧视效应问题，但现代仪器设计对该问题已有改进。

四极杆质量分析器有两种扫描类型：全扫描（full scan，SCAN）和选择离子监测（selected ion monitoring，SIM），见图 6 - 4。

在 SCAN 方式中，四极杆质量分析器在给定的时间内不间断地对设定的质荷比范围内的所有离子进行扫描。SCAN 模式可用于测定未知化合物或未知混合物中各组分的相对分子质量及质谱图。在串联质谱中，也可通过多级 SCAN 测定前体离子和产物离子的质谱，以进行 SRM 监测。一般在未知化合物的定性分析时，多采用 SCAN 方式。SCAN 方式需要设置的参数有扫描质荷比的起点和终点、CID 电压等。扫描参数的选择既要兼顾获得含尽量多的有效分子离子和碎片离子的质谱图，又要兼顾获得好的总离子流色谱图（total ion chromatography，TIC）。

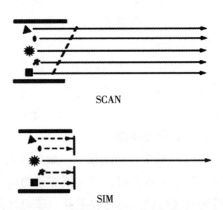

图 6 - 4 四极杆质量分析器的两种扫描类型示意图

在 SIM 方式中，四极杆质量分析器不是连续地对某一质荷比范围进行扫描，而是选择性地扫描某几个选定质荷比（m/z）所对应的所有离子，得到的不是化合物的全谱。SIM 主要用于定量分析，常用于目标化合物的快速筛选和检测。与 SCAN 方式相比，SIM 方式能达到更低的检测限、更快的速度、更高的灵敏度和更短的分析时间，适用于定量分析。但选择 SIM 方式不利于定性分析，同时可降低专属性，出现假阳性的结果，产生误差。这是因为无论前体化合物是什么，只要在质量分析器中产生与选定 m/z 值相符的任何离子，均会被认为是目标化合物。

3. 飞行时间质谱仪 飞行时间质谱仪（time – of – flight mass spectrometer，TOF MS）早在 20 世纪 50 年代就商品化了，但由于缺乏在微秒级范围内记录和处理数据的技术，不久即为分辨率和灵敏度更高的扇形磁场质谱仪和四极质谱仪所取代。近年来，随着电子及计算机技术的发展，尤其是基质辅助激光解吸离子化技术（matrix – assisted laser desorption i-onization，MALDI）的出现，TOF MS 得到了快速发展。TOF MS 易于制造和操作，在理论上无测定质量上限，与 MALDI 技术匹配，具很高的采样速率和灵敏度，现已成为最强有力的分析工具之一，通常与色谱法和毛细管电泳联用。

TOF MS 仪器的基本结构如图 6 – 5 所示，主要由离子源、加速区、漂移区与检测器组成，离子在离子源中形成或自外部输入后为电场 E 所加速，经电场加速的离子通过漂移区到达检测器产生信号。所有离子在加速区接受相同的动能，但是它们的质量不同，因而通过漂移区的速度不同，到达检测器的时间，即在漂移区的飞行时间（TOF）也就不同。

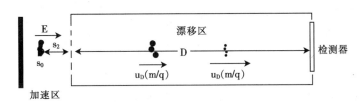

图 6 – 5 直线型 TOF MS 示意图

在离子源中产生的总离子束，经加速电压加速后，其动能与位能的关系见式 6 – 1、式 6 – 2：

$$\frac{1}{2}mv^2 = zeV \tag{6 – 1}$$

$$v = \left(\frac{2zeV}{m}\right)^{\frac{1}{2}} \tag{6 – 2}$$

可见，较轻的离子具较高的速度，而较重的离子速度较慢。如果离子源至检测器的距离为 L，则

$$TOF = \frac{L}{v} = \left(\frac{m}{2zeV}\right)^{\frac{1}{2}}L \tag{6 – 3}$$

显然，离子的 m/z 值可由到达检测器的时间确定。

飞行时间质谱仪的质量范围宽，在理论上无测定质量上限，主要的限制是离子的检测器。用 MALDI/TOF MS 已观察到了质量高达 500 000 的离子。

4. 傅立叶变换质谱仪 傅立叶变换质谱法是基于离子在均匀磁场中的回旋运动的质谱法，是离子回旋共振光谱法（ion cyclotron resonance spectrometry，ICR）与现代计算技术相结合而产生的一种新型质谱法。傅立叶变换质谱仪（Fourier transform mass spectrometer，FT-MS）是一种高分辨仪器。其分辨率（R）与磁场强度（B）、信号持续时间（T）成正比，与离子的 m/z 成反比。

$$R = \frac{m}{\Delta m} \leqslant K\frac{BT}{m/z} \tag{6 – 4}$$

其中，T 与真空度密切相关，真空度越高，信号持续时间越长，可对此信号做较长时

间的观测，因而可得到高分辨数据。在 FTMS 常规实验条件下，如真空度在 10^{-8} torr 以下，磁场强度为 3 tesla，离子的 m/z 为 600 时，分辨率 100 000 是不难达到的。

5. 离子阱质谱仪　离子阱质谱仪（ion trap mass spectrometer，ITMS）的离子阱由 4 个电极组成，其中两个是端盖电极（end‐cap），在这两个端盖之间有一对环电极（ring electrode）。通常端盖电极处在低电位，而环电极上加以射频电压，频率通常在兆赫范围，从而产生四极电场。四极离子阱质谱工作的基本理论是 Mathier 二次线性微分方程，用这一方程可描述稳定和不稳定区域的解。在四极装置中离子的运动轨道可用这些解和稳定与不稳定的概念来讨论。根据 Mathier 方程可推导出式 6-5：

$$q_z = \frac{8eV}{m(r_0^2 + 2z_0^2)\Omega^2} \qquad (6-5)$$

操作离子阱，主要是控制 q_z，而式（6-5）中的 r_0、z_0 为离子阱结构尺寸，Ω 为射频频率，V 为射频辐射。Mathier 方程的解有两种类型：①周期运动不稳定；②周期运动稳定。离子在四极场中运动轨道稳定，则离子贮存在离子阱中，逐渐增大射频电压的最高值，离子运动轨道变得不稳定，则离子从离子阱中排出而被外部检测器检测记录。因此，当射频电压的最高值逐渐增高时，质荷比从小到大的离子逐次排出并被记录而获得质谱图。

离子阱的质量上限已扩展至 m/z 72 000，用慢扫描技术可提高离子阱的分辨率。离子阱质谱可以很方便地进行多级质谱分析，适宜于药物代谢物的定性分析。离子阱的操作对专业技术要求较高，且在定量方面灵敏度、准确度尚欠缺。

6. 串联质谱法和多级质谱法　质谱/质谱联用技术是 20 世纪 70 年代发展起来的一种新分析技术，它由二级以上质谱仪串联组成，故又称串联质谱法，质谱‐质谱联用实现了分离和鉴定融为一体的分析方法，特别适用于痕量组分的分离和鉴定。首先，将母离子（parent ion）或称前体离子（precursor ion）用前级质谱仪分离出来，在碰撞室中与惰性气体分子碰撞使之裂解，即碰撞诱导解离（CID）过程，产生子离子（daughter ions）或称产物离子（product ions），用后级质谱仪测定其质谱，以获得结构信息。

（1）三级四极杆质量分析器　三级四极杆质量分析器（triple stage quadrupole mass analyzer）是将三组四极杆串联起来的质量分析器，如图 6-6。第一组和第三组四极杆是质量分析器，中间的则是碰撞室。因此，三级四极杆质谱仪是具有两个质量分析器的二维空间串联质谱仪，液相色谱与三级四极杆质谱组成的联用仪俗称 LC‐MS/MS。

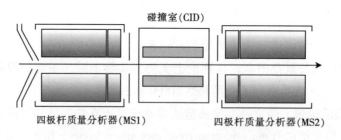

图 6-6　三级四极杆质量分析器组成图

样品通过 LC‐MS/MS 的 LC 系统后，首先在离子源中离子化，并在第一个四极杆质量分析器（MS1）中进行质量分析，然后与选定质荷比（m/z）相符合的所有离子离开 MS1 进入 RF‐only 四极，即碰撞室（CID 区），这些进入碰撞室的离子被称为前体离子（又称母离子），在碰撞室中前体离子与惰性气体（如 Ar、N_2 等）碰撞，裂解产生一系列新离子

（称为产物离子或子离子）。碰撞室产生的离子被下一个四极杆质量分析器（MS2）选择性地检测，通过检测器和计算机系统后产生质谱图。

三级四极杆质量分析器与单四极杆质量分析器相比，具有更好的专属性，可以适当地简化样品前处理的程序，缩短分析时间；不仅可以得到待测物的质谱图，还可以得到其一级碎片离子进一步裂解的二级碎片离子质谱图，而且通过操作模式的改变可以进行化合物的归属及结构研究。

三级四极杆质量分析器与离子阱质量分析器相比，扫描速度快，功能模式切换灵活，灵敏度高，信号强度的灵敏度好，且较少发生重排和分子－离子反应。

目前，在体内药物分析和药物动力学研究中进行复杂成分定性定量分析时，三级四极杆质谱仪是首选仪器。

三级四极杆质量分析器与四极杆质量分析器相比，除具有全扫描和选择离子监测模式外，还有产物离子扫描（product ion scan）、前体离子扫描（precursor ion scan）、中性丢失扫描（neutral loss scan，NLS）、选择反应监测（select reaction monitoring，SRM）亦称多反应选择监测扫描（MRM）。其中：①产物离子扫描方式主要用于化合物结构的推断或对特定的目标化合物进行定量分析。②前体离子扫描方式通常用于检测可裂解为一个共同碎片的所有化合物，适用于快速检测一系列结构同系物。③中性丢失扫描可用于分析具有相同官能团的化合物或具有共同开裂方式的一类化合物，如糖皮质激素类药物。中性丢失扫描在药物 II 相代谢产物的研究中具有很大的优势，如葡萄糖醛酸结合型 II 相代谢产物一般有 176u 的中性丢失，而硫酸结合型药物 II 相代谢产物一般有 80 u 的中性丢失。④选择反应监测比单级四极质谱质量分析器的 SIM 方式具有更高的专属性，有利于对生物样品中痕量组分的快速、灵敏的定量检测。

（2）多级质谱法　离子阱质谱法（ITMS）和傅立叶变换离子回旋共振质谱法（FTI-CRMS，即 FTMS）的发展，使 MS^n（$n > 2$）成为可能，这两种方法均有离子贮存及选择性排斥功能。MS^n 是通过软件实现的，样品离子化后，用脉冲程序将除选定的 m/z 离子以外的离子排斥出去，用脉冲阀导入碰撞气体，将选定的离子加速至足够的动能，经 CID 得到产物离子。上述程序可重复进行，直至实现 MS^n。

三、应用示例

石菖蒲为天南星科植物石菖蒲的干燥根茎，主要含有挥发油类，其有效成分为苯丙素类化合物，如 β – 细辛醚、α – 细辛醚、顺甲基异丁香酚和榄香烯等。本例采用 GC – MS 测定口服给予石菖蒲根茎精油后大鼠血浆中 4 种苯丙素类化合物，并研究 4 种成分在大鼠体内药动学行为特征。4 种苯丙素类化合物及内标物的结构式见图 6 – 7。

（一）GC/MS 条件

1. GC 条件　色谱柱为 Agilent DB – 1701 毛细管柱（60m × 0.25mm，0.25μm）；柱温为程序升温，温度程序为：起始温度 170℃，维持 1min，10℃/min 升温至 180℃，维持 1min，5℃/min 再升温至 210℃，维持 1min，10℃/min 再升温至 260℃，维持5min；进样口温度为 280℃，总运行时间为 27min，溶剂延迟 12min；载气为高纯氦气（99.99%），流速为 1.2ml/min；采用分流进样模式，以 5∶1 的比例分流进样，进样体积为 1μl。

2. MS 条件　惰性 XL EI MSD 质谱检测器，检测器温度为 300℃，采用 70eV 电子轰击电离模式，检测方式为选择离子监测模式（SIM），停留时间为 100ms/ion。4 种待分析物内

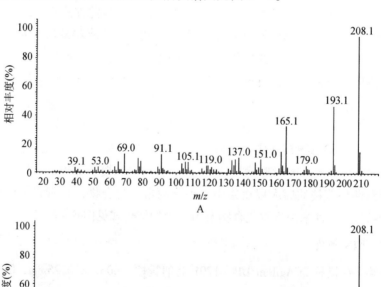

图 6 - 7　4 种苯丙素类化合物与内标物的结构式

A. β - 细辛醚；B. α - 细辛醚；C. 顺甲基异丁香酚；D. 榄香烯；E. α - 萘酚（内标物）

标物的特征离子（*m/z*）和保留时间见表 6 - 2。

表 6 - 2　4 种待分析物内标的特征离子（*m/z*）和保留时间

化合物	特征离子（*m/z*）	保留时间（min）
β - 细辛醚	208，193，168，91，69	17.1
α - 细辛醚	208，193，165，91，69	18.4
榄香烯	208，193，177，133，77	15.7
顺甲基异丁香酚	178，163，147，107，91	14.7
α - 萘酚（内标物）	144，115，89，63，28	18.0

（二）质谱分析

4 种苯丙素类化合物和内标物的全扫描质谱图见图 6 - 8。

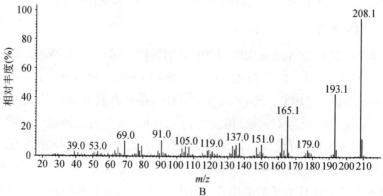

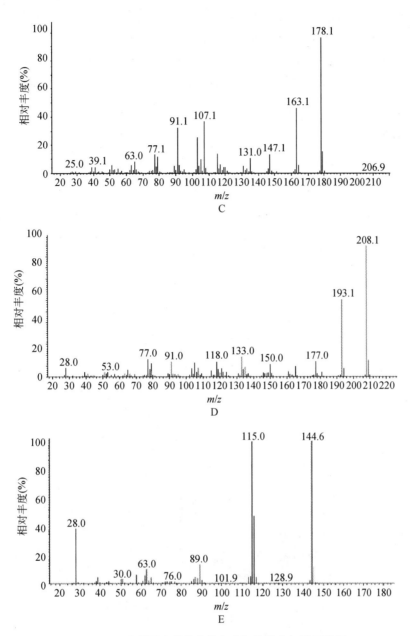

图6-8 4种苯丙素类化合物与内标物的全扫描质谱图

A. β-细辛醚；B. α-细辛醚；C. 顺甲基异丁香酚；D. 榄香烯；E. 内标物

（三）血浆样品处理

精密吸取血浆 100μl，置于 10ml 离心管中，加内标溶液（1500ng/ml）25μl，涡旋混合 30s；加入乙腈 600μl，振摇 60s，于 3500r/min 离心 10min，上清液转移至 10ml 尖底试管中，于 40℃下以氮气流吹干；残渣加甲醇 200μl，涡旋混合 1min，13 500r/min 离心 10min，取 1μl 上清液进样分析。

（四）标样与质控样品制备

取 4 种待分析化合物适量，用甲醇溶解并定量稀释制成 β-细辛醚（110.6 μg/ml）、α-细辛醚（13.0μg/ml）、顺甲基异丁香酚（15.2μg/ml）和榄香烯（6.20μg/ml）标准贮备液，取各标准贮备液适量，用甲醇定量稀释制成系列标准溶液；取 α-萘酚（内标物）适量，用甲醇溶解并稀释制成 1500ng/ml 内标贮备液。取空白血浆 200μl，加入标准溶液

20μl，制成系列标准样品，β-细辛醚、α-细辛醚、顺甲基异丁香酚和榄香烯的线性范围分别为5.53~4424、6.50~1040、7.60~1216和3.10~496ng/ml。同法制成4种化合物低、中、高3个浓度的质控样品，β-细辛醚的浓度为11.1、553、2765ng/ml，α-细辛醚的浓度为13.0、130、650ng/ml，顺甲基异丁香酚的浓度为15.2、152、760ng/ml和榄香烯的浓度为6.20、62.0、310ng/ml。

（五）方法验证

1. 专属性 空白血浆、标准血浆样品以及受试者血浆样品的色谱图见图6-9，在4个待测物与内标物的色谱峰保留时间处均无干扰峰。

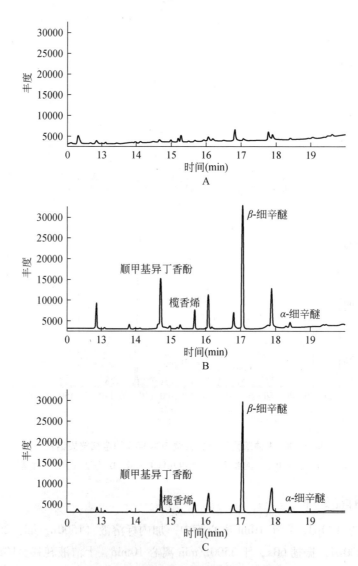

图6-9 4种待测物与内标物 SIM 色谱图
A. 空白血浆；B. 标准血浆样品；C. 受试者服药1.5h后的血浆样品

2. 标准曲线与定量下限 取系列标准样品，按"样品预处理"项下方法操作。计算各待分析化合物的峰面积与内标物峰面积的比值，再以该比值（Y）的平均值对标准样品浓度（X）进行回归计算，得回归方程：$Y = aX + b$，参数见表6-3。以信噪比大于10:1时对应的血浆药物浓度作为4种待分析物的定量下限（LLOQ），测定结果表明当标准样品中β-细辛醚的浓度为5.53ng/ml，α-细辛醚的浓度为6.50ng/ml，榄香烯的浓度为3.10ng/ml和顺甲基异丁香酚的浓度为 7.60ng/ml 时，信噪比大于 10∶1，因此确定标准曲线的最低浓度点为 LLOQ。

表 6 - 3 4 种待分析物的回归方程、线性范围及定量下限

化合物	$Y = aX + b$	R	线性范围（ng/ml）	LLOQ（ng/ml）
β - 细辛醚	$Y = 1.16 \times 10^{-3}X + 0.15$	0.9951	5.53 ~ 4424	5.53
α - 细辛醚	$Y = 1.42 \times 10^{-3}X + 4.40 \times 10^{-2}$	0.9965	6.50 ~ 1040	6.50
榄香烯	$Y = 1.26 \times 10^{-3}X + 9.62 \times 10^{-2}$	0.9951	3.10 ~ 496	3.10
顺甲基异丁香酚	$Y = 0.95 \times 10^{-3}X + 9.00 \times 10^{-2}$	0.9956	7.60 ~ 1216	7.60

3. 精密度与准确度 每天取含 4 种待分析物的 LLOQ 与 QC 样品各 5 份，连续测定 5 天，分别考察该方法的准确度、日内和日间精密度，测定结果见表 6 - 4。

4. 提取回收率 取含 4 种待分析物的 QC 样品各 5 份，按"样品预处理"项下操作，记录各浓度点 4 种待分析物峰面积与内标物峰面积。取相应浓度的标准溶液和内标溶液进样分析，同样记录相应的峰面积。以 QC 样品 4 种待分析物峰面积与内标物峰面积比和相应浓度标准溶液之峰面积比计算回收率，结果见表 6 - 5。经测定，4 种待分析物在各浓度下的平均回收率为 69.3% ~ 89.1%。

（六）药动学研究

应用所建立的 GC - MS 法测定大鼠灌胃石菖蒲根茎精油后血浆中 4 种主要有效成分的浓度。血药浓度 - 时间曲线见图 6 - 10，主要药动学参数见表 6 - 6。

表 6 - 4 大鼠血浆中 4 个待分析物的精密度和准确度（$n = 5$）

	待分析物	标示浓度（ng/ml）	检测浓度（ng/ml）	精密度（%，RSD）	准确度（%，RE）
批内	β - 细辛醚	5.53	5.14 ± 0.39	7.6	-7.0
		11.1	10.45 ± 0.75	7.1	-5.5
		553	536.3 ± 19.5	3.6	-3.0
		2765	2813.0 ± 45.7	1.6	1.7
	α - 细辛醚	6.50	5.81 ± 0.49	8.5	-9.8
		13.0	11.72 ± 0.51	5.1	-9.8
		130	137.0 ± 2.1	2.5	5.8
		650	659.0 ± 12.9	1.8	1.9
	榄香烯	3.10	3.39 ± 0.19	5.4	9.6
		6.20	5.68 ± 0.32	5.6	-8.4
		62.0	68.06 ± 3.18	4.7	9.8
		310	328.5 ± 28.2	8.5	5.8
	顺甲基异丁香酚	7.60	7.79 ± 0.57	6.1	2.7
		15.2	14.25 ± 0.79	5.5	-5.9
		152	148.2 ± 12.4	8.4	-2.5
		760	768.5 ± 12.0	1.6	1.1
批间	β - 细辛醚	11.1	10.21 ± 0.95	9.3	-7.7
		553	523.06 ± 8.68	1.7	-5.4
		2765	2845.8 ± 128.9	4.5	2.9
	α - 细辛醚	13.0	12.03 ± 0.76	6.5	-2.6
		130	138.6 ± 6.4	4.7	7.6
		650	663.2 ± 34.6	5.3	2.9

分析物	标示浓度 (ng/ml)	检测浓度 (ng/ml)	精密度 (%, RSD)	准确度 (%, RE)
榄香烯	6.20	5.87 ± 0.48	8.5	−5.4
	62.0	65.81 ± 5.33	8.0	6.2
	310	336.7 ± 10.7	3.3	8.6
顺甲基异丁香酚	15.2	14.63 ± 0.68	4.8	−3.6
	152	155.1 ± 7.2	4.9	2.6
	760	776.0 ± 16.2	2.1	2.3

表6-5 大鼠血浆中各分析物的提取回收率 (n = 5)

分析物	添加浓度 (ng/ml)	平均提取回收率 (%)	RSD (%)
β-细辛醚	11.1	70.4	11.3
	553	77.8	6.3
	2765	89.1	4.9
α-细辛醚	13.0	69.3	12.4
	130	80.2	9.9
	650	84.1	4.8
榄香烯	6.20	73.9	10.4
	62.0	80.6	8.0
	310	82.6	6.4
顺甲基异丁香酚	15.2	80.1	9.9
	152	85.5	8.0
	760	89.0	3.4

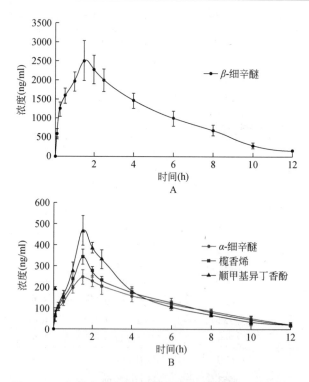

图6-10 四种化合物在大鼠体内的血药浓度-时间曲线

A. β-细辛醚；B. α-细辛醚、顺甲基异丁香酚和榄香烯

表 6-6 大鼠灌胃石菖蒲根茎精油后四种成分在大鼠体内的药动学参数 $(\bar{x} \pm SD, n = 6)$

化合物	C_{max} (ng/ml)	T_{max} (h)	$t_{1/2}$ (h)	AUC$_{0\sim t}$ [(ng·h)/ml]	AUC$_{0\sim\infty}$ [(ng·h)/ml]
β-细辛醚	2509 ± 499	1.42 ± 0.18	2.12 ± 0.22	12 546 ± 2279	13 011 ± 1999
α-细辛醚	257.5 ± 37.1	1.58 ± 0.19	2.93 ± 0.67	1393 ± 183	1662 ± 292
榄香烯	345.5 ± 33.4	1.67 ± 0.24	2.43 ± 0.20	1460 ± 163	1540 ± 174
顺甲基异丁香酚	452.7 ± 59.1	1.75 ± 0.38	2.69 ± 0.18	1754 ± 312	1941 ± 371

第二节 液相色谱-质谱联用技术

扫码"学一学"

一、概述

液相色谱-质谱（LC-MC）联用技术是以 MS 为检测器的 HPLC，它集 HPLC 的高分离效率与 MS 的高灵敏度、高专属性于一体，已成为体内药物及其代谢产物的定性、定量与药动学研究最强有力的分析工具之一。在药物代谢研究，尤其是体内代谢物研究过程中，因代谢物浓度太低，难以分离制备后进行结构鉴定。药物的代谢转化，通常仅在母体结构上进行部分结构修饰，因此代谢物与药物常有相似的质谱特征离子，据此可对代谢物结构做出合理推断，也可用于 MS 行为较为相似的系列化合物代谢转化规律的研究。

LC-MS 与 GC-MS 相比，因为 HPLC 的流动相是液体，如果直接进入 MS，会影响 MS 系统的真空度，从而干扰被测样品的质谱分析，所以，LC-MS 的在线联用首先要解决的问题是二者的接口。因电喷雾电离接口和大气压电离接口的出现，才有了成熟的商品液相色谱-质谱联用仪。虽然商品化 GC-MS 联用仪器出现较早，在药物代谢研究中的应用也较早，但 GC 对样品的极性和热稳定性有一定要求，在应用 GC-MS 联用技术分析前，需要根据具体情况对样品进行水解或衍生化处理。由于有机化合物的 80% 不能气化，只能用 HPLC 分离分析，所以 HPLC 可分离的化合物范围远较 GC 广。与 GC-MS 联用技术相比较，LC-MS 通常不要求水解或者衍生化处理样品，可直接用于药物及其极性较大的代谢物的同时分离和测定。

LC-MS 联用仪的基本组成包括 HPLC 装置、接口装置与离子源、质量分析器。

二、基质效应简介

在 LC-MS 技术发展的初期，就有学者开始关注由生物基质引起待测物质响应与浓度之间的非线性问题，即基质效应。基质效应的出现很大程度上影响质谱响应的稳定性以及结果的重现性。

（一）基质效应的产生

1. 基质效应 基质效应（matrix effect，ME）是指样品中存在的干扰物质，对待测组分响应造成的直接或间接的影响。在 LC-MS 分析时，内源性物质使待测物的离子化效率降低或者增强。

2. 基质效应的产生机制 基质效应产生的机制一般认为可能是源于待测组分与未检出

的来源于基质的共洗脱物之间在 LC – MS 接口处竞争与初级离子反应的结果。其竞争结果会显著地降低（离子抑制，ion suppression）或提高（离子增强，ion enhancement）LC – MS 接口处待测物离子的生成效率。由于基质中某些干扰组分的存在会使待测组分离子生成的效率显著改变，使得相同浓度的待测组分的信号响应值产生较大变异。引起基质效应的成分一般为生物样品（如血浆、尿样、组织等）中内源性物质，也可能是药物的代谢产物或同服的不同药物，这些成分常因在色谱分析中与目标化合物分离不完全或未被检测到而进入 MS 后产生基质效应。

不同的离子化接口（例如大气压化学离子化 APCI、电喷雾离子化 ESI）离子化机制不同，所得到的基质效应也不尽相同。当同时存在相同的基质成分时，不同的离子化机制将影响待测成分的离子形成效率。一般认为 APCI 的基质效应要小于 ESI。

（二）基质效应的评价

评价基质效应的简易评价方法如下：通过对加入不同来源的（至少来源于 6 个批次或个体）某种生物基质中的待测物的质谱响应值进行比较获得。如果基质难以获得，可使用少于 6 批基质，但应说明理由。本法制备两组不同浓度的待测物溶液，每个浓度水平至少制备 6 份样品。第一组用流动相制备，第二组用不同来源（至少 6 批）的空白生物样品的提取液或提取物（提取液吹干后所得），加流动相复溶制备。第一组测定结果可评价色谱系统和检测器的性能以及整个系统的重现性。第二组测定结果与第一组测定结果比较，若待测组分响应值的相对标准偏差（RSD）明显增加，表明存在基质效应的影响。从 6 批基质计算的内标归一化的基质因子的 RSD 不得大于 15%，该测定应分别在低浓度和高浓度（定量下限浓度 3 倍以内和接近定量上限）下进行。

如果将第一组和第二组各浓度水平测得的相应的峰面积（由空白基质提取后加入分析物和内标测得）分别用 A、B 表示，可按下列公式计算基质效应（ME）：

$$\text{ME}(\%) = \frac{B}{A} \times 100\% \qquad (6-6)$$

当 ME 值等于或接近 100% 时，表明不存在基质效应的影响；当 ME 值大于 100% 时，表明存在离子增强作用；当 ME 值小于 100% 时，表明存在离子抑制作用。一般 ME 在 85%~115% 之间，基质效应可以忽略。除正常基质外，还应关注其他样品的基质效应，例如溶血的或高血脂的血浆样品。

（三）基质效应的消除

当确定存在基质效应的影响时，通过适当的样品前处理方法以及色谱分离，大多数待测成分都能有效避免基质效应的干扰，具体措施如下。

（1）优化改进样品提取制备方法，如采用合理的固相萃取（SPE）方法能够在很大程度上消除基质效应。

（2）优化色谱条件，如调节色谱保留，适当的色谱保留可以使待测物与引起基质效应的内源性物质分开，并使大多数内源性基质都在死时间附近被洗脱，不进入质谱系统；改善色谱峰形，良好的色谱峰形可以保证待测物流出色谱柱时尽可能得到富集和浓缩，进而降低内源性物质造成的竞争性离子抑制产生的基质效应；梯度洗脱，待测物质色谱峰出完后，大幅度提高流动相的洗脱能力，将进样时带入色谱系统的内源性物质全部洗脱去除，避免干扰后续样品的分析；加入添加剂，在流动相中加入少量甲酸、乙酸、醋酸铵等添加剂，能够有效降低基质带来的背景干扰。

（3）减少进样体积或稀释样品。

（4）根据被测物质离子化机制选择合适的质谱接口并优化质谱分析条件。

（5）用某一物质为基准补偿基质效应，以适应多组分物质分析的需求。

三、技术原理与特点

（一）接口装置与离子化方式

LC－MS 的在线使用首先要解决的问题是真空匹配。质谱的工作真空一般要求为 10^{-5} Pa，要与一般在常压下工作的液质接口相匹配并维持足够的真空，其方法只能是增大真空泵的抽速，维持一个必要的动态高真空。现有商品仪器的 LC－MS 设计均增加了真空泵的抽速，并采用分段、多级抽真空的方法，形成真空梯度以满足接口和质谱正常工作的要求。

除真空匹配之外，液质联机技术发展可以说就是接口技术的发展。扩大 LC－MS 应用范围以使热不稳定和强极性化合物在不加衍生化的情况下得以直接分析并将质谱分析用于生物大分子是液质接口技术的发展方向。LC－MS 各种"软"离子化接口的开发正是迎合了这个方向。

HPLC 的流动相为液体，且流速一般为 0.5～1.0ml/min，而 MS 要求在高真空条件下操作，因此雾化并去除溶剂（HPLC 流动相）是 LC/MS 接口技术首先需要解决的问题。早期 LC－MS 采用的接口有传送带接口、直接液体导入接口、粒子束接口、动态快原子轰击接口和热喷雾接口，这些接口现已很少采用。目前商品化 LC－MS 仪主要用大气压离子化（atmospheric pressure ionization，API）接口和基质辅助激光解吸离子化（matrix－assisted laser desorption ionization，MALDI）。

1. API 接口　如图 6－11 所示，API 接口包括：①大气压腔（离子化室），其作用为雾化 HPLC 流动相、去除溶剂和使待测物离子化；②离子传输区，其作用为将待测物离子从大气压腔传送至真空区。

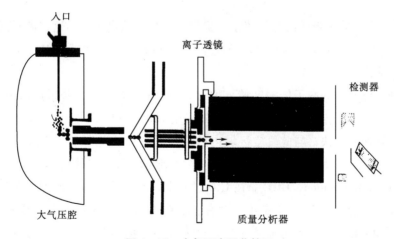

图 6－11　大气压离子化接口

API 不仅是一种较好的接口技术，同时也是一种离子化方法。该技术使样品的离子化在处于大气压条件下的离子化室中完成。其操作模式分 3 种：①电喷雾离子化（electrospray ionization，ESI），电喷雾离子化用电场产生带电雾滴，随之通过离子从微滴中排斥（ion eject）生成样品离子进行质谱分析；②气动辅助电喷雾离子化（penumatically assisted electrospray ionization），气动辅助电喷雾离子化同 ESI，但液滴的形成需借助气流雾化的帮助；

③大气压化学离子化（atmospheric pressure chemical ionization，APCI），大气压化学离子化为在大气压条件下的化学离子化，常用溶剂作为试剂气使样品离子化。

（1）APCI 原理　APCI 技术在大气压条件下采用电晕放电方式使流动相离子化，然后流动相作为化学离子化反应气（气相试剂）使样品离子化。样品分子的离子化通过质子化（$A + BH^+ \rightarrow AH^+ + B$）或电荷转移（$A + B^+ \rightarrow A^+ + B$）实现。此外，还可通过去质子（酸性物质）、电子捕获（卤素、芳香化合物）及形成加合物（如 $M + NH^+$、$M + Ac^-$ 等）的方式实现。

（2）ESI 原理　ESI 和气动辅助的 ESI 是在高静电梯度（约 $3kV/cm$）下，使样品溶液发生静电子喷雾，在干燥气流中（近于大气压），形成带电雾滴，随着溶剂的蒸发，通过离子蒸发等机制，生成气态离子，以进行质谱分析的过程。仅使用静电场发生的静电喷雾，通常只能在 $1 \sim 5\mu l/min$ 的低流速下操作，而借助气动辅助，可在较高的流速，如 $1ml/min$ 条件下工作，这样便于与常规 HPLC 连接。ESI 过程分述如下。

①静电喷雾：HPLC 流动相进入不锈钢喷雾针，喷雾针与附近的反电极之间形成一个高电场，在电场的作用下，流动相液体表面带电（电荷的极性取决于电场方向），产生电应力，使流动相液体成雾，即所谓电喷雾。而其他喷雾方法，如气动喷雾，则是用高速气流将液体切分为雾滴。在电喷雾或气动辅助电喷雾中，若喷口处为正高压，则生成的雾滴带正电，即雾滴中正离子过量。这些离子通常为质子化的分子 $[M + H]^+$ 或碱金属阳离子、铵离子化合物，如 $[M + Na]^+$、$[M + K]^+$、$[M + NH_4]^+$。若反转喷雾电场，则雾滴带负电，这些负离子是分子除去质子或其他阳离子形成的。

②去溶剂和离子蒸发：电喷雾在大气压下发生，生成带电的雾滴，为了进行质谱分析，必须将微小液滴中的溶剂去除（去溶剂），并将离子从大气压下转移到质量分析器中，而质量分析器是在真空条件下工作的。去溶剂化可用轴向反气流（如氮气，气体流速约 $100ml/s$，气体温度 $150℃$），使雾滴中溶液挥发并扫除不带电的物质。也可用加热的毛细管去溶剂。

ESI 条件温和，通常形成准分子离子，提供相对分子质量信息。这些离子通常为 $[M + H]^+$、$[M + K]^+$、$[M + Na]^+$ 和 $[M + NH_4]^+$；在负离子质谱中为 $[M - H]^-$ 等；对于生物大分子常生成多电荷离子。

在质量分析仪器前的离子传输区域，加有 $30 \sim 250V$ 的电压，若采用低电压（如 $30 \sim 70V$）可防止形成缔合离子，提高此电压（如采用 $150 \sim 250V$ 的电压）可直接增加离子的动能使离子传输速度加快，与此真空区域内的中性氮气分子发生多次碰撞，能诱导分子结构中化学键断裂形成碎片离子，获得样品的碎片结构信息，这种技术称为碰撞诱导解离（collision induced dissociation，CID）。在 CID 过程中，若采用低电压，如 $70V$，一般得到系列分子离子峰，而碎片离子很少或几乎没有。如在正离子质谱方式下，形成 $[M + H]^+$、$[M + Na]^+$、$[M + K]^+$ 等系列分子离子峰，这为代谢产物相对分子质量的确定提供了强有力的手段。在 CID 过程中，通过不同电压的选择，可以获得代谢产物清晰的 MS 图谱，避免 MS 图谱中碎片信息太少或碎片太多、太杂，不利于结构解析的现象产生。HPLC 与 ESI - MS 联用在药物及其代谢物的浓度测定和结构研究方面已被广泛采用。

2. 基质辅助激光解吸离子化　基质辅助激光解吸离子化（MALDI）技术首创于 1988 年，是在 1975 年首次应用的激光解吸（LD）离子化技术上发展起来的，目前已经得到了广泛应用。随着肽类合成和基因工程科学的快速发展，迫切需要一种高灵敏度和准确度的方法来测定肽类和蛋白质的相对分子质量。MALDI 具有很大的潜力来适应这一需要，目前开发出的 MALDI 接口仪器可以测定高达上百万的相对分子质量，其精度可达 0.2%，所需样品量一般为 50pmol ~ 100fmol。这样一个灵敏度可以和反相 HPLC（UV 检测器）相比，甚至高于 HPLC。MALDI 以激光照射靶面的方式提供离子化能量，样品底物中加入某些小分子有机酸，如肉桂酸、芥子酸等作为质子供体（donor）。一般 MALDI 的操作是将液体样品加入进样杆中，经加热、抽气使之形成结晶。将进样杆推入接口，在激光的照射和数万伏高电压的作用下，肉桂酸可以将质子传递给样品分子使之离子化，经高电场的"抽取"（extract）和"排斥"（repel）作用直接进入真空。20 世纪 90 年代初，MALDI 开始与飞行时间质谱连接使用，形成商品化的基质辅助激光解吸 – 飞行时间质谱仪（MALDI – TOF）。MALDI 技术所产生的离子在飞行管中由于所需飞行时间的差异而得到分离。MALDI – TOF 具有如下特点：①灵敏度高，肽类和蛋白质的多电荷离子化可由 MALDI 产生并由 TOF 采集到多电荷峰；②测定相对分子质量范围大，折算而得的相对分子质量测定范围可以高达百万。MALDI – TOF 已成为生物大分子相对分子质量测定的有力工具。

（二）质量分析器

质谱仪的类型通常根据质量分析器的不同进行分类、命名，有扇形磁场质谱仪、四极杆质谱仪、飞行时间质谱仪、傅立叶变换质谱仪、离子阱质谱仪等。LC/MS 中最常用质量分析器为四极杆质谱仪，其次为离子阱、扇形磁场和飞行时间质谱仪，相关介绍见本章第一节。

（三）将 HPLC 流动相用于 LC – MS 时的注意事项

硫酸盐、磷酸盐和硼酸盐等非挥发性盐与 LC – MS 不相匹配。非挥发性缓冲剂需用挥发性缓冲剂，如醋酸铵、甲酸铵、醋酸、三氟乙酸（TFA）等替代。当在流动相中使用挥发性酸、碱，如甲酸、醋酸或氨水时，应保持流动相的 pH 始终相同。如采用梯度洗脱模式时，通常应在流动相的两相（水相与有机相，或 A 相与 B 相）或多相中分别添加等浓度的酸或碱，以避免在梯度洗脱过程中由于各项比例的变化而导致流动相 pH 的变化。

（四）液相色谱 – 质谱联用技术在体内药物分析中的应用

LC – MS 已成为体内药物分析及其相关研究领域中不可或缺的工具，虽然该技术具有高选择性、高灵敏度以及高通量等特点，但在体内药物分析方法学研究中仍面临诸多挑战和问题，如待测物需衍生化，复方制剂体内多组分同时测定时高浓度组分的质谱响应饱和、方法专属性误判、基质效应、残留效应等。

1. 一般考虑

（1）检测灵敏度　药代动力学研究需对生物样品中的微量乃至痕量成分做定量分析，常规的分离检测技术难以满足复杂介质中痕量成分准确定量的要求。LC – MS 技术的高灵敏度使之在这一领域的应用日益广泛并趋于常规化。

API 通常被认为是一种高灵敏的分析技术，用 ESI/MS 和 APCI/MS 进行定量分析，灵敏度可达 pg/ml，是测定生物样品中低浓度药物及其代谢物的首选方法之一。但是，方法灵敏度除受色谱柱内径、流动相组成及流速等影响外，还在很大程度上取决于待测成分的理化性质。

①待测成分的表面活性：因为 ESI 的机制为一种表面离子化技术，具表面活性的待测成分采用 ESI 可获得较高的响应，这些化合物也是其他表面活性较弱的化合物的最有效的

离子化抑制剂，因为它们占据了液滴表面。

②待测成分的解离性：酸性药物及其代谢物主要检测其负离子 $[M-H]^-$ 或其碎片离子，碱性药物及其代谢物检测其正离子 $[M+H]^+$ 或其碎片离子。

除了离子化的酸碱机制外，分子可通过多种途径取得电荷，如通过加合物的形成 $[M+NH_4]^+$、$[M+K]^+$、$[M+Na]^+$、$[M+Ac]^-$ 等，及在喷雾器的金属－液体表面氧化或还原。在流动相中添加醋酸钠（约 $50\mu mol/L$）可以使缺乏质子化位点的样品或弱质子化位点的中性样品（如非那甾胺、甲羟孕酮、甲地孕酮等）阳离子化形成 $[M+Na]^+$ 离子。

ESI/MS 的线性范围为 $10^3\sim10^4$。当供试品浓度约为 $10^{-5}mol/L$ 时，样品离子信号达到上限，这是由于供试品分子之间竞争微滴表面位置的结果。

（2）方法专属性　LC－MS 样品前处理简单，一般不要求水解或者衍生化处理，可以直接用于药物及其 I 相、II 相等极性较大的代谢产物的同时分离和鉴定。由于 DAD 为非破坏性检测器，故通常在 HPLC 与 MS 之间插入 DAD 检测器形成 LC－DAD/MS，这样 HPLC 色谱图中各峰先由 DAD 采集紫外光谱图，检测代谢产物及其纯度，再由 MS 采集质谱图，即色谱图中各峰经过 DAD 及 MS 的双重鉴别，因此提高了代谢产物峰辨识的准确性。

2. 柱前衍生化技术的应用　虽然 LC－MS 技术在体内药物分析中的应用极为广泛，但仍有一些特殊类型的化合物不能直接采用 LC－MS 测定，或者在特定的条件下直接采用该分析技术不能达到灵敏度要求，而柱前衍生化技术则是解决这些问题的手段之一。

对于某些极性极弱的小分子化合物，无论采用何种离子化模式均难满足测定的需求，比较有代表性的是醛、酮类小分子化合物。目前使用最多的衍生化试剂是硝基苯肼类化合物，主要是通过引入易质子化的含氮基团和能促进雾化的疏水芳香基团来提高离子化效率。

对于极性小分子化合物，如氨基酸类化合物、羧酸类化合物、嘌呤和嘧啶衍生物等，往往需要通过衍生化的方法引入一些疏水基团以提高待测成分的离子化效率并增加色谱保留。

（1）氨基酸类化合物　结构中具有易质子化的基团（氨基）和易去质子化的基团（羧基），必须通过衍生化的手段逆转反荷离子效应后才能进行 LC－MS 分析。通过简单的甲酯化反应可以掩蔽待测物质结构中的羧基，采用正离子模式对待测物进行测定；也可以采用芴甲氧羰酰胺氯衍生化掩蔽氨基进行测定。此外，3－氨基吡啶－N－羟基丁二酰亚胺基氨基甲酸酯是一种适用于氨基酸 LC－MS 分析的新型衍生化试剂，成功用于多种生理氨基酸的测定。

（2）羧酸类化合物　大多数羧酸化合物在负离子条件下能获得较高的质谱响应，但对于一些极性较大的羧酸类小分子化合物，质谱响应较差，色谱保留行为不理想，常使用衍生化掩蔽羧酸同时引入一些离子化能力较强的基团，提高质谱响应和增强色谱保留行为。含有苯并呋喃基团的衍生化试剂和经典的硝基苯肼衍生化试剂可用于该类化合物的 LC－MS 分析。

（3）嘌呤、嘧啶衍生物　该类化合物具有强极性，且缺乏合适的离子化官能团，可使用 4－溴甲基－7－甲氧基香豆素衍生化。值得注意的是，该类化合物结构中通常存在多个衍生化的反应位点（胺基），因此在选择衍生化试剂及优化反应条件时需要重点考虑反应产物的单一性，否则将使定量的重现性极差。

3. LC－MS/MS 的应用

（1）LC－MS/MS 定量分析　与 LC－MS 相比，LC－MS/MS 有更好的专属性、选择性和灵敏度，用于定量分析优于 LC - MS；LC - MS/MS 对样品的纯度要求较低，可以适当地简化样品前处理的程序，缩短分析时间。

（2）LC - MS/MS 定性分析　由于多数代谢物保留了原型药物分子的骨架结构或部分亚结构，因此代谢物可能具有与原型药物相似的裂解规律，丢失一些相同的中性碎片或形成一些相同的特征离子，用 MS/MS 分别进行中性丢失扫描、母离子扫描以及子离子扫描，即可迅速找到可能的代谢物并鉴定出结构。

利用母离子扫描、中性丢失扫描以及子离子扫描技术可以快速获得代谢物的大量结构信息，但单独使用这些技术可能丢失一些代谢物。例如，对于进行非一般碰撞诱导裂解的代谢物可能检测不到；对于在非一般活性部位发生代谢转化的代谢物检测不到。另外，原型药物还通过电离过程产生非代谢产物，从而干扰代谢物的分析检测。因此，在用串联质谱研究药物代谢时，宜采用与其他手段相结合的方法。例如，用串联质谱技术研究药物代谢时，结合同位素标记的方法，可以避免一些代谢物的丢失。目前，这也是普遍被研究者采用的方法。

四、应用示例

西他沙星是一种新的氟喹诺酮类抗微生物药物，在抗革兰阴性和革兰阳性细菌方面具有较高活性，并具有抗厌氧生物体作用。本例建立了测定人尿液中西他沙星浓度的 LC - MS 法。西他沙星和莫西沙星（内标物）的化学结构见图 6 - 12。

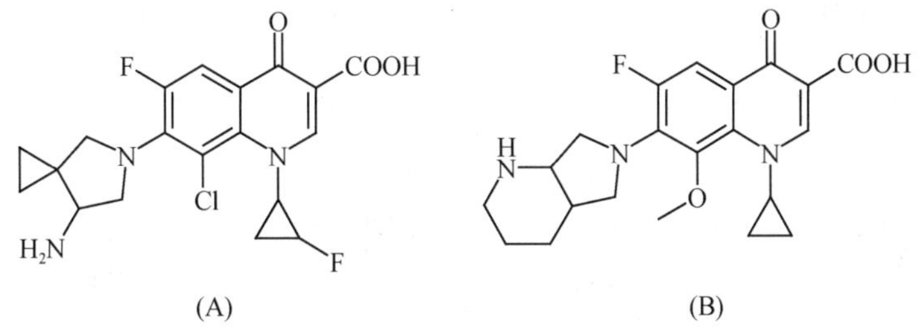

图 6 - 12　西他沙星（A）和莫西沙星（B）的化学结构

（一）LC/MS 条件

1. **LC 条件**　Agilent Proshell 120 SB - C_{18} 色谱柱（50mm × 2.1mm，2.7μm）；流动相为 0.1% 甲酸水溶液 - 甲醇（68：32，*V/V*），流速为 0.3 ml/min；柱温为 40℃，自动进样器温度为 10℃；进样量 5μl。

2. **MS 条件**　气动辅助电喷雾离子化（ESI）；正离子多反应监测模式（MRM）扫描；离子喷射电压 5500V；离子源温度 600℃；西他沙星的离子对为 *m/z* 410.1→392.1，莫西沙星（内标物）的离子对为 *m/z* 402.2→384.2；传输区电压为 70V；干燥气流速为 10L/min；雾化室压力为 40psig；干燥气温度为 350℃。

（二）标样制备与样品处理

1. **标样与质控样品制备**　西他沙星和莫西沙星（内标物）对照品溶于甲醇制备成 1mg/ml 的贮备液（于 -20℃ 贮存备用）。西他沙星贮备液用甲醇稀释成浓度为 0.25、1、3、10、25、50、100 和 200μg/ml 的工作溶液，用于制备标准曲线。内标储备液用甲醇稀释成内标工作溶液，终浓度为 2μg/ml。同法独立制备西他沙星 QC 工作溶液，终浓度为 0.5、10

和 160μg/ml。

取相应的标准工作溶液和 QC 工作溶液，分别用新鲜的尿（无任何添加剂）稀释制备终浓度分别为 0.025、0.1、0.3、1、2.5、5、10、20μg/ml 的系列标准样品和终浓度分别为 0.05、1、16μg/ml 的 QC 样品（于 -70℃储存备用）。

2. 尿样处理 取尿样 50μl，置 1.5ml 塑料离心管中，加入内标溶液（2μg/ml）20μl、甲醇（含 0.1% 甲酸）350μl，旋涡 2min，离心（4℃、13800 × g）10min。取上清液 25μl，加入 0.1% 甲酸 975μl，涡旋混合 2min。避光操作。

（三）方法验证

1. 专属性 通过比较 LLOQ 浓度西他沙星标准样品与 6 名受试者空白尿的 LC – MS/MS 图谱验证方法专属性。LC – MS/MS 图谱见图 6 – 13。

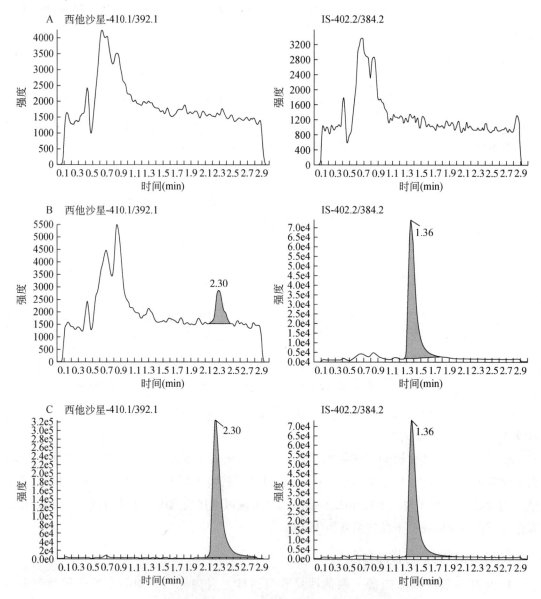

图 6 – 13　尿样中西他沙星和内标物（IS）的色谱图

A. 空白尿液；B. 西他沙星加入空白尿液（0.025μg/ml，LLOQ）；

C. 志愿者给药（50mg）12~24h 的尿液

2. 标准曲线与定量下限 取系列标准样品依法测定，以西他沙星与内标物峰面积比为纵坐标（y），西他沙星浓度（μg/ml）为横坐标（x），采用加权（权重系数 $w = 1/x^2$）最小二乘法计算回归方程。结果表明，尿液中西他沙星在 0.025 ~ 20μg/ml 浓度范围内有良好的线性关系。典型回归方程为：$y = 0.93x - 0.0033$（$r = 0.998$），LLOQ 为 0.025μg/ml。

3. 提取回收率与基质效应 以 QC 样品测得的峰面积（A）与直接进样用空白尿处理后的上清液溶解制备的相应浓度的西他沙星溶液获得的峰面积（B）的比值计算提取回收率；以 6 个不同来源空白尿液获得的峰面积 B 与相应浓度的西他沙星流动相溶液进样获得峰面积（C）比较计算基质效应（ME）。考察了终浓度为 0.05、1.0 和 16μg/ml 的低、中、高 3 种浓度水平西他沙星在人尿液中提取回收率和的基质效应（RSD），结果见表 6 – 7，该结果符合生物样品分析要求。

表 6 – 7 提取回收率及基质效应试验结果

浓度水平（μg/ml）	提取回收率（RSD,%）	基质效应（RSD,%）
0.05	93.5（11.7）	96.6（10.8）
1.0	102.5（2.5）	99.8（3.3）
16	103.3（1.6）	95.2（4.8）

4. 精密度与准确度 制备终浓度为 0.05、1.0 和 16μg/ml 的低、中、高 3 种浓度水平西他沙星的 QC 样品，依法测定，计算方法的精密度与准确度，结果见表 6 – 8。批内 RSD 小于 8.3%，批间 RSD 小于 9.7%；准确度 RE 在 – 11.6% 和 10.1% 之间。结果表明精密度和准确度良好。LLOQ（0.025μg/ml）的准确度（RE）为 3.0%，精密度（RSD）为 4.2%（$n = 5$）。

表 6 – 8 LC – MS/MS 测定人尿液中西他沙星的精密度和准确度

精密度	浓度	0.05 μg/ml（LQC）	1.0 μg/ml（MQC）	16μg/ml（HQC）
批内（$n=5$）	平均浓度（μg/ml）	0.0442	1.009	17.62
	准确度（RE,%）	– 11.6	6.9	10.1
	精密度（RSD,%）	8.3	3.1	3.0
批间（$n=15$）	平均浓度（μg/ml）	0.0471	0.996	16.97
	准确度（RE,%）	– 5.9	– 0.4	6.0
	精密度（RSD,%）	9.7	4.5	4.5

5. 样品稳定性 通过分析低、中、高 3 种浓度水平西他沙星的 QC 样品（$n = 5$），结果表明，西他沙星在人尿液中经以下处理是稳定的：①经 3 次冻融循环；②在室温下搅拌 2h；③10℃在自动进样器放置 24h；④在 – 70℃冰箱中放置 29 天。

6. 西他沙星的尿液回收研究 经过验证的方法成功地用于西他沙星的尿液回收研究。10 名受试者（平均年龄 32.0 岁 ± 7.5 岁，平均体重指数 20.8 ± 1.8）口服西他沙星 50mg 后的累积尿排泄率见表 6 – 9，平均累积尿排泄率 – 时间曲线见图 6 – 14。

表 6 – 9 口服西他沙星 50mg 后累计尿液排泄率（%）

受试者										mean	SD	RSD（%）
男性						女性						
A	B	C	D	E	F	G	H	I	J			
66.7	70.3	72.1	69.7	51.9	67.9	68.0	68.0	59.5	54.2	67.8	7.1	10.9

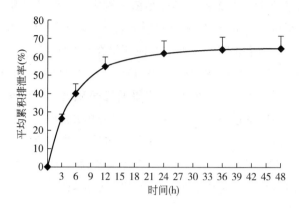

图 6 – 14   10 名受试者分别口服 50mg 西他沙星后 48h 的平均累积尿液回收率 – 时间曲线图

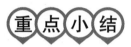

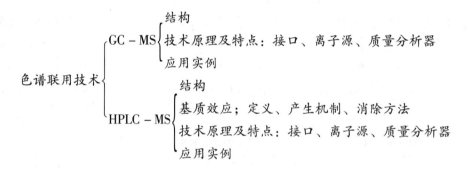

色谱联用技术 {
GC – MS {
结构
技术原理及特点：接口、离子源、质量分析器
应用实例
}
HPLC – MS {
结构
基质效应；定义、产生机制、消除方法
技术原理及特点：接口、离子源、质量分析器
应用实例
}
}

（彭金咏）

参考文献

[1] 汪正范，杨树民，吴侔天，等. 色谱联用技术 [M]. 北京：化学工业出版社，2007.

[2] Wang ZB, Wang QH, Yang BY, et al. GC – MS method for determination and pharmacokinetic study of four phenylpropanoids in rat plasma after oral administration of the essential oil of Acorus tatarinowii Schott rhizomes [J]. Journal of Ethnopharmacology, 2014, 155 (2)：1134 – 1140.

[3] Ding L, Li LM, Tao P, et al. Quantitation of tamsulosin in human plasma by Liquid Chromatography – electrospray ionization mass spectrometry [J]. Journal of Chromatography B, 2002, 767：75 – 81.

[4] Wang YY, Liu Y, zhang HW, et al. A Simple LC – MS/MS method for determination of sitafloxacin in human urine [J]. Journal of Chromatography B, 2014, 967：219 – 224.

扫码"练一练"

附表 不同药物采用的分析方法

英文名	中文名	AA	Col	UV	Fluor	TLC	GC	HPLC	GC-MS	HPLC-MS	HPCE	RIA	EIA	FPIA	CLEIA	ECA	Micro	其他方法
Acetazolamide	乙酰唑胺							√										
Atropine	阿托品						√	√	√		√	√						√
Captopril	卡普托利							√										
Carbamazepine	卡马西平			√				√		√	√							
Chloramphenicol	氯霉素						√	√	√	√								
Chloroquine	氯喹		√		√	√	√	√										
Chlorpromazine	氯丙嗪							√										
Clonazepam	氯硝西泮					√	√	√	√	√	√							
Clonidine	可乐定						√	√		√								
Cocaine	可卡因					√	√	√	√	√								
Cyclophosphamide	环磷酰胺			√				√										
Dexamethasone	地塞米松							√		√	√	√						
Diazepam	地西泮						√	√	√	√	√							
Digoxin	地高辛							√		√		√	√	√	√			
Diphenhydramied	苯海拉明							√	√	√								
Ethambutol	乙胺丁醇					√	√											
Ethinylestradiol	炔雌醇					√	√	√										
Ethosuximide	乙琥胺						√											
Famotidine	法莫替丁							√▲		√								
Fluorouracil	氟尿嘧啶			√			√	√										
Galifloxacin	加替沙星							√						√				
Gentamycin	庆大霉素							√						√				
Glibenclamide	格列本脲							√		√								
Gliclazide	格列齐特							√		√								
Glipizide	格列吡嗪							√		√								
Haloperidol	氟哌啶醇							√	√	√	√							
Hydralazine	肼屈嗪							√					√					

续表

药物		采用的分析方法																
英文名	中文名	AA	Col	UV	Fluor	TLC	GC	HPLC	GC-MS	HPLC-MS	HPCE	RIA	EIA	FPIA	CLEIA	ECA	Micro	其他方法
Hydrochlorozothiazide	氢氯噻嗪				√			√▲		√									
Hydrocortisone	氢化可的松				√			√				√							
Imipramine	丙米嗪			√				√											
Indomethacin	吲哚美辛			√	√			√		√	√								√
Insulin	胰岛素											√							
Isoniazid	异烟肼		√	√				√								√			
Isosorbide Dinitrate	硝酸异山梨酯						√	√		√									
Lidocaine	利多卡因						√	√	√	√	√			√					√
Lithium	锂	√														√			
6-Mercaptopurine	巯嘌呤							√		√									
Methadone	美沙酮						√	√											
Methotrexate	甲氨蝶呤			√	√			√		√		√		√				√	
Methyldopa	甲基多巴				√		√	√	√	√	√								
Metronidazole	甲硝唑			√	√		√	√	√	√									
Morphine	吗啡						√	√		√	√	√							√
Nitrofurantoin	呋喃妥因			√				√											
Oxazepam	奥沙西泮			√		√		√											
Phenobarbital	苯巴比妥					√	√	√			√			√					
Phenytoin	苯妥英			√	√	√					√			√					
Primidone	扑米酮				√			√											
Procainamide	普鲁卡因胺				√			√											
Propranolol	普萘洛尔							√		√									
Quinidine	奎尼丁				√			√	√										
Reserpine	利血平				√					√									√
Spironolactone	螺内酯			√															
Sulfadiazine	磺胺嘧啶				√			√											

172

续表

药物		采用的分析方法																
英文名	中文名	AA	Col	UV	Fluor	TLC	GC	HPLC	GC-MS	HPLC-MS	HPCE	RIA	EIA	FPIA	CLEIA	ECA	Micro	其他方法
Tetracycline	四环素				√													
Theophylline	茶碱			√		√	√	√▲		√	√			√	√			
Tolbutamide	甲苯磺丁脲							√										
Warfarin	华法林			√		√		√		√								
采用各分析方法的药品总数		1	2	13	11	9	17	47	11	27	15	7	2	8	2	2	1	6
各分析方法药品数占全部药品（57种）的比例		2%	4%	23%	19%	16%	30%	82%	19%	47%	26%	12%	4%	14%	4%	4%	2%	11%

AA: atomic absorption spectrophotometry, 原子吸收分光光度法;

Col: colorimetry, 比色法;

UV: ultraviolet spectrophotometry, 紫外分光光度法;

Fluor: fluorescence, 荧光分光光度法;

TLC: thin-layer chromatography, 薄层色谱法;

GC: gas chromatography, 气相色谱法;

HPLC: high perfomance liquid chromatography, 高效液相色谱法;

GC-MS: gas chromatography-mass spectrometry, 气相色谱 – 质谱联用;

HPLC-MS: high perfomance liquid chromatography-mass spectrometry, 高效液相色谱 – 质谱联用;

HPCE: high perfomance capillary electrophoresis, 高效毛细管电泳法;

RIA: radioimmunoassay, 放射免疫分析法;

EIA: enzyme immunoassay, 酶免疫分析法;

FPIA: fluorescence polarization immunoassay, 荧光偏振免疫分析法;

CLEIA: chemiluminescent enzyme immunoassay, 化学发光酶免疫分析法;

ECA: electrochemical analysis, 电化学分析法;

Micro: microbiological assay, 微生物学测定法;

▲: CS-HPLC column switching-high perfomance liquid chromatography, 柱切换高效液相色谱法。

第三篇

各 论

　　本篇以体内药物分析的实际应用领域为主线，以新药的研发过程与临床应用为章序列，分别阐述了创新药物研发过程的"临床前药代动力学研究"、仿制新药的"生物利用度与生物等效性评价"、临床合理用药的"临床治疗药物监测"以及近年来社会与学界关注的"滥用药物与毒物分析"与"药物代谢组学分析"。

　　本篇为体内药物分析的实际应用篇，系体内药物分析在相关领域的拓展与延伸内容。本篇各章阐述的内容涵盖药物研发与临床应用各相关内容的目的与意义、基本要求、研究方案、结果与评价、应用示例等，为体内药物分析的方法研究提供应用案例。读者可结合其研究领域与工作内容，通过学习掌握相关研究方案与分析方法的设计思路，并能根据获取的实验数据对所设计的研究方案与分析方法做出评价。

第七章　临床前药代动力学研究

扫码"学一学"

> **学习目标**
>
> 1. **掌握**　药物在体内的 ADME 过程；药物在体内吸收、代谢与排泄的主要部位；药物在体内的代谢过程与反应类型；主要药代动力学参数及其意义与测定/计算方法。
> 2. **熟悉**　药物临床前药代动力学研究的一般原则；药物体内吸收、分布、代谢与排泄的影响因素；血浆蛋白结合率测定的意义与常用方法。
> 3. **了解**　非线性药代动力学的特点与识别；手性药物的体内过程与药代动力学立体选择性；缓控释制剂的临床前药代动力学特征与评价方法。

第一节　概　　述

临床前药代动力学研究是通过人体外与动物体内的研究方法，揭示和预测药物在生物体内的动态变化规律，获得药物的基本药代动力学参数，阐明药物的吸收（absorption，A）、分布（distribution，D）、代谢（metabolism，M）和排泄（excretion，E）的过程和特点。它与药效学和毒理学构成三位一体的新药研发模式，不仅可以为设计和优化临床给药方案提供理论依据，确保用药的安全性和合理性；同时还可以为药效学和毒理学评价提供重要的线索，有助于了解药效或毒性的靶器官，阐明药效或毒性产生的物质基础，进而为新药的开发提供线索，对开发更为安全有效的新药有重要的指导意义。对于速释和缓控释制剂，通过与已上市的常规制剂的药代动力学行为进行比较考察其体内质量；对新组成的复方制剂，临床前药代动力学研究也可以为组方的合理性提供参考依据。

临床前药代动力学研究贯穿在新药临床前研发的整个过程。在新药筛选和设计的初期，就要考虑药代动力学方面的因素。例如，所研究的化合物是否容易转运到药效作用部位（如中枢神经系统用药应能通过血－脑屏障）、是否有合适的半衰期、口服吸收是否良好（以选择合适的给药途径）等。动物体内药代动力学研究是临床前药代动力学研究的主体，以期提供化合物药代动力学性质方面的信息。对于创新药，临床前要进行药物代谢的研究，特别是作为前药的药物，由于在体内产生药效和毒性的是其活性代谢物，需要对其活性代谢物的结构、数量和代谢途径等进行深入细致的研究。

临床前药代动力学研究也是相关领域研究的主要依据和工具之一。在制剂学方面，剂型选择时需要考虑药代动力学因素，如口服吸收不好、首过效应明显的药物不适合制成口服制剂；在药效学方面，临床前药代动力学研究可提供药物浓度与药效的关系，说明药效反应的种属差异在药代动力学方面的原因，提供药物分布与药效的关系，解释不同给药途径与药效的关系；在毒理学方面，临床前药代动力学研究可提供药物浓度与毒性反应的关系，提示可能的毒性靶器官，例如在组织分布研究中发现药物在肝脏中有蓄积，则应考虑肝脏可能是毒性靶器官。临床前药代动力学研究得到的药代动力学参数（如半衰期）、代谢信息（代谢途径、产物和酶等）可为设计和优化临床研究给药方案提供参考。

总之，临床前药代动力学研究结果对于新药研发的各个环节与相关领域均有重要的指导作用和参考价值。

第二节 药物的吸收

扫码"学一学"

药物的吸收是指药物从给药部位进入血液循环系统的过程。药物的给药方法可简单地分为血管内给药和血管外给药。其中，血管内给药就是通过静脉或动脉注射给药，药物直接进入血液循环系统，血管内给药没有吸收过程。而血管外给药，如肌内注射、口服给药、皮下注射、经皮给药等均存在吸收过程。药物只有被吸收并达到一定的血药浓度，才能产生药理效应，其持续时间和作用强弱均与血药浓度密切相关，因此，药物吸收是发挥药效的重要前提。

一、口服药物的吸收

（一）药物的膜转运和胃肠道吸收

口服给药时，药物的吸收是在胃肠道吸收部位经过膜转运过程，经门静脉进入肝脏，在肝脏经首过代谢（亦称首过效应）后进入全身血液循环的过程。胃肠道吸收部位主要组织是由上皮细胞组成的上皮组织。生物膜与上皮细胞层的构造、生理功能和物质的转运机制详见《人体解剖生理学》细胞功能相关章节。本节简要介绍药物的跨膜转运与在胃肠道不同部位的吸收过程。

1. 药物的跨膜转运 药物在胃肠道黏膜上皮细胞的吸收过程是药物在生物膜两侧的跨膜转运过程。药物的跨膜转运方式有被动扩散、主动转运、促进扩散、膜动转运。它们各具特点，且与药代动力学的特点密切相关。

（1）被动扩散 被动扩散是指膜两侧的药物顺浓度梯度，从高浓度一侧向低浓度一侧扩散的过程，分为简单扩散和膜孔转运。扩散速度取决于药物分子大小、脂溶性和细胞膜的通透性。被动扩散的转运速度与膜两侧的浓度差成正比，浓度差越大，扩散速度越快。

①简单扩散：简单扩散又称脂溶扩散，是指脂溶性小分子物质从膜高浓度一侧向低浓度一侧转运的过程。如：二氧化碳、氧气、尿素、氨、类固醇激素等少数物质以单纯扩散的方式跨细胞膜转运。由于细胞膜为脂质双分子层，非解离型的脂溶性药物可以溶于液态脂质膜中，因此更容易透过细胞膜。但是脂溶性太强，受不流动水层的影响，转运也有可能减少。对于弱酸或弱碱性药物，这个过程则依赖于 pH。强酸或强碱性药物，在胃肠道已基本离子化，吸收比较困难。

②膜孔转运：胃肠道上皮细胞膜上有许多含水的蛋白质微孔和水通道，蛋白质分子微孔的孔径为 $0.4 \sim 1nm$，孔壁带有负电荷，只允许分子比微孔小的水溶性的小分子物质（最好带负电荷）和水扩散通过。如水、乙醇、尿素、糖类等。

简单扩散的特点是顺浓度梯度转运，不需要载体，膜对转运物质没有特殊选择性，所以没有饱和现象和竞争抑制现象，一般也无部位特异性，不消耗能量，扩散过程与代谢无关。

（2）主动转运 生物体内一些必需的生命物质，如单糖、氨基酸、水溶性维生素、K^+、Na^+、I^- 和有机酸、碱等弱电解质的离子型均是以主动转运的方式通过细胞膜。药物借助转运蛋白和酶促系统的作用从膜低浓度一侧向高浓度一侧转运的过程称为主动转运。

主动转运的两种方式如下。

①原发性主动转运：即转运过程与细胞的能量代谢（ATP 的分解）直接关联。在这种转运方式中，载体本身为非对称性，它将离子转运与酶反应相结合，单向转运离子。介导这一过程的膜蛋白称为离子泵，如 $Na^+ - K^+$ 泵、Ca^{2+} 泵、胃酸分泌的 $H^+ - K^+$ 泵等。

②继发性主动转运：即转运物质与原发性主动转运中的转运离子相偶合，间接利用细胞代谢能量进行转运。物质能够逆浓度差进行跨膜运输，但是其能量不是来自于 ATP 分解，而是由主动转运其他物质时造成的高势能提供。如小肠上皮和肾小管上皮细胞对葡萄糖、氨基酸等营养物质的吸收现象。$Na^+ - K^+$ 泵特异性抑制剂和 ATP 代谢抑制剂可以阻断主动转运。

主动转运的特点：逆浓度梯度；需要消耗能量，能量主要来源于细胞代谢产生的 ATP，受温度和代谢抑制剂的影响；需要载体参与，对转运物质有结构特异性要求，结构类似物可产生竞争抑制作用，有饱和现象；也有部位特异性，如维生素 B_{12} 的主动转运只在回肠末端进行，而维生素 B_2 和胆酸仅在小肠的上端才能被吸收；主动转运的速率及转运量与载体的活性有关。

（3）促进扩散　促进扩散是指物质借助细胞膜上特殊的载体蛋白，顺浓度梯度或电化学梯度差，不消耗 ATP 能量而进入膜内的过程。促进扩散和主动转运一样属于载体转运，需要载体参与。促进扩散具有载体转运的所有特性：高度特异性，可被结构类似物竞争性抑制，也有饱和现象。载体转运速度大大超过被动扩散的速度。氨基酸、D - 葡萄糖等亲水性物质的转运属于此类。

（4）膜动转运　上述几种跨膜转运方式主要是转运小分子物质或离子，而对于大分子物质或物质团块的转运，细胞膜可以主动变形将物质包裹摄入或释放出细胞。其中，摄入为入胞作用，向外释放为出胞作用，二者统称为胞饮或吞噬。当摄取物为液态物质或液滴时称胞饮，摄取物为固体颗粒时称吞噬。

2. 药物在胃肠道的吸收　口服给药的吸收部位是胃、小肠、大肠，主要通过被动扩散转运方式从胃肠道黏膜上皮细胞吸收。

（1）胃吸收　胃黏膜表面没有微绒毛，表面积小，因而对多数药物的吸收能力较弱。常规口服固体药物制剂在胃内大部分会崩解、分散和溶解。胃内呈弱酸状态，因此一些弱酸性的药物可在胃内吸收。一些液体剂型的药物可以和胃襞很好地接触，有利于药物通过胃黏膜上皮细胞，故吸收很好。

（2）小肠吸收　小肠由十二指肠、空肠、回肠组成。小肠黏膜上有环形皱襞、绒毛和微绒毛，故吸收面积极大。其中，十二指肠的绒毛最多，向下逐渐减少。而且小肠蠕动快，血流量丰富。小肠（特指十二指肠）是物质吸收的主要位置。小肠中药物的吸收以被动扩散转运方式为主，也有某些药物在特定部位以主动转运吸收。由于小肠 pH 约为 5 ~ 7.5，故它也是碱性药物的最佳吸收环境。

（3）大肠吸收　大肠包括盲肠、结肠和直肠。大肠较小肠粗而短，全长约 1.5m。可存储食物残渣形成粪便，吸收水分、无机盐等。大肠无绒毛结构，表面积小，因此药物吸收较弱。只有一些缓释制剂、肠溶剂和残留的药物运行至此大肠才会表现出吸收功能。直肠下端接近肛管部分血管丰富，是直肠给药的良好吸收部位。大肠中药物的吸收也以被动扩散转运方式为主，兼有胞饮和吞噬作用。

（二）口服药物吸收的影响因素

1. 影响药物吸收的生理因素　包括胃肠道的 pH、胃肠道的运动、胃肠道的循环系统、胃肠道代谢作用的影响及药物转运糖蛋白，分述如下。

（1）胃肠道的 pH　药物吸收部位的 pH 影响药物的溶解度，特别是有机弱酸或弱碱性药物。大部分药物的转运方式为被动扩散，因而非离子型的脂溶性药物才能通过生物膜。而 pH 可以影响药物的分子型比例。胃液的 pH 通常为 1~3，十二指肠的 pH 为 4~5，空肠和回肠的 pH 为 6~7，大肠 pH 为 7~8。空腹时胃液 pH 为 1.2~1.8，饮水或进食后可增至 3~5。食物和药物对胃肠道的 pH 是有影响的，阿司匹林、西咪替丁等能使胃液 pH 升高。十二指肠溃疡时胃液 pH 下降，十二指肠以下 pH 逐渐上升，有利于弱碱性药物的吸收。

（2）胃肠道的运动　影响药物吸收的胃肠道运动主要包括胃的排空速度和小肠的运动。

①胃排空速度：药物以小肠吸收为主，胃排空速度反映了药物进入小肠的速度，对药物的起效快慢，药效强弱和持续时间均有明显影响。通常胃排空速度与药物起效快慢呈正相关。少数在特定部位吸收的药物，胃排空速率大，吸收反而差。维生素 B_2 在十二指肠主动转运吸收，胃排空速度快，大量药物同时进入小肠，转运载体饱和，因而只有部分药物被吸收。胃排空速度增加，有利于胃中不稳定的药物（如被胃酸或酶降解的药物）和希望快速起效的药物（如止泻药）吸收。

影响胃排空速度的主要因素：脂肪含量高的食物排空速度较慢；胃内容物的黏度和渗透压低时排空速度快，走动时排空速度快；某些药物，如乙醇等可抑制胃排空。

②小肠的运动：小肠是药物的主要吸收部位，因此其运动对药物的吸收影响较大。当食糜从幽门进入小肠时，小肠的运动会增加。小肠的运动分为紧张性收缩、节律性分解运动和蠕动。紧张性收缩和节律性分解运动使内容物和分泌液充分混合，使药物进一步崩解、分散，增加了药物与肠表面上皮的接触面积，促进难溶性药物的吸收；同时肠蠕动向前推进药物，决定药物的滞留时间，滞留时间越长，药物吸收越完全。小肠的运动对缓释、控释制剂的药物吸收有重要影响。

（3）胃肠道的循环系统　胃肠道的血液循环和淋巴循环系统均直接影响药物在胃肠道的吸收过程。

①血液循环：经胃肠道黏膜上皮细胞吸收的药物，主要通过毛细血管向体循环系统转运，因此，胃肠道上皮细胞的血流速度对药物的吸收影响较大。血流速度降低，使向体循环输送药物的能力下降；同时由于不能及时移除膜内侧药物，导致膜两侧的药物浓度梯度降低，药物跨膜吸收（被动转运）速度减慢。小肠血流丰富，药物转运能力较强，因此血流速度的较小变化对药物吸收速度影响不大，而胃血流速度的改变对药物在胃中的吸收影响较大。

②淋巴循环：淋巴液从肠淋巴管、胸导管注入左锁骨下静脉进入全身循环，因此没有肝脏的首过效应，这对容易在肝脏代谢（首过效应强）的药物具有重要意义。淋巴循环对大分子药物和脂肪类药物的吸收具有重要意义。已知长链脂肪酸、胆固醇、脂肪、维生素 A 以及与固有因子结合的维生素 B_2 等均有淋巴转运的性质。癌细胞的转移也是通过淋巴途径实现，因此，可以利用抗癌药物的靶向淋巴系统转运提高治疗效果，减少不良反应。

（4）胃肠道代谢作用的影响　胃肠道内和黏膜内存在各种酶和肠道菌丛产生的酶以及上皮细胞新生酶，这些酶会促进口服药物的胃肠道代谢。药物在胃肠道中的代谢作用也是首过效应的一部分，会降低药物的生物利用度。药物滞留时间越长，这种代谢反应越易发生。

（5）药物转运糖蛋白　在胃肠道上皮细胞的顶侧分布着某些转运蛋白（主要为 P－糖

蛋白）。这类蛋白介导的药物主动泵出肠细胞是决定口服药物生物利用度的重要因素之一。P-糖蛋白可以将生物毒性物质包括多种药物单向泵出细胞，排回到肠腔内，从而导致药物透膜吸收减少，细胞内血药浓度降低。P-糖蛋白的作用底物一般是脂溶性药物，而且需要ATP水解提供能量。P-糖蛋白也广泛分布在正常组织，它限制药物及其他外来物质的吸收并促进其消除。抑制P-糖蛋白的功能可以减少细胞内物质的流出。

2. 影响药物吸收的理化因素　主要包括药物的物理特性和制剂学因素。

（1）药物的解离度和脂溶性　根据以油/水分配系数（衡量脂溶性程度）和解离状况（受pH影响）决定药物吸收的pH-分配假说，对于通过单纯扩散机制吸收的药物，未解离的分子型药物和脂溶性高的药物更容易吸收。例如，红霉素制成红霉素丙酸酯，增加了油水分配系数，血药浓度升高数倍。但油水分配系数与吸收程度不呈简单的线性关系，油水分配系数过大，有的药物吸收反而不好，主要是因为脂溶性太强的药物与类脂膜强烈结合很难游离入水性体液中。

（2）药物的制剂学因素　口服药物在吸收前，需先溶解于胃肠液中，因此，固体制剂如片剂、丸剂、胶囊剂等口服时，药物的溶出是吸收的前提。药物溶解的快慢直接影响药物的吸收速度和程度。当溶出速度很小（小于吸收速度）时，则可能出现溶出限速的现象。药物溶出速度（dC/dt）可用Nernst-Noyes-Whitney方程即式（7-1）表示。

$$\frac{dC}{dt} = \frac{S \times D}{V \times h} \times (C_S - C) \tag{7-1}$$

式中，S表示固体药物的表面积；D表示扩散系数；V表示溶出介质的体积；h表示扩散层的厚度；C_S是固体药物的溶解度；C为t时刻总体溶液中药物的浓度。

D与介质温度呈正比，与介质黏度呈反比。由式（7-1）可知：①粒径越小，表面积越大，溶出速度越快，特别是难溶性药物，粒径对溶出速度的影响较大；②C_S增加则溶出增加。增加酸碱性药物的溶解度也可用多晶型药物中的亚稳定型（溶解度更大）、无定形（溶解时无须克服晶格能，溶出速度快）或者选择药物的无水物来增加溶解度，提高溶出速度。

药物剂型中药物的溶出速率除与药物的聚集形态有关，制剂学的因素也直接影响药物的溶出与吸收。

（1）剂型的影响　口服药物制剂经释放、溶解、跨膜转运三个过程才能被吸收。药物制剂的释放速度和在胃肠道的吸收速度影响药物的吸收速度和程度。药物不同剂型可以有不同的用药部位和吸收途径，有不同的处方组成、理化性质和释药性能。不同剂型口服给药后生物利用度的大小顺序一般是：溶液剂＞混悬剂＞颗粒剂＞胶囊剂＞片剂＞包衣片。

（2）添加剂的影响

①吸收促进剂：适当的吸收促进剂可增加药物在胃肠道的吸收。

②表面活性剂：内源性表面活性剂在脂肪吸收和促进难溶性药物的溶解方面具有重要作用；外源性表面活性剂可以增加一些难溶性药物的溶解度，促进药物与消化道黏膜的接触，改变生物膜的通透性，增加药物吸收。

③其他添加剂：高分子化合物可能会与药物形成难溶性的复合物，使药物吸收减弱；还可以增加药物的黏度，对药物的溶出速率、胃排空速率和肠道通过速率均有影响。黏合剂、崩解剂、润滑剂、增黏剂等也会对药物的吸收产生影响。

（三）口服药物吸收的研究方法

口服药物的主要吸收部位是小肠。药物能否口服吸收，除了药物自身的理化性质外，还取决于肠黏膜的构造及肠内酶、肠上皮细胞对药物的代谢及屏障作用。评价口服药物的吸收主要通过药物的渗透性进行。药物的渗透性的测定可以采用体内试验方法和体外试验方法。通过这些研究方法可以了解药物在肠道的吸收动力学特征、有效吸收部位、吸收机制、影响吸收的因素等。

1. 体内试验法 对于口服给药的新药，通常进行体内试验法。体内试验法包括整体动物试验法和在体组织试验法。

（1）整体动物试验法 动物通过口服或灌胃给药后，测定血药浓度或尿中原型药物的排泄总量，求算出药物动力学参数来评价药物的吸收速度和程度。通过血药浓度－时间曲线来了解药物在体内的吸收情况，尽可能同时进行血管内给药的试验，提供绝对生物利用度。绝对生物利用度（absolute bioavailability）一般用 F 表示，为比较药物血管外给药与静脉给药吸收程度差异的参数。其计算方法如下：

$$F(\%) = \mathrm{AUC_{po}} \times D_{iv}/(\mathrm{AUC_{iv}} \times D_{po}) \times 100\% \qquad (7-2)$$

式中，$\mathrm{AUC_{po}}$ 为口服给药的血药浓度－时间曲线下面积；$\mathrm{AUC_{iv}}$ 为静脉注射给药的血药浓度－时间曲线下面积；D_{iv} 为静脉注射给药的剂量；D_{po} 为口服给药的剂量。

（2）在体组织试验法 常用的在体组织试验法有肠段结扎法和肠道灌流试验法。

①肠段结扎法：这种方法是将动物麻醉后开腹，分离肠段远端结扎，给药后近端结扎，然后放回腹腔。操作中要注意避免破坏血液供应和淋巴系统。该法操作较简单，但由于肠腔内容物的存在，试验数据的准确性较差。

②肠道灌流试验法：在分离肠段的两端插管，将插管与恒流泵相连，用生理盐水冲洗肠容物后，恒速灌药，于不同时间收集灌流液，通过测定不同时间药物消失的速度来评价药物的吸收。

2. 体外法 如有必要，还可采用体外吸收模型（如 Caco－2 细胞模型）、离体组织吸收模型（如离体肠管外翻模型）研究药物吸收特性和机制。Caco－2 细胞模型是近年来建立的一种新的体外吸收模型，已成为研究药物吸收机制的重要工具。

Caco－2 细胞来源于人类结肠腺癌细胞系，在普通的培养条件下就可以在有孔的多聚碳酸酯膜上自发地分化为肠上皮细胞单层，因此可以模拟体内小肠上皮细胞层。特点：①同源性好（与肠上皮细胞结构相似）；②所需药量少；③与体内吸收的相关性好；④可进行批量操作，低成本。本法可用于研究细胞对药物的摄取及跨膜转运，也可用于研究药物肠内代谢机制等。Caco－2 细胞模型作为药物吸收研究的快速筛选工具，可在细胞水平上提供药物分子透过小肠黏膜的吸收、代谢、转运等综合信息。

二、非口服药物的吸收

（一）注射给药途径的药物吸收

注射给药主要有血管内的静脉注射和血管外的肌内注射、皮下注射与皮内注射等途径。静脉注射给药具有生物利用度高（100%）、剂量准确、药效迅速的特点；局部给药后，药物首先向周围含水丰富的组织扩散，然后通过毛细血管进入血液循环。局部注射给药的吸收与给药部位有关，不同注射部位，药物的吸收速度、所能容纳的注射液容积及药物的分散状态均不同，因而，不同部位注射给药的药物生物利用度亦不尽相同。

（二）其他给药途径的药物吸收

1. 黏膜给药的吸收 黏膜给药是指使用合适的载体使药物与黏膜表面紧密接触，并通过黏膜上皮细胞吸收进入血液循环而起全身作用的给药方式。如鼻黏膜、眼黏膜、口腔黏膜、直肠及阴道黏膜等给药方式。黏膜给药通常可以避免肝脏首过效应和胃肠道的影响，而且血液供应良好。黏膜给药时，药物的吸收主要是被动扩散机制，亲水性大分子药物不易透过，生物利用率极低；脂溶性大、非解离状态且相对分子质量较小的药物吸收较迅速。①眼部给药，药物停留时间短、剂量损失大、泪水对药物产生稀释作用。药物的吸收主要分为角膜吸收和非角膜吸收。角膜吸收是眼局部用药的有效吸收途径；非角膜吸收的药物不进入房水，而是进入体循环。②直肠给药，吸收不规则，剂量难以控制。若在距离肛门2cm处给药，可以避免肝脏的首过效应；若距离肛门6cm处给药，则大部分药物进入门静脉－肝系统。

2. 肺部给药的吸收　一些抗哮喘的药物和吸入性麻醉剂可以肺部给药。肺的表面积大，毛细血管丰富，可以迅速大面积地吸收药物，起效快；呼吸系统没有各种消化酶的作用，可避免药物遭到破坏，而且首过效应小，可以显著提高生物利用度。药物在肺部吸收主要是被动扩散机制，呼吸道上皮细胞为类脂，脂溶性高的药物较易吸收，小分子药物比大分子药物吸收快。

3. 经皮给药的吸收　皮肤由表皮、真皮和皮下组织组成。真皮层含有丰富的毛细血管丛、汗腺、皮脂腺和毛囊等。药物应用于皮肤上后，首先从制剂中释放到皮肤表面，大部分药物透过表皮（角质层和生长皮层）进入真皮，被毛细血管吸收进入血液循环。角质层是药物渗透的主要屏障。不同位置的皮肤的渗透性不同，从而影响药物的吸收。药物皮肤的渗透主要是被动扩散过程，脂溶性较大的药物比较容易吸收，但脂溶性太强的药物难以透过真皮层，主要在角质层中蓄积。角质层的结构限制了大分子药物渗透的可能，低熔点的药物容易渗透皮肤。

三、药物吸收的临床前药代动力学研究一般原则

（一）一般性问题的考虑

对于经口给药的新药，应进行整体动物实验，尽可能同时进行血管内给药的实验，提供绝对生物利用度。如有必要，可进行体外细胞实验、在体或离体肠道吸收实验以阐述药物吸收特性。

对于其他血管外给药的药物及某些改变剂型的药物，应根据立题目的，尽可能提供绝对生物利用度。

（二）动物实验方面的考虑

1. 实验动物的选择　一般采用成年和健康的动物。常用动物有小鼠、大鼠、兔、犬、小型猪和猕猴等。尽量在清醒状态下实验，动力学研究最好从同一动物多次采样。

（1）动物类别的选取　动物的选择尽可能与药效学和毒理学研究一致，并兼顾与人体的相关性。动物选择的一般原则如下。

①创新药物：应选用两种或两种以上的动物，其中一种为啮齿类动物，另一种为非啮齿类动物（如犬、小型猪或猕猴等），主要目的是了解药物的体内过程是否存在种属差异。其他药物，可选用一种动物（建议首选非啮齿类动物，如犬等）。

②眼部给药：一般选择新西兰兔。对兔眼部给药后药物在血浆、房水、角膜、结膜和泪液中的药代动力学特征进行评价，从而为临床用药提供参考。

③皮肤给药：一般选择巴马小型猪。对药物皮肤给药后吸收进入角质层、表皮真皮层的浓度及进入血液大循环的动态变化过程进行评价。

（2）动物性别的选择　实验中应注意雌雄动物兼用，以便了解药物的体内过程是否存在明显的性别差异，如发现存在明显的性别差异，应分别研究药物在雌雄动物体内的动力学过程。对于单一性别用药的药物，可选择与临床用药一致性别的动物进行药代动力学研究。

（3）注意事项　经口给药不宜选用兔等食草类动物。

2. 剂量选择　创新药物临床前药代动力学研究应设置至少 3 个剂量组，剂量的选择可以参考药效学和毒理学研究中所用的剂量。高剂量最好接近最大耐受剂量，中、小剂量根据动物有效剂量的上下限范围选取。主要考察在所试剂量范围内，药物的体内动力学过程是属于线性还是非线性（如为非线性动力学要研究剂量的影响），以利于解释药效学和毒理学研究中的发现，并为新药的进一步开发和研究提供信息。

3. 给药途径和方式　所用的给药途径和方式，应尽可能与临床用药一致。对于大动物（如犬等）应使用与临床一致的剂型。

4. 样品采集　采样点的确定对药代动力学研究结果有重大影响，若采样点选择不当，得到的结果可能与药物在体内的真实情况产生较大差异。一般，药动学研究实验中血样采集方法如下。给药前需要采血作为空白样品。为获得给药后的一个完整的血药浓度－时间曲线，采样时间点的设计应兼顾药物的吸收相、平衡相（峰浓度附近）和消除相。一般在吸收相至少需要 2~3 个采样点，对于吸收快的血管外给药的药物，应尽量避免第一个点是峰浓度（C_{max}）；在 C_{max} 附近至少需要 3 个采样点；消除相需要 4~6 个采样点。整个采样时间至少应持续 3~5 个半衰期，或持续到血药浓度为 C_{max} 的 1/20~1/10。为保证最佳采样点，建议在正式实验前，选择 2~3 只动物进行预实验，然后根据预试验的结果，审核并修正原设计的采样点。

第三节　药物的分布

一、概述

药物分布是指药物吸收后随血液循环向机体有关部位转运的过程。无论哪种给药途径，药物进入血液后都会随血液循环分布到机体各组织，首先分布于血流速率快的组织，然后分布到皮肤或脂肪等血流速率慢的组织。药物在体内的分布多数是不均匀的，且处于动态平衡中，随吸收和消除过程的进行不断变化。药物在全身分布的规律直接影响药物的治疗作用和毒副作用，若药物分布于靶器官并维持一定的血药浓度，即可发挥一定的治疗作用；若药物未到达靶器官而分布于其他部位，往往会发生不良反应。药物分布关系到药物的有效性和安全性，研究药物分布可预测药物疗效与体内蓄积程度，指导临床用药，并进行药物结构修饰及剂型设计，因此具有重要的意义。

（一）药物的体内分布

药物在体内经吸收过程进入血液，随血液循环向机体的各个部位分布。体液包括细胞内液和细胞外液。细胞外液占体液总量的三分之一，由组织液、血浆、淋巴液和脑脊液等组成，其中组织液和血浆占的比重最大。药物向体内各组织分布是先穿过毛细血管内皮细

扫码"学一学"

胞进入组织液，再利用脂质膜通道和（或）微孔通道通过组织细胞膜进入细胞内。

药物从血浆进入组织细胞的过程需通过各种生物膜，进入血液中的药物只有游离型药物能穿过生物膜到达各组织，而与血浆蛋白结合的药物则不能通过。弱酸弱碱类药物在血液中存在解离型和非解离型两种状态，其解离平衡与体内环境 pH 和药物的 pK_a 值有关，一般非解离型状态的药物较解离型药物更容易通过细胞膜而向体内组织分布。

（二）药物的体内蓄积

蓄积是指在长期连续用药的情况下机体组织中药物浓度逐渐升高的现象。药物对特定组织的特殊亲和力是产生药物蓄积的主要原因。由于这种亲和力的存在，药物从该组织解脱回血液的速度慢于从血液进入组织的速度，该组织可能成为药物的贮库，形成蓄积。脂溶性大的药物易于从血浆进入脂肪组织，而从脂肪组织回到血液中的速度较慢，进而形成蓄积。

药物分布到达作用部位，一部分会与作用部位的特异性受体结合发挥药效，还有一部分会与细胞内的其他物质非特异性结合形成结合型药物，不易透过细胞膜而形成蓄积。此类蓄积可能会产生药物的不良反应，如四环素可与钙结合形成不溶性络合物滞留在新生儿的骨骼和牙齿中，抑制新生儿骨生长，并会出现牙齿变色和畸形现象。

（三）表观分布容积

药物在体内的分布状况通常用表观分布容积（apparent volume of distribution）来表示，它同时也是药动学中的一个重要参数。它是指假设药物在体内充分分布的前提下，以血浆中的药物浓度推算体内药物总量在理论上应占有的液体总体积。由于药物在体内分布是一动态过程，当达到动态平衡时，体内药量与血药浓度的比值就是表观分布容积，其符号是 F，单位为 L 或 L/kg。

$$V = \frac{X}{C} \tag{7-3}$$

式中，X 为体内药物总量；C 为血浆和组织内药物达到平衡时的浓度。

表观分布容积是一个假设的体积，并不是药物在体内分布的真实体积，但可作为药物的特征常数。药物的表观分布容积与药物的理化性质、血浆蛋白结合率及药物在组织中的分布有关。测定表观分布容积的意义如下所述。

（1）预测药物的分布范围　根据表观分布容积的数值大小预测药物的分布范围，药物的表观分布容积越大，则药物越有可能在某一特定组织或器官蓄积。组织中的药物浓度大于血液中的药物浓度，则表观分布容积大于药物实际分布体积，如脂溶性药物易被细胞或脂肪组织摄取，血浆浓度低，表观分布容积会超过体液总量。

（2）评价药物的分布程度　将表观分布容积数值与血浆量比较，评价药物的分布程度，并推测药物在体液中的分布量和组织摄取量。

体重 60kg 的成人总体液约为 36L，其中血浆 2.7L，组织液 10.8L，细胞内液 22.5L。测得酚红的表观分布容积为 4L，略高于血浆容积，说明酚红主要集中于血浆，少量分布于细胞间液，不会向组织器官分布；甘露醇的表观分布容积为 14L，接近细胞外液总体积，说明它主要分布在细胞外液；若组织中的药物浓度等于或低于血液中的药物浓度，如水杨酸、青霉素等的表观分布容积约为 0.15~0.3L/kg，说明这类药物主要存在于血液中，不易进入细胞内或组织中。

二、影响药物体内分布的因素

药物在体内分布受机体解剖生理学与药物的理化性质两大因素的影响。

（一）解剖生理学因素

1. 组织器官血流量与血管通透性 药物吸收进入血液，通过血液循环转运至不同的组织器官，所以流经各组织器官的动脉血流量对药物的分布有重要影响。血流量大的器官如肾上腺、甲状腺、肝、脑等称为血流快速平衡器官；肌肉、皮肤、结缔组织、脂肪组织等血液循环速度较慢，则称为血流慢速平衡器官。药物在血流丰富的组织器官的分布快。血浆中的药物要分布进入组织器官首先要通过毛细血管壁，所以毛细血管壁的通透性对以被动扩散的形式分布的药物影响较大。

2. 药物与血浆蛋白结合率 药物与血浆蛋白结合率是影响药物体内分布的重要因素。结合型药物不能透过细胞膜，所以药物与血浆蛋白结合，血浆游离药物浓度降低，向组织扩散的浓度梯度减小，转运速度变慢。结合型药物虽不能进行跨膜转运，但可视为药物的贮存形式，可降低药物的分布速度和消除速度，与游离型药物保持动态平衡，维持游离型药物浓度恒定，从而延长药物作用时间。但对于高血浆蛋白结合率的药物，血浆蛋白结合率的改变将严重影响游离药物的浓度，如结合率从99%降到98%，游离型药物的浓度将增加100%，会使药效发生显著变化，甚至产生不良反应。

3. 药物与组织的亲和力 药物与组织的亲和力表现为药物与组织细胞内的蛋白质、脂肪、DNA、酶及黏多糖等的非特异性结合，这种结合一般是可逆的，在组织与血液之间存在动态平衡。这种结合物类似于药物与血浆蛋白的结合物，不易或不能透过细胞膜而滞留于组织细胞内，因此与组织成分高度结合的药物，在组织细胞内的浓度将高于血浆中的游离药物浓度，从而对药物的分布产生影响。但有些药物，如四环素与组织中的钙络合后其半衰期可达数月，则药物不能再游离分布到血液循环而滞留于组织中，往往产生不良反应；再者，药物与组织的结合也起着药物储存的作用。例如，静脉注射脂溶性药物硫喷妥钠后，70%的药物会分布到脂肪组织。

4. 药物的相互作用 药物与血浆蛋白结合的特异性不高，因此许多理化性质相似的药物及代谢物可能会竞争相同的结合位点，一些结合率过高的药物同与其竞争结合位点的药物联用时，前者可将后者置换出来，从而使后者的游离药物浓度增加，最终导致药效改变或产生不良反应。一般来说，蛋白结合率高的药物对这种置换作用比较敏感。

（二）药物的理化性质与制剂因素

1. 药物的相对分子质量 极性相近的药物，其通过膜的扩散系数与相对分子质量的平方根成反比。尽管大分子的扩散速度较小分子慢，但大部分药物的相对分子质量在200～1000Da之间，因此相对分子质量对大部分药物分布的影响是适度的。当药物的相对分子质量大于1000Da时，扩散速度会很慢。

2. 药物脂溶性 药物的分布与药物的吸收一样也受到药物脂溶性的影响。对于弱酸弱碱类药物，非解离型的脂溶性大于解离型，因此更容易透过细胞膜。但药物的脂溶性不是越强越好，脂溶性过强则会出现溶解度过小、滞留于细胞膜内等现象。

3. 药物的 pK_a 与细胞外液 pH 大多数药物属于弱酸或弱碱，存在解离平衡，非解离型与解离型药物的比例与细胞外液 pH 有关。弱酸性药物，如水杨酸等在血浆 pH 条件下解离程度高，解离型药物浓度高，所以不易进入组织；反之弱碱性药物在该 pH 条件下很少解离，非解离型药物浓度高，易于进入组织。

4. 药物剂型 药物新剂型如缓控释制剂、植入剂等给药系统可因控制释药速度、程度及方向而对药物的分布产生影响。其中，微粒给药系统主要通过以下两个方面影响药物分布。

（1）粒径 粒径是影响微粒系统在体内分布的主要因素。微粒粒径在 $2.5 \sim 10\mu m$ 时，大部分集中于巨噬细胞被摄取；$0.2 \sim 0.4\mu m$ 的微粒可集中于肝后被肝清除，小于 $0.01\mu m$ 的则缓慢集中于骨髓。

（2）微粒表面特征 单核巨噬细胞系统对微粒的摄取主要由微粒吸附血液中的调理素和巨噬细胞上有关受体完成。微粒的粒径及表面性质决定了吸附调理素种类及吸附程度。有亲水表面的微粒不易受调理，因而易浓集于肺；具有疏水表面的微粒则易被巨噬细胞吞噬而靶向于肝；带负电荷的微粒电势的绝对值愈大，静脉注射后愈易被肝的网状内皮系统截流而靶向于肝；带正电荷的微粒易被肺毛细血管截流而靶向于肺。

5. 给药剂量 一些血浆蛋白结合率高的药物，若给药剂量较少，则主要与血浆蛋白结合，若增大剂量，蛋白结合达到饱和，血浆中游离型药物浓度升高，药效增强甚至出现不良反应。

（三）药物的生理屏障

机体内的生理屏障会对药物的体内分布产生影响，如药物从血液进入脑内就需要通过血－脑屏障。

血－脑屏障按中枢神经系统的构造分为 3 种屏障：①从血液中直接转运至脑内时的血液－脑屏障；②从血液转运至脑脊液时的血液－脑脊液屏障；③从脑脊液转运至脑内时的脑脊液－脑屏障。影响药物转运的屏障主要是前两者。

当血液中血浆成分或理化性质发生改变时，血－脑屏障能阻挡血中的有害物质进入脑内，使脑组织免受影响从而维持正常生理功能；但营养物质和代谢产物可以通过，从而为中枢神经系统提供了相对稳定的内环境。

1. 药物从血液向中枢神经系统的转运 药物从血液向中枢神经系统的转运主要通过被动转运的方式。与药物在其他组织中的分布一样，药物的亲脂性和解离程度直接影响药物向脑内的转运分布，如在 pH 7.4 的血浆中，弱碱性药物解离程度小，比弱酸性的药物更易向脑脊液转运分布。

药物从血液进入脑组织中还可以通过主动转运机制，如葡萄糖、氨基酸或 K^+、Mg^{2+} 等金属离子的转运。当血液中某种氨基酸浓度高时，能抑制其他氨基酸向脑内转运。如苯丙酮尿症患者，由于体内氨基酸代谢异常，血浆中苯丙氨酸浓度很高，常使脑内其他必需氨基酸出现慢性缺乏症状。

脑毛细血管壁上有一些载体中介转运系统，可将各种营养物质转入脑内，如葡萄糖载体、中性氨基酸载体、单羧酸载体等。将药物修饰成与这些营养物质结构相似的形式，即可通过这些载体中介系统转运。但这种方式存在一定的弊端，由于载体数目有限，载体系统若转运药物就会影响所需营养物质的正常转运。

2. 药物从中枢神经系统向血液的转运 中枢神经系统的药物首先向血液转运才能通过体循环排出体外。药物从中枢神经系统向血液排出与药物从血液向中枢神经系统的分布或蓄积有关，这一过程有两条途径：药物通过蛛网膜绒毛的滤过作用实现转运，蛛网膜绒毛具有较大孔隙，一般药物都能通过，甘露醇、右旋糖酐等高分子物质也可以通过；药物通过脉络丛的主动转运机制从脑脊液转运到血液，如青霉素类抗生素、季铵盐类化合物的转运。

三、药物分布的临床前药代动力学研究一般原则

1. 实验动物的选择 选用大鼠或小鼠做组织分布实验较为方便。通常选择一个剂量（一般以有效剂量为宜）给药后，至少测定药物及主要代谢物在心、肝、脾、肺、肾、胃肠道、生殖腺、脑、体脂、骨骼肌等组织的浓度，以了解药物在体内的主要分布组织。特别注意药物浓度高、蓄积时间长的组织和器官以及在药效或毒性靶器官的分布（如对造血系统有影响的药物，应考察在骨髓的分布）。必要时建立和说明血药浓度与靶组织药物浓度的关系。参考血药浓度－时间曲线的变化趋势，选择至少 3 个时间点分别代表吸收相、平衡相和消除相的药物分布。若某组织的药物浓度较高，应增加观测点，进一步研究该组织中药物消除的情况。每个时间点至少应有 6 个动物的数据。

2. 组织样本的采集 参考血药浓度－时间曲线的变化趋势，选择至少 3 个时间点分别代表吸收相、平衡相和消除相，采集心、肝、脾、肺、肾、胃肠道、生殖腺、脑、体脂、骨骼肌等组织样本进行药物浓度测定。采集时注意样本的一致性和均一性，每只动物尽可能在同一部位取样，以避免药物在不同部位分布差异造成的误差。较大的脏器如肝可在预实验时多点取样，以了解药物在整个脏器的分布情况，避免误差。取样后的组织先经仔细修理，去掉脂肪、黏膜等外围组织，精确称重后进行粉碎、匀浆等处理。

3. 特定组织的分布 以下情况可考虑进行多次给药后特定组织的药物浓度研究。

（1）药物消除半衰期长的组织 药物/代谢物在组织中的半衰期明显超过其血浆消除半衰期，并超过毒性研究给药间隔的两倍。

（2）出现病理学改变的组织 在短期毒性研究、单次给药的组织分布研究或其他药理学研究中观察到未预料的而且对安全性评价有重要意义的组织病理学改变。

（3）特种制剂 定位靶向释放的药物制剂，需研究药物在定向组织中的分布。

进行组织分布实验，必须注意取样的代表性和一致性。

同位素标记物的组织分布实验，应提供标记药物的放化纯度、标记率（比活性）、标记位置、给药剂量等参数；提供放射性测定所采用的详细方法，如分析仪器、本底计数、计数效率、校正因子、样品制备过程等；提供采用放射性示踪生物学实验的详细过程以及在生物样品测定时对放射性衰变所进行的校正方程等。

示例 7-1 G004 大鼠灌胃给药后组织分布研究

G004 为一种新型磺酰脲类化合物，其分子式为 $C_{22}H_{28}O_5N_3S_2Br$，结构式见图 7-1。

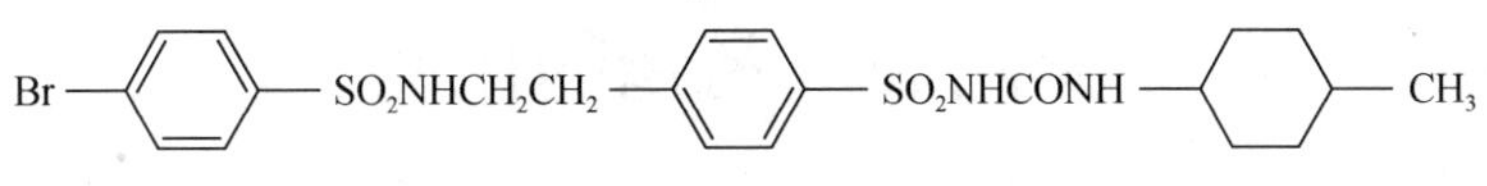

$$Br - - SO_2NHCH_2CH_2 - - SO_2NHCONH - - CH_3$$

图 7-1 G004 的结构式

（1）实验动物与给药剂量 取 30 只 SPF 级 SD 雄性大鼠，随机分成 5 组，每组 6 只，禁食（可自由饮水）12h 后，按 10 mg·kg^{-1} 的剂量分别灌胃给予 G004 的 0.5% CMC-Na 混悬液。

（2）采样时间 根据雄性大鼠药代动力学血药浓度－时间曲线及主要药动学参数，确

定 G004 在大鼠组织分布的采样时间点，分别为给药后 10min（吸收相）、20min（平衡相）、2h（分布相）、8h（消除相）、36h（清除相），5 组大鼠分别于上述采样点放血处死，采集脏器。

（3）分析与结果　检测以上各时间点雄性大鼠的胃、肝、血浆、小肠、大肠、心、肾、睾丸、肺、脂肪、脾、胰腺、肌肉、脑组织中 G004 的浓度。实验结果见图 7-2。

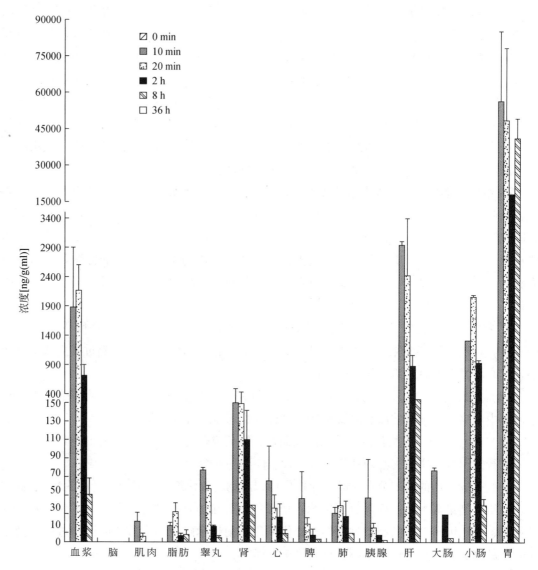

图 7-2　雄性大鼠按 10 mg·kg^{-1} 灌胃给药后 G004 的组织分布

第四节　药物的代谢

扫码"学一学"

　　药物的代谢又称药物的生物转化，是指药物在药酶的作用下发生化学结构变化的过程。药物进入机体后部分药物不经代谢直接以原型排出体外；部分药物在体内经代谢后，再以原型和代谢物的形式排出体外。大部分具有药理活性的药物为亲脂性有机化合物，在生理条件下仅部分解离或完全不解离，且又常与蛋白质结合，往往难以直接从肾脏和胆汁排泄。另一方面由于肾小球膜具有亲脂特性，使经肾小球滤过的药物易于被肾小管重吸收，因此，机体需要通过代谢使药物脂溶性降低，水溶性增加，更容易排出体外。

一、药物代谢与药理效应

药物代谢改变了药物分子的化学结构，因而可能影响药物的药理作用。大多数药物代谢后转变为无活性的产物，如磺胺类药物在体内氨基被乙酰化后失去活性，局部麻醉药普鲁卡因在体内水解后迅速失活。也有些药物在体内不发生变化以原型排出体外。多数药物的代谢产物活性降低，如氯丙嗪代谢为活性较低的去甲氯丙嗪。一些药物代谢后具有较大毒性，如乙醇在体内氧化代谢成毒性较大的乙醛。有些药物代谢后生成的代谢产物活性增强，如贝那普利的代谢产物贝那普利拉的降压药理活性是贝那普利的 100 倍。有一些药物本身没有活性，经体内代谢后产生药理活性，如可的松和泼尼松本身没有药理活性，代谢成氢化可的松和泼尼松龙后才有活性。现在人们有意识地利用人体的代谢功能，使化学修饰后的药物（就是所谓的前药）在体内经过酶反应转化为活性成分而发挥药效。

二、药物代谢的部位与药物代谢酶

（一）药物代谢的部位

1. 器官　药物代谢主要在肝脏内进行，也发生在消化道、肺、肾脏、血液、皮肤、胎盘、鼻黏膜和脑等其他部位。体内药物的代谢主要与药物代谢酶的分布和局部组织血流量有关。肝脏血流量丰富而且含有大部分代谢酶，因而是药物的主要代谢部位。

口服药物在胃肠道的代谢也十分重要。某些药物可与肠上皮细胞的酶反应，导致生物利用度降低。药物在胃肠道发生结合反应，结合物一般从小肠排除。在肠内滞留或由胆汁排泄的药物都会被肠道内菌群代谢。肠内是缺氧环境，所以主要进行的是还原反应。

肺中参与药物代谢的酶浓度很低，但肺血流量大而且是血液必经之路，因此肺也是不可忽视的代谢器官。

肾脏中药物代谢酶主要存在于肾皮质和肾髓质中。肾分布有参与 I 相代谢的细胞色素 P450 单氧化酶和脱氢酶等，但其含量和活性都较低；肾中参与代谢的酶主要是 II 相代谢酶，如谷胱甘肽－S－转移酶、硫酸转移酶、氨基酸结合酶等。大鼠肾脏谷胱甘肽－S－转移酶的活性较高，为肝脏中该酶活性的 60%，豚鼠的为 30%，家兔的为 26%。

脑内整体代谢活性不高，但脑毛细血管的内皮细胞中药物代谢酶的活性较高。

2. 细胞　参与药物代谢的酶系统主要存在于肝细胞内，但消化道上皮细胞、肺部细支气管上皮细胞和脑毛细血管内皮细胞中也有存在。从亚细胞水平来看，药物代谢酶主要存在于微粒体中，也存在于线粒体、胞液、溶酶体、核膜和细胞膜中。肝细胞的微粒体是指肝组织匀浆离心、除去细胞核和线粒体后，再离心、沉淀得到的内质网囊泡碎片。药物代谢的 I 相代谢以及 II 相代谢中的葡萄糖醛酸结合和甲基化一般都在微粒体中进行。线粒体中主要进行脱氨基氧化、氨基酸结合等反应。酯类水解主要在溶酶体中进行。细胞中的可溶部分可以进行谷胱甘肽结合，硫酸结合，乙酰化，醇、醛类的氧化等反应。

（二）药物代谢酶

药物代谢酶主要分为微粒体酶系和非微粒体酶系。微粒体酶系主要存在于肝脏中，非微粒体酶系存在于肝脏、肾脏、肠黏膜、皮肤、血液及脑等。I 相代谢的酶有以下 6 类：①细胞色素 P450 酶；②环氧化物水合酶；③水解酶；④黄素单加氧酶；⑤醇脱氢酶；⑥醛脱氢酶。II 相代谢酶主要有葡萄糖醛酸转移酶、谷胱甘肽转移酶、硫酸转移酶、乙酰转移酶、甲基转移酶。进行Ⅰ相代谢的酶主要是依赖细胞色素 P450 的氧化性代谢酶系。在药物代谢中，细胞色素 P450 是最重要的酶系，因此对其研究最多。

细胞色素 P450（cytochrome P450，CYP450）系依赖性混合功能氧化酶，在以水为溶剂的环境中，催化具有适当脂溶性的药物的氧化反应。在催化氧化的过程中，将氧分子的一个氧原子加到底物分子中，另一个氧原子还原为水。反应式如下：

$$NADPH + H^+ + O_2 + RH \xrightarrow{CYP450} NADP^+ + ROH + H_2O$$

式中，NADPH 表示还原型磷酸烟酰胺腺嘌呤二核苷酸；RH 表示可被氧化的底物；ROH 是被羟化的产物；$NADP^+$ 表示磷酸烟酰胺腺嘌呤二核苷酸。反应由 CYP450 催化完成。

细胞色素 P450 是一类含铁血红素酶，具有铁原卟啉Ⅸ辅基结构。它是混合功能氧化酶的主要成分，参与内源性物质和药物、环境化合物等外源性物质的代谢。因它与一氧化碳的结合物在 450nm 附近有特征吸收而得名。CYP450 均为内膜蛋白，含有一个非共价键结合的血红素，主要存在于微粒体中。其生物学特点如下。

（1）CYP450 不是单个酶，而是由许多同工酶组成的超级大家族。已知每种哺乳动物的 CYP450 有 30 种以上。

（2）CYP450 对底物的结构特异性不强，可代谢各种类型化学结构的底物，既能代谢大分子底物，也能代谢小分子底物。同一种 CYP450 可以催化多种代谢反应，同一种代谢反应也可以由多种酶催化。在合并用药时，由同种 CYP450 催化代谢的不同药物可能发生竞争性代谢抑制。能够抑制 CYP450 的药物与其底物药物合用时，也可以导致药物代谢环节的相互抑制。

（3）CYP450 存在明显的种属、性别和年龄的差异，其中种属差异最为明显。不同种属的 CYP450 同工酶的组成有差异，因此药物在不同种属动物的代谢途径和代谢产物有可能不同，这种差异是由种属间基因表达上的差异引起的。CYP450 在性别上的差异在大鼠体内表现最为明显。现已发现雌雄大鼠体内的 CYP450 同工酶的组成有明显的质和量的差异，某些药物在雌雄大鼠血液、体内的主要代谢途径和代谢产物可能不同，因而造成其在雌雄大鼠体内的毒性也存在明显的差异，临床前药代动力学和毒理学研究应重视。CYP450 在年龄上的差异主要表现在量和活性方面。

（4）CYP450 具有多态性。即同一种属的不同个体间某一 CYP450 的活性存在较大的差异，可将个体按代谢速度的快慢分为快代谢型（RM）或强代谢型（EM）和慢代谢型（SM）或弱代谢型（PM）。同时，这种多态性还存在于不同种族中。

（5）CYP450 具有可诱导和可抑制性。很多药物可能导致 CYP450 酶的表达水平和活性的改变。例如，苯巴比妥可以显著提高 CYP450 和 NADPH – 细胞色素 C 还原酶的活性，从而加速华法林、氢化可的松、苯妥英钠、地高辛等药物的代谢；另一方面，某些药物可以选择性地抑制某些 CYP450，使其活性明显降低，因而可以抑制 CYP450 对其他药物的代谢。

细胞色素 P450 同工酶中 CYP1A2、CYP2A6、CYP2C9、CYP2C19、CYP2D6、CYP2E1 及 CYP3A4 参与了近 90% 药物的人体代谢。

三、药物代谢的过程与反应类型

药物代谢所涉及的化学反应可分为两个相互衔接的过程，即Ⅰ相代谢和Ⅱ相代谢。Ⅰ相代谢（phase Ⅰ metabolism）是母体药物分子本身通过氧化、还原和水解等反应引入极性基团的过程；Ⅱ相代谢（phase Ⅱ metabolism）即结合反应，是指母体药物分子中的极性基团或Ⅰ相代谢中产生的极性基团在结合酶的作用下与体内水溶性较大的内源性物质（如葡萄糖醛酸、硫酸、谷胱甘肽、醋酸、某些氨基酸）结合形成水溶性更大的复合物的过程。Ⅰ相代谢常使药物活性改变，通常为活性下降；Ⅱ相代谢几乎使所有的药物失活并增强了水溶性而易于从机体排出。Ⅰ相与Ⅱ相代谢产物都能够直接排出体外，但后者更容易发生。大多数药物要经过两相反应。此外，排泄进入胆汁的代谢物可在肠内被肠道菌群进一步代谢。

（一）Ⅰ相代谢

1. 氧化反应　氧化反应是最常见的代谢反应，可通过肝微粒体药物代谢酶和非微粒体酶系统催化。氧化还原反应的类型总结如下。

（1）饱和烃氧化　脂肪酸或长链饱和烃类多在末端（ω 氧化）或次末端（$\omega-1$ 氧化）被羟基化，如巴比妥、苯巴比妥。

（2）芳香环氧化　芳香环经中间产物芳香环氧化物转化为酚类，如保泰松、水杨酸、乙酰苯胺。

（3）烯烃氧化　碳碳双键可被氧化成环氧化物，如卡马西平。

（4）O - 脱烃　碳氧键断裂，脱下烃基而产生羟基，如可待因。

（5）N - 脱烃　碳氮键断裂，脱下烃基而产生—NH，如氯丙嗪、氨替比林。

（6）S - 脱烃　碳硫键断裂，脱下烃基而产生—SH，如 6 - 甲基硫嘌呤。

（7）N - 氧化　叔胺类氧化产生氮氧键，伯胺、仲胺和酰胺进行 N - 羟化反应，如磺胺、氯丙嗪。

（8）S - 氧化　一般产生硫氧键，如硫利达嗪。

（9）脱氨基　氨基经羟化的中间产物形成羰基，如组胺、多巴胺、苯丙胺。

（10）脱硫　氧原子置换原子态的硫，如硫喷妥、对硫磷。

（11）醇醛氧化　醇、醛被相应的酶（如醇脱氢酶和醛脱氢酶）氧化成醛和酸，如苯甲醇。

（12）侧链烷基的氧化　离苯环或杂环最近的一个 α 碳原子上，可以是离环最近的第 1 个或第 2 个碳原子氧化成醇或醛，如甲苯磺丁脲、美托洛尔。

（13）烃链不饱和化　烃链末端可形成双键，如睾酮、丙戊酸。

2. 还原反应　药物发生还原反应并不多见，多数还原反应在微粒体中进行，由微粒体酶催化，需要还原型磷酸烟酰胺腺嘌呤二核苷酸（NADPH），可受氧的抑制。也有一些非微粒体酶参与的还原反应。此外，肠道内的菌群也可以催化还原反应。还原反应主要类型如下。

（1）偶氮还原　偶氮化合物受偶氮还原酶的作用生成相应的伯胺，如磺胺米柯定（百浪多息）。

（2）硝基还原　硝基化合物中的硝基被硝基还原酶还原成氨基，如氯霉素。

（3）羰基还原　醛酮化合物在醛酮还原酶的作用下分别还原成相应的伯醇和仲醇，如水合氯醛。

（4）双键还原　碳碳双键被还原成单键，如萜类、氟尿嘧啶等。

（5）二硫化物还原　二硫化物被还原为硫醇，如双硫仑。

（6）S - 氧化物还原　S - 氧化物可被还原为硫化物，如二甲亚砜。

3. 水解反应　水解反应主要是在酯酶或酰胺酶系统的催化作用下，将酯、酰胺和酰肼等结构水解成羧酸，或将杂环化合物水解开环。

（二）Ⅱ相代谢

Ⅱ相代谢，又称结合反应，包括：糖苷结合、硫酸化、甲基化、乙酰化、氨基酸结合、谷胱甘肽结合、脂肪酸结合等。药物经结合反应后通常极性会增大，从而利于排泄。但也有例外，如甲基化和乙酰化反应后，分子极性并没有增大。

1. **葡萄糖醛酸结合**　葡萄糖醛酸含有羧基和多个羟基，能与含—OH、—COOH、—NH$_2$、—NH—和—SH 的化合物结合，形成水溶性高的 $O-$、$N-$ 或 $S-$葡萄糖醛酸糖苷。某些药物（如保泰松）还可形成 $C-$葡萄糖醛酸苷。其中，$O-$葡萄糖醛酸苷由胆汁排泄入肠道后，又可被 $\beta-$葡萄糖醛酸苷酶催化，分解成母体化合物，后者可能被肠道吸收，形成肝肠循环。

2. **硫酸结合**　内源性的硫酸根离子在 Mg^{2+} 和酶的参与下与 ATP 结合，生成活化的硫酸，再经硫酸转移酶催化与酚、醇、$N-$羟基和芳香烃等含羟基和氨基的化合物结合，但这些化合物大多也能与葡萄糖醛酸结合，因此硫酸与葡萄糖醛酸二者同时竞争底物。大多数内源性化合物（如体内的甾体激素和软骨素等）需要和硫酸盐反应，使体内的硫酸数量不足以与药物或代谢物结合。此外，体内硫酸酯酶的活性较强，形成的硫酸结合物容易被酶解而释放硫酸，因此，硫酸结合不起主导作用。

3. **乙酰化**　乙酰化反应也是重要的代谢反应。内源性活性型的乙酸与辅酶 A（CoA）中游离巯基结合生成乙酰 CoA。乙酰 CoA 与具有芳香胺、脂肪胺、肼或酰基的化合物都能发生乙酰化反应，其中以芳香胺最容易发生反应。乙酰化反应主要是在乙酰化酶的参与下，将乙酰基转移到代谢物或母药分子的伯胺上，磺胺类药物的乙酰化最为常见。乙酰化酶的活性受遗传因素的控制而有较大的差异。发生乙酰化反应后，生成的代谢物极性降低，不利于药物的排除，但胺类药物通常有细胞毒性，乙酰化后毒性降低，有利于保护机体。

4. **谷胱甘肽结合**　谷胱甘肽能清除体内具有潜在毒性的亲电性化合物。谷胱甘肽在 $S-$转移酶的参与下与亲电子成分（如环氧化物、芳香族化合物、亚硝酸酯、碳正离子、不饱和化合物、卤代化合物、硝基烷等）结合，形成巯基尿酸（$N-$乙酰半胱氨酸）结合物，相对分子质量较大的化合物从胆汁排泄的量多于尿液排泄。如果体内谷胱甘肽较少，体内的亲电子性化合物与细胞上的亲核基团（如蛋白质和核酸上的巯基、羟基、氨基）结合，会导致细胞癌变等副作用。

5. **甲基化**　蛋氨酸是甲基的主要来源，其经 ATP 活化后作为甲基供体。催化甲基化的酶称为甲基转移酶。甲基化反应主要是与内源性化合物有关，如组胺和儿茶酚胺神经递质去甲肾上腺素的生成。能与甲基结合的化合物有酚、胺和巯基化合物等。甲基结合物一般极性更小，水溶性更低更稳定，使排泄变得更为困难，但这也是机体的一种自我保护，如组胺甲基化可以避免过度生理作用，甲基化后排泄减慢可以循环利用。

四、影响药物代谢的因素

影响药物代谢的因素主要有种属差异、性别差异、疾病对药物代谢的影响、P-糖蛋白等生理因素和药物剂型、给药途径、药物的理化性质、饮食和药物相互作用等非生理因素。

（一）种属差异

遗传因素是药物代谢差异的决定因素。CYP450 在不同种属的动物体内的表达有质和量的差异，因此同一种药物在不同种属的动物体内的代谢途径、代谢产物和代谢速度可能是不同的。例如，丙胺的代谢过程，大鼠体内是羟化反应，兔体内进行的是脱氨基反应；人体代谢双豆素的途径是羟基化，家兔则是酯水解。羟基保泰松的代谢速度，人与犬相差 140 倍。因此，我们不能简单地用动物的 CYP450 来代替人的 CYP450 进行研究。在进行药物的临床前药效和安全性评价时应尽可能选择代谢与人体相似的动物进行，这样可以为药物的临床研究和使用提供更为可靠的参考依据。

（二）性别差异

药物代谢的性别差异，除少数系的小白鼠外，主要在大白鼠中发现。雌雄大鼠对某些药物的代谢有显著差异，一般雄性大鼠的代谢适应性比雌性大鼠高，这是因为大鼠体内的药物代谢酶 CYP450 的活性存在性别差异。

例如大鼠体内 G004 的主要代谢酶 CYP2C11 和 CYP2C13 在成年雄性大鼠肝脏中呈现高表达，而在成年雌性大鼠肝脏中几乎检测不到，导致雄性和雌性 SD 大鼠分别按 $3\ mg \cdot kg^{-1}$ 的剂量灌胃给予 G004 后，G004 在雌性 SD 大鼠体内的暴露量是雄性 SD 大鼠的 5.2 倍，见图 7-3。

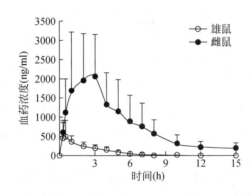

图 7-3 雄性和雌性 SD 大鼠分别按 $3\ mg \cdot kg^{-1}$ 剂量灌胃给予 G004 后，
G004 在雌雄性 SD 大鼠体内的平均血药浓度 - 时间曲线

（三）其他因素

1. 疾病对药物代谢作用的影响 当疾病引起肝功能障碍时，肝药酶活性一般会降低，药物代谢能力下降，药物在体内的半衰期会延长。

2. 药物的理化性质 许多药物具有光学异构体，药酶和药物受体具有立体选择性，因此不同异构体存在代谢差异和药理效应差异。

3. 酶诱导和酶抑制作用 长期摄入某种药物，可能会引起酶诱导作用或酶抑制作用而影响药物的代谢。受影响的不仅是酶诱导剂本身，还包括其他与之合用的药物、内源性物质。自身诱导是药物产生耐药性的机制之一。也有很多药物抑制生物转化过程，导致酶抑制的两种方式：一种是药物引起药酶合成减少或分解增多；另一种是两种或两种以上的药物竞争酶的结合位点，产生竞争抑制。酶抑制作用常常导致药物的药理活性及不良反应增强。

4. 饮食 饮食中蛋白质、脂肪、糖、微量元素、维生素及食物的一些特殊成分等都有可能影响药物的代谢。其中，蛋白质极度缺乏时对药物代谢的影响具有重要作用。蛋白质缺乏可能降低代谢酶活性，而高蛋白食物可能会使代谢酶活性增强。食物中缺少脂肪或维生素，也可能会引起代谢酶的活性降低。例如葡萄柚汁中含有抑制 CYP3A4 活性的成分，可以抑制多种药物的代谢。

五、药物代谢研究的常用方法

目前药物代谢研究的主要方法有体外法和体内法。体外法是药物代谢研究中常用的一种方法，通常是将肝微粒体、重组酶、肝组织切片、肝细胞等与待研究的药物共同孵育后取样分析。体内法是指动物给药之后收集血液、尿液和胆汁等生物样品，然后分析体液中药物的代谢产物。药物代谢途径的研究通常在新药非临床研究阶段完成。

（一）药物肝脏代谢的体外研究方法

1. 肝微粒体体外温孵法　肝微粒体体外温孵法是由制备的肝微粒体辅以氧化、还原型辅酶，在模拟生理温度及生理环境条件下，加入药物温孵培养的生化体系。一般采用 LC - MS 等方法测定温孵液中原型药物和其他代谢产物，并进行初步的分析和鉴定。同时，该方法可用于对药酶的抑制及体外代谢清除等方面的研究，应用较为普及。

2. 基因重组 CYP450 酶体外温孵法　利用基因工程技术将表达 CYP450 酶的基因整合到大肠埃希菌和昆虫细胞，经细胞培养，制备、分离、纯化 CYP450 酶。基因重组 CYP450 酶体外温孵法还被广泛用于药物代谢酶的表型确认，确定药物是被哪一个 P450 酶亚型所代谢。

3. 肝细胞体外温孵法　本法同肝微粒体体外温孵法相似，即用制备的贴壁或悬浮培养的肝细胞辅以氧化还原型辅酶，在模拟生理温度及生理环境条件下进行代谢研究。适于研究蛋白及 mRNA 水平药物代谢酶诱导及酶活性，在评估药物代谢过程中药物间的相互作用时，该方法得到广泛的应用。该法基本保留了肝脏原有的代谢功能和细胞分化状态，能基本反映体内代谢情况。

4. 肝切片法　将新鲜肝组织用切片机切成厚度为 $250 \sim 300 \mu m$ 的切片，与药物同时孵化，通过测定不同时间点孵育液中代谢产物来研究代谢过程。肝组织切片法不破坏肝脏的细胞和组织结构，不仅完整地保留了所有肝药酶及各种细胞器的活性，而且保留了细胞与细胞间的联系及一定的细胞间质，因而更能反映药物在体内生理条件下的实际代谢情况。但在制备过程中肝细胞易受到破坏。

5. 离体肝脏灌流法　将新鲜离体肝脏置于接近于生理条件的循环体系，在严格控制的条件下，药物灌流液经门静脉导入后由肝静脉导出，通过肝静脉液和门静脉液的分析、肝脏生化指标的测定及肝脏纵切片检查，以确定药物在肝脏发生的变化以及对肝脏的效应。该法能够控制受试物质的浓度，定量观察药物对肝脏的作用，适合定量研究药物体外代谢。

（二）体内研究方法

1. 胆汁引流法　将动物麻醉后做胆管插管，然后腹腔注射给药，收集给药后的胆汁，鉴定胆汁中的代谢物。

2. 整体动物法　整体动物灌胃给药后，收集血液、尿、粪便或胆汁样品，分析其中的药物和代谢物，研究代谢途径和代谢速度。

六、药物代谢的临床前药代动力学研究一般原则

对于创新药物，尚需了解其在体内的生物转化情况，包括转化类型、主要转化途径及可能涉及的代谢酶。对于新的前体药物，除对其代谢途径和主要活性代谢物结构进行研究

外，尚应对原型药和活性代谢物进行系统的药代动力学研究。而对主要在体内以代谢消除为主的药物（原型药排泄＜50％），生物转化研究则可分为两个阶段：临床前可先采用色谱方法或放射性核素标记方法分析和分离可能存在的代谢产物，并用色谱－质谱联用等方法初步推测其结构。如果Ⅱ期临床研究提示其在有效性和安全性方面有开发前景，在申报生产前需要进一步研究并阐明药物的主要代谢产物的代谢途径、结构及酶催化机制。当多种迹象提示可能存在有较强活性或毒性的代谢产物时，应尽早开展活性或毒性代谢产物的研究，以确定开展代谢产物动力学试验的必要性。

应考察药效和毒性试验所用的试验动物与人体代谢的差异性，这种差异有两种情况，其一是量的差异，种属间的代谢物是一致的，但各代谢物的量不同或所占的比例不同；其二是质的差异，即种属间的代谢物是不一致的。这时应结合药效和毒性试验的结果来评价这种代谢的种属差异性是否会影响药效和毒性。临床前药代动力学研究应鉴定药物是否是代谢酶的底物。体外试验体系如肝微粒体、肝 S9、原代肝细胞及 P450 重组酶等可用于鉴定创新药物是否是 P450 同工酶的底物并进行代谢种属差异的比较。P450 同工酶之外的药物代谢酶，如葡萄糖醛酸结合酶、硫酸转移酶等，也应该在适当的情况下进行评估。药物体外代谢稳定性研究主要通过底物消耗法或代谢物生成法完成。

临床前药代动力学研究还应关注创新药物是否通过抑制或诱导代谢酶影响其他药物的动力学特征。对细胞色素 P450 同工酶（CYP1A2、CYP2B6、CYP2C8、CYP2C9、CYP2C19、CYP2D6、CYP3A4 等）抑制的考察可以通过使用探针底物（probe substrate）完成。抑制试验应该在酶动力学线性范围进行，即探针底物药物的浓度 $\leq K_{\mathrm{m}}$（米氏常数），抑制强弱通过 IC_{50} 或 K_i 判断。创新药物对 P450 酶的诱导应该重点对人 CYP3A4、CYP1A2、CYP2B6 进行评估。体外诱导试验可运用人肝细胞多次给药后相关 mRNA 表达和（或）酶活性的变化进行评价。

第五节　药物的排泄

扫码"学一学"

药物及其代谢物从体内清除的过程称为药物的排泄。药物的排泄与药物的作用效果、药效维持时间和不良反应息息相关，如果药物的排泄速度加快，血液中药量减少，药物的作用效果就会降低甚至消失，相应的药效维持时间也会减少；如果药物的排泄速度减慢，血液中药量增加，对于有些药物可能会加强药效，但如果血中药量过高往往会产生不良反应，甚至出现中毒现象。例如，对于肾功能障碍的患者来说，服用正常剂量的庆大霉素、链霉素等氨基糖苷类药物时，由于其肾排泄功能障碍导致排泄速度降低，药物及代谢物不能及时排出体外而造成蓄积，就会引发严重的中毒现象。

药物的排泄方式与内源性物质的排泄方式基本相同，最主要的是肾排泄和胆汁排泄。除此之外，有些药物还可以通过粪便、乳汁、唾液和汗液排出，挥发性药物（如气态麻醉剂）可通过由肺呼出的气体排出。

一、药物的肾排泄

肾是主要的排泄器官，大多数游离药物及其代谢物能随尿液通过肾小球滤过进入肾小管而排泄；少数药物从近球小管主动分泌到肾小管而排泄。肾脏排泄药物及其代谢物涉及三个过程，即肾小球的滤过、肾小管的分泌和肾小管的重吸收。肾脏排泄药物的速率是肾小球滤过率、肾小管分泌率及肾小管重吸收率的综合结果。

（一）肾排泄过程

1. 肾小球的滤过 肾小球的滤过作用依赖于肾小球滤过膜。该滤过膜呈筛状，通透性较高，且滤过面积大，滤过压较高，因此除了血细胞和较大分子外，血浆中的水和小分子物质都可以通过肾小球滤过膜的滤过进入肾小囊成为原尿。绝大多数游离型药物和代谢产物都可经肾小球滤过，而与血浆蛋白结合的药物则不能通过，药物的肾小球滤过与血浆中游离型药物浓度直接相关。

2. 肾小管的分泌 肾小管分泌过程主要在近曲小管进行，其实质是将药物先从血管一侧通过上皮细胞侧底膜摄入细胞，再从细胞内通过刷状缘膜向管腔一侧流出。肾小管上皮细胞除了重吸收机体需要的物质，还可将自身代谢产生的物质以及某些原型药物或其代谢产物通过主动分泌排入肾小管，随尿液排出，从而保证体内环境的稳定。

肾小管分泌属于主动转运过程，药物可逆浓度梯度从毛细血管穿过肾小管膜到达肾小管，同时还具有一般主动转运需载体、需能量、有饱和现象的特点。在近曲小管，肾小管上皮细胞有两类非特异性转运机制，即阴离子分泌机制和阳离子分泌机制。

（1）**阴离子分泌机制** 阴离子分泌机制分泌有机酸，主要有对氨基马尿酸（PAH）、头孢菌素类、磺胺类等。该分泌机制的特点是载体特异性差，即多种阴离子可与之结合，因此容易出现竞争性抑制现象。例如抗痛风药丙磺舒为有机酸类药物，与阴离子分泌机制的载体具有较高亲和力，可竞争性抑制青霉素等有机酸类在肾小管的分泌，增加青霉素的血药浓度和抗菌能力。

（2）**阳离子分泌机制** 阳离子分泌机制分泌有机碱，主要有金刚烷胺、乙胺丁醇、胆碱和 H_2 受体拮抗剂等。许多胺类化合物，在生理环境中呈阳离子状态，可通过近曲小管主动分泌，排泄速度增加。

分泌机制相同的两种酸性或碱性药物联用时，可发生竞争性抑制，使药物肾小管分泌明显减少，疗效或毒性增强。例如丙磺舒为有机弱酸，可竞争抑制青霉素和其他青霉素类药物的肾小管分泌，使血药浓度明显增加；有机碱西咪替丁能抑制其他有机碱如普鲁卡因胺、雷尼替丁、氨苯蝶啶、阿米洛利及二甲双胍的分泌，当这些药物与西咪替丁合用时，血药浓度增加，作用增强，甚至毒性增加。

3. 肾小管的重吸收 当药物的排泄率小于肾小球的滤过率时，则有肾小管的重吸收发生。肾小管的重吸收有主动过程和被动过程两种类型。

（1）**主动重吸收** 该过程需要载体蛋白并消耗能量，重吸收的主要是机体所必需的葡萄糖、氨基酸、维生素、电解质等物质。

（2）**被动重吸收** 药物的被动重吸收是在远曲小管以被动扩散的方式进行。其被动重吸收的程度与药物的脂溶性、pK_a、尿液的 pH 和尿量有关。

①药物的脂溶性：肾小管细胞膜的类脂性特性与机体其他部位生物膜相似，所以对脂溶性高、极性小、非解离型的药物重吸收多，例如麻醉药硫喷妥钠，其脂溶性较大，经肾小球的滤过作用随原尿进入肾小管时几乎全部被重吸收。而脂溶性较小的药物则不能被重吸收而随尿液排出。

②尿液的 pH 和药物的 pK_a：有机弱酸或弱碱药物的 pK_a 通常为一常数；尿液的 pH 约为 6.3，但受饮食、病理学因素以及服药的影响，通常会在 4.5～8.0 的范围内波动，例如食用蔬菜、水果类食物可使尿液 pH 升高，而食用蛋白质丰富的食物可使其降低。一般说

来，pK_a 为 3~8 的酸性药物和 pK_a 为 6~11 的碱性药物的排泄速度受尿液 pH 改变的影响较大。对于 pK_a 接近或大于 12 的强碱，在尿液 pH 范围内均呈解离状态，几乎不被重吸收。对于 pK_a 小于 6 的非极性弱碱性药物，由于其非解离部分具有足够通过生物膜的能力，在尿液 pH 范围内均可被重吸收，所以治疗药物中毒时可适当碱化或酸化尿液以加速药物的排泄。

③尿量：药物在肾小管的重吸收属于被动转运过程，其重吸收的速度依赖于肾小管管腔内的药物浓度。尿量增加时，药物在尿液中的浓度减小，相应的重吸收减少，排泄增加；反之，当尿量减少，药物浓度增大，重吸收的随之增多，因此临床上可以通过增加液体输入或输入甘露剂等利尿剂增加尿量，从而加速药物的排泄。

（二）肾清除率

肾脏对药物的清除能力因药物种类的不同而不同，可以说不同药物的肾脏清除情况大不相同，因此，通常采用肾清除率定量描述药物通过肾的排泄效率。肾清除率（renal clearance，Cl_r）是指肾在单位时间内将多少毫升血浆中所含的某些物质完全清除出去，这个被完全清除了某物质的血浆毫升数就称为该物质的肾清除率。因为尿中的物质都是源于血浆，所以将每分钟尿中排泄的药物量与药物在每毫升血浆中的浓度比较，就可得到肾每分钟清除了多少体积血浆中的药物，即肾脏清除率：

$$Cl_r = \frac{U \times V}{P} \tag{7-4}$$

式中，U 为尿中某物质的浓度（mg/ml）；V 为每分钟的尿量（ml/min）；P 为血浆中某物质的浓度（mg/ml）。肾清除率能反映肾脏对不同物质的清除能力。

二、药物的胆排泄

胆排泄是药物或其代谢物经胆汁排泄的过程，是药物肾外排泄的最主要途径。首先，药物由血液进入肝细胞，再继续向毛细胆管转运，其中在肝细胞还涉及药物的摄取、贮存和代谢以及向胆汁的主动转运过程。

（一）药物经胆汁排泄的过程

胆汁由肝细胞分泌产生，经毛细胆管、小叶间胆管、左右胆管汇总入肝总管，再经胆囊管流入胆囊中贮存。胆囊可吸收胆汁中的水分和无机盐使胆汁得以浓缩，由肝直接分泌的胆汁为弱碱性，进入胆囊后因其中的碳酸氢盐被吸收而显弱酸性。消化活动开始后，胆汁从胆囊（有些动物没有胆囊，如大鼠）排出经十二指肠大乳头进入十二指肠上部。药物随胆汁贮存在胆囊中，然后进入小肠，可能会在小肠中被重吸收而完成肝肠循环；药物也可能在肝脏中被代谢成葡萄糖苷酸而被排泄进入小肠，在肠道菌群的葡萄糖苷酸酶作用下水解成母体药物而被重吸收，未被重吸收的药物通过粪便排出。

药物进入胆汁的过程属于跨膜转运，需通过两层细胞膜，即首先通过肝细胞膜摄取，然后经胆管膜转运至胆汁中，其转运机制分为主动转运和被动扩散。

（二）影响药物胆排泄的因素

1. 药物的理化性质

（1）药物的分子质量 相对分子质量低于 300 的药物一般很难经胆汁排泄，主要是通过肾脏排泄；相对分子质量大于 5000 的大分子药物难以向肝细胞转运，经胆汁排泄的量也很少。通常来说，药物的相对分子质量为 300~400 时，并且本身具有一定的极性，胆汁排泄量较高；相对分子质量在 500 左右也有相对较大的胆排泄率。

（2）药物的极性　经胆汁排泄的药物应该具有一定的极性和化学基团。对于极性较强、水溶性较大的药物及其代谢物来说，胆汁排泄是主要的排泄途径，如葡萄糖醛酸结合物，不仅相对分子质量比原型药物增加近 180，而且极性增强，经胆汁排泄率很高。

2. **生理学因素**　性别、年龄、健康状态、胆汁流量以及药物生物转化过程等都会对药物的胆排泄产生一定的影响。

（三）肝-肠循环

肝-肠循环是指药物及其代谢物在肝细胞中与葡萄糖醛酸等结合后排入胆囊中，经由胆总管随胆汁排入十二指肠，进入小肠后被肠道菌群的 β-葡萄糖醛酸水解酶水解，成为游离型药物，脂溶性增大而被重吸收返回肝门静脉，并经肝脏重新进入血液循环系统的过程。肝-肠循环在药动学上表现为血药浓度曲线出现双峰或多峰现象，而在药效学上表现为药物的作用时间明显延长。

三、药物的其他途径排泄

药物除上述排泄途径外，还可通过其他途径进行排泄，如粪便、乳汁、唾液、汗液；还有些药物具有挥发性，可随肺脏呼出的气体排出。虽然通过这些途径排泄的药物量很少，但它们的浓度往往能反映药物在血中的浓度。

（一）药物经粪便排泄

粪便中的药物主要有三种来源。

1. **口服未吸收的药物**　有些药物由于某些因素在胃肠道并不能完全被吸收，一些不能吸收的药物就会随食物残渣进入粪便中，随粪便排出体外。

2. **经胆汁排泄进入小肠的药物**　有些药物或其Ⅱ相代谢物通过跨膜转运至胆汁并储存在胆囊中，后随胆汁排入小肠，其中的一部分药物（或其Ⅱ相代谢物经水解转化为原型药物）会被重吸收进入血液完成肝肠循环，而未被重吸收的药物或其Ⅱ相代谢物则进入粪便中。

3. **借助 P-糖蛋白转运进入肠道的药物**　P-糖蛋白是一种跨膜磷酸糖蛋白，具有能量依赖性"药泵"功能。它由 1280 个氨基酸残基组成，其相对分子质量约为 170kD，故又称为 P-170。P-糖蛋白分为有外排作用的和无外排作用的。P-糖蛋白的分布极广，分布于肠组织的有外排作用的 P-糖蛋白可以利用 ATP 供能，将肠组织中的药物排入肠道，从而进入粪便中。

（二）药物经乳汁排泄

进入机体的药物随机体代谢进入血液，血液与乳汁之间有由乳腺上皮细胞构成的血-乳屏障，药物通过血-乳屏障后即可进入乳汁。一般药物通过乳汁的排泄量较少，不足机体排泄总量的 2%。

（三）药物经唾液排泄

唾液是由唾液腺和口腔黏膜共同分泌。药物从血液中进入唾液主要以被动扩散的形式进行转运，其转运速度受多种因素影响，如药物自身的理化性质、血浆蛋白结合率等。脂溶性游离型药物以原型在唾液与血液之间自由扩散并形成平衡，因此唾液中的药物浓度近似于血浆中游离药物的浓度。

（四）药物经汗液排泄

汗液由汗腺分泌，药物主要以被动扩散的形式从汗腺排泄。磺胺类、苯甲酸、水杨酸等药物及机体正常代谢产物都可通过汗液排泄。

（五）药物经肺排泄

通过肺排泄的药物主要是挥发性药物和某些代谢废气，它们一般具有较小的相对分子质量和较低的沸点。例如，吸入全麻药在体内的离解度较低，脂溶性较大不易经肾脏排出，所以只能经肺排出体外。

四、药物排泄与药物转运体

药物在体内的转运大多属于跨膜转运，大多数低脂溶性、小分子的药物可以通过单纯扩散的形式穿过细胞膜，而相对分子质量较大的药物或极性分子药物通常是以药物转运体作为媒介进行跨膜转运的。

药物转运体是一种存在于组织或器官细胞膜表面的蛋白质或多肽，其主要作用是将药物摄取或排出细胞。在肾脏、肝脏及肠组织等处分布有大量药物转运体，如 OATs、OATPs、OCTs、ABC 家族等，它们对解析和调控药物在体内的排泄是相当重要的。

药物转运体在排泄器官的药物转运过程中会受到多种因素的影响，如基因多态性、药物相互作用、疾病、性别、种属等，其影响不仅表现在对转运体功能的增强或抑制，也表现在对转运体表达量的调控中。

（一）肾脏中药物转运体的分布与作用

药物通过肾脏排泄经历 3 个过程，即肾小球的滤过、肾小管的分泌和肾小管的重吸收，药物转运体主要介导后两个过程，因为肾小球滤过的过程多数药物仅以膜孔扩散的方式进行。

在肾脏中，转运体主要表达于肾小管细胞膜，药物及其代谢物由肾小管细胞基底外侧膜的转运体摄取进入肾脏，然后经过刷状缘膜的转运体外排到管腔，所以表达于肾小管细胞基底外侧膜的转运体介导了肾脏对血液中的药物的摄取，这些转运体包括：有机阴离子转运蛋白家族（OAT1、OAT2、OAT3）、有机阴离子转运多肽家族（OATP1、OATP2、OATP5、OATP–A、OATP–B、OATP–D、OATP–E、OATP–K 等）、有机阳离子转运蛋白家族（OCT1/3）等。免疫组织学表明 OAT1 是肾脏 OATs 家族转运体中分布最广的一种，PAH 是其经典探针底物。OATP1 可以重吸收肾小球滤过的药物，如地塞米松。OATP–K1、OAT–K2 具有多专属性，可以转运甲氨蝶呤、甲状腺素等。OCT1、OCT3 以顺细胞膜电位差为驱动力转运多专属性结构的药物，如某些阳离子药物。

表达于肾小管刷状缘膜的转运体介导了肾脏的外排，如 P–gp、MRP2、MRP3、MRP4、OAT4 等。P–gp 和 MRP2 是肾脏的主要外排药物转运体，它们的转运底物有一定的重叠性，所以它们常具有协同作用，P–gp 主要转运中性的或阳离子底物，而 MRP2 则偏向于转运阴离子底物，特别是共轭分子底物。OAT4 对甾体硫酸结合物、青霉素、吲哚美辛等的亲和性较高，转运程度较强。

介导肾脏摄取和外排的转运体具有广泛的底物专属性，如 OATs 既可摄取前列腺素等内源性成分，也可以摄取利尿药、非甾体类抗炎药等外源性药物，OATPs 则可摄取具有甾核结构（如胆酸盐、甾体类激素及其结合物）、线状或环状小肽结构的化合物进入肾脏。

（二）肝脏中药物转运体的分布及作用

在通过肝脏排泄的途径中，药物一般以原型或代谢物的形式进入胆汁。介导肝脏药物摄取的转运体主要分布于肝窦基底外侧膜上，根据其转运功能不同可将其分为介导肝脏药物摄取和介导药物外排的转运体。介导肝脏摄取的转运体如有机阴离子多肽家族 OATP–A、OATP–B、OATP–C、OATP8 等。介导肝脏药物外排的转运体主要表达于肝细胞毛细胆管膜上，例如 BSEP、MRPs 转运体等。

（三）肠组织中药物转运体的分布及作用

经粪便排泄也是许多药物及其代谢物的主要排泄途径之一。肠组织上皮细胞也存在许多药物转运体，如 P–gp、BCRP、MRP1、MRP2、MRP3、MDR1、Na^+–依赖性胆酸转运蛋白等。P–gp、BCRP 转运体可介导药物外排，将底物从肠细胞外排到肠腔，利于机体对有害物质的消除，但同时也限制了药物经肠道的吸收；MRP1、MRP2、MRP3 可介导药物在肠组织中跨膜吸收而进入血液循环，而 MDR1、ISBT/ASBT 对药物肝肠循环的形成及延续起着极其重要的作用。

五、药物排泄的临床前药代动力学研究一般原则

1. 尿和粪的药物排泄　一般采用大鼠，将动物放入代谢笼内，选定一个有效剂量给药后，按一定的时间间隔分段收集尿或粪的全部样品，应采集给药前尿及粪样，并参考预实验的结果，设计给药后收集样品的时间点，包括药物从尿或粪中开始排泄、排泄高峰及排泄基本结束的全过程。粪样品收集后按一定比例制成匀浆，记录总体积，取部分样品进行药物含量测定。计算药物经此途径排泄的速率及累积排泄量，直至收集到的样品测定不到药物为止。每个时间点至少有 5 只动物的实验数据。

2. 胆汁排泄　一般用大鼠在麻醉下做胆管插管引流，待动物清醒后给药，并以合适的时间间隔分段收集胆汁（总时长一般不超过 3 天），进行药物测定。

3. 排泄速度与总排出量的计算　计算药物自粪、尿、胆汁排出的速度及总排出量（占总给药量的百分比），提供物质平衡的数据。

（1）各时间段药物排泄速率的计算　药物排泄速率 = 该时间段排泄样品中药物排泄量 / 该时间段持续时间。

（2）药物累积排泄量的计算　累积排泄量 = 所有时间段排泄样品中药物排泄量的总和。

（3）药物的累积排泄率的计算　药物累积排泄率（%）=（药物蓄积排泄量 / 给药剂量）×100%。

示例 7-2　川续断皂苷大鼠灌胃给药后胆汁排泄研究

（1）研究方案　取大鼠 6 只，体重 190~210g，雄雌各半，禁食 12h 后用 20% 乌拉坦麻醉做胆管插管手术，待动物清醒后按 0.09g/kg 剂量灌胃给予川续断皂苷的 0.5% CMC–Na 混悬液，分别收集给药后 0~2h、2~4h、4~8h、8~12h、12~16h、16~20h、20~24h 和 24~28h 时间段的胆汁，记录每个时间段大鼠胆汁排泄量，并以 LC–MS/MS 测定各时间段胆汁中川续断皂苷浓度，计算累积排泄量、排泄率和排泄速率。

（2）研究结果　按 0.09g/kg 剂量灌胃给予川续断皂苷后，28h 内胆汁中川续断皂苷的

累积排泄量为 60.5μg ± 82.9μg；累积排泄率为给药剂量的 0.30% ± 0.41%；在 2 ~ 4h 时间段达到最大排泄速率，为 4.7μg/h ± 8.4μg/h；川续断皂苷胆汁平均累积排泄量 – 时间曲线和平均排泄速率 – 时间曲线见图 7 – 4。

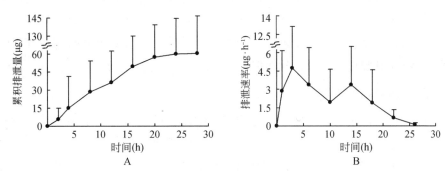

图 7 – 4 大鼠按 0.09g/kg 剂量灌胃给予川续断皂苷后，川续断皂苷胆汁平均累积排泄量 –
时间曲线 （A） 和平均排泄速率 – 时间曲线 （B） （$\bar{x} \pm s$, $n = 6$）

第六节 药物血浆蛋白结合率测定

扫码"学一学"

一、概述

药物 – 蛋白结合是指药物与血浆蛋白、组织蛋白或其他蛋白质反应形成药物 – 蛋白质复合物的过程。进入血液的药物，一部分以游离形式存在，一部分与血浆蛋白结合形成结合型药物。药物与血浆蛋白分子之间主要以氢键和范德华力结合，大部分是可逆过程。血浆中有多种蛋白质，与药物结合的主要有白蛋白、α_1 – 酸性蛋白和脂蛋白，其中白蛋白起主要作用。大多数酸性药物和少数碱性药物可与白蛋白结合，许多碱性药物和中性药物可与 α_1 – 酸性蛋白和脂蛋白结合，其他蛋白质只与少数药物存在特殊亲和性，如甾体类化合物皮质激素与球蛋白结合。

药物与蛋白结合后不易穿透毛细血管壁、血 – 脑屏障及肾小球等多种生物膜，但复合物可作为一种药物贮库，当游离型药物浓度降低时，结合型药物可释放出游离型药物。

药物血浆蛋白结合率是药物与血浆蛋白结合的量占药物总量的百分率。药物与血浆蛋白结合是可逆过程，存在饱和现象，游离状态的药物与结合型药物处于动态平衡中，当游离型药物浓度下降时，一部分结合型药物会转变成游离型药物，达到新的平衡。

血浆中结合型药物的浓度与血浆中药物的总浓度之比即为药物血浆蛋白结合率（β），即

$$\beta = \frac{D_b}{D_b + D_f} \tag{7-5}$$

式中，D_f、D_b 分别为游离药物和结合药物的摩尔浓度。

二、药物与血浆蛋白结合的药动学意义

药物血浆蛋白结合率是药物与血浆蛋白结合程度的表征，也是药物代谢动力学的重要参数之一。药物与血浆蛋白结合的程度会直接影响游离型药物浓度，进而对药物的吸收、分布、代谢和排泄过程产生影响。许多手性药物的两个对映体往往因与血浆蛋白的结合程

度不同而产生药动学及药理作用差异，因此，研究药物血浆蛋白结合率具有重要意义。

（一）对药物吸收的影响

大多数药物在胃肠道的吸收属于被动扩散转运过程，其转运动力和转运速度主要取决于细胞膜两侧的游离药物浓度差，当吸收入血的药物与血浆蛋白结合后，游离药物浓度下降，肠腔内外药物浓度差增加，则药物吸收加快。另外，蛋白分子使药物在其吸收部位聚集，有利于药物从肠腔进入血液，从而促进吸收。

（二）对药物分布的影响

血液中的药物与血浆蛋白结合，不能透过毛细血管壁分布进入组织器官。对于高蛋白结合的药物，当体内药量较低时，药物主要集中于血浆而在组织中分布很少；当体内药量大量增加，血浆蛋白结合达到饱和，则游离药物浓度迅速增加，向组织器官中分布的药物就会随之增加。

（三）对药物代谢和排泄的影响

对于大多数药物，主要的代谢器官是肝脏，主要的排泄器官是肾脏。药物与血浆蛋白结合，进入肝脏的可供代谢的药物减少，同时肾小球滤过率减慢，肾排泄速率随之减慢。血浆蛋白结合率越高，在血中贮存时间越长，排泄速度越慢，半衰期越长；相反血浆蛋白结合率越低，药物在血浆中贮存时间越短，排泄速度越快，半衰期越短。

三、药物血浆蛋白结合率测定的常用方法

测定药物血浆蛋白结合率的常用方法有平衡透析法、超滤法、凝胶过滤法、超速离心法等。

（一）平衡透析法

平衡透析法是利用与血浆蛋白结合的药物不能透过半透膜的特性进行测定的。通常是将血浆置于透析袋中，悬于含药物的缓冲溶液中，恒温振荡至平衡后，分别测定透析袋内外药物的浓度。此时，袋内药物浓度（C_{in}）为药物的总浓度，袋外药物浓度（C_{out}）为游离药物浓度。根据式（7-6）、式（7-7）计算药物的血浆蛋白结合率。

$$血浆蛋白结合率（\%） = \frac{C_{in} - C_{out}}{C_{in}} \times 100\% \qquad (7-6)$$

或
$$血浆蛋白结合率（\%） = \left[1 - \frac{C_{out}}{C_{in}} \right] \times 100\% \qquad (7-7)$$

平衡透析法的透析速度与半透膜的性质、透析的小分子溶质在膜两边的浓度梯度及透析温度有关。半透膜的选择是影响平衡透析法的关键因素，一般来说，药物穿过膜的速率与膜的厚度成反比，而且随着膜厚度的增加，药物与膜的非特异性结合（吸附）的可能性也增加，所以，要根据所测定药物的性质和蛋白的情况选择孔径尺寸大小合适的半透膜。

平衡透析法应注意以下几点。

1. 药物与透析膜的非特异性结合 有些药物会与透析膜结合，其结合程度取决于药物的性质，当结合程度高时会影响结果，这种情况下，应更换其他类型半透膜或改用其他方法，在测定过程中，应设立对照组。

2. 空白干扰 有时从半透膜中溶解的一些助剂成分可能会干扰药物的测定，因此在测

定前应对半透膜进行处理,尽可能降低空白干扰。

3. Donnan 效应 如果药物带电荷,蛋白质也带电荷,因电荷影响会造成平衡时半透膜两侧游离药物浓度不等。一般用高浓度缓冲液或中性盐溶液作为透析液时可消除该反应。

4. 透析时间 透析时间的长短和温度与药物的扩散速度有关,在正式测定前应进行预实验,以保证平衡时间足够。透析一般要48h达到平衡。

5. 应用范围 当药物在水中不稳定或易被血浆中的酶代谢时,不宜用此法。

该法具有简单、经济、受实验因素干扰小等优点,是研究药物血浆蛋白结合率的经典方法。

示例7-3 替加色罗大鼠血浆蛋白结合率研究

替加色罗为氨基胍吲哚类化合物,是一种选择性5-羟色胺受体激动剂,对5-HT$_4$受体亚型具有高效选择性,用于治疗便秘型应激性肠道综合征。本例采用平衡透析法测定大鼠血浆中替加色罗的血浆蛋白结合率。

(1)实验方法 透析袋外药物起始浓度分别为10、20和40ng/ml。每种浓度水平重复4次。透析袋外为pH 7.40的0.02mol/L磷酸盐缓冲液,内含0.15mol/L氯化钠,袋内为0.5ml大鼠肝素化血浆。置4℃冰箱中放置24h后,测定袋内外药物浓度。另取4份,袋外起始浓度为20ng/ml,袋内用0.5ml缓冲液代替血浆,作为空白对照。

(2)结果与讨论 空白对照结果显示放置24h后透析袋外替加色罗浓度为12.81ng/ml ± 1.45ng/ml,透析袋内替加色罗浓度为12.96ng/ml ± 1.62ng/ml。袋内外浓度相近,提示透析24h后达到平衡,可以用平衡透析法测定替加色罗的血浆蛋白结合率。

替加色罗大鼠血浆蛋白结合率见表7-1。

以透析平衡后袋内替加色罗浓度平均值为横坐标,袋内蛋白结合型替加色罗浓度平均值为纵坐标作图,结果见图7-5。

透析平衡后,以袋内蛋白结合型替加色罗浓度平均值(y)对袋内替加色罗总浓度平均值(x)作回归计算,得回归方程:$y = 0.9504x - 1.561$,$r = 0.9998$。

由表7-1及图7-5可见,替加色罗在血浆中浓度为42.5~235.7 ng/ml的范围内,药物与血浆蛋白的结合呈线性关系($r = 0.9998$),替加色罗与大鼠血浆蛋白结合率约为92.4%。

表7-1 替加色罗在大鼠血浆中的蛋白结合率

透析前浓度 (ng/ml)	样品号	透析后浓度(ng/ml)			蛋白结合率 (%)
		袋外(游离型)	袋内(总浓度)	袋内结合型	
10	1	3.51	39.42	35.91	91.1
	2	3.98	41.19	37.21	90.3
	3	4.26	51.99	47.73	91.8
	4	6.63	37.45	30.82	82.3
	mean	4.60	42.51	37.92	88.9
	SD	1.39	6.50	7.10	4.4

续表

透析前浓度 (ng/ml)	样品号	透析后浓度 (ng/ml)			蛋白结合率 (%)
		袋外（游离型）	袋内（总浓度）	袋内结合型	
20	1	4.56	127.1	122.6	96.4
	2	5.55	146.5	141.0	96.2
	3	6.90	70.34	63.44	90.2
	4	4.68	78.46	73.78	94.0
	mean	5.42	105.6	100.2	94.2
	SD	1.08	37.1	37.5	2.9
40	1	13.58	223.8	210.3	93.9
	2	15.37	197.6	182.3	92.2
	3	11.56	215.7	204.1	94.6
	4	14.28	305.7	291.4	95.3
	mean	13.70	235.7	222.0	94.0
	SD	1.60	47.9	47.8	1.33

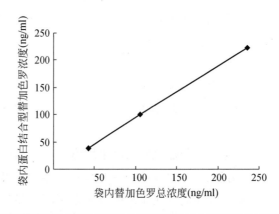

图 7-5　平衡透析后袋内替加色罗浓度平均值与蛋白结合型替加色罗浓度平均值关系曲线

（二）超滤法

超滤法是将含有药物的血浆加入由超滤膜分隔的装置中，根据装置要求离心或加压促使溶液通过滤膜，测定滤液中药物浓度即为游离药物浓度。该方法优点：①设备简单，操作方便；②不受稀释效应和体积效应的影响；③结果可靠稳定。其最大优点是实现血浆中游离药物的快速分离。超滤法与液质联用检测技术结合，已广泛用于大规模生物制品的游离药物浓度测定。但该方法也存在一定弊端：①分离过程中结合平衡不稳定；②结合药物在透过超滤膜时会出现泄漏；③超滤装置对药物具有吸附性。

（三）凝胶过滤法

凝胶过滤法又称分子排阻法。将含有溶质分子大小不同的混合溶液通过某种多孔性凝胶介质进行层析，只有一定大小的分子能进入凝胶颗粒内部，其他分子则被排阻在外，从而使混合溶液中的多种成分依其相对分子质量大小进行分离。该法省时快速，可用于高相对分子质量的药物，但也存在一些不足：①不适用于与蛋白结合力较小的药物，因为在测定过程中药物蛋白结合物会离解，而影响实验结果，但当药物蛋白质结合物的结合常数 K 大于 10^7 mmol/L 时其影响就非常小；②洗脱液会对溶液稀释，从而使药物浓度改变，实验结果不准确；③有些药物可与凝胶结合，从而使洗脱时间延长。

（四）超速离心法

用超速离心法测定药物的血浆蛋白结合率时可将血浆直接加入离心管中，高速（150 000 ~ 250 000 r/min）离心分离，上清液含游离型药物，沉淀含结合型药物。影响超速离心法的因素主要有药物的沉积作用、反扩散现象、溶液黏度和上清液中的残留蛋白等。首先，药物的沉积作用与药物的相对分子质量有关，一般会随着药物相对分子质量的增加而增加；其次，与溶剂的黏度和相对分子质量也有关。在操作中为避免沉积作用的影响可用不含蛋白质的药物溶液予以校正，以使测定的结果更准确。

第七节　非线性药代动力学简介

扫码"学一学"

一、概述

在常规治疗剂量范围内，大多数药物在体内为线性药物动力学过程。其特点是药物的体内动力学参数不因给药次数、给药剂量的不同而发生变化，药物体内的动态量变规律可用线性微分方程来描述，故称之为线性药物动力学。具有线性药物动力学特征的药物的生物半衰期、消除速率常数及消除率与剂量无关，血药浓度 – 时间曲线下面积（AUC）与剂量成正比，血药峰浓度（C_{max}）与剂量成正比。

有些药物的体内过程（吸收、分布、代谢、排泄）有酶或载体参加，而体内的酶或载体数量均有一定限度，当给药剂量及其所产生的体内浓度超过一定限度时，酶的催化能力和载体转运能力即达饱和，故其动力学呈现明显的剂量（浓度）依赖性。表现为一些药物动力学参数随剂量不同而改变，故非线性药代动力学也称为剂量依赖药物动力学、容量限制动力学或饱和动力学。

引起非线性药物动力学的原因主要有以下几种：①参与药物代谢相关酶的代谢能力的饱和；②与药物吸收、排泄有关的载体转运过程可饱和；③与药物分布有关的血浆/组织蛋白结合过程可饱和；④酶诱导及代谢产物抑制等其他特殊过程。

二、非线性药代动力学的特点与识别

非线性药代动力学药物存在以下特点：①药物消除为非一级动力学，遵从米氏方程；②药物半衰期随剂量增大而延长，剂量增加至一定程度时，半衰期急剧增大；③AUC 和 C_{max} 与剂量不成正比；④动力学过程可能会受到合并用药的影响；⑤代谢物的组成比例受剂量的影响；⑥动力学先是零级后随着药物的消除浓度降低变为一级。

虽然大多数药物在治疗剂量时为线性药物动力学，但仍有大量临床资料证实少数药物在治疗剂量或较高剂量时可能出现非线性药物动力学过程，在临床合理用药中，尤其要注意非线性动力学的药物对肝肾功能损害等患者用药安全性的影响。无论是吸收、分布、代谢还是排泄，任何过程被饱和，都会产生非线性药物动力学过程，将导致显著的临床效应和不良反应。若体内消除过程被饱和，药物清除率将显著降低，半衰期也将延长，药物向体外的消除速率明显减慢，此时药物在体内会出现蓄积毒性。识别药物的动力学特征对于指导临床合理用药具有极大意义。

为识别药物在体内是否存在非线性药代动力学特征，可静脉注射不同剂量的药物，得到各剂量下的一系列血药浓度－时间数据，进行以下数据处理可识别药物在体内是否存在非线性药物动力学特征。

（1）以各剂量 AUC 对相应的剂量作图，若 AUC 与相应的剂量呈线性关系，则为线性药物动力学，否则为非线性药物动力学。

（2）将每个浓度数据除以给药剂量，以单位剂量下血药浓度对时间作图（$C/X - t$ 图），所得的曲线若明显不重叠，则可能存在非线性过程。

（3）绘制各剂量血药浓度－时间曲线，如果不同剂量下的血药浓度－时间曲线相互平行，表明在该剂量范围内为线性药物动力学过程，否则为非线性药物动力学过程。

（4）计算各给药剂量的动力学参数（按线性药物动力学模型计算），并进行比较，若动力学参数 $t_{1/2}$、k、Cl 等因剂量大小而改变，则为非线性过程。

非线性药物动力学过程可用 Michaelis - Menten 方程来描述，其药代动力学方程如下：

$$-\frac{\mathrm{d}C}{\mathrm{d}t} = \frac{V_\mathrm{m} \times C}{K_\mathrm{m} + C} \tag{7-8}$$

式中，$-\dfrac{\mathrm{d}C}{\mathrm{d}t}$ 为血药浓度在 t 时间的下降速率，表示消除速率的大小；V_m 为药物在体内消除过程中理论上的最大消除速率（单位：mg/L）；K_m 为米曼常数（单位：mg/L），是指药物在体内的消除速率达到 V_m 的一半时所对应的血药浓度，即当 $-\dfrac{\mathrm{d}C}{\mathrm{d}t} = \dfrac{V_\mathrm{m}}{2}$ 时，$K_\mathrm{m} = C$。由式（7-8）可以看出，药物的消除呈现非线性动力学特征时，其血药浓度下降的速率与血中药物量或血药浓度有关，当血药浓度很大时，其下降速率趋于恒定，血药浓度低时，消除速率为一级动力学。

非线性动力学药物有剂量依赖性，若给药剂量增加或剂量不变给药次数增加，体内过程可由一级变为零级，血药浓度会急剧升高，极易中毒（如苯妥英钠），提示临床上对此类药物应进行治疗药物监测（TDM），以避免出现不良反应。临床医师及临床药师对于非线性动力学药物的临床应用要密切关注。

示例 7 - 4 G004 在雄性大鼠体内线性药动学研究

（1）研究方案 取 SPF 级 SD 雄性大鼠 24 只，随机分成 3 组，每组 8 只，分别按 1、3、10mg/kg 的剂量灌胃给予 G004。采集给药前（0h）及给药后 0.25、0.5、1、2、3、4、5、6、7、8、10、12、15h 血浆样品，每个时间点采血 80μl。对所得样品用 LC - MS/MS 进行分析。

（2）结果 大鼠单次灌胃给予 G004 低、中、高 3 个剂量（1、3 和 10mg/kg）后，大鼠体内 G004 的药动学参数：C_max 分别为（300.0 ± 144.3）、（756.7 ± 428.4）、（2913 ± 1036）ng/ml；AUC 分别为（519.2 ± 93.6）、（1427 ± 312）、（4294 ± 1585）ng·h/ml。统计学经验显示：3 个剂量组 G004 的 C_max 和 AUC 与剂量成正比例关系（图 7-6）；其余参数，如 $t_{1/2}$、MRT、Cl/F、V_d/F 无明显区别。

（3）结论 以上结果显示，在 1～10mg/kg 剂量范围内，G004 雄性大鼠灌胃给药后在大鼠体内的药动学特征符合线性药代动力学特征。

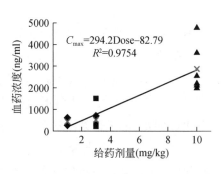
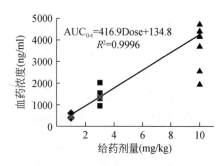

图7-6 G004的AUC（C_{max}）-剂量关系散点图

扫码"学一学"

第八节 手性药物的药代动力学研究

一、手性药物的体内立体选择性

当手性药物进入生物体内，参与药物吸收、生物转化等体内过程的生物大分子，如转运体、代谢酶等对手性药物对映体存在立体选择性。由于手性药物的体内过程存在立体选择性，进而导致不同对映体的药理和药效作用存在差异。例如沙利度胺（反应停）是一种手性药物，R-沙利度胺具有镇痛止吐等药理作用，它能够有效地阻止女性妊娠早期的呕吐，而S-沙利度胺则妨碍了孕妇对胎儿的血液供应，对胚胎有很强的致畸作用。外消旋体给药实质上可视为是两个药物的联合应用。

二、手性药物的药代动力学研究

手性药物对映体在体内的手性环境中表现出强烈的立体选择性，对映体之间表现出不同药理毒理学作用，对于以消旋体给药的药物，有必要了解两个对映体在药代动力学上的差异以及这种差异产生的原因和后果。由于药代动力学研究主要包括吸收、分布、代谢、排泄四个方面，故手性药物的药代动力学研究也从这四个方面进行详细介绍。

（一）手性药物的吸收

大多数药物的吸收是被动扩散过程，而被动扩散过程不受手性的影响，但当药物是经过主动转运过程或借助于载体而进行吸收时，由于细胞膜载体或酶可以识别药物的空间结构，于是就可能产生吸收上的立体选择性差异，使两个对映体的吸收速率不同。如多巴胺、甲氨蝶呤等药物，它们的L-对映体吸收由受体-递质介导，与D-对映体通过被动扩散相比口服生物利用度大幅提高。

药物在胃肠道的吸收速率影响药物对映体的动力学立体选择性。口服消旋体布洛芬后，在胃肠道中无活性的R-布洛芬能够向有活性的S-对映体转化，药物在胃肠道停留时间越长，转化程度越大。Sattaris等对不同剂型布洛芬消旋体进行了体内动力学研究，服用缓释颗粒剂后对映体S型与R型药物浓度-时间曲线下面积之比要明显高于混悬剂和溶液剂。此外，许多局部麻醉药因为在注射部位对血管的收缩舒张程度不同也会造成组织吸收速率和麻醉持续时间的差异，如丁哌卡因和甲哌卡因。

（二）手性药物的分布

药物分布程度取决于药物与血浆蛋白、组织的结合能力，这一结合过程可能存在立体选择性。

1. 药物与血浆蛋白结合的立体选择性 药物与血浆蛋白结合的立体选择性表现为对映体与蛋白质最大结合量和亲和力的差异。如在人血浆中普萘洛尔的 $(R)-(+)$-对映体与人体 α_1-酸性糖蛋白结合力小于 $(S)-(-)$-对映体，二者的游离分数（游离药物浓度与总浓度的比值）分别为 0.162 和 0.127；但 $(R)-(+)$-对映体与人体白蛋白的结合力大于 $(S)-(-)$-对映体，其游离分数分别为 0.607 和 0.647。由于普萘洛尔在血浆蛋白结合中，与 α_1-酸性糖蛋白结合占主要作用，因此 $(R)-(+)$-对映体与总血浆蛋白结合力小于 $(S)-(-)$-对映体，其游离分数分别为 0.203 和 0.176。血浆中药物游离分数也会改变药物在组织中的分布，如布洛芬的两种对映体在血浆和关节腔滑液中分布不同是两种对映体的游离药物浓度不同所致。

2. 药物与组织结合的立体选择性 一些手性药物在组织中的分布往往也存在立体选择性。这种选择性除了与血浆中药物的游离分数有关外，也和药物与组织结合、跨膜转运等特性有关。例如，某些非甾体抗炎药的 (R)-对映体能选择性地进入脂肪组织内，并且当以消旋体和 (R)-对映体而不是以 (S)-对映体给药时，两个对映体的吸收均会大大增加。细胞也能发生立体选择性的摄取，人口服普罗帕酮后，$(-)$-对映体优先分布到红细胞内，致使其血浆浓度下降较迅速。大鼠静脉注射氯胺酮后，血浆中 R-对映体比 S-对映体的浓度高，S-对映体比 R-对映体有更高的组织分布。

（三）手性药物的代谢

细胞色素 P450 作为体内主要的药物代谢酶，具有广泛的底物并呈现极大的立体化学敏感性，因此，手性药物药代动力学的立体选择性差异大多是由立体选择性代谢引起的。手性药物立体选择性代谢主要包括底物立体选择性代谢、产物立体选择性代谢、底物-产物立体选择性代谢和药物对映体之间的代谢转化。

1. 药物代谢底物的立体选择性 药物代谢底物的立体选择性是指药物的对映异构体在相同的条件下被同一生物系统代谢时出现的量（代谢速率）与质（代谢途径）的差异。兔体内静脉注射杀菌剂烯唑醇的消旋体后，S-烯唑醇的代谢速率快于 R-烯唑醇，表明烯唑醇在兔体内代谢存在立体选择性。

2. 代谢产物的立体选择性 产物立体选择性是指前手性药物（prochiral drug）代谢后生成具有不对称中心的手性代谢物，且手性代谢物的手性对映体之间在生成量上有差异性，即对映体之间的比例不是 1:1。结构中存在羰基或不饱和键的药物经还原、羟化等反应有可能产生手性代谢物。在氧化酶的作用下，地西泮和去甲基地西泮 C_3 位羟化后形成手性中心，并且优先生成 S-$(-)$-羟地西泮和 S-$(-)$-去甲基羟地西泮。

3. 药物对映体间的代谢转化 手性转化是指对映异构体在代谢过程中发生构型的转化，从而使手性药物的代谢和动力学研究变得复杂化。Iami 等人在研究普拉洛芬在犬体内的立体选择性时发现，R-$(-)$-对映体转化为 S-$(+)$-对映体的程度可达到 14%，这种手性转化在减慢 S-$(+)$-对映体在犬中的消除起着重要的作用。

（四）手性药物的排泄

1. 肾排泄 在药物的肾排泄过程中，肾小球的被动过滤、肾小管的主动转运及肾代谢等过程对手性对映体的肾清除可能有不同影响。比较抗过敏药物西替利嗪两对映体在人体内肾排泄速率发现，$(+)$-西替利嗪要高于 $(-)$-西替利嗪，导致这一差异的原因为

（＋）型在血浆中游离态浓度较（－）型高，便于肾小球滤过，并且与参与肾小管主动分泌的载体具有更好的亲和性从而增加对（＋）型的主动分泌。

2. 胆排泄 胆排泄是药物及其代谢产物的主要排泄途径之一。手性药物及其代谢产物在胆汁中排泄涉及主动与被动过程。已知胆管存在三种转运系统，即有机酸、有机碱和中性化合物转运系统。这些转运系统介导的药物转运，往往存在着立体选择性。

三、影响手性药物药代动力学立体选择性的因素

（一）种属差异

手性药物在不同种属动物体内的药代动力学立体选择性不同。例如，在不同动物肝微粒体中，卡洛芬与葡萄糖醛酸结合具有立体选择性，均以 R - 对映体占优，但在大鼠肝微粒体中的立体选择性高，在人、犬、羊和马肝微粒体中的立体选择性低。

（二）个体差异

手性药物在不同个体的药代动力学立体选择性不同。例如，有研究表明手性药物在快代谢个体中的药代动力学选择性与慢代谢个体中药代动力学选择性不同。手性药物在不同生理、病理状态个体中的药代动力学立体选择性不同，例如酮咯酸在儿童、青年、成年人体内的药代动力学立体选择性是不一样的。

（三）药物因素

1. 剂型、剂量与给药途径 手性药物可因立体选择性首过效应和在门静脉中立体选择性血浆蛋白结合，使药物对映体进入体循环的量和速度不同，因此不同剂型、剂量，不同给药途径给药时所得的药代动力学立体选择性是会有区别的。如升高剂量会使布洛芬 R - 对映体的手性转化增强。

2. 手性药物相互作用 药物合并应用过程中，产生的酶诱导和酶抑制剂效应会引起对映体之间药代动力学差异。手性药物相互作用包括消旋体药物对映体之间的相互作用、对映体与其他并用药物的相互作用。如保泰松和华法林合用，能增强华法林的抗凝作用，对华法林对映体测定结果表明，保泰松抑制高活性的 S - 华法林的清除，同时促进 R - 华法林的清除，而使消旋体药物总血浆浓度无变化。

（四）基因多态性

参与药物代谢的各种酶都是通过基因和基因产物来调节的。在药物代谢过程中，遗传是引起个体变异的决定因素。由于在一定比例的人群中存在酶活性表达缺陷，酶活性表达缺陷者称为弱代谢型（PM），正常者称为强代谢型（EM），因此手性药物的代谢选择性在不同的基因亚型中也会存在差别。例如，有文献报道，基因型为 CYP2C9 * 2 和 CYP2C9 * 3 的人对 S - 异构体的清除相比于 R - 异构体大大减少，S/R 的比值也随之上升。

手性药物的两对映体虽然具有相似的理化性质，但在体内手性环境中却具有高度立体选择性，表现出不同的药代动力学和药效学特性，因此，手性药物的临床疗效是药物生物活性立体选择性和体内过程立体选择性的综合结果。研究手性药物药代动力学立体选择性对手性药物的研发和指导临床合理用药具有重大的意义。

示例 7 - 5 消旋兰索拉唑比格犬体内立体选择性药动学研究

（1）色谱条件 色谱柱为 CHIRALPAK AGP（4.0mm × 150mm，5μm）；流动相为乙腈 - 10m mol/L 醋酸铵水溶液（10：90，*V/V*），流速为 0.9ml/min。

（2）质谱条件 ESI 离子源，正离子模式，MRM 检测；检测离子对（*m/z*）：右旋（或左旋）兰索拉唑为 370.1/252.1，地西泮（内标）为 285.1/193.2。

（3）研究方案 比格犬静脉注射消旋兰索拉唑 2.0mg/kg（相当于右旋兰索拉唑 1.0mg/kg 和左旋兰索拉唑 1.0mg/kg）后，于给药前（0h）及给药后 0.033、0.083、0.17、0.33、0.67、1.0、1.5、2.0、2.5、3.0、3.5 和 4.0 h 采集血样，用 LC - MS/MS 法测定血浆样品中兰索拉唑对映异构体浓度，进行药动学评价。

（4）结果 比格犬静脉注射消旋兰索拉唑 2.0mg/kg（相当于右旋兰索拉唑 1.0mg/kg 和左旋兰索拉唑 1.0mg/kg）后，兰索拉唑对映异构体血药浓度 - 时间曲线见图 7 - 7，血药浓度 - 时间曲线半对数图见图 7 - 8。由血药浓度估算的右旋兰索拉唑的达峰浓度 C_{max} 为 2183ng/ml ± 467ng/ml，$AUC_{0 \sim 240}$ 为 101 331（ng·min）/ml ± 23 314（ng·min）/ml，消除半衰期 $t_{1/2}$ 为 32.2min ± 7.2min；估算的左旋兰索拉唑的达峰浓度 C_{max} 为 1533ng/ml ± 399ng/ml，$AUC_{0 \sim 240}$ 为 36 146（ng·min）/ml ± 8471（ng·min）/ml，消除半衰期 $t_{1/2}$ 为 18.1min ± 1.8min。

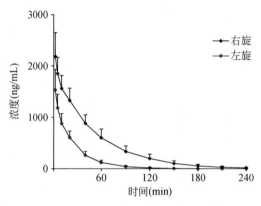

图 7 - 7 比格犬静脉注射消旋兰索拉唑 2.0mg/kg（相当于右旋兰索拉唑 1.0mg/kg 和左旋兰索拉唑 1.0mg/kg）后，兰索拉唑对映异构体血药浓度 - 时间曲线

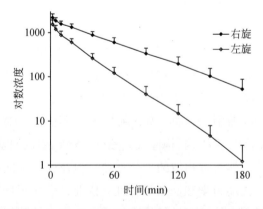

图 7 - 8 比格犬静脉注射消旋兰索拉唑 2.0mg/kg（相当于右旋兰索拉唑 1.0mg/kg 和左旋兰索拉唑 1.0mg/kg）后，兰索拉唑对映异构体血药浓度 - 时间曲线半对数图

（5）结论 由以上参数可知，右旋兰索拉唑的 C_{max} 为左旋兰索拉唑的 1.4 倍，右旋兰

索拉唑的 $AUC_{0\sim240}$ 为左旋兰索拉唑的 2.8 倍，右旋兰索拉唑的 $t_{1/2}$ 为左旋兰索拉唑的 1.8 倍，即比格犬体内右旋兰索拉唑的暴露量高于左旋兰索拉唑，右旋兰索拉唑的消除速率小于左旋兰索拉唑。

第九节　缓控释制剂的临床前药代动力学

扫码"学一学"

缓释制剂（sustained - release preparations）指在规定释放介质中，按要求缓慢地非恒速释放的药物制剂；控释制剂（controlled - release preparations）指在规定释放介质中，按要求缓慢而恒速释放的药物制剂。与相应的常释制剂比较，缓释制剂和控释制剂的给药频率均减少，且能显著增加患者用药的顺应性，控释制剂的血药浓度比缓释制剂更加平稳。

一、缓控释制剂的药动学特征

1. **半衰期延长**　半衰期较短的药物，制成缓控释制剂，可以延长半衰期，减少服药频率。

2. **吸收与生物利用度**　在缓控释制剂的吸收、分布、代谢、排泄过程中，吸收是最主要的研究内容，缓控释特征是因为剂型改变了体内药物的释放方式，而不是吸收减慢。相对于速释制剂，缓控释制剂的生物利用度一般应保持在 80% ~120% 范围内。缓控释制剂的设计与药物代谢密切相关。强首过效应的药物如普萘洛尔，制成缓控释制剂其生物利用度往往比速释制剂低。

3. **血药浓度 - 时间曲线、峰浓度与谷浓度之比**　缓控释制剂的血药浓度 - 时间曲线没有清晰的吸收相、平衡相、分布相、消除相。缓控释制剂释药缓慢，稳态峰浓度（C_{ssmax}）与谷浓度（C_{ssmin}）之比应等于或小于普通制剂，也可用波动百分数表示。缓控释制剂血药浓度较长时间维持在有效的范围内，避免出现较大的"峰谷"现象。一般缓控释制剂 C_{max} 明显降低，T_{max} 明显延迟。

二、缓控释制剂的体内药动学评价

缓控释制剂的体外释放度研究仅能在一定程度上模拟体内条件，来推测药物在体内的溶解和释放过程，其人为控制的试验条件对试验结果的影响也比较大，因此不能完全准确地反映缓控释制剂在体内的释放吸收过程。由于种属差异等因素的影响，动物药代动力学研究也并不一定能完全反映药物在人体内的释放或吸收特征，但临床前药代动力学研究与评价的提示价值仍然是重要的，特别是在安全性存在担忧时。

（一）缓控释制剂临床前药代动力学研究的试验设计

为了使试验结果更好地提示受试制剂的缓控释特征，其临床前药代动力学试验应采用比较研究设计。对于首次将速释制剂开发为缓控释制剂的药物，应以已上市速释制剂为对照进行血药浓度测定，通过比较二者的药 - 时曲线和主要药代动力学参数判断受试制剂是否具有预期的缓释特征。对于仿制已上市缓控释制剂的品种，可以以已上市缓控释制剂为对照进行血药浓度测定，通过比较二者的药 - 时曲线和主要药代动力学参数判断受试制剂是否与已上市制剂具有相同的缓释特征。

缓控释制剂的缓释特征评价一般需要考察以下药动学参数：①血药达峰时间 T_{max}；②血药峰浓度 C_{max}；③半衰期 $t_{1/2}$；④血药浓度–时间曲线下面积 AUC；⑤连续给药稳态血药浓度–时间曲线下面积 AUC_{ss}；⑥稳态最大血药浓度 C_{ssmax}；⑦稳态最小血药浓度 C_{ssmin}；⑧平均稳态血药浓度 C_{av}；⑨稳态血药浓度波动度 DF；⑩HVD 与延迟商 R_Δ。

其中，平均稳态血药浓度 C_{av} 为当血药浓度达到稳态后，在一个剂量间隔时间内血药浓度–时间曲线下面积除以间隔时间 τ 所得的商，亦称为坪浓度。

$$C_{av} = AUC_{ss} / \tau \tag{7-9}$$

缓控释制剂的稳态血药浓度波动度 DF 多数情况下小于或等于普通制剂的血药浓度波动度。其计算方式如式（7-10）：

$$DF = (C_{ssmax} - C_{ssmin}) / C_{av} \tag{7-10}$$

HVD 是指血药浓度维持在 $\frac{1}{2} C_{max}$ 以上的时间跨度。延迟商 R_Δ 是指缓释制剂与速释制剂的 HVD 的比值。即：

$$R_\Delta = HVD_t / HVD_i \tag{7-11}$$

式中，HVD_t 为受试制剂的 HVD；HVD_i 为速释制剂的 HVD。

HVD 和延迟商 R_Δ 是国外评价缓释制剂缓释效果的常用指标。与普通速释制剂相比，受试制剂的延迟商 $R_\Delta > 1.5$ 时，即可认为受试制剂缓释效果良好。

（二）单次给药试验

单剂量试验考察缓控释制剂体内药物的释放行为，评价与速释制剂的吸收速率与吸收程度的差异、最高血药浓度的差异、血药浓度消除速率的差异、延迟商 R_Δ 的大小。

试验评价方法：采用随机交叉自身对照的方法，取 6～12 只雄性比格犬，随机分为两组，禁食过夜（一般 10h 以上），于次日清晨参照服药随机表服药，比格犬口服受试缓释制剂或速释（或缓释）参比制剂，用 50ml 温水送服并采集服药前后不同时间点的血浆样品。经过清洗期（washout period，大于药物的 7～10 个半衰期）后，两组交叉给药并采集血浆样品。

上述试验应该在动物清醒状态下，按每个个体等量给药。在给药过程中，制剂不得有破损。合理设计取样点，根据血药浓度–时间数据估算相应的药代动力学参数。如：AUC、T_{max}、C_{max}、$t_{1/2}$、R_Δ 等。与参比制剂参数比较，阐述试验制剂吸收程度是否生物等效，是否具有相应的释药特征。

（三）多次给药试验

多次给药试验可以获取稳态血药水平及其波动水平，药物体内蓄积情况等信息。采用交叉试验设计，选取动物 6～12 只。每日首次给药应空腹给药，其余应在进食前 2h 或进食后至少 2h 给药，连续给药 7 个半衰期以上。在适当的时间（通常是每次给药前）至少取血 3 次分析，以确定是否达到稳态水平。最后一天给药 1 次，并取稳态时完整给药间隔的血样进行分析。计算药物动力学参数，提供 T_{max}、C_{max}、AUC_{ss}、波动系数（DF）和坪浓度（C_{av}）等参数，与速释（或缓释）参比制剂比较吸收程度、DF 及 C_{av} 是否有差异，并考察受试制剂是否具有缓控释特征。

重点小结

药物临床前药代动力学研究
- 药物 ADME 过程
  - 药物的吸收
    - 口服药物的吸收：药物吸收的主要部位
    - 药物吸收临床前药代动力学研究一般原则
  - 药物的分布
    - 药物的体内分布：蓄积与表观分布容积
    - 影响药物分布的因素：生理与理化因素
    - 药物分布临床前药代动力学研究一般原则
  - 药物的代谢
    - 药物代谢部位与代谢酶
    - 代谢过程与反应类型：Ⅰ相与Ⅱ相代谢
    - 药物代谢临床前药代动力学研究一般原则
  - 药物的排泄
    - 肾排泄：肾清除率
    - 胆排泄：肠肝循环
    - 药物转运体：分布与作用
    - 药物排泄临床前药代动力学研究
- 血浆蛋白结合
  - 一般原则
  - 药物与血浆蛋白结合的药代动力学意义
  - 血浆蛋白结合率测定的常用方法
    - 平衡透析法
    - 超滤法
    - 凝胶过滤法
    - 超速离心法
- 缓控释制剂药代动力学
  - 缓控释制剂药动学特征
  - 药动学评价
    - 临床前药动学试验设计
    - 单次给药
    - 多次给药
- 非线性药代动力学
- 手性药物药代动力学

扫码"练一练"

（丁　黎）

参考文献

［1］关瑾，丁爽，刘芷含，等．药物－血浆蛋白结合率测定方法的研究进展［J］．中国新药杂志，2014，23（10）：149-153.

［2］马莉，饶志，武新安．药物转运体在药物排泄中的作用［J］．中国药学杂志，2013，48（8）：582-586.

［3］张寅瑛，洪战英．手性药物的药代动力学立体选择性研究进展［J］．中国药学杂志，2011，46（18）：1377-1380.

［4］胡琳璘．新型磺酰脲类化合物 G004 临床前药代、毒代动力学及相关机制研究［D］．南京：中国药科大学，2014.

［5］刘瑞娟，朱贺，丁黎．川续断皂苷Ⅵ及其活性代谢物在大鼠体内的药代动力学研究［J］．中国中药杂志，2013，38（14）：2378－2383．

［6］王沈阳，丁黎，郝歆愚，等．替加色罗大鼠血浆蛋白结合率研究［J］．江苏药学与临床研究，2006，14（1）：10－11．

第八章　生物利用度与生物等效性评价

📖 **学习目标**

1. **掌握**　生物利用度与生物等效性评价的基本概念。
2. **熟悉**　生物利用度与生物等效性评价的基本要求，包括试验设计、受试者纳入标准、采样时间、测定对象的选择以及等效性评价的参数及接受限度等。
3. **了解**　生物等效性评价的统计分析方法。

生物利用度和生物等效性是评价制剂质量的重要参数。活性物质从药物制剂中释放并被吸收后，在作用部位可利用的速度和程度被称为生物利用度。两个含有相同活性成分的药物制剂，在药学等效情况下，或者活性成分的化学形式不同（如某一化合物的盐、酯等）、剂型不同的情况下，以相同摩尔质量的活性成分给药后，活性成分在体内到达作用部位的速度和程度相同，就可以被认为具有生物等效性，这是确保二者在临床使用上安全、有效的依据。生物等效性研究常用血药浓度 – 时间曲线来评价药物活性成分吸收的速度和程度，通过测定血药浓度获得一些药代动力学参数，如药时曲线下面积（the area under the concentration time curve，AUC）、达峰浓度（the maximum plasma concentration，C_{max}）、达峰时间（the time to maximum plasma concentration，T_{max}），然后比较不同制剂的这些参数是否落在预定的范围内，从而评价药物不同制剂的体内一致性，因此生物利用度与生物等效性评价也是体内药物分析的任务之一。我国《药品注册管理办法》中针对化学药品明确规定：改变国内已上市销售药品的剂型，但不改变给药途径的制剂中，口服固体制剂需要进行生物等效性试验；已有国家药品标准的口服固体制剂，应当进行生物等效性试验。

第一节　概　述

一、生物利用度与生物等效性评价的意义

（一）生物利用度与生物等效性的概念

1. **生物利用度**　生物利用度（bioavaliability，BA）是指剂型中药物的活性成分被吸收进入体循环、到达作用部位的速度和程度。药物在作用位点的浓度和在体循环中的浓度具有一定的依赖关系，因此通过测定体循环中的药物浓度可以间接预测药物制剂的临床治疗效果，评价制剂的质量。生物利用度一般分为绝对生物利用度和相对生物利用度。绝对生物利用度（absolute bioavailability，F_{abs}）是指进入体循环的药量占总给药剂量的分数，一般是在单位剂量下，以静脉剂型为参比（通常认为静脉剂型生物利用度为100%），求算药物制剂中活性成分吸收进入体循环的量与之相比的比值。相对生物利用度（relative bioavailability，F_{rel}）则是在单位剂量下，以其他非静脉途径给药的制剂（如片剂和口服溶液）为参比制剂后获得的药物活性成分吸收进入体循环的相对量。

扫码"学一学"

二者的计算公式如式（8-1）和式（8-2）：

$$\text{绝对生物利用度 } F_{abc} = \frac{\text{AUC}_t \times X_{iv}}{\text{AUC}_{iv} \times X_t} \times 100\% \qquad (8-1)$$

$$\text{相对生物利用度 } F_{rel} = \frac{\text{AUC}_t \times X_r}{\text{AUC}_r \times X_t} \times 100\% \qquad (8-2)$$

式中，AUC 为血药浓度时间曲线下面积，通过测定血药浓度-时间曲线后求算得到；X 为给药剂量；脚注 t 与 r 分别代表受试制剂和参比制剂，iv 表示静脉注射给药。

影响生物利用度的因素主要有生理因素、制剂因素和临床给药方式。生理因素包括患者的生理特点、年龄、性别、遗传因素、饮食等。例如，老年人胃酸分泌减少使得胃液的 pH 升高，会直接影响酸性和碱性药物的解离度、溶解度，从而影响药物吸收入血的速度；由于 CYP2C19 的基因多态性，慢代谢人群口服奥美拉唑后达峰浓度约是快代谢人群的 7 倍，从而造成了生物利用度的差异，对用药安全带来影响。制剂因素主要包括药物的理化性质、处方中赋形剂的种类、处方工艺、药物剂型等。例如，B 晶型的氯霉素棕榈酸酯水中溶出速度快，易被酯酶水解而吸收，血药浓度几乎是 A 晶型的 7 倍，生物利用度大大提高；胶囊剂中的药物以粉末或者颗粒状态直接装于囊壳中，不受压力等因素影响，在胃肠道内迅速分散、溶出和吸收，生物利用度高于片剂。在临床给药方式中，静脉制剂直接进入体循环，一般认为其生物利用度为 100%；口服制剂由于吸收不完全、肝脏首过效应等因素影响，生物利用度较静脉制剂小；一些避开首过效应的给药方式，如舌下含服硝酸甘油治疗心绞痛，其绝对生物利用度则可达 80%。

2. 生物等效性 生物等效性（bioequivalence，BE）是指药学等效的制剂，或者不同制剂在相同的给药条件下，给予相同剂量后，药物制剂中的活性成分到达作用部位的速度和程度无统计学差异。通常意义的生物等效性研究是指用生物利用度的研究方法，在预先确定的等效标准和限度的前提下，通过统计学分析比较受试制剂与参比制剂之间的药代动力学参数的差异是否在标准限度内，而确定是否生物等效。AUC 与药物的吸收总量成正比，代表药物吸收的程度，即药物在机体的暴露程度；T_{max} 表示吸收的速度；C_{max} 是一个与治疗效果和毒性反应有关的参数，也和药物的吸收有关，因此，在进行生物等效性评价时，AUC、C_{max} 和 T_{max} 是三个最主要的药代动力学参数。采用上述参数进行生物等效性研究的前提是药物浓度可以测定，并且作用部位浓度与体循环中药物浓度有一定的依赖关系。然而，有些药物如缓解胃酸过多的氢氧化铝片，在胃肠道直接发挥作用，因此就不能用生物利用度来进行生物等效性评价，可以考虑以临床综合疗效、药效学指标或体外试验指标等进行比较性研究，但需充分证实所采用的方法具有科学性和可行性。

如果两个制剂中含有相同的活性成分，具有相同的剂型，符合相同的或者可以比较的质量标准，那么这两个制剂可以被认为是药学等效。然而，药学等效制剂仅表明二者体外化学质量上一致，因为处方工艺的不同与生产水平的差异可能会导致药物溶出与吸收行为的改变，从而影响到药物在体内吸收的速度和程度。所以，药学等效的两个制剂并不一定具有生物等效性。如果两个制剂在药学等效的基础上，满足生物等效的标准，并且在临床上显示出具有相同的安全性和有效性，那么这两个制剂就具有治疗等效性，具有治疗等效性的药物可以认为是基本相似药物，在临床上是可以互相替代使用的。

（二）生物利用度与生物等效性评价在药物研究中的作用

在药物研究过程中，生物利用度与生物等效性是评价药物制剂质量的重要参数，但是侧重点有所不同。生物利用度强调的是药物制剂中的活性成分到达体循环的相对速度和量，生物等效性则是比较具有相同活性成分的不同制剂的生物利用度，并依据预先确定的等效标准和限度评价不同制剂体内过程的一致性。

在创新药物研究过程中，绝对生物利用度研究可以评价新药在不同给药方式下进入体循环的程度，寻找药物无效或者造成中毒的原因，确定临床使用过程中合适的给药方式及给药剂量；通过评价新药不同处方和工艺条件下制剂的绝对生物利用度，可以指导药物制剂的研制和生产，并且为药物处方设计的合理性提供依据。进行新剂型开发时，需要对拟上市剂型进行生物利用度研究以确定剂型的合理性，通过与原剂型比较的相对生物利用度来确定新剂型的给药剂量。以提高生物利用度为目的研发的新制剂，需要进行相对生物利用度比较，了解制剂变更前后生物利用度的变化。

生物等效性研究更加注重药学等效的制剂在体内的一致性。在临床试验过程中，通过生物等效性研究，可以判断临床研究早期和后期的药物制剂，临床试验制剂与即将上市产品是否一致。在仿制生产已有国家标准的药品时，可通过生物等效性研究来证明仿制产品与原创药是否具有生物等效性，是否可与原创药替换使用。开发新剂型时，可以通过生物等效性研究证实新剂型与原剂型是否等效。药品批准上市后，如处方组成成分、比例以及工艺等出现一定程度的变更时，研究者需要根据产品变化的程度来确定是否进行生物等效性研究，以考察变更后和变更前产品是否具有生物等效性。

二、生物利用度与生物等效性评价的基本要求

生物利用度的研究方法有血药浓度法、尿药浓度法和药理效应法等，方法选择取决于研究目的、测定药物的分析方法和药物的体内动力学特征。其中，血药浓度法是生物利用度研究最常用的方法，受试者分别给予试验制剂和参比制剂后，测定血药浓度，计算相应的药代动力学参数，估算生物利用度。

生物等效性研究方法主要包括药代动力学研究、药效动力学研究、临床比较研究和体外研究方法。其中，药代动力学研究是采用生物利用度比较研究的方法，通过测量不同时间生物样本中的药物浓度，获得药物浓度－时间曲线来反映药物从制剂中释放并吸收到体循环的动态过程。因此，两者的研究方法与步骤基本一致，只是某些设计和评价上有略有不同。除此以外，对于不能进行药代动力学方法研究的制剂，经过适当验证，可以采用药效学方法确证生物等效性。在无法检测所获得的生物样本中的药物或者药效学方法也不可行时，可以用临床试验的综合疗效作为生物等效性评价的指标，但是这种方法受到的影响因素较多，对照的临床试验可能因为样本量不足或检测指标不灵敏而缺乏足够的把握度去检验差异。体外研究适用于高溶解度、高渗透性、快速溶出的口服制剂，因为该类药物的溶出、吸收已经不是药物进入体内的限速步骤，所以体外溶出度比较研究的方法可以验证生物等效性，但是一般不提倡用体外的方法来确定生物等效性。

国家药品监督管理局（NMPA）、美国食品药品管理局（FDA）以及欧洲药品管理局（EMEA）均对药物制剂的生物利用度和生物等效性评价列出了基本规定和指导原则。《中国药典》(2020 年版) 四部通则中的《药物制剂人体生物利用度和生物等效性试验指导原则》、美国 FDA《口服制剂的生物利用度和生物等效性研究：一般性考虑》（Guidance for Industry：Bioavailability and Bioequivalence Studies for Orally Administered Drug Products － General Considerations）、EMEA《生物等效性研究指导原则》（Guideline on the Investigation of Bioequivalence）中均详细列出了生物利用度和生物等效性试验研究的具体方法，并且对缓释和控释制剂的生物等效性试验明确了基本要求，同时与生物等效性试验相关的体外溶出度检查和基于生物药剂学分类系统的生物豁免做了规定，讨论体外试验代替体内试验的可能性。

本节主要针对《中国药典》(2010 年版) 四部通则中的《药物制剂人体生物利用度和生物等效性试验指导原则》（以下简称"本指导原则"）中关于"普通型生物等效性试验的设计、实施和评价"列出的相关要求进行阐述。生物等效性是仿制药品注册申请的基础，建立生物等效性的目的是证明仿制药品和一个参比药品生物等效，以对接与参比药品相关的临床前试验和临床试验。本指导原则规定的主要是对全身作用的普通型生物等效性试验的设计、实施和评价的要求；并且范围仅限于化学药物，对于生物药物生物等效性研究需要参见关于生物制品研究的相关指导原则；对于中药的研究，则不适用于活性组分没有被明确定义的中药。

（一）试验设计

影响药物生物利用度的因素很多，因此在试验设计中应该尽量避免生物因素与给药方法对结果产生的影响，特别是个体差异与试验周期的影响。在比较两种制剂时，推荐的标准设计为随机、双周期、双顺序的单剂量交叉试验。即将受试者随机分成两组，按照先后顺序，一组受试者先给予受试制剂，后给予参比制剂；另一组受试者先给予参比制剂，后给予受试制剂；两个顺序即为两个试验周期，期间经过清洗期隔断，一般至少需要 7 个消除半衰期的时间，以保证所有受试者在第二个周期开始时的药物浓度低于生物分析的定量下限，不干扰新试验周期的结果。

表 8 - 1 和表 8 - 2 分别显示了 2 个制剂和 3 个制剂进行试验时的设计安排。2 个制剂采用双周期交叉试验设计，其中每个受试者均接受了 2 种制剂的试验，相当于自身对照，可以将制剂因素对药物吸收的影响与其他因素加以区分，以减少不同试验周期和个体间差异对试验结果的影响。采用 3 个制剂，如 2 个受试制剂、1 个参比制剂进行试验时，则用 3 制剂 3 周期二重 3×3 拉丁方试验设计。按周期分别给予受试者 3 个制剂共有 6 种排列顺序，因此将受试者随机平均分为 6 组，每组按照既定的顺序给药。

表 8 – 1　2 制剂 2 周期交叉试验设计表

组别	试验周期	
	1	2
A	T	R
B	R	T

注：A 和 B 分别代表两个受试组，受试组人数相等；T 和 R 分别代表受试制剂和参比制剂。

表 8 – 2　3 制剂 3 周期试验设计表

组别	试验周期		
	1	2	3
A	T1	T2	R
B	T2	R	T1
C	R	T1	T2
D	T1	R	T2
E	R	T2	T1
F	T2	T1	R

注：A ~ F 分别代表 6 个受试组，受试组人数均等；T1、T2 和 R 分别代表受试制剂 1、受试制剂 2 和参比制剂。

如 18 例受试者接受 3 种制剂的生物等效性研究，按照表 8 - 2 将 18 例受试者平均分为 6 组，每组 3 例，分别在各自的周期内按照顺序接受 3 种制剂即可。这样每一例受试者均接受 3 种制剂的试验，可以尽量消除个体差异对试验结果的影响，同时 3 种制剂所有的 6 种排列顺序均在试验中出现，避免用药顺序对结果可能产生的影响。

半衰期超过 24h 的药物一般被认为是长消除半衰期药物，如沙利度胺、胺碘酮、顺铂、美沙酮等均属于该类药物；一些缓释制剂或者控释制剂半衰期也相对较长，例如胺碘酮的半衰期为 14 ~ 26 日，按照清洗期为 7 倍半衰期的时间，整个过程将耗费一年以上的时间，清洗期间受试者的饮食、活动、生理状态、是否服用其他药物等均受到不定性因素影响，会给试验结果造成很大的偏移，因此对于这类药物可以采用平行试验。然而，平行试验增加了个体间的变异程度，所以受试者例数的选择等均需要满足统计学分析的要求。

（二）参比制剂和受试制剂

试验研究中的参比制剂必须是在中国已经获得上市授权或者特别批准进口的药物。进行绝对生物利用度研究时，应该选择静脉制剂为参比制剂；进行相对生物利用度研究时，首先需要考虑的是相同剂型的药物。对于仿制药品注册申请，推荐选择原研药作为参比制剂。用于生物等效性试验的参比制剂还应该进行含量测定与溶出度检查，一般受试制剂的含量与参比制剂之差小于 5%，以排除试验中药物的制剂因素对生物等效性结果的影响。

受试制剂的生产过程应该符合《药品生产质量管理规范》要求，质量应该与即将上市的药品一致，符合国家药品监督管理局批准的临床用药质量标准，并且提供质量检验报告。这些进行生物等效性研究的受试制剂与新药注册申请所提供的样品比较，应该显示相似的体外溶出曲线，从而保证新药申请过程中药品质量的一致性。

（三）受试者

受试者例数应该符合统计学要求，在生物等效性试验中，受试者不少于 18 名。试验研究应该根据临床试验研究方案规定的入选和排除标准，通过病史询问、体检和临床实验室检查确定受试者，并且受试者年龄不小于 18 岁，体重指数在 19 ~ 26kg/m^2。为了减小个体间的差异，一般选择健康志愿者进行试验，并且应该有良好的生活方式，无吸烟、酗酒和药物滥用史。一般受试者应该考虑性别、年龄和种族。对于适合男女使用的药物，应该在研究中纳入相同比例的男性和女性受试者，同时也需要考虑对可能怀孕妇女的风险；对于主要用于老年人的药物，推荐尽可能多的 60 岁以上受试者参加；出于安全性和药动学的考虑，可以从基因多态性角度选择合适的受试者。如果是平行试验设计，则需要对不同用药组之间所有可能影响药物体内过程的因素，如年龄、体重、性别、种族、快/慢代谢类型等进行考虑，使受试者之间具有可比性，这样才能给出有效的试验结果。

对于有已知不良反应，或者对健康志愿者有不可接受的潜在风险的受试制剂来说，则需要用患者进行试验，并且需要有适当的预防和监护。例如抗肿瘤药物的生物等效性试验，一般选择肿瘤患者进行。

（四）试验的实施

1. 标准化生物等效性试验 一般在空腹条件下进行，受试者给药前至少禁食 8h。为了减小液体对胃排空速度的影响，受试制剂和参比制剂一般用 200ml 标准体积液体送服，并且在给药前后的 1h 内不饮水，1h 以外任意饮水。给药后用餐需在 4h 以后，并且应在规定的时间给予规定组成的餐食，用餐的时间与组成的标准化应持续足够长的时间，如 12h，即给药后 12h 方可食用非标准化餐食。在此期间，其他的药物包括化学药物、中草药以及与胃肠道、肝肾功能有关的饮食等，受试者均不得服用。对于内源性物质的生物等效性试验，应尽可能控制可能影响其基线水平的因素，如维生素 C 制剂试验中，就需要严格控制受试者饮食中不得含有维生素 C 含量较高的瓜果蔬菜。另外，胃肠道运动和局部的血流都会影响药物的生物利用度，因此试验期间受试者的坐卧姿势和日常活动形式都需要标准化考量。所有上述这些均可在标准化的病房内完成。

2. 餐后条件下的生物等效性试验 对于参比制剂说明书中推荐仅在餐后服用的药品，生物等效性试验一般在餐后条件下进行，即受试者需要在给药前 30min 开始进餐，并且在 30min 内进餐完毕。对于特殊剂型特征的药品，如微乳、固体分散体等，生物等效性试验需要在空腹和餐后两种条件下进行，除非药品有单一的规定，这样可以比较上述剂型在不同胃排空状态下对药物生物利用度的影响。如果需要进行空腹和餐后两种条件的生物等效性试验，可以采用两项单独的双交叉试验，即平行两组受试者，分别进行空腹和餐后双交叉双周期试验；或者采用一项四交叉试验，即一组受试者，按照 4 个周期进行试验。餐后给药试验中，推荐根据原药品的产品特征概述来确定食谱，不具体规定内容。如果没有特别推荐，应该采用高脂饮食（脂肪约占餐食总量的 50%）和高热量饮食（800~1000 kcal）。

3. 采样时间 完整的血药浓度－时间曲线应该包括吸收相、平衡相和消除相，每个时相应该有足够的采样点。采样点的数量和采样时间的设定对于充分描述药物在体内的过程十分重要，应该根据药物的体内过程特征及预实验的结果确定采样方案。采样方案应该在预计的 T_{max} 附近设定密集的采样点，以可靠地估计药物暴露的峰值；应该避免 C_{max} 成为血药浓度－时间曲线上的第一个点，并且应该覆盖血药浓度－时间曲线足够长，以可靠的估计暴露程度，一般 $AUC_{0\sim t}$ 至少覆盖 $AUC_{0\sim\infty}$ 的 80%。在终端对数－线性相需要至少 3 个样品，以可靠地估计消除速度常数。对于任何普通剂型的生物等效性试验，无论药物的半衰期多长，采用周期均不长于 72h。

在多剂量试验中，需要注意零时刻的样品应该在给药前立刻采样，即在 5min 之内，整个周期的最后一个采样点推荐在标示时间的 ±10min 之内，以保证准确测得 $AUC_{0\sim\tau}$。

用于测定尿药浓度的尿样采集，采尿时间应覆盖不少于 3 倍的消除半衰期，亦不超过 72h。如果需要测定排泄速率，则在吸收相的采样间隔需要尽可能缩短。

对于内源性物质，采样方案应该能够对每个受试者在每个周期表征内源性物质基础含量。通常从 2~3 个给药前的样品中测得基础含量。在其他情况下，可能需要给药前 1~2 天周期性采样，以获得时辰节律造成的内源性物质波动。

（五）考察指标

1. 测定对象

（1）母体化合物和代谢物 一般评价生物等效性应该基于母体化合物的测定浓度，母体化合物的 C_{max} 对于检测不同剂型间吸收速度差异比代谢物的 C_{max} 更加敏感。因为母体化合物在吸收相部分的浓度变化主要是和吸收有关，而代谢物还需要经过体内代谢的过程才反映浓度变化。即使母体化合物为非活性的前药，也推荐评价母体化合物的生物等效性，而不必测量活性代谢物。但是某些前药如果清除较快，血浆浓度很低，难以评价其生物等效性，则可采用活性代谢物来证明生物等效性。例如，抗凝药物达比加群酯无任何药理活性，口服后在小肠、肝脏和血浆中立刻被酯酶水解成活性代谢物达比加群发挥治疗作用，血浆中几乎检测不到母体化合物，因而用达比加群代替达比加群酯评价生物等效性。采用活性代谢物代替母体化合物需要证明代谢的暴露程度能够反映母体化合物的吸收，且代谢物的生成在治疗剂量下不饱和。对于生物利用度试验，如果分析方法可行，推荐同时测定母体药物及其主要活性代谢物。例如，抗病毒药磷酸奥司他韦的活性代谢产物奥司他韦羟酸盐是强效的选择性流感病毒神经氨酸酶抑制剂，因而在考察其生物利用度时需同时测定奥司他韦及其代谢物的药代动力学参数。

（2）对映异构体 一般采用非手性生物分析方法评价生物等效性，只有在以下条件全部满足或者未知时才测定单一对映体：①对映异构体的药动学有差异；②对映异构体的药效学差异显著；③对映异构体的暴露比值（用 AUC 计算）在不同吸收速率下发生变化。如果对映异构体中存在一个非活性或者活性很小的对映体，那么可以用活性对映体评价生物等效性。对于生物利用度试验，一般应该测定单一对映体。

（3）内源性物质 对于内源性药物的生物等效性试验，在剂量耐受的情况下，可以考虑超治疗剂量给药，以保证可以准确测定到内源性药物的浓度变化。药动学参数应该依据给药后增加的浓度计算，因此需要对药物浓度进行基线校正，即将给药后测得的浓度减去基线浓度。一般采用标准缩减基线校正法，即减去内源性物质给药前浓度的均值，或者减去个体给药前内源性物质 AUC。如果给药后的浓度水平远远高于受试者基础值，可以不需要进行校正。如果减去均值后为负数，美国 FDA 建议用 0（零）代替该负数。不管采用何种方式进行校正，在试验设计中需要做出明确规定。

（4）尿样数据的使用 如果不能准确测量母体化合物的血药浓度－时间曲线，则使用尿药排泄数据代替血浆药物浓度来确定暴露的程度。当使用尿药数据估计暴露的峰值时必须说明理由。

2. **药动学参数** 在生物等效性试验中，药动学参数应该用采样的实际时间进行估计，采用非房室方法估计。在测定单剂量给药后的生物等效性试验中，应当测定 $AUC_{0\sim t}$、$AUC_{0\sim\infty}$、剩余面积、C_{max} 和 T_{max}。在采样周期 72h 的试验中，如果 72h 的浓度可以被准确测定，那么不必报告 $AUC_{0\sim\infty}$ 和剩余面积。另外，还需要计算终端消除速率常数 λ_Z 和 $t_{1/2}$。在稳态下测定普通生物制剂生物等效性的试验中，应该测定 $AUC_{0\sim\tau}$、$C_{max,ss}$ 和 $T_{max,ss}$。使用尿药数据时，应该测定 $Ae_{0\sim t}$，如果适用时测定 R_{max}。

（六）试验制剂的规格

如果受试制剂有多个规格（每一种规格活性物质含量不同），则用一个或两个规格进行生物等效性评价就足够了。规格的选取主要考虑不同规格组成的比例关系以及其中活性物质药动学的线性特征。

在非线性药代动力学情况下，不同规格制剂区分剂型间潜在差异的敏感度不一样。例如，苯妥英钠的消除主要由肝药酶代谢，这是一个可饱和的代谢过程，当血药浓度大于 $10\mu g/ml$ 时，消除半衰期延长，所以在较低剂量给药后，两个制剂显示出的 AUC 差异很难判断是由剂型差异引起还是由于代谢饱和不同引起。如果参与研究的制剂经过剂量归一化后的平均 AUC 之间差异不超过 25%，则可以认为符合线性药代动力学情况。如果已经能够证实某个或者某些规格下的生物等效性试验对检测潜在的药品差异最敏感，那么其他规格的生物等效性试验可以不再考虑。

生物等效性试验一般选择最高规格进行。对于线性药代动力学和高度水溶性药物，较低的规格也可以选用。如果考虑健康受试者安全性和耐受性的问题，可以合理地选择一个较低的规格。如果由于分析方法的灵敏度原因而导致无法准确测定最高规格单次给药后的血浆药物浓度，则可以选择更高剂量多剂量给药后测定。选择高于最高剂量的规格进行试验，一定要被健康志愿者耐受，并且没有吸收和溶解度的限制。

对于非线性药代动力学性质的药物，如果治疗剂量范围内的 AUC 增加超过剂量增加的比例（如代谢饱和），生物等效性试验一般应该在最高规格进行。除非出于健康志愿者安全性或耐受性的原因，选择较低的药品规格。如果治疗剂量范围内的 AUC 增加小于剂量增加的比例（如吸收饱和），生物等效性试验在最高规格和最低规格进行，需要试验两次。

（七）生物样品分析方法

生物样品分析方法参见第三章生物样品分析方法的建立与验证。

（八）生物等效性评价

生物等效性试验中，一般不应该根据测得的受试和参比制剂的含量差异对药代动力学参数进行校正；若无法获得与受试制剂含量相差 5% 的参比制剂，可以进行含量校正，但是这些需要在试验计划中预先规定。

1. 受试者的纳入和排除　理想情况下，所有的受试者均应被纳入统计分析，试验中应尽量避免排除数据，防止试验的效力减少，必须保证至少 18 个受试者的数据可以用于评价。如果受试者提供的数据无法对生物等效性做出合理评价时，需要满足以下条件才能排除：①产生使血药浓度－时间曲线不可靠的事件，如呕吐和腹泻；②非试验原因服用了其他药物。这些排除受试者的条件必须在试验计划中预先规定，并在样品进行分析测定之前做出排除决定；绝对不能根据药动学的结果或者统计分析结果排除受试者，因为研究中无法判断统计差异或者药动学差异的来源究竟是不是单纯由剂型不同所引起的。试验中一旦发生了受试者排除情况，需要在试验中进行详细记录与说明。

如果受试者服药后出现呕吐、腹泻，可能使血药浓度－时间曲线不可靠，可在生物分析之前排除；如果受试者的血药浓度极低，甚至难以检出，或者给药前血药浓度大于 $C_{\max}$ 的 5%，那么就需要在生物分析之后排除，且提供必要的数据，因为造成上述结果的原因可能与受试者服药错误或者清洗期不够有关，此时试验的有效性值得商榷。另外，采样周期短于 72h 时，$AUC_{0\sim t}$ 应至少覆盖 $AUC_{0\sim\infty}$ 的 80%，如果覆盖小于 80% 的受试者超过了总数的 20%，则同样需要讨论该试验的有效性。

2. 应分析的参数及其接受限度

（1）单剂量给药的生物等效性试验　采用受试制剂与参比制剂的 $AUC_{0\sim t}$（或者 $AUC_{0\sim72}$）和 $C_{\max}$ 进行比较，参比制剂和受试制剂几何均值比的 90% 置信区间应该落在接受范围 80.00% ~ 125.00% 之内。其中，下限和上限舍入后保留两位小数应该分别 $\geqslant80.00\%$ 和 $\leqslant125.00\%$。

（2）多剂量给药稳态下的生物等效性试验　采用上述相同的接受范围分析 $AUC_{0\sim\tau}$ 和 $C_{\max,ss}$。

（3）$t_{\max}$ 的评价要求　一般不需要对 $t_{\max}$ 进行统计评价，如果给药后的快速释放对临床治疗很重要，特别是在吸收相附近，或者与不良事件有关，那么 $t_{\max}$ 的中位数以及它的变异在受试和参比制剂间不应有明显差异。

（4）窄治疗指数药物的生物等效性试验　对于治疗指数窄的特殊药物，AUC 的可接受区间应该缩小为 90.00% ~ 111.11%。在 $C_{\max}$ 对安全性、药效或药物浓度监测特别重要时，其也应该在 90.00% ~ 111.11% 接受限度内。

（5）高变异性药物的生物等效性试验　高变异性药物是指药代动力学参数的个体内变异大于 30% 的药物。如果一个药物的吸收速度或程度可能是高变异的，则可以进行一项重复交叉设计的试验。如果 $C_{\max}$ 差异对临床的影响不大，基于临床的充分理由，可以放宽接受范围为 69.84% ~ 143.19%。这样做的前提是采用重复设计试验证明参比制剂在受试者内 $C_{\max}$ 差异 > 30%，并且这种差异不是逸出值的结果，但是 AUC 仍然需要保持在 80.00% ~ 125.00%，不受变异程度影响。

（6）尿药数据评价　使用尿药数据时，应与上述 $AUC_{0 \sim t}$ 相同接受范围分析 $Ae_{0 \sim t}$，采用上述 $C_{\max}$ 相同的接受范围分析 $R_{\max}$。

3. 统计分析　生物等效性的评价是基于受试和参比制剂有关参数的群体几何均值比的 90% 置信区间。该方法相当于双向单侧检验，其零假设是在 5% 显著性水平的生物不等效。常采用方差分析法考察药代动力学参数，一些参数如 AUC 和 $C_{\max}$ 为非正态性，在分析前需要对其做对数转换。从方差分析模型获得对数坐标上制剂间差异的置信区间，然后将这一置信区间转换回去，获得原来坐标上期望的置信区间。在试验计划中应该预先定义用于该分析的精确模型。方差分析应该同时分析给药顺序、各顺序内的受试者、周期和制剂间的差异，通过方差分析可以合理推断对相应变量有影响的方差来源。

4. 残留效应　可以通过检查第二周期给药前的血药浓度，直接确定残留的可能性。如果任何受试者给药前血药浓度大于该受试者在该周期 $C_{\max}$ 的 5%，则在统计分析中排除该受试者该周期的数据。

5. 两阶段试验设计　在证明生物等效性时，可以接受两阶段试验方法。最初一组受试者给药并分析数据后不能证明生物等效，则可以增加招募新的一组受试者，在最终分析中合并两组的结果。使用二阶段方式的计划必须在试验方案中预先规定，同时规定用于每项分析的调整后显著性水平。当分析两个阶段合并的数据时，在方差分析模型中应包括阶段项。

6. 数据提交　所有受试者的浓度数据和药代动力学参数均应按照制剂分类列出，并且附有汇总统计，如几何均值、中位数、算数均值、标准差、变异系数、最小值和最大值。应该提供每个受试者的血药浓度 – 时间曲线图，包括浓度的正常坐标和对数转换坐标图。应当列出药代动力学参数的计算方法，规定用于估计末端速率常数的末端对数线性相的点数。

对于进行统计分析的药代动力学参数，应该提交对受试和参比制剂比值的点估计和 90% 置信区间；列出方差分析表，包括对模型中所有因素进行的适当的统计检验。

报告中的药动学和统计分析应该可以被重复，例如应该提供给药后采血的实际数据、药物浓度、每一受试者每一周期的药代动力学参数值以及随机计划表。

所有受试者的脱落和排除应该被完整记录。在可能的情况下，单独列表提供这些受试者的浓度数据和药代动力学参数，但是统计分析中不应出现。

生物分析报告应该包括所用生物分析方法的简短描述以及所有工作曲线样品和质控样品的结果，提供所有受试者的全部色谱图、分析批的工作曲线样品和质控样品色谱图以及其他必要的原始数据。

在《中国药典》（2020 年版）四部的指导原则中，还对调释制剂（缓释和控释制剂）的生物等效性评价、与生物等效性相关的体外溶出度检查列出了相应的方法和要求。特别是体外溶出度检查部分，首次出现在我国的生物利用度和生物等效性研究指导原则中，指导原则建议采用多条溶出曲线进行受试制剂和参比制剂的质量一致性评价，体外溶出度试验比较得越充分，就越能发现问题，及早改进生产工艺。关于上述部分的具体内容见《中国药典》（2020 年版）四部中《药物制剂人体生物利用度和生物等效性试验指导原则》。

第二节　药物制剂生物利用度评价

扫码"学一学"

喹诺酮类药物是近年来发展迅速的化学合成广谱抗菌药，主要抑制细菌 DNA 的回旋酶和拓扑异构酶Ⅳ。目前临床应用的主要是第三代、第四代产品，如环丙沙星、左氧氟沙星、莫西沙星、加替沙星等，常用于泌尿生殖道感染、肠道感染、呼吸道感染等。这些药物对需氧革兰阳性球菌和革兰阴性杆菌均具有良好的抗菌作用；多数药物有口服和注射剂型，大多数药物的口服剂型生物利用度高、体内分布广，组织体液中的药物浓度高于血浆浓度，可达有效抑菌或杀菌水平；大多数药物主要以原型经肾小管分泌或肾小球滤过由肾脏排除。

喹诺酮类药物结构中存在羧基与哌嗪基或其他含氮杂环，具有酸碱两性，易溶于酸或碱溶液中。药物分子结构中的共轭体系使其在紫外区有特征吸收，并且具有较强的荧光效率，同时也使得药物对光、氧化剂不稳定。

西他沙星（$C_{19}H_{18}ClF_2N_3O_3$，图 8-1）是第四代喹诺酮类广谱抗菌药，临床使用其 3/2 水合物。临床试验阶段需要研究口服制剂的绝对生物利用度，采用高效液相色谱-荧光检测方法测定血浆中西他沙星的浓度。

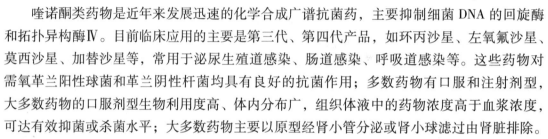

图 8-1　西他沙星（A）和内标物（B）的化学结构

一、研究方案

（一）受试者选择与样品采集

1. 受试者选择与分组　采用开放、随机、平衡、双周期交叉试验设计。24 名健康白种人（男女各半），年龄 21～52 岁，男性体重 69.4～101.3kg，女性体重 55.8～82.2kg。经体检、心电图、实验室检查等合格，试验前两周未服用任何处方药，试验前 7 天未服用任何非处方药，试验期间禁止服用其他药物，自愿签署知情同意书。

受试者随机分成两组，每组包括 6 名男性和 6 名女性。

2. 给药与样品采集　在第一周期中，每个受试组有 6 人口服西他沙星胶囊 500mg、6 人静脉滴注西他沙星注射液 400mg（1h 匀速滴注完毕）；试验结束经过一周的洗净期后，组内交叉给药。给药前禁食，给药前 1h 至给药后 2h 内限制饮水，给药后 4.5、7.5 和 10.5h 分别提供午餐、下午茶和晚餐。口服给药血样采集的时间点：给药前及给药后 30、45、60、75、90min，2、3、4、6、12、18、24、36、48h。静脉滴注给药血样采集的时间点：给药前及给药后 30、60min（滴注完毕时间），65、70、80、90、105min，2、3、4、6、8、12、18、24、36、48h。采集约 2ml 血样置于肝素化的离心管中，在 4℃ 条件下 $1500 \times g$ 离心 10min，将上层血浆转移至聚乙烯管中，在 $-20°C$ 保存待测。

（二）样品测试

采用高效液相色谱－柱后光解－荧光检测法测定血浆中的西他沙星浓度。

1. 色谱条件与反应条件 色谱柱为 Inertsil ODS2－150（150mm×4.6mm，5μm）柱及 Inertsil ODS2－10C（10 mm × 3.2mm，5μm）保护柱；流动相为 50μmol/L 磷酸二氢钾溶液（pH 2.0）：四氢呋喃：1μmol/L 醋酸铵溶液（3240：760：40，$V：V：V$），流速为 1ml/min，进样量为 50μl；柱温为室温。待测成分柱后光分解反应在一个反应线圈（5m × 0.3mm）内完成，紫外光波长为 254nm。荧光检测激发波长和发射波长分别设定为 280nm 和 430nm。

2. 血浆样品前处理 采用固相萃取法。C_8 固相萃取小柱用甲醇 3ml 活化，再依次用水 2ml 与 50μmol/L 磷酸二氢钾溶液 3ml 平衡。取血浆样品 0.2ml，依次加入 50μmol/L 磷酸二氢钾溶液 0.4ml 和 1.25μg/ml 内标溶液（西他沙星结构类似物水溶液，见图 8－1B）0.2ml，混匀；注入固相萃取小柱，用 50μmol/L 磷酸二氢钾溶液 3ml 和四氢呋喃：水（20：80，$V：V$）混合溶剂 2ml 淋洗；最后用四氢呋喃：0.15% 磷酸溶液（30：70，$V：V$）混合溶剂 2ml 洗脱，洗脱液收集于棕色小瓶中，取 50μl 进样测定。

（三）数据处理

采用非房室方法计算药代动力学参数。其中，C_{max} 和 t_{max} 为血药浓度－时间曲线上实际测定值；$t_{1/2}$ 等于 ln2 除以末端消除速率常数；采用梯形法估算 $AUC_{0\sim t}$，其中给药时刻到 T_{max} 采用线性梯形法估算面积，T_{max} 到最后一个时间点采用对数梯形法估算面积；在 $AUC_{0\sim t}$ 的基础上采用外推法估算 $AUC_{0\sim\infty}$。经过剂量校正后的口服制剂与静脉注射制剂 $AUC_{0\sim\infty}$ 之比为绝对生物利用度。

二、结果评价

（一）分析方法的建立与评价

1. 血浆样品前处理方法的选择 蛋白沉淀、液－液萃取和固相萃取均可用于血浆样品中喹诺酮类药物测定的前处理，三者的差别在于内源性物质对待测成分测定的干扰与提取回收率的大小。采用乙腈或者高氯酸沉淀血浆蛋白，可以获得较为满意的提取回收率，但是内源性干扰较多，故选用萃取法处理样品。由于西他沙星同时具有酸性和碱性基团，其 pK_{a1} 和 pK_{a2} 分别约为 6.4 和 9.2，理论上样品溶液的 pH 在 6.4～9.2 之间（药物等电点附近）时，可获得较高的提取效率。本法选用固相萃取法，为提高萃取回收率，血浆样品用磷酸二氢钾溶液处理以使与血浆蛋白结合的药物游离，同时为避免因 pH 过低导致萃取率降低，血浆样品用极低浓度的磷酸二氢钾溶液处理后上样，使西他沙星和内标物更好地保留在 C_8 固相萃取小柱上，经过淋洗后，选择具有一定洗脱强度和酸性的四氢呋喃：0.15% 磷酸溶液（30：70）混合溶剂洗脱待测成分，其中 0.15% 磷酸溶液可以使西他沙星及内标物的含氮氨基呈阳离子状态，减弱其与 C_8 固定相的相互作用，提高提取回收效率。为了获得更高的提取回收效率和样品净化效果，现更多采用混合模式的固相萃取柱处理生物样品中的喹诺酮类药物，例如含有反相色谱与弱阳离子交换的固相萃取小柱。

2. **内标物的选择**　内标物对生物样品中药物的定量分析至关重要，为了使定量分析更加准确，往往选择结构类似物作为内标物，本实验中选择的内标物与西他沙星结构的区别在于 7 位上的氮杂螺环为六元环，相近的结构使得二者在提取回收率和色谱行为上较为一致。

3. **检测条件的选择**　C_8 位取代的喹诺酮类化合物光稳定性较差，在紫外光的作用下发生分解反应，生成具有较高荧光效率的产物。西他沙星和内标物 C_8 位均为氯取代，可采用柱后紫外光分解 – 荧光检测，以提高西他沙星的检测灵敏度。

4. **方法验证结果**　在上述色谱条件下，西他沙星与内标物的保留时间分别约为 10 和 15min，内源性物质不干扰测定，一个样品的分析周期为 20min。以西他沙星和内标物的峰高之比为定量指标，西他沙星的血浆浓度线性范围为 30 ~ 1500ng/ml，提取回收率 > 90%，日内、日间精密度和准确度分别为 6.2% ~ 7.1% 和 104.5% ~ 112.4%，血浆中的西他沙星在 –20℃ 保存一个月、室温下保存两天、冻融循环两次均显示稳定，方法学验证结果符合生物样品定量分析的要求。

（二）药代动力学参数与绝对生物利用度

24 名健康志愿者中，有 1 名女性志愿者由于静脉滴注西他沙星期间产生荨麻疹症状而退出试验，其余与药物相关的不良反应并不严重，腹泻在口服与静脉给药西他沙星的试验中均有产生。除此以外，健康志愿者在试验期间均未发生严重的临床事件，各项检查也未发现明显改变。另有两名女性志愿者的血浆样品在取样过程过程中出现问题，因此上述 3 人的样品未纳入数据处理中。

图 8 – 2 和图 8 – 3 分别是所有健康志愿者静脉滴注或口服西他沙星后的血药浓度对数 – 时间曲线。图 8 – 2 显示西他沙星静脉滴注 1h 完毕后，血浆中的西他沙星浓度达到最大值；图 8 – 3 显示西他沙星口服给药后 30min 血浆中即可检测到西他沙星，75min 左右血浆中西他沙星浓度达到最大值。在 C_{max} 之后，静脉给药和口服给药的血药浓度 – 时间半对数曲线均显示出双相消除方式，部分健康志愿者 48h 的血药浓度仍可被检出。表 8 – 3 和 8 – 4 分别显示了静脉滴注与口服西他沙星后的主要药代动力学参数。

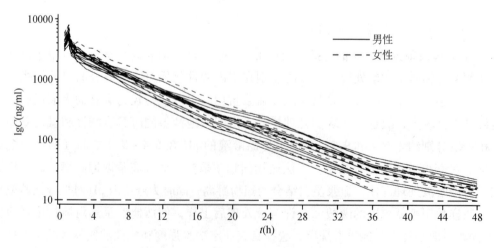

图 8 – 2　健康志愿者静脉滴注西他沙星（400mg）后血药浓度对数 – 时间曲线

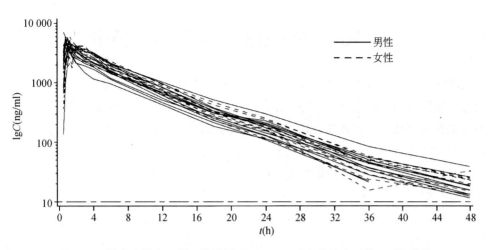

图 8-3　健康志愿者口服西他沙星（500mg）后血药浓度对数-时间曲线

表 8-3　健康志愿者静脉滴注西他沙星（400mg）后主要药代动力学参数

药代动力学参数	男性（$n=12$）	女性（$n=9$）	全部（$n=21$）
$AUC_{0\sim24h}$（$\mu g \cdot h/ml$）	22.7（16.2~29.9）	26.2（24.1~36.4）	24.2（16.2~36.4）
$AUC_{0\sim\infty}$（$\mu g \cdot h/ml$）	23.9（16.8~31.9）	27.4（25.4~38.3）	25.4（16.8~38.3）
C_{max}（$\mu g/ml$）	5.46（3.70~7.24）	5.62（4.18~7.92）	5.53（3.71~7.92）
t_{max}（h）	1.00（1.00~1.00）	1.00（1.00~1.00）	1.00（1.00~1.00）
$t_{1/2}$（h）	6.64（5.37~7.68）	6.53（4.80~7.45）	6.59（4.80~7.68）
$AUC_{0\sim24h}$（norm）	4.25（3.60~4.90）	4.48（3.39~5.36）	4.25（3.39~5.36）
$AUC_{0\sim\infty}$（norm）	4.48（3.74~5.22）	4.68（3.48~5.63）	4.57（3.48~5.63）
C_{max}（norm）	10.2（6.76~13.9）	9.60（7.90~11.3）	9.95（6.76~13.9）

注：表中数据为算数平均值（最小值~最大值）；norm 表示结果经过剂量和体重校正。

表 8-4　健康志愿者口服西他沙星（500mg）后主要药代动力学参数

药代动力学参数	男性（$n=12$）	女性（$n=9$）	全部（$n=21$）
$AUC_{0\sim24h}$（$\mu g \cdot h/ml$）	25.1（17.2~34.9）	28.6（23.0~33.6）	26.5（17.1~34.9）
$AUC_{0\sim\infty}$（$\mu g \cdot h/ml$）	26.6（18.4~38.1）	30.3（24.8~35.8）	28.1（18.4~38.1）
F（%）	89.0（70.2~106）	88.4（74.9~103）	88.7（70.2~106）
C_{max}（$\mu g/ml$）	4.84（3.55~7.06）	4.42（3.51~5.94）	4.65（3.51~7.06）
t_{max}（h）	1.00（0.50~1.25）	1.50（0.75~3.00）	1.25（0.50~3.00）
$t_{1/2}$（h）	6.73（5.03~8.16）	7.42（6.64~9.64）	7.02（5.03~9.64）
$AUC_{0\sim24h}$（norm）	3.77（2.94~4.68）	3.90（3.02~4.84）	3.83（2.94~4.84）
$AUC_{0\sim\infty}$（norm）	4.00（3.15~5.00）	4.13（3.13~5.19）	4.06（3.13~5.19）
C_{max}（norm）	7.28（5.44~10.3）	6.01（4.53~7.94）	6.71（4.53~10.3）

注：表中数据为算数平均值（最小值-最大值）；norm 表示结果经过剂量和体重校正。

　　以 $AUC_{0\sim\infty}$ 为指标计算得到的西他沙星胶囊的绝对生物利用度为89%（95%置信区间为84%~94%），其中男性志愿者与女性志愿者的西他沙星胶囊绝对生物利用度分别为89.4%和88.3%，较为接近。

扫码"学一学"

第三节　药物制剂生物等效性评价

二氢吡啶类钙通道阻滞剂是一类治疗高血压的重要药物，通过阻滞细胞外的钙离子内流，使进入细胞内的钙总量减少，导致小动脉平滑肌舒张，降低外周阻力而发挥降压作用。该类药物的共同特征是含有苯基－1，4－二氢吡啶母核，不同的取代基形成了一系列不同的二氢吡啶类钙通道阻滞药物，主要有硝苯地平、氨氯地平、非洛地平、尼索地平等，不同的药物在口服生物利用度、消除半衰期等方面有一定差异。

在二氢吡啶类钙通道阻滞药中，除了部分药物中含有脂肪胺氮原子显碱性外，多为中性物质；结构中的芳环使得药物具有紫外特征吸收；结构中的二氢吡啶环具有还原性，可以被氧化，也会发生光化学歧化反应，因此该类药物遇光不稳定，易分解。在样品分析过程中，生物样品、储备液等需要避光保存。

苯磺酸氨氯地平（$C_{20}H_{26}ClN_2O_5 \cdot C_6H_6O_3S$，图 8－4），其活性形式为氨氯地平，口服吸收慢，6~12h 达到血药浓度峰值，消除半衰期较长，是一类长效的抗高血压药物，最早由美国辉瑞公司研发，1992 年美国 FDA 批准上市。该药 1993 年进入中国，其中文商品名为络活喜，并且获药品行政保护；2001 年行政保护期满后国内企业开始仿制，现已有多家药企获批该药的原料药和片剂注册上市。在国产仿制氨氯地平研究阶段，需要评价仿制氨氯地平片与原研片剂的生物等效性。试验研究采用药物动力学研究方法，通过测定不同时间点血浆中氨氯地平的浓度，获得血药浓度－时间曲线及相关药代动力学参数，经过统计分析判断二者之间是否生物等效。

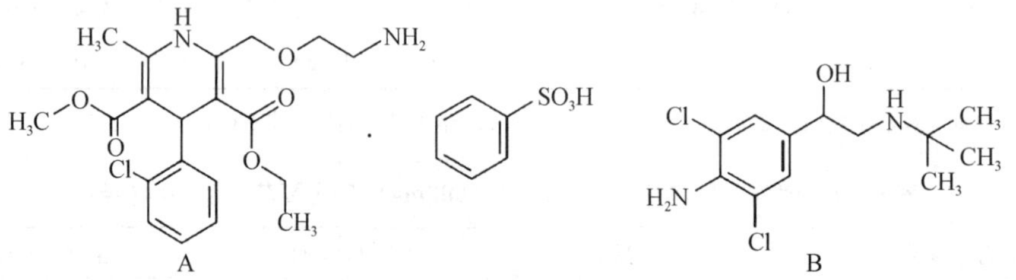

图 8－4　苯磺酸氨氯地平（A）和内标物克伦特罗（B）化学结构

一、研究方案

（一）受试者选择与样品采集

1. 受试者选择与分组　20 名健康男性志愿者，年龄 21~24 岁，体重 58~76kg。经体检、心电图、实验室检查等合格，实验前两周起至整个实验过程中未服用其他药物，禁忌烟酒。自愿签署知情同意书。

受试者随机分成两组，每组 10 人。

2. 给药与样品采集　两组采用自身交叉试验设计，一组先服用活络喜（参比制剂），后服用苯磺酸氨氯地平仿制片剂（受试制剂）；另一组先服用受试制剂，后服用参比制剂。两次交叉试验间隔一周。给药前禁食，给药前 1h 至给药后 2h 内限制饮水，给药后 5h 和 11h 分别提供午餐和晚餐。给药剂量 10mg（以氨氯地平计）。于给药前及给药后 1、2、3、4、5、6、8、10、14、24、36、48、72 和 96h（依据《药物制剂人体生物利用度和生物等效性试验指导原则》，取样点至72h即可）于前臂静脉取血3ml，置肝素化试管中，在4℃条件下1500×g离心10min，分离血浆，在−20℃保存待测。

（二）样品测试

采用液相色谱−四极杆串联质谱法定量分析人血浆中的氨氯地平浓度。

1. 色谱与质谱条件 色谱柱为Diamonsil C$_{18}$（50mm×4.6mm，5μm）柱；流动相为甲醇：水：甲酸（75：25：0.01，$V：V：V$），流速为0.3ml/min，进样量为20μl；柱温为25℃。质谱检测采用ESI离子源，正离子检测模式，扫描方式为选择反应监测（SRM），氨氯地平和克伦特罗的定量离子对分别为m/z 409→238和m/z 277→203。

2. 血浆样品前处理 采用液−液萃取法。取血浆100μl，置于1.5ml塑料离心管中，加入100ng/ml的内标溶液20μl，涡旋混合，再加入1mol/L氢氧化钠溶液20μl，涡旋混匀，加入甲基叔丁基醚1ml，涡旋振荡3min，于5000 r/min离心10min，分取上清液0.8ml，置于另一塑料离心管中，35℃下氮气流吹干，残渣用80%甲醇溶液50μl复溶，离心，取20μl进行分析。

（三）数据处理

采用非房室方法计算药代动力学参数。其中，C_{max}和t_{max}为血药浓度−时间曲线上实际测定值；$t_{1/2}$等于ln2除以末端消除速率常数；采用梯形法估算AUC$_{0\sim t}$，在AUC$_{0\sim t}$的基础上采用外推法估算AUC$_{0\sim\infty}$。以参比制剂（氨氯地平原研片剂）为对照，计算苯磺酸氨氯地平片（受试制剂）的相对生物利用度。生物等效性评价采用自身交叉试验设计的三因素方差分析和双单侧t检验进行统计学处理。对苯磺酸氨氯地平受试制剂和参比制剂药代动力学参数C_{max}、AUC$_{0\sim t}$进行方差分析和双单侧t检验（$\alpha=0.05$）。

二、结果评价

（一）分析方法的建立与验证

1. 分析方法与条件的选择 二氢吡啶类钙通道阻滞药给药剂量较小，一般为5~10mg，因此口服给药后血浆中药物浓度较低。为了提高检测灵敏度，早期多选择气相色谱电子捕获检测器检测血浆中的药物浓度。目前高效液相色谱法、毛细管电泳法也常用来测定生物样品中的该类药物，通过选择合适的前处理方法对生物样品中的药物进行纯化与富集，或者选择高灵敏度的检测器，本实验选择高效液相色谱−四极杆串联质谱法定量分析血浆中氨氯地平浓度。四极杆串联质谱采用SRM扫描方式，在ESI正离子模式下选择氨氯地平一级母离子［M＋H］$^+$ m/z 409和响应较高的二级子离子m/z 238组成定量离子对，通过提高信噪比增加检测灵敏度。

2. 内标物质的选择 选用克伦特罗为内标，其一级母离子［M＋H］$^+$ m/z 277，定量用二级子离子m/z 203（图8−5）。采用SRM扫描方式提高方法选择性的同时也提高检测灵敏度，并缩短分析周期至4min，典型色谱图见图8−6。

3. 方法验证结果 在上述色谱与质谱条件下，氨氯地平与内标物的保留时间分别约为2.1和1.9min。以氨氯地平和内标物的峰面积之比为定量指标，氨氯地平的血浆样品线性范围为0.5~20ng/ml，定量下限为0.5ng/ml，提取回收率>85%，基质效应在90%~106%，日内、日间精密度和准确度分别为1.2%~7.3%和97.5%~102.8%，血浆中氨氯地平在−80℃保存一个月、室温下保存2h、冻融循环3次以及提取后室温放置12h均显示

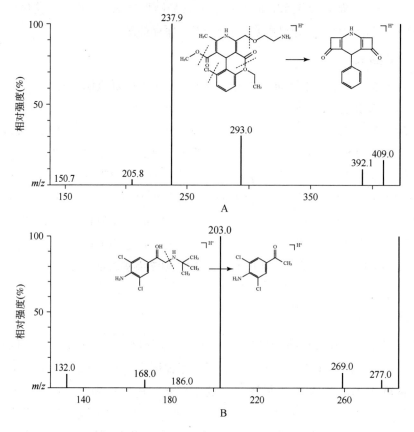

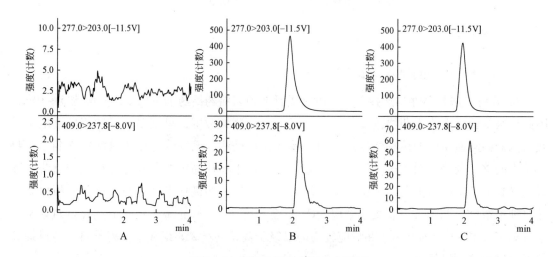

图 8 - 5 氨氯地平 （A） 和内标物 （B） 质谱图

图 8 - 6 氨氯地平和内标物色谱图

A. 空白血浆；B. 空白血浆标准添加氨氯地平 （0.5ng/ml）；

C. 健康志愿者口服 10mg 氨氯地平 1h 后 （1.37ng/ml）

稳定，方法学验证结果符合生物样品定量分析要求。

（二）药代动力学参数与生物等效性评价

20 名健康男性志愿者在整个试验期间未发现药物不良反应，对药物耐受良好。图 8 - 7 显示的是健康志愿者口服 10mg 苯磺酸氨氯地平片受试制剂和参比制剂后的平均血药浓度 - 时间曲线，从该图中可以看出受试制剂和参比制剂在健康男性志愿者体内具有相似的处置过程。表 8 – 5 显示的是健康志愿者口服受试制剂和参比制剂后的药代动力学参数。为了判断受试制剂和参比制剂是否生物等效，需要对药代动力学参数中的 $AUC_{0~96}$、C_{max}、t_{max} 进行等效性判断，采用方差分析进行显著性检验，然后用双向单侧 t 检验和计算 90% 置信区间的统计分析方法进行评价。

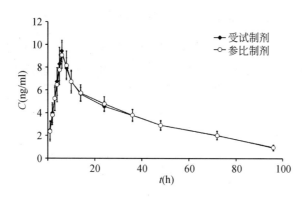

图 8 – 7　健康志愿者口服 10mg 苯磺酸氨氯地平受试制剂和参比制剂后平均血药浓度 – 时间曲线

表 8 – 5　健康志愿者口服苯磺酸氨氯地平受试制剂和参比制剂

（以氨氯地平计 10mg）后主要药代动力学参数

药代动力学参数	受试制剂	参比制剂
$AUC_{0~96h}$ ［（ng·h）/ml］	323.5 ± 31.0	325.8 ± 34.5
$AUC_{0~\infty}$ ［（ng·h）/ml］	367.0 ± 40.0	371.1 ± 45.8
C_{max}（ng/ml）	9.7 ± 0.9	9.6 ± 1.0
T_{max}（h）	6.0 ± 0.8	6.4 ± 1.0
$t_{1/2}$（h）	31.3 ± 6.5	31.8 ± 5.1

1. 方差分析　20 名健康志愿者随机分组为两组，按照不同顺序分别先后给予受试制剂和参比制剂，虽然给予的不同药物制剂为单因素处理，但是还有一些非人为控制的因素影响试验，例如试验对象的个体差异、试验阶段先后顺序等，因此，采用两阶段交叉设计的方差分析进行显著性检验。由于药代动力学参数中的 AUC 和 C_{max} 为非正态分布，所以需要经对数转换后成为接近正态分布的参数。以 $AUC_{0~96}$ 为指标的数据处理结果见表 8 – 6，首先对梯形法计算得到的 $AUC_{0~96}$ 进行对数转换，然后按照式（8 – 3）至式（8 – 6）计算相应的统计参数。

$$总变异：SS_{总} = \sum_{i=1}^{n} X_{t,i}^2 + \sum_{i=1}^{n} X_{r,i}^2 - C \qquad (8-3)$$

$$个体间变异：SS_{个体间} = \frac{\sum_{i=1}^{n}(X_{t,i} + X_{r,i})^2}{2} - C，其中 C = \frac{(\sum_{i=1}^{n} X_{t,i} + \sum_{i=1}^{n} X_{r,i})^2}{N} \qquad (8-4)$$

$$制剂间变异：SS_{制剂间} = \frac{(\sum_{i=1}^{n} X_{t,i} - \sum_{i=1}^{n} X_{r,i})^2}{N} \qquad (8-5)$$

$$周期间变异：SS_{周期间} = \frac{(\sum_{i=1}^{n} P_{1,i} - \sum_{i=1}^{n} P_{2,i})^2}{N} \qquad (8-6)$$

误差变异：$SS_{误差} = SS_{总} - SS_{个体间} - SS_{制剂间} - SS_{周期间}$

各因素自由度：$\nu_{总} = N - 1$；$\nu_{个体间} = n - 1$；$\nu_{制剂间} = 2 - 1 = 1$；$\nu_{周期间} = 2 - 1 = 1$

$$\nu_{误差} = \nu_{总} - \nu_{个体间} - \nu_{制剂间} - \nu_{周期间}$$

式中，n 为受试者例数；N 为数据总数（$N = 2n$）；X_t 为受试制剂参数值；X_r 为参比制剂参数值；P 为按照周期统计的参数值，如 P_1 为第一周期中 20 名健康志愿者给药后获得的参数，不区分受试与参比。

表 8 − 6 AUC$_{0 \sim 96}$ ［（ng · h）/ml］测定结果与数据处理

志愿者	周期	受试制剂		参比制剂		F（%）
		AUC$_t$	lnAUC$_t$	AUC$_r$	lnAUC$_r$	
1	受试/参比	370.9	5.92	336.6	5.82	110.2
2	受试/参比	282.1	5.64	248.1	5.51	113.7
3	受试/参比	343.8	5.84	342.0	5.83	100.5
4	受试/参比	297.1	5.69	330.7	5.80	89.9
5	受试/参比	316.4	5.76	356.0	5.87	88.9
6	受试/参比	358.0	5.88	335.0	5.81	106.9
7	受试/参比	337.3	5.82	330.6	5.80	102.0
8	受试/参比	299.2	5.70	290.7	5.67	102.9
9	受试/参比	249.7	5.52	253.2	5.53	98.6
10	受试/参比	329.5	5.80	310.0	5.74	106.3
11	参比/受试	364.7	5.90	318.1	5.76	114.7
12	参比/受试	338.9	5.83	302.6	5.71	112.0
13	参比/受试	319.5	5.77	372.8	5.92	85.7
14	参比/受试	288.5	5.66	389.9	5.97	74.0
15	参比/受试	340.3	5.83	340.8	5.83	99.8
16	参比/受试	330.5	5.80	339.6	5.83	97.3
17	参比/受试	356.1	5.88	347.8	5.85	102.4
18	参比/受试	340.8	5.83	334.6	5.81	101.9
19	参比/受试	298.6	5.70	304.3	5.72	98.1
20	参比/受试	308.9	5.73	332.0	5.81	93.0
平均值		323.5	5.77	325.8	5.78	99.9
总和			115.50		115.61	

根据所列公式计算相应的变异及统计量：

$$C = (115.50 + 115.61)^2 / 40 = 53\ 411.8321 / 40 = 1335.2958$$

总变异：$SS_{总} = (5.92^2 + 5.64^2 + \cdots + 5.70^2 + 5.73^2) + (5.82^2 + 5.51^2 + \cdots + 5.72^2 + 5.81^2) - 1335.2958 = 0.3684$

个体间变异：$SS_{个体间} = [(5.92 + 5.82)^2 + (5.64 + 5.51)^2 + \cdots + (5.70 + 5.72)^2 + (5.73 + 5.81)^2] / 2 - 1335.2958 = 0.2612$

制剂间变异：$SS_{制剂间} = (115.50 - 115.61)^2/40 = 0.0003$

周期间变异：$SS_{周期间} = (115.78 - 115.33)^2/40 = 0.0051$

误差变异：$SS_{误差} = 0.3684 - 0.2612 - 0.0003 - 0.0051 = 0.1018$

各因素自由度，统计量计算如下：

$\nu_{总} = 40 - 1 = 39; \nu_{个体间} = 20 - 1 = 19; \nu_{制剂间} = 1; \nu_{周期间} = 1$

$\nu_{误差} = 39 - 19 - 1 - 1 = 18$

个体间均方差：$MS_{个体间} = \dfrac{SS_{个体间}}{\nu_{个体间}} = \dfrac{0.2612}{19} = 0.0137$

制剂间均方差：$MS_{制剂间} = \dfrac{SS_{制剂间}}{\nu_{制剂间}} = \dfrac{0.0003}{1} = 0.0003$

周期间均方差：$MS_{周期间} = \dfrac{SS_{周期间}}{\nu_{周期间}} = \dfrac{0.0051}{1} = 0.0051$

误差均方差：$MS_{误差} = \dfrac{SS_{误差}}{\nu_{误差}} = \dfrac{0.1018}{18} = 0.0057$

个体间 $F = \dfrac{MS_{个体间}}{MS_{误差}} = \dfrac{0.0137}{0.0057} = 2.4035$

制剂间 $F = \dfrac{MS_{制剂间}}{MS_{误差}} = \dfrac{0.0003}{0.0057} = 0.0526$

周期间 $F = \dfrac{MS_{周期间}}{MS_{误差}} = \dfrac{0.0051}{0.0057} = 0.8947$

根据 F 值相应的自由度，查方差分析用的 F 界值表：

$$F_{0.05(19,18)} = 2.20; \quad F_{0.05(1,18)} = 4.41$$

20 名健康志愿者口服苯磺酸氨氯地平受试制剂和参比制剂后，对 $AUC_{0\sim96}$ 对数转换并进行方差分析结果见表 8-7。可见本次生物等效性研究中，除个体间存在差异外，受试制剂和参比制剂间、试验周期间均无显著性差异。

表 8-7 $\ln AUC_{0\sim96}$ 方差分析表

变异来源	自由度	SS	MS	F	$F_{0.05}$	P
总变异	39	0.3684				
制剂间	1	0.0003	0.0003	0.0526	4.41	>0.05
周期间	1	0.0051	0.0051	0.8947	4.41	>0.05
个体间	19	0.2612	0.0137	2.4035	2.20	<0.05
误差	18	0.1018	0.0057			

2. 双向单侧 t 检验与 90% 置信区间 双向单侧 t 检验是等效性检验，设定的无效假设是两药不等效，即受试制剂的药代动力学参数在参比制剂相应参数的一定范围之外，实际上是两个单侧 t 检验。双向单侧 t 检验结果在 $P < 0.05$ 时，说明受试制剂没有超过参比制剂的高限和低限，认为两药等效。因此，在方差分析的基础上，需要进一步对经对数转换的药代动力学参数进行双向单侧 t 检验。

首先，计算统计量。计算公式如式（8-7）：

$$t_1 = \frac{(\overline{X}_t - \overline{X}_r) - \ln r_1}{\dfrac{S}{\sqrt{n/2}}} \; ; \quad t_2 = \frac{\ln r_2 - (\overline{X}_t - \overline{X}_r)}{\dfrac{S}{\sqrt{n/2}}} \qquad (8-7)$$

式中，$\overline{X}_t$、$\overline{X}_r$ 为受试制剂和参比制剂的药代动力学参数值，如 AUC 或者 C_{max} 经对数转换后的均值；S 为标准差，$S = \sqrt{MS_{误差}}$；r_1、r_2 为药品注册审批部门制定的生物等效的低限和高限，一般 r_1 和 r_2 分别为 0.8 与 1.25；n 为受试者例数。

按照上述公式对表 8-7 的数据进行双向单侧 t 检验，$S = \sqrt{0.0057} = 0.0755$，检验统计量为：

$$t_1 = \frac{(5.77 - 5.78) - \ln 0.8}{\dfrac{0.0755}{\sqrt{20/2}}} = 8.927 \; ; \quad t_2 = \frac{\ln 1.25 - (5.77 - 5.78)}{\dfrac{0.0755}{\sqrt{20/2}}} = 9.763$$

当 $\alpha = 0.05$，$\nu = 18$，由 t 单侧分位数表查得 $t_{1-0.05(18)} = 1.734$，$t_1 > t_{1-0.05(18)}$，$t_2 > t_{1-0.05(18)}$，说明 $P < 0.05$，受试制剂和参比制剂生物等效。

其次，计算受试制剂和参比制剂的药代动力学参数比值的 90% 置信区间对数值，计算值经过反对数处理后即得到受试制剂与参比制剂药代动力学参数比值 90% 可能存在的范围，该范围应该落在 80.00% ~ 125.00% 之间。

置信区间计算公式如式（8-8）：

$$(\overline{X}_t - \overline{X}_r) \pm t_{0.1(v)} \times s \times \sqrt{\frac{2}{n}} \qquad (8-8)$$

式中，$t_{0.1(v)}$ 为在 t 界值表上取，α 取双侧 0.1 的数据。

因此，表 8-7 数据中 AUC 对数转换的置信区间为：

$$(5.77 - 5.78) \pm 1.734 \times 0.0755 \times \sqrt{0.1} = -0.01 \pm 0.0414$$

取反对数后结果为 0.9499 ~ 1.0319。即说明受试制剂的 AUC_{0-96} 与参比制剂的 AUC_{0-96} 比值的 90% 置信区间为 94.99% ~ 103.19%，在 80.00% ~ 125.00% 范围之内。

上述结果表明，以 AUC_{0-96} 为评价指标，苯磺酸氨氯地平受试制剂与参比制剂生物等效。

对于 C_{max} 的统计分析，亦应首先进行对数转换，然后进行两阶段交叉设计资料的方差分析，最后进行双向单侧 t 检验，评价以 C_{max} 为指标时，受试制剂和参比制剂之间是否生物等效。t_{max} 一般不需要进行统计评价，如果有必要评价则应该采用秩转换的非参数检验法进行。对于两种普通制剂间的 t_{max} 比较，仅能得到两种制剂间 t_{max} 是否存在差异的统计判断，并不能获得生物等效的结论；对于普通制剂和缓释制剂间的比较，秩转换的非参数检验法可以做出两制剂 t_{max} 存在差异的统计判断。另外，一些专业的药代动力学软件如 3P87/3P97 实用药物动力学计算程序、WinNonlin 软件、NDST 新药统计软件、DAS 统计软件、BAPP 软件等均可以对生物等效性研究获得的实验数据进行处理。

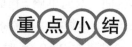

重点小结

1. 生物利用度与生物等效性的基本概念

（1）**生物利用度**　是指剂型中药物的活性成分被吸收进入体循环、到达作用部位的速度和程度。

（2）绝对生物利用度 是指进入体循环的药量占总给药剂量的分数，一般是在单位剂量下，以静脉制剂为参比（通常认为静脉制剂生物利用度为100%），求算药物制剂中活性成分吸收进入体循环的量与之相比的比值。

（3）相对生物利用度 是在单位剂量下，以其他非静脉途径给药的制剂（如片剂和口服溶液）为参比制剂后获得的药物活性成分吸收进入体循环的相对量。

（4）生物等效性 是指药学等效的制剂，或者不同制剂在相同的给药条件下，给予相同剂量后，药物制剂中的活性成分到达作用部位的速度和程度无统计学差异。用生物利用度的研究方法，在预先确定的等效标准和限度的前提下，通过统计学分析比较受试制剂与参比制剂之间的药代动力学参数 AUC、$C_{\max}$ 和 $t_{\max}$ 是否有差异而确定是否生物等效。

2. 生物利用度和生物等效性评价的基本要求

（1）生物利用度研究方法主要有血药浓度法、尿药浓度法和药理效应法。

（2）生物等效性研究方法主要有药代动力学研究、药效动力学研究、临床比较研究和体外研究方法。

（3）单剂量给药的生物等效性试验的接受限度 采用受试制剂与参比制剂的 $AUC_{0\sim t}$（或者 $AUC_{0\sim 72}$）和 $C_{\max}$ 进行比较，参比制剂和受试制剂几何均值比的90%置信区间应该落在接受范围 80.00% ~ 125.00% 之内。其中，下限和上限舍入后保留两位小数应该分别 ≥ 80.00% 和 ≤125.00% 。

3. 生物利用度和生物等效性评价的基本规定和指导原则

（1）《中国药典》（2020 年版）四部通则 9011《药物制剂人体生物利用度和生物等效性试验指导原则》。

（2）美国 FDA《Guidance for Industry：Bioavailability and Bioequivalence Studies for Orally Administered Drug Products —General Considerations》（《口服制剂的生物利用度和生物等效性研究：一般性考虑》）

（3）欧洲 EMEA《Guideline on the Investigation of Bioequivalence》（《生物等效性研究指导原则》）

扫码"练一练"

（闻　俊）

参考文献

［1］钟大放，李高，刘昌孝 . 药物制剂生物利用度和生物等效性试验指导原则（草案）［J］. 药物评价研究，2011，34（5）：321 – 334.

［2］刘华 . 生物利用度与生物等效性评价的统计方法［D］. 武汉：华中科技大学，2004.

［3］孙振球 . 医学统计学［M］. 3 版 . 北京：人民卫生出版社，2012.

［4］O'Grady J，Briggs A，Atarashi S，et al. Pharmacokinetics and absolute bioavailability of sitafloxacin，a new fluoroquinolone antibiotic，in healthy male and female Caucasian subjects［J］. Xenobiotica，2001，31：811 – 822.

［5］Aoki H，Oshima Y，Tanaka M，et al. High – performance liquid chromatographic determination of the new quinolone antibacterial agent DU – 6859a in human serum and urine using solid – phase extraction with photolysis – fluorescence detection［J］. J Chromatogr B Biomed Appl，1994，660：365 – 374.

［6］Murdoch D，Heel RC. Amlodipine. A review of its pharmacodynamic and pharmaco – kinetic properties, and therapeutic use in cardiovascular disease [J]. Drugs, 1991, 41: 478 –505.

[7] Chang H, Li J, Li J, et al. Simultaneous determination of amlodipine and bisoprolol in rat plasma by a liquid chromatography/tandem mass spectrometry method and its application in pharmacokinetic study [J]. J Pharm Biomed Anal. 2012, 71: 104 –110.

第九章 临床治疗药物监测

📖 学习目标

1. **掌握** 药物的体内存在形式与有效血药浓度；治疗药物监测的目的、原则及监测药物的种类。

2. **熟悉** 血药浓度与合理用药；给药方案个体化的实施与血药浓度检测方法。

3. **了解** 药物的体内过程；血药浓度与临床效应的关系及其影响因素。

第一节 概 述

扫码"学一学"

一、药物的体内过程与临床效应

人体所摄取的药物必须在作用部位（靶器官的受体）达到足够的浓度才能产生其特征性的药理效应。药物在作用部位的浓度不仅与给药剂量相关，亦受到药物在体内的动力学过程——吸收、分布、生物转化（代谢）和排泄的影响。其中，吸收与分布过程和药物在作用部位的峰浓度及达峰时间的关系尤为密切。药物在体内的动力学过程详见本书第七章相关内容，本节简要介绍药物的吸收及体内过程与临床效应的关系。

（一）药物的吸收

药物的给药途径可以简单地分为血管内给药与血管外给药。血管内给药一般指药物直接通过静脉或动脉进入血液循环系统，没有吸收过程。血管外给药包括口服、舌下、口腔黏膜、肌内、皮下、皮肤、吸入以及直肠等途径，药物进入血液循环前均经历吸收过程。药物在体内发挥临床效应的快慢与效应的强度取决于药物在体内吸收的速度与程度，即药物在体内的达峰时间与峰浓度。药物的吸收受诸多因素的影响，包括药物的理化性质与转运类型、药物剂型与给药途径以及吸收部位的血流状况等。

1. 口服给药的吸收 口服固体制剂，如片剂、胶囊等需首先于胃液中崩解、分散和溶解，口服液体制剂则直接溶解于胃液，然后经小肠（包括十二指肠、空肠和回肠）进入大肠（包括盲肠、结肠和直肠），最终排出体外。口服给药的吸收部位是胃、小肠和大肠，主要通过被动转运从胃肠道黏膜上皮细胞吸收。

（1）胃的吸收 由于大多数药物以非离子扩散的方式通过生物膜被吸收，其吸收的快慢和程度与药物离解度及药物分子的脂溶性密切相关。胃液 pH 低，因此有机弱酸性药物易在胃中吸收；在 pK_a 相近的情况下，分子状态药物中脂溶性大者，其吸收也快。胃黏膜表面积比小肠小很多，对多数药物的吸收能力较弱；同时由于药物在胃内滞留时间较短，药物的吸收量有限。

（2）小肠的吸收 药物在小肠中停留的时间比在胃中停留的时间长，且小肠黏膜的吸收面积极大、血流量丰富，因此，小肠（特指十二指肠）是药物吸收的主要部位，一般有机弱碱性药物易在小肠吸收。

（3）大肠的吸收　大肠表面积小，药物吸收弱，只有一些缓释制剂和肠溶制剂在到达肠道并溶解于近中性液体中才被吸收，药物在大肠吸收可避免药物对胃的刺激。

2. 其他给药途径的吸收

（1）肠道外注射给药的吸收　肠道外的注射给药途径理论上期望较口服给药有如下优点：①适用于在胃肠中易降解的药物，如青霉素类；②适用于大量而迅速地在肝脏中首过代谢的药物，如利多卡因；③促进药理效应尽快产生；④保证患者用药的依从性。身体各个部位不同的肌肉群吸收药物的速度不同，例如利多卡因注射于三角肌中比臀大肌中的吸收要迅速得多。与口服给药相比，肌内注射吸收较慢而完全，皮下注射均匀而缓慢。

（2）直肠内给药的吸收　直肠内给药途径的优点主要是防止药物对上消化道的刺激性。传统亦认为，药物自直肠吸收后直接进入下腔静脉系统而不首先经过肝脏，避免了首过代谢。但近年研究发现从直肠吸收的大部分药量经痔上静脉通路仍然进入肝门静脉到达肝脏，因此直肠吸收的药物大部分仍避免不了首过代谢。直肠吸收药物的机制与胃肠道其他部位大致相同，但因其吸收表面积很小，故吸收不如口服给药迅速而规则。

（3）肺部给药的吸收　挥发性或气体药物以被动扩散方式由肺吸收，吸入药物可通过肺泡扩散而较快地进入血液，吸收的速度与吸入气中药物浓度（或分压）成正比。吸入给药特别适用于吸入性全身麻醉药或能制成气雾剂吸入的平喘药。临床上常利用气道吸入给药的局部吸收治疗上呼吸道感染和哮喘。

（4）皮肤给药吸收　局部搽、贴药物于皮肤除产生局部药理作用外，不少药物也能透皮吸收。脂溶性药物易自皮肤吸收，用于贴皮的药物通常要制成缓释剂型以延迟药物释放、延长药物作用时间。炎症和创伤的皮肤或皮肤较单薄部位（如耳后、臂内侧、胸前区、阴囊的皮肤部位）更易吸收药物。在治疗学应用的实例：将硝酸甘油软膏贴敷于前臂内侧或胸前防止心绞痛发作；雌二醇用于经期后综合征、骨质疏松；芬太尼用于中、重度慢性疼痛的缓解等。

（二）药物的分布

药物在体内发挥效应，通过血液的转运并分布于相应的靶器官。药物在其他组织中的分布具有不同的速度和程度，并受多种因素的影响。这些因素包括药物自身的化学结构和理化性质、组织的血流量和膜的通透性、与血液和组织蛋白的结合率等。

1. 药物体内转运　药物的化学结构决定着药物的酸碱性质（pK_a），在生理 pH 下的解离度以及未电离分子的亲脂性等理化性质。药物分子所具有的特征官能团又决定了与血浆蛋白结合的类型及亲和力的强弱。这些性质对药物的分布、排泄过程中的转运产生很大影响。

药物从给药部位吸收再经过血液循环转运，一般分布于组织间质液或细胞内液中。由于细胞内 pH（一般为7.0）稍低于细胞外液（一般为7.4），有机弱酸性药物在细胞外液中的解离度较高，不易从细胞外液扩散进入细胞内，故弱酸性药在细胞外液的浓度较细胞内液中稍高。反之，有机弱碱性药物由于相同的原理，在细胞内液中浓度稍高。由于水溶性及解离型药物必须依靠特异性主动转运机制才能跨膜进入细胞，故许多药物都是大部分分布在细胞外液，小部分分布在细胞内液。与血浆蛋白或组织蛋白结合的药物更不能进入细胞，而游离型、未解离的脂溶性药物或能与细胞内组分结合的药物，可分布于细胞内。

2. 体内特殊屏障

（1）血－脑屏障　血－脑屏障隔离着血浆与脑细胞外液以及由脉络膜形成的血浆与脑脊液，对许多大分子或极性高的解离型药物起着屏障作用。血－脑屏障隔绝药物并不是绝对的，实际上它也属于一种膜的转运，只不过药物由血浆或细胞外液进入脑内需要穿过多层细胞膜。其药物的转运以被动扩散为主，高度解离的、非脂溶性和蛋白结合率高的药物（如季铵盐类、青霉素）一般都难以通过血液循环进入脑组织，而脂溶性较高的、非极性的以及蛋白结合率低的药物仍能穿透血－脑屏障进入脑组织，例如脂溶性高的全身麻醉药、静脉麻醉药硫喷妥、磺胺嘧啶等进入脑脊液和脑的量就很多。血－脑屏障的通透性并非一成不变，值得注意的是炎症可以改变其通透性。例如，脑膜炎患者的血－脑屏障对青霉素及喹诺酮类抗菌药的通透性增高，使其易于透过血－脑屏障，在脑脊液内达到有效治疗浓度。

（2）胎盘屏障　药物穿透胎盘主要是通过被动转运，在母体循环中的所有药物都能不同程度地跨越胎盘，其中脂溶性的非离子化的药物很容易穿过胎盘。以药物分子量大小而言，低于600的药物易通过胎盘，600～1000的药物中等量通过胎盘，而高于1000的较难通过。

3. 药物与血浆蛋白结合　药物进入体内后，经生物转化生成代谢物，同时原型药物及代谢物又与血浆蛋白、受体、组织等生物大分子不同程度地结合，因此，来自体内的含药物的生物样品已经发生体内代谢和与蛋白相结合的变化。

（1）游离型药物与结合型药物　药物在体内转运、转化过程中，可与组织蛋白（包括受体）和体液蛋白结合，因此，在组织和体液中除含有游离的药物和游离的代谢物（统称为游离型药物）外，还含有结合的药物和结合的代谢物（统称为结合型药物）。

药物与血浆蛋白的结合为可逆过程，一般认为通过非共价键力相连，即依靠范德华力、氢键、离子间的静电力以及生成电荷转移络合物等，解离速度亦很快，故存在结合与解离的动态平衡：

$$D + P \leftrightharpoons DP \tag{9-1}$$

式中，D代表药物；P代表血浆蛋白；DP代表药物－血浆蛋白结合物。平衡后血浆中药物总浓度（C_t）分为两部分：与血浆蛋白结合的药物浓度（C_b）和游离血药浓度（C_f），C_b/C_t即为药物的血浆蛋白结合率（plasma protein bonding ratio，PPBR）。药物的血浆蛋白结合率在0～1.0之间，大于0.9，表示高度结合；小于0.2者，与血浆蛋白结合很低。

（2）药物血浆蛋白结合率的临床意义　药物血浆蛋白结合率是临床合理用药依据的药物体内重要参数之一。由于药物在白蛋白同一结合点上的结合是非选择性的，所以许多理化性质相似的药物或内源性物质可能在相同的结合点上发生竞争，将其他药物置换游离出来。这种竞争血浆蛋白结合产生的药物间相互作用，是否能显著升高被置换药物的游离药物浓度，从而显著增强其药理效应或毒性，尚需满足如下条件：①被置换的药物必须是高蛋白结合率（例如 PPBR ＞90%）的；②与白蛋白的亲和力必须低于置换药物。对于 PPBR 为90%～99%的药物，若被其他药物置换使 PPBR 下降10%，将使血浆的游离药物浓度倍增。只有游离型药物才能透过细胞膜屏障，到达受体周围产生药理效应。表9-1显示了药物血浆蛋白结合被置换的百分率与其游离药物浓度倍增的关系。

表 9-1　能引起血浆游离药物浓度倍增的血浆蛋白结合被置换率

药名	PPBR（%）	被置换（%）	药名	PPBR（%）	被置换（%）
地西泮	99	1	普萘洛尔	96	4
甲苯磺丁脲	99	1	甲氨蝶呤	94	6
保泰松	99	1	苯妥英	91	9
华法林	97	3	地吉妥辛	90	10
吲哚美辛	97	3	氯贝丁酯	90	10
氯丙嗪	96	4	阿司匹林	84	16
阿米替林	96	4	卡马西平	80	20

二、药物的体内存在形式与有效血药浓度

（一）药物的体内存在形式

药物经不同途径给药，尤其是经口服给药后，在体内经历吸收、分布、生物转化（代谢）和排泄的过程（即 ADME）。除原型药物外，摄入体内的药物常以Ⅰ相或（和）Ⅱ相代谢物的形式存在体内。不同的存在形式将发挥不同药理效应。

1. **游离型药物**　一般而言，药物疗效强弱与维持时间长短，在理论上取决于在受体部位有活性的药物是否保持足够的浓度。由于药物可以从细胞外液进入组织与受体作用，故对大部分药物而言，药物作用的强弱与细胞外液中的药物浓度呈正比。而组织中细胞外液的药物浓度又与血液中药物浓度相平衡。因此，我们把血药浓度作为间接反映受体部位药物浓度的指标。从药物与血浆蛋白结合的角度分析，这里提到的药物浓度，准确地讲应该是指未与蛋白结合的游离药物浓度。因为只有游离药物才能跨膜转运到达受体部位，所以游离药物浓度才真正与药物的药理效应乃至不良反应关系密切。

目前，绝大多数文献报道的血药浓度监测和药代动力学研究，都是通过测定药物总浓度进行的，所测的药物总浓度是结合型与游离型药物浓度的总和。一般情况下，药物的总浓度及其变化能够反映出药理作用的强弱及持续时间的长短，但在下列特殊情况下，药物总浓度的变化与游离药物浓度的变化并不平行。

（1）与血浆蛋白具有高度亲和力的药物　该类药物的蛋白结合呈明显的浓度依赖性，其蛋白结合率随着药物浓度的改变而改变，导致非线性动力学特性。如丙吡胺是血浆蛋白诱导非线性动力学的典型，但该药的游离浓度为线性动力学，且游离药物浓度与该药的抗心律失常作用的相关性明显优于药物总浓度。

（2）致使药物与血浆蛋白结合率改变的病理因素　当患肝、肾疾病时，由于血浆蛋白的浓度降低以及内源性蛋白结合抑制物增多，使许多药物的血浆蛋白结合率降低，游离药物分数增加。如肝硬化患者奎尼丁的游离药物分数几乎增加 3 倍；肾功能衰竭时苯妥英、水杨酸、氯贝丁酯等药物的血浆蛋白结合率明显降低，游离药物浓度增加。

（3）与血浆蛋白结合率存在着明显个体差异的药物　如奎尼丁血浆蛋白结合率的范围为 50%～90%，虽然测得的血药总浓度相同，但由于血浆蛋白结合率的悬殊差异，不同个体间游离药物浓度差可达 10 倍之多。致使血浆蛋白结合率高的患者疗效不明显，而血浆蛋白结合率低者却可引起毒性反应。

鉴于血中游离药物浓度与药理效应真正相关，当上述因素影响到血浆蛋白结合率而致游离药物分数变化时，监测血中游离药物浓度比总药物浓度更能真实地反映与药理效应的

相关性。

2. 活性代谢物　许多药物在体内形成具有药理活性的代谢物。一般情况下，除以前体药物形式用药外，由于药物活性代谢产物浓度低，故对药理效应的影响显得并不重要。然而，在药物活性代谢物浓度较高、活性较强，在心肝肾功能衰竭的病理状态下，对于那些治疗指数狭窄的药物，如抗心律失常药等，其活性代谢物的存在应引起足够的重视。

抗心律失常药在体内广泛代谢，某些抗心律失常药的活性代谢物可达到与原药相同甚至超过原型药的药理强度。如苯丙胺、奎尼丁、胺碘酮、维拉帕米、普鲁卡因胺、利多卡因等药物的活性代谢物的血药浓度可蓄积到与原型药物相同甚至更高的浓度。此时，除非测定活性代谢物浓度，否则原型药物浓度与药理效应的相关性很差。又如，阿普洛尔作为β受体阻滞剂，口服给药比静脉给药活性更高。由于该药肝清除率很高，口服给药的生物利用度是很低的，故从原型药角度很难解释这一现象。然而，大量的活性代谢物，如4－羟基阿普洛尔在吸收过程中形成，增强了口服给药途径的药理效应。三环类抗抑郁药阿米替林是另一个很好的例子，其抗抑郁活性与原型药的血浆浓度相关性很差，只有在同时考虑其活性代谢物去甲替林的药理作用后，才能建立有临床价值的相关性。

当全部的药效和毒性均由特定的代谢物产生时，药理效应和代谢物浓度之间的相关性简单明了。若原型药物和代谢物都具有药效和毒性，只在少数情况下，效应可能与血浆中药物和代谢物浓度线性相加后的总浓度相关；更常见的是，效应与浓度之间的关系更复杂而难以估测。毫无疑问，测定活性代谢物的浓度对解释临床观察结果，阐明药理效应的变异性是有帮助的。

（二）有效血药浓度范围

综上所述，多数药物的血药浓度与药理效应具有良好的相关性，这种相关性甚至持续到血药浓度与不良反应程度的相关上。如苯妥英钠的血浆浓度为 $10 \sim 20\mu g/ml$ 时具有抗癫痫及抗心律失常作用，当血浆浓度达到 $20 \sim 30\mu g/ml$ 时，出现眼球震颤，$30 \sim 40\mu g/ml$ 时运动失调，超过 $40\mu g/ml$ 时可出现精神异常，当低于 $10\mu g/ml$ 时，则可能不表现出药理效应，因此，临床上提出"有效血药浓度范围"的概念。有效血药浓度范围（therapeutic range）通常是指最低有效浓度（minimum effect concentration，MEC）与最低毒性浓度（minimum toxic concentration，MTC）之间的血药浓度范围。临床用药常将此范围作为个体化给药的目标值，以期达到最佳疗效和避免不良反应。表 9－2 显示的是一些常用药物的有效血药浓度范围。

表 9 － 2 　一些常用药物的有效血药浓度范围及中毒血药浓度

药物	可能有效的血药浓度范围	中毒血药浓度
地高辛	$0.8 \sim 2\mu g/L$	$> 2.4\mu g/L$
奎尼丁	$2 \sim 5mg/L$	$> 10mg/L$
利多卡因	$1.5 \sim 5mg/L$	$> 9mg/L$
普鲁卡因胺	$4 \sim 10mg/L$	$> 10mg \cdot L$
盐酸普萘洛尔	$20 \sim 50\mu g/L$	
异丙吡胺	$2 \sim 5mg/L$	$> 7mg/L$
胺碘酮	$0.5 \sim 1.5mg/L$	$> 2.5mg/L$
普罗帕酮	$0.15 \sim 2mg/L$	$> 2.0mg/L$

续表

药物	可能有效的血药浓度范围	中毒血药浓度
丙戊酸	50~100mg/L	>200mg/L
卡马西平	4~10mg/L	
苯巴比妥	15~40mg/L	>50mg/L
苯妥英钠	10~20mg/L	>20mg/L
扑米酮	5~12mg/L	>15mg/L
乙琥胺	40~100mg/L	
氯硝西泮	13~90mg/L	
丙咪嗪	200~300μg/L	>500μg/L
普罗替林	70~240μg/L	>500μg/L
多塞平	110~250μg/L	
茶碱	10~20mg/L（成人及儿童）	>20mg/L
	5~10mg/L（新生儿）	>15mg/L
碳酸锂	0.8~1.3mol/L（治疗）	>1.5mol/L
	0.6~1.0mol/L（预防）	
庆大霉素	2~10mg/L	（峰浓度）>10~12mg/L
		（谷浓度）>2mg/L
妥布霉素	2~10mg/L	（峰浓度）>10~20mg/L
		（谷浓度）>2mg/L
卡那霉素	10~30mg/L	（峰浓度）>30~35mg/L
		（谷浓度）>10mg/L
阿米卡星	15~30mg/L	（峰浓度）>30~35mg/L
		（谷浓度）>10mg/L
链霉素	5~30mg/L	（峰浓度）>30mg/L
		（谷浓度）>3mg/L
奈替米星	2~10mg/L	（峰浓度）>10~12mg/L
		（谷浓度）>4mg/L
万古霉素	5~10mg/L	（峰浓度）>90mg/L
		（谷浓度）>5~10mg/L
氯霉素	10~20mg/L	（峰浓度）>50mg/L
		（谷浓度）>10mg/L
环孢素	100~450μg/L（全血）	（全血）>600mg/L
水杨酸盐	25~300mg/L	>500mg/L

在应用有效血药浓度范围指导临床调整给药方案时，必须清醒地认识到有效血药浓度范围仅是一个统计学结论，是对大部分患者而言的有效且能很好耐受的范围，并不适用于每一个人和每一个具体情况。事实上，没有一个对所有人均有效而无不良反应的血药浓度范围。参考有效血药浓度范围时应注意以下几方面。

（1）应该同时考虑患者的病理、生理、年龄、联合用药对药物的特殊敏感性及临床症状等诸方面因素，判断是否已达到疗效或是药物中毒，然后再及时调整剂量。

（2）有些药物用于治疗几种疾病，而有效血药浓度范围会随病种改变。例如，茶碱用于治疗早产儿窒息反复发作的血药浓度就低于用于实质性改善慢性气管炎患者肺功能时的血药浓度。

（3）患者之间存在的显著性个体差异可能表现在疗效和不良反应中，从而导致个体之间有效血药浓度范围不同。而且这些数值是在服用该药物的患者人群里获得的，仅适用于这些患者群中的典型患者。

因此，要重视血药浓度与药理效应之间的相关关系可能因某些因素如衰老、疾病、合并用药等而产生变异，致使有效血药浓度范围在某个患者体内显著不同于一般人。为避免完全照搬有效血药浓度所造成的治疗失误，近年来有人提出目标血药浓度的概念。与有效血药浓度范围不同，目标血药浓度无绝对的上下限，也不是大量临床数据的统计结果，而是根据具体病情和药物治疗的目标效应为具体患者设定的血药浓度目标值。显然，目标血药浓度的设立必须考虑治疗指征、患者的各种生理病理学参数、以往治疗该患者的经验以及患者的临床反应等因素，所以更注重血药浓度与药理效应之间相关关系的个体化特性。

第二节　血药浓度与治疗药物监测

扫码"学一学"

一、血药浓度与药物临床效应

（一）血药浓度与药物临床效应的关系

药物的临床效应体现为药物对机体产生作用的"量"，药物作用的"量"的概念包括两个方面：作用强度与作用时间，即起效的快慢、维持时间的长短以及效应幅度的宽窄。要使药物作用的"量"恰好符合治疗的需要，就必须熟悉药物作用"量"的规律。需要特别指出的是，许多药物的作用并非固定不变，而要受到药物制剂工艺、患者机体状态以及环境条件等多方面因素的影响而产生一定量的、甚至质的变化。如第一节中所述，这种表现在患者个体上的药物效应的变化，很大程度上是药物在体内过程的转运中受到上述因素的影响，造成其血药浓度发生个体差异，进而影响到受体周围药物的"量"（即浓度）的变化，表现为临床疗效的差异。所以，血药浓度的变化与药物药理作用"量"的变化之间存在着必然联系，那些影响血药浓度变化的因素，必然要影响到药物临床效应的变化。

1. 时－效关系与时－效曲线　临床用药之后随着时间的推移，药物作用有一动态变化的过程。单剂量用药之后相隔不同时间测定药物的临床效应，以时间为横坐标，药物效应强度为纵坐标作图，即得到时－效曲线，见图9－1。如在图上标明有效效应线和中毒效应线，则在时－效曲线上可得到下列信息。

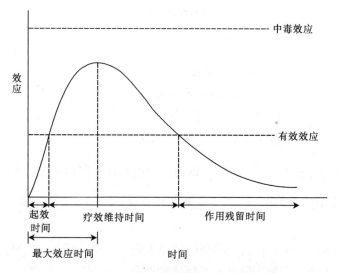

图9－1　单剂量给药后的时－效曲线

（1）起效时间　指时效曲线与有效效应线首次相交点的时间，代表药物发生疗效以前的潜伏期。起效时间的长短在处理急症患者时非常重要。

（2）最大效应时间　即药物的药理效应达到最大值的时间。应用降血糖药、抗凝血药等需密切观察和控制最大作用的药物，尤需重视这一参数。

（3）疗效维持时间　指从起效时间开始到时－效曲线下降，第二次与有效效应线相交点之间的时间。这一参数对选择连续用药的间隔时间具有参考价值，可与$t_{1/2}$结合确定给药间隔时间。

（4）作用残留时间　指曲线从降到有效效应线以下到作用完全消失之间的时间。若在此段时间内第二次给药，则需考虑前次用药的残留作用。

上述参数可结合药物的血药浓度－时间曲线（药－时曲线）及药代动力学参数，作为制订个体化给药方案的参考。

2. 药物体内经时过程与药－时曲线　以时间为横坐标，以药物的血药浓度或其他特征数量（如体内药量、尿药排泄速度、累计尿药量等）为纵坐标绘制的曲线，称为药－时曲线。如图9－2所示，药－时曲线动态地反映了药物的吸收、分布、代谢和排泄的体内过程，通过用数学模型进行曲线的模拟可以获得相关的药代动力学参数。用于治疗药物监测的主要参数如下。

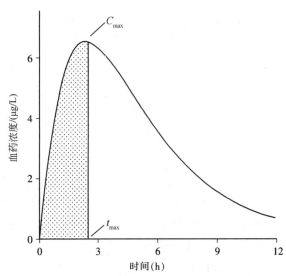

图9－2　口服给药后的血浆药－时曲线

（1）峰值血药浓度（maxium of drug concentration，C_{max}）　血管外给药后血浆最高药物浓度。C_{max}常用于阐述血药浓度水平与毒性反应之间的关系。

（2）达峰浓度时间（time for maxium of drug concentration，T_{max}）　血管外给药时，达到峰值血药浓度的时间。T_{max}常用于判断血管外给药后机体对药物吸收的快慢。

（3）表观分布容积（apparent volumn of distribution，V_d）　表观分布容积是t时体内药物总量与血药浓度的比值$V_d = \dfrac{D_t}{C_t}$，意为体内药物按血浆中同样浓度分布时所需的体液总容积，并不代表具体的生理空间。V_d用于推测药物在体液中分布的广泛程度和组织对药物的摄取量。

（4）半衰期（half－life，$t_{1/2}$）　药物的消除半衰期（$t_{1/2ke}$或$t_{1/2\beta}$）是指药物在体内消除一半所需的时间，或者血药浓度降低一半所需的时间：

$$t_{1/2} = \frac{0.693}{k} \qquad (9-2)$$

半衰期是判断药物在体内残留量的重要药动学参数。当体内药物经过 3.32 个、6.64 个、9.96 个生物半衰期时，药物在体内消除分别为总量的 90%、99% 和 99.9%。

（5）稳态血药浓度（steady-state plasma-concentration，C_{ss}） 临床用药绝大多数都是多剂量给药。若以一定的时间间隔，用相同的剂量多次给药，则在给药过程中血药浓度将逐次叠加。当药物的吸收速率与消除速率达到平衡时，血药浓度可维持在一定水平内上下波动，该波动范围定义为 C_{ss}，它有一个稳态峰值血药浓度（$C_{ss,max}$）和谷值血药浓度（$C_{ss,min}$），如图 9-3 所示。C_{ss} 常用于判断治疗药物监测时的采血样时间以及不良反应和疗效。

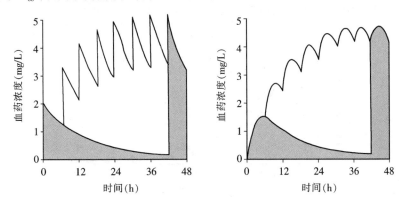

图 9-3 静脉和口服多剂量给药达到稳态血药浓度的药-时曲线[1]

3. 时-效曲线与药-时曲线的关系 建立在血药浓度随时间变化基础上的药-时曲线与时-效曲线有许多相似之处，在多数情况下药-时曲线也可反映药物效应随时间的变化趋势，但有些药物必须通过在体内产生新的活性物质（代谢物）才起作用，或者是通过其他中间步骤以间接方式起作用，这些过程使得药-时曲线和时-效曲线的变化在时间上产生差异。另一方面，由于药物作用的性质和机制不同，有的药物的作用强度往往有自限性（即为受体饱和），并不能随着血药浓度的升高而一直增大；有的药物在体内生成的代谢物的半衰期长，作用持续时间也长，往往在原型药物血药浓度已经降低之后仍能保持有效作用。因此，药-时曲线和时-效曲线可以互相参考，但不能相互替代，在制订临床给药方案时要综合评价。

4. 药物的蓄积与中毒反应 从血药浓度的角度看，在前次给药的体内药物尚未完全消除时即第二次给药，就会产生体内药物蓄积。同样，在前次给药的"作用残留时间"内即第二次给药则可产生药物作用的蓄积。体内药物蓄积和作用蓄积都能使连续用药时药物作用"量"的规则发生改变。体内蓄积达到过量的程度就可产生蓄积中毒反应，因此，在制订连续用药方案时，必须同时考虑连续用药时的药代动力学资料和量效、时效关系，以防发生药物体内蓄积中毒。

（二）影响药物临床效应的因素

一般而言，凡是影响药物体内过程的因素，即影响血药浓度变化的因素，都会影响到药物的临床效应。这些影响因素请参阅本书第七章的相关内容。影响药物临床效应的主要因素包括药物、机体状态和环境条件三个方面。

（1）药物方面的因素 药物的剂量、药物的剂型、制剂工艺、复方制剂。

（2）机体方面的因素 年龄、性别、营养状态、精神因素、疾病状态（包括疾病对药物体内过程的影响和疾病影响机体对药物的反应性）、遗传因素。

（3）环境条件方面的因素　给药途径，时辰药理学，连续用药产生耐药性，联合用药的药物相互作用，吸烟、嗜酒与环境污染。

二、有效血药浓度与合理用药

（一）根据血药浓度选择给药途径

临床给药途径可以分为两大类：静脉给药途径和血管外给药途径。从药物体内处置过程分析，这两类给药途径的最大差异是静脉给药较之血管外给药少了药物的吸收过程，因此，两类给药途径的血药浓度－时间曲线迥然不同，如图9－4所示。

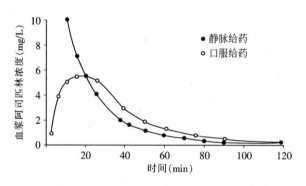

图9－4　静脉和口服650mg阿司匹林后的药－时曲线比较

静脉给药可以使血药浓度迅速达到较高水平，特别适用于急症的患者；持续滴注或恒速泵给药可维持相对稳定的血药浓度，适宜于住院危重患者的治疗。静脉给药后，随着药物分布入组织，药物在血浆与组织间开始建立动态平衡，此后血药浓度的下降主要是药物从体内消除所致，其限速因素是$t_{1/2}$。$t_{1/2}$长的药物，血药浓度下降缓慢；$t_{1/2}$短的药物，血药浓度下降迅速。单次静脉给药经过7个半衰期，血药浓度基本清除完毕（>99%）。综上所述，静脉给药初期要侧重预防不良反应的发生，后期则要重点观察是否能维持疗效，可以通过血药浓度测定来选择是否采用静脉给药途径。

与静脉给药相比，血管外给药常见吸收延迟和血药浓度的峰浓度下降，其血药浓度的变化是吸收速率和消除速率综合作用的结果。若某药的吸收过程为一级过程，给药初始，所有药物集中于吸收部位，体内无任何药物，此时吸收速率最大而消除速率为零。此后，随着药物的逐渐吸收，吸收速率下降，同时消除速率上升，二者之间的差异缩小。当血药浓度达到C_{max}时，消除速率与吸收速率相等。随后，消除速率逐渐超过吸收速率，血药浓度随之下降。

血管外给药的峰浓度始终低于同一剂量静脉给药的峰浓度，因为前者达到C_{max}时，仍有部分药物残留在吸收部位，且同时已有部分药物被消除；而静脉给药时，全部药物几乎同时进入体内。达峰浓度后，血管外给药的血药浓度又高于同剂量的静脉给药，因前者仍有药物不断被吸收。以上药－时曲线的差异，可以通过血药浓度测定并结合临床疗效反应，作为选择合适的给药途径的依据。对于血管外给药的血药浓度－时间曲线，在消除相的末段采血测定血药浓度（如下次给药前采血测定的谷浓度），基本代表了药物在作用部位或靶器官的浓度，这对选择何种给药途径往往具有重要的临床参考价值。

就血管外口服给药途径而言，所选药物是否具有首过效应也是值得重视的问题。由于药物首过效应使进入血液循环的药物部分减少，势必使血药浓度及分布到作用部位的药物浓度降低，通过血药浓度监控，可以为选择其他血管外给药途径以避免首过效应提供依据。此外，连续口服给药达到 C_{ss} 的时间长短（一般需要 6.64 个 $t_{1/2}$ 的时间），对临床疗效的判断也至关重要。对于 $t_{1/2}$ 长的药物，可以考虑首剂给予负荷剂量，使血药浓度迅速升至较高水平，以避免达到 C_{ss} 的时间过长而贻误病情。给予首剂负荷剂量时，应该同时监测峰值血药浓度，以免血药浓度过高引起严重不良反应。

（二）根据血药浓度选择给药剂量

以群体药代动力学参数设计临床给药方案，给药后监测血药浓度，可用于计算个体药代动力学参数，再用一定的公式计算调整的给药剂量，这个过程是治疗药物监测在个体化给药方案设计中应用的一个重要方面。从某种意义上讲，血药浓度在给药剂量与药理作用之间起着桥梁的作用，它既和给药剂量之间有一定相关性，也是分布到作用部位的药物浓度的来源。血药浓度是目前间接反映大多数药物药理作用的理想指标，通过血药浓度指导选择药物剂量，往往易于达到期望的临床治疗目标。关于如何根据血药浓度选择给药剂量，详见本章第三节。

（三）根据血药浓度的半衰期确定给药次数

许多疾病要求治疗药物在人体内的血药浓度波动在一个最佳的治疗范围内，过高会导致不良反应增加，甚至引起死亡，过低又不能达到较好的治疗作用。为获得满意的临床疗效，需要确定个体化给药方案。其中，通过消除相半衰期这个重要的药动学参数确定合理的给药次数（即给药间隔），是确定个体化给药方案的重要方面。

1. **超快速消除类药物（$t_{1/2} \leqslant 1h$）** 此类药物大多吸收快，消除亦快，不易在体内蓄积，每日可多次应用。如用药不当，可能使血中药物浓度偏低而达不到治疗效果。例如青霉素静脉用药，若静脉滴注时间过长，虽然体内维持药物浓度的时间较长，但达不到最低抑菌浓度（MIC），不仅疗效差，还易引起细菌的耐药性。所以，此类药物宜快速进入体内，维持较高的血药浓度而达到治疗目的；或者采用加大用药量，使血药浓度高出 MIC 数倍的冲击疗法治疗，此时要注意过高的血药浓度是否会引起药物不良反应。

2. **快速消除类药物（$t_{1/2} = 1 \sim 4h$）** 此类药物吸收与消除亦偏快，也主张每日多次应用。此类药物由于消除较快，往往易忽视某些药物可能会在体内蓄积，长时间用药将使毒性增加。例如氨基糖苷类抗生素随着用药时间的延长，其室间转运速率常数（K_{21}）明显延长，稳态后的分布容积（$V_{d,ss}$）明显增加，使谷浓度升高，表明组织中有蓄积，故造成耳、肾毒性增加。因此，氨基糖苷类抗生素可用每日一次的用药方案，既降低了体内蓄积，又利用其有较长抗菌后效应（PAE）的特点，起到较好的抗菌效果。

3. **中速消除类药物（$t_{1/2} = 4 \sim 8h$）** 此类药物拟采用 3～4 次/日的给药方案，其给药间隔最好是 1 次/6h 或 1 次/8h，使血药峰谷浓度波动在最小范围内，一方面比较安全，另一方面可减少晚上至次日晨由于服药间隔时间长引起血药浓度下降而造成疾病复发，如氨茶碱、扑米酮的应用。标准服药间隔给药方案往往因为打乱了患者的作息规律而致依从性下降。将此类药物制成缓释制剂可以提高患者的用药依从性，如茶碱缓释片每日仅需服两次或 1 次，其有效血药浓度仍可维持 12h 甚至 24h。

4. **慢速消除类药物（$t_{1/2} = 8 \sim 12h$）** 此类药物因半衰期较长，拟采用 2～3 次/日给药方案，其给药间隔最好为 1 次/8h 或 1 次/12h，如丙戊酸钠、硝苯地平的应用。由于此类药物患者需长期服用，仍感 2～3 次/日的服药方法不便而致依从性下降。因此，这类药物也有不少缓释制剂，如丙戊酸钠缓释片，可维持较高血药浓度 24h，硝苯地平控释片，可维持较高血药浓度 12～14h。

5. 超慢速消除类药物（$t_{1/2} > 24h$） 此类药物可采用每日 1 次或数日 1 次服药的方案，但前者优于后者。因为每日 1 次的服药剂量往往比隔日 1 次的服药剂量少一半，其稳态血药浓度波动范围小，用药更安全，且患者服药依从性好，如地高辛（$t_{1/2} = 36～51h$），替勃龙（利维爱）（$t_{1/2} = 48h$）。

6. 非线性动力学类药物 此类药物 $t_{1/2}$ 随剂量的变化而变化，且个体差异较大，给药间隔与剂量较难掌握。若临床治疗需要长期用药，最好在血药浓度监测下调整给药方案，尤其在接近中毒浓度水平左右的剂量调节需增加监测频率，以防体内药物转运酶或转运载体饱和，致血药浓度突然较大幅度升高而出现严重不良反应，如苯妥英钠的用药。

7. 消除半衰期和抗菌药物后效应（PAE）与临床给药间隔 由于 β-内酰胺类、氨基糖苷类抗生素、氟喹诺酮类抗菌药的 $t_{1/2}$ 大多较短，以往多采用每日 2～3 次的给药方案。随着对抗菌药物 PAE 认识的不断深入，认为给药间隔时间可根据药物浓度 > MIC 或 MBC 的时间加上 PAE 的持续时间来确定。PAE 已成为抗菌药物合理用药中的重要参数。PAE 的长短与药物剂量（浓度）呈依赖性；与抗菌活性成正比关系；与患者机体的免疫系统也有直接的关系。因此，不同类型的抗菌药物其 PAE 长短不同。如氨基糖苷类抗生素及喹诺酮类抗菌药的 PAE 比 β-内酰胺类抗生素更强、时间更长、更适合每日 1 次的给药方案。一般认为氨基糖苷类抗生素峰值血药浓度与最低抑菌浓度 MIC 的比值为 5～10 倍为最佳，每日 1 次的用药方法比每日多次的用药方法安全、有效、经济、合理，提高了药物的价值效应。青霉素类抗生素一般主张用每日 1～2 次冲击疗法。

8. 通过消除半衰期估计体内药物浓度的变化 一次性用药或长期用药停药后 5 个 $t_{1/2}$，药物在体内的浓度已消除 95%，在没有特殊病理、生理等因素造成 $t_{1/2}$ 明显改变的前提下，没有必要监测血药浓度，如氨茶碱停药 3 日（$t_{1/2} = 8～12h$），地高辛停药 10 日（$t_{1/2} = 36～51h$）。若患者停药时间小于 5 个半衰期，突然发病需要加用静脉负荷用药，应根据消除半衰期预先估测体内药物残留量，再酌情增加剂量，保证临床用药的安全性。

连续用药达 7 个消除半衰期，血药浓度可达 99% 稳态浓度。这时监测血药浓度，对长期用药的患者而言最具有临床价值，往往可以给患者调整一个比较理想的个体化给药方案。如某患者服氨茶碱 0.1g，1 次/8h，连续 3 日后测得茶碱血浆浓度为 6μg/ml，患者肝、肾功能稳定。由于茶碱治疗支气管哮喘的有效血药浓度范围为 8～20μg/ml，可考虑修改用药方案为氨茶碱 0.2g，1 次/8h。若患者病情严重伴多脏器衰竭，用药品种也较多的情况，要重视有药物相互作用的可能性。此种情况最好在用药 2～3 个 $t_{1/2}$ 时即监测血药浓度，如已达有效血药浓度范围，说明患者的病理状况或药物相互作用使该药的 $t_{1/2}$ 延长，需立即减低用药剂量，否则达稳态血药浓度时会造成药物中毒。等到药物浓度达稳态时再复测一次血药浓度，检验目标血药浓度是否落在有效血药浓度范围内。患者病情不稳定，特别是肝、肾、心脏等功能变化较大时，患者的药物半衰期往往处在动态变化之中，需随时监测血药浓度，方可保证给药方案的有效性及安全性。

综上所述，血药浓度临床应用的核心，是实现临床给药方案个体化，包括如何根据血药浓度选择合适的药物剂型与给药途径、适宜的给药剂量及时间间隔，掌握了临床用药的这些关键环节，就能基本做到临床合理用药。如果临床用药时还能根据血药浓度结合患者的生理病理状况以及临床的药效学指标和不良反应表现，运用药代动力学的相关参数进行综合分析和评价，则临床用药就达到了相当高的个体化用药水平。

第三节 治疗药物监测与给药方案个体化

扫码"学一学"

一、治疗药物监测

治疗药物监测（therapeutic drug monitoring，TDM）为近40年在医学领域内崛起的一门新的边缘学科。是应用现代先进的体内药物分析技术，测定血液或其他体液中药物浓度，利用计算机手段，在临床药代动力学原理的指导下，使临床给药方案个体化，以提高疗效、避免或减少不良反应。TDM对临床药物治疗的指导，主要是指设计或调整合理的给药方案，同时为药物过量中毒的诊断和处理提供有价值的实验依据。近年来国外又将其称为临床药代动力学监测（clinical pharmacokinetic mornitoring，CPM）。

（一）治疗药物监测的目的与特点

1. 治疗药物监测的目的 开展治疗药物监测旨在达到如下目的：①治疗药物监测的核心目的是实现合理的给药方案个体化。②协助诊断和处理药物过量中毒：包括明确诊断，筛选出中毒药物；判断中毒程度并为制订治疗方案提供依据；同时可进行药物过量时的临床药理学研究。③了解患者是否遵医嘱用药，提高用药依从性。

治疗药物监测常出现下列情况：血药浓度在有效浓度范围内但疗效不佳；血药浓度低但尿药（或代谢物）浓度高；血液和尿液药物浓度都低或血和尿中未检出被监测药物。出现上述情况时，往往通过询问患者即能了解究竟是其未遵医嘱用药，还是其他因素影响了血药浓度，从而对血药浓度测定结果做出合理的解释和评价。

2. 治疗药物监测的特点 治疗药物监测有别于临床药代动力学的研究，它具有如下特点：①血药浓度结果用于调整剂量、设计个体化给药方案；②一般只监测一次血药浓度，不测药物经时变化浓度；③监测方法要求快速、简便、准确，以适应临床需求。

（二）治疗药物监测的原则

用于临床的药物种类繁多，并非所有的药物或任何情况下都需要进行TDM。

1. 不适用治疗药物监测的情形 在以下几种情形下，不必进行TDM：①当药物本身具有客观而简便的效应指标时，就不必进行血药浓度监测。血药浓度虽然是药效的间接指标，但良好的临床指标显然优于TDM。如血压监控相对于抗高血压药，血糖测定相对于降血糖药，监测凝血酶原时间相对于抗凝血药等均不需测定药物浓度。②血药浓度不能预测药理作用强度时，TDM便毫无临床意义。TDM是建立在血药浓度与药理效应之间存在相关性的基础上的，如果没有这一基础，血药浓度就不能成为评价指标。③有些药物的有效血药浓度范围宽，允许的治疗范围亦很大，凭临床医生的经验给药即可达到安全有效的治疗目的，也不需要进行TDM。

2. 实施治疗药物监测的条件 实施TDM的药物必须符合以下基础条件：①血药浓度变化可以反映药物作用部位的浓度变化；②药效与药物浓度的相关性超过与剂量的相关性；③药理效应不能用临床间接指标评价的药物；④有效血药浓度范围已知；⑤血药浓度监测方法的特异性、敏感性及精确性高，简便快速。

3. 适用于治疗药物监测的情形 在血药浓度与药理效应关系已经确立的前提下，下列情况通常需要进行 TDM。

（1）药物有效血药浓度范围狭窄，血药浓度稍高则出现不良反应，稍低则无疗效。代表性药物有地高辛、奎尼丁等。

（2）药物剂量小、毒性大。代表性药物有利多卡因、地高辛等。

（3）药物体内过程个体差异大，具有非线性药代动力学特性，难于通过剂量控制来估计给药后的血药浓度。代表性药物有苯妥英钠、茶碱、水杨酸等。

（4）某些疾病，如胃肠道疾病影响药物的吸收，肝脏疾病影响药物的代谢，肾脏疾病影响药物的排泄，在上述病理状况下应用药物治疗时，有必要监测血药浓度。

（5）合并用药有相互作用而影响疗效或有中毒危险时，要监测血药浓度。

（6）一些药物的不良反应表现与某些疾病本身的症状相似，怀疑患者药物中毒而临床又不能明确辨别时，应当监测血药浓度。代表性药物如地高辛、呋塞米等。

（7）以下情况可考虑监测血药浓度：长期用药的患者，依从性差；或者长期使用某些药物后产生耐药性；或诱导和抑制肝药酶的活性而引起药效降低和升高，以及存在原因不明的药效变化时。

（8）常规剂量下出现严重不良反应，诊断和处理药物过量中毒，为药物引起的医疗事故提供法律依据时，需要监测血药浓度。

（三）监测药物的种类

经过 TDM 工作在临床治疗中的大量应用，国内外已筛选出明确需要进行 TDM 的药物，按其作用类别分类有强心苷类、抗心律失常药、抗癫痫药、三环类抗抑郁药、抗躁狂药、抗哮喘药、氨基糖苷类等抗生素、抗肿瘤药、免疫抑制剂及抗风湿药等，相关的 TDM 手册对这些药物进行监测的采血时间、相关药代动力学参数、有效血药浓度范围、潜在的中毒浓度、不良反应等，均有详尽的收载，可供 TDM 实践时参考。目前临床常进行 TDM 及给药方案调整的药物归纳于表 9 – 3。

表 9 – 3　TDM 范围药物

药物类别	药名	采血时间	有效血药浓度 （血清或血浆）
解热镇痛药	对乙酰氨基酚	口服后 1h（峰浓度）	10 ~ 20mg/L
	阿司匹林	口服后 1 ~ 3h	以水杨酸计： 20 ~ 100mg/L（镇痛） 100 ~ 300mg/L（风湿性关节炎） 250 ~ 400mg/L（风湿热）
支气管扩张药	茶碱	静脉注射：1. 滴注下一个剂量前 　　　　　2. 给负荷剂量后 30min 　　　　　3. 治疗开始后 4 ~ 6h 　　　　　4. 治疗开始后 12 ~ 18h 口服：1. 用一般制剂后 2h（峰浓度） 　　　2. 用缓释制剂后 4h（峰浓度） 　　　3. 给下一个剂量前（谷浓度）	8 ~ 20mg/L （扩张支气管用） 6 ~ 11mg/L （抢救新生儿呼吸暂停）

续表

药物类别	药名	采血时间	有效血药浓度 （血清或血浆）
抗癫痫药	卡马西平	达稳态血药浓度后，给下一剂量前（谷浓度）	4～10mg/L
	乙琥胺	由于半衰期长，采血时间不重要，可固定在某一时间，以便比较	40～100mg/L
	苯巴比妥	由于半衰期长，采血时间不重要，可固定在某一时间，以便比较	15～40mg/L
	苯妥英	静脉注射：给药后2～4h 口服：由于半衰期长，采血时间不重要，可固定在某一时间，以便比较	10～20mg/L（成人、儿童和3月以上婴儿） 6～14mg/L（早产儿、新生儿和2周到3个月的婴儿）
	扑米酮	达稳态血药浓度后给下一剂量前（谷浓度）	5～15mg/L
	丙戊酸	给下一剂量前（谷浓度）	50～100mg/L
抗生素类	阿米卡星	1. 滴注30min结束后0.5～1h或肌注后1h（峰浓度） 2. 给下一剂量前（谷浓度）	15～25mg/L（峰浓度） <5mg/L（谷浓度）
	庆大霉素	1. 滴注30min结束后0.5～1h或肌注后1h（峰浓度） 2. 给下一剂量前（谷浓度）	5～12mg/L（峰浓度） <2mg/L（谷浓度）
	卡那霉素	1. 滴注30min结束后0.5～1h或肌注后1h（峰浓度） 2. 给下一剂量前（谷浓度）	15～25mg/L（峰浓度） <5mg/L（谷浓度）
	妥布霉素	1. 滴注30min结束后0.5～1h或肌注后1h（峰浓度） 2. 给下一剂量前（谷浓度）	5～12mg/L（峰浓度） <2mg/L（谷浓度）
	链霉素	1. 肌内注射后1～2h（峰浓度） 2. 给下一剂量前（谷浓度）	15～40mg/L（峰浓度） <5mg/L（谷浓度）
	氯霉素	静脉注射：1. 给药后约2h（峰浓度） 　　　　2. 给下一剂量前（谷浓度） 口服：1. 给药后2～3h（峰浓度） 　　　2. 给下一剂量前（谷浓度）	10～25mg/L（峰浓度） <5mg/L（谷浓度）
	万古霉素	1. 滴注1h结束后约30min（峰浓度） 2. 给下一剂量前（谷浓度）	20～40mg/L（峰浓度） 5～10mg/L（谷浓度）
治疗精神病药物	阿米替林	达稳态血药浓度后，给下一剂量前（谷浓度）	120～250µg/L （阿米替林与去甲替林总浓度）
	去甲替林	达稳态血药浓度后，给下一剂量前（谷浓度）	50～150µg/L
	丙米嗪	达稳态血药浓度后，给下一剂量前（谷浓度）	150～250µg/L （丙米嗪与地昔帕明总浓度）
	地昔帕明	达稳态血药浓度后，给下一剂量前（谷浓度）	75～160µg/L
	锂盐	晚上给药后12h	0.3～1.3mmol/L

续表

药物类别	药名	采血时间	有效血药浓度 （血清或血浆）
治疗心脏病药物	丙吡胺	给下一剂量前（谷浓度）	2 ~ 5mg/L
	利多卡因	1. 给负荷剂量后约2h（若无负荷剂量则给药后6 ~ 12h） 2. 心脏、肝脏功能不全患者，每12h采血一次	1.5 ~ 5mg/L
	普鲁卡因胺及 N - 乙酰普鲁卡因胺	静脉注射：1. 给负荷剂量后 2. 维持剂量滴注开始后2h 口服：给下一剂量前（谷浓度）	4 ~ 10mg/L(普鲁卡因胺) 6 ~ 20mg/L（N - 乙酰普鲁卡因胺）
	普萘洛尔	给下一剂量前（谷浓度）	50 ~ 100μg/L
	奎尼丁	口服给下一剂量前（谷浓度）	2 ~ 5mg/L
	地高辛	给药后8 ~ 24h	0.9 ~ 2.2μg/L （少数患者可高于上限）
	洋地黄毒苷	给药后8 ~ 24h	13 ~ 25μg/L

注：表中资料引自美国雅培实验室 Abbott Laboratory，Therapeutic Drug Monitoring Clinical Guide，1984。

需要指出的是，表9-3所列的许多药物在血液或其他体液中的浓度很低，通常在 μg/ml 至 ng/ml 的水平。TDM 采用的是一些高灵敏度、高专属性的微量、超微量以及痕量分析方法，需要花费较长的时间和经费。滥用 TDM 无疑将造成不必要的浪费。因此，对表 9 - 3 所列的需要进行 TDM 的药物，也要根据监测的原则和临床指征，确定有无必要进行常规化监测。

二、血药浓度监测方法

目前血药浓度监测的一般方法主要有高效液相色谱法（HPLC）、免疫分析法（酶联免疫法、荧光偏振免疫法）气相色谱法和微生物法（用于抗生素）。临床药物研发的迅猛发展，痕量给药、靶向制剂等的应用逐步扩大，对治疗药物监测技术的发展也起到了推进作用，目前已采用 HPLC - MS/MS 法进行血药浓度监测，如抗肿瘤药物伊马替尼、来那度胺等的质谱分析方法已用于 TDM 工作中。

临床上常用的卡马西平监测方法有 HPLC 和免疫分析法，免疫分析法多采用全自动免疫分析仪，用配套试剂盒进行分析，方法简便快捷，但有较大的交叉反应，测定结果会受到较多因素的影响，通常免疫分析法多使用金标准高效液相色谱法或质谱法同时测定进行结果比对。以下介绍采用 HPLC 测定卡马西平血药浓度。监测药物的长期效应通常要求患者口服卡马西平达稳态后进行血药浓度监测，标本的采集应符合要求，对于峰浓度的监测一般用于药物毒性的判定，谷浓度的监测一般反应药物的疗效。由于卡马西平的药代个体差异较大，临床上一般要求口服给药一周后方进行血药浓度监测，峰浓度为服药后 3 ~ 6h 采血，谷浓度为服药前采血。HPLC 测定卡马西平血浆浓度方法如下。

1. 色谱条件 流动相：0.02mol/L 磷酸二氢钠缓冲液（磷酸调 pH 3.7）- 甲醇（30∶70），流速：1ml/min；柱温：室温；检测波长：306nm；进样体积：20μl。

2. 溶液制备

（1）标准储备液的制备 卡马西平储备液为 200μg/ml；内标（莫沙必利）储备液为 120μg/ml。

（2）系列工作液的制备　按下表制备。

系列溶液	WS1	WS2	WS3	WS4	WS5	WS6
血药浓度（μg/ml）	20	10	5	2.5	1.25	0.625
标准溶液浓度（μg/ml）	40	20	10	5	2.5	1.25
工作液体积（ml）	0.15（储备液）	0.3（WS1）	0.3（WS2）	0.3（WS3）	0.25（WS4）	0.15（WS5）
水体积（ml）	0.6	0.3	0.3	0.3	0.25	0.15

（3）内标工作液的制备　内标储备液（120μg/ml）0.2ml，加水2.8ml，制成内标工作液（8μg/ml）。

（4）质控工作液的制备　按下表制备。

QC溶液	HQC	MQC	LQC	LLOQ
血药浓度（μg/ml）	16	8	1	0.625
QC溶液浓度（μg/ml）	32	16	2	1.25
工作液体积（ml）	0.12（储备液）	0.3（HQC）	0.1（MQC）	0.5（LQC）
水体积（ml）	0.63	0.3	0.7	0.3

3. 样品制备

（1）空白样品（Blank）　空白血浆0.2ml，加水0.2ml，混匀。

（2）标准样品（WS1～WS6）与LLOQ样品　空白血浆0.2ml，加标准工作液或LLOQ工作液0.1ml与内标工作液0.1ml，混匀。

（3）QC样品（HQC、MQC、LQC）　空白血浆0.2ml，加QC工作液（HQC、MQC、LQC），加内标工作液0.1ml，混匀。

4. 样品预处理

（1）空白样品、标准样品与LLOQ样品、QC样品　取制备样品0.4ml，加2mol/L氢氧化钠溶液1ml，混匀，加乙酸乙酯1.2ml，涡旋混合，离心（3000r/min，8℃）5min，移取上清液约0.8ml，置离心管中，于45℃±5℃水浴中空气流吹干，残留物加流动相100μl，涡旋溶解，离心，取20μl进样。

（2）未知样品　取血浆样品0.2ml，加水0.1ml与内标工作液0.1ml，加2mol/L氢氧化钠溶液1ml，混匀，加乙酸乙酯1.2ml，涡旋混合，离心（3000r/min，8℃）5min，移取上清液约0.8ml，置离心管中，于45℃±5℃水浴中空气流吹干，残留物加流动相100μl，涡旋溶解，离心，取20μl进样。

5. 样品测定
进样顺序为空白样品（Blank）、标准样品（WS6至WS1）、QC样品（LQC）、样品（Sample1）、QC样品（MQC）、样品（Sample2）、QC样品（HQC）、样品（Sample3）。

6. 操作注意事项

（1）取样前需充分混匀血浆样品。

（2）正确使用移液枪以保证取样的准确性。

（3）涡旋萃取时不能有液体的丢失。

（4）转移上层萃取液时不可将下层液体移出。

（5）空气流吹干或分取上清液时不能接触液面，要保持一段距离（至少1cm）。

（6）操作过程中及时做好记录，便于溯源。

7. 检测报告要求

（1）记录仪器与色谱参数、色谱图和色谱峰数据（保留时间和峰面积）。

（2）以卡马西平的血药浓度（20、10、5、2.5、1.25、0.625μg/ml）为横坐标（x），卡马西平与内标物峰面积比值为纵坐标（y），绘制卡马西平的标准曲线图，计算出回归方程和线性度（r）。

用标准曲线回归方程求出 QC 样品中卡马西平浓度，判断是否在控（准确度 LQC 应在 80% ~ 120% 之间，MQC 与 HQC 应在 85% ~ 115% 之间）。

（3）用标准曲线回归方程求出未知样品中卡马西平浓度，判断是否在治疗药物浓度范围（4 ~ 12μg/ml）内。

三、给药方案个体化

（一）给药方案个体化的意义

临床给药方案通常包括确定药物的剂型与给药途径、药物剂量与时间间隔以及疗程等。所谓给药方案个体化，是指根据不同患者的生理、病理状况，调整适合的剂量及给药间隔，使临床用药更安全有效。在确定给药方案时，虽然有些临床医师习惯用群体给药方案来处置个体，但大多数临床医师在临床实践中都下意识地实施个体化给药方案，只不过其特点是通过监视患者的疗效和不良反应来调整剂量和给药间隔。例如，对于心脏换瓣手术患者，术后常需通过反复测定凝血酶原时间，以调整每个患者服用华法林的剂量，这是以药效学指征作为监测指标；用水杨酸治疗风湿病，一般先将剂量递增到出现耳鸣、恶心，然后采用略低于此的剂量，则是以毒性症状作为监测指标。利用临床药效学指标的观察实施个体化给药方案，是临床上最习惯采用且行之有效的方法，如监测血压来控制抗高血压药物剂量，测定血糖以调节降血糖药的用量。

但是，对于体内代谢呈零级动力学或饱和动力学的药物，却难以通过上述药效学指标来确定最佳剂量。如苯妥英钠用药个体差异较大，常规处方是每日 300mg，有些患者尚不能有效控制癫痫发作，而另一些患者则已出现神经系统的不良反应。与此相似，在采用地高辛治疗心力衰竭、奎尼丁治疗心律失常和三环类抗抑郁药治疗抑郁症时，单凭临床表现难以判断所用剂量是否恰当。基于血药浓度与药理作用具有更好的相关性，通过监测血药浓度来实现用药个体化的设想，即自然而然地产生。大量治疗药物监测的实践证明，有效地结合血药浓度监测、临床药效学指标及不良反应的观察，才能使临床给药方案个体化得到有效的保证。给药方案个体化的步骤如图 9 - 5 所示。

许多药物的血药浓度与药理作用之间的关系，比剂量与药效之间的关系更为密切。当我们讨论具体患者的处方剂量和药效之间的关系时，必须考虑到下面 6 个问题（Koch - Weser，1981）。

（1）医师开了处方，但患者是否按医嘱中的给药方案用药？

（2）患者是否使用了不同品牌的产品，由于产品的生物利用度不同而影响疗效？

（3）是否由于每个患者的药代动力学特点存在个体差异，造成血药浓度的个体差异，从而影响疗效？

（4）虽已按医师的愿望调整并建立了一定的血浆药物浓度，但能否反映作用部位的药物浓度？

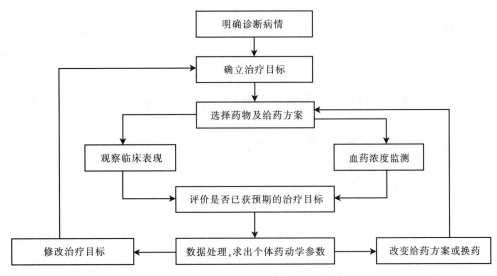

图9-5　给药方案个体化的一般步骤

（5）即使控制了作用部位的药物浓度，是否一定能保证满意的疗效？

（6）是否考虑了由于其他药物的存在而出现药效协同或拮抗作用？

对上述6个环节进行透彻地分析，可以明确血药浓度在给药方案个体化中的地位。第1、2两个环节，在一定程度上能通过监测血药浓度，发现患者是否按医嘱用药或制剂质量问题而造成处方剂量和药效关系的不一致，并予以纠正。对第3个环节的药代动力学的个体差异造成药效的个体差异，正好在血药浓度水平上得以充分反映，可以监测血药浓度予以发现和调整。由于大多数药物的血药浓度能间接地反映作用部位的药物浓度，血药浓度监测在解决第4个环节方面常常给临床提供有价值的参考依据。第5个环节涉及药效动力学的研究范畴，但我们仍可从血药浓度数据中发现相关的信息。至于发生在第6个环节的药物相互作用方面的问题，我们可以测定合并使用的药物血药浓度的变化以及游离药物浓度，对药酶诱导或抑制及竞争，血浆蛋白结合反应所造成的药理作用强度的差异进行监控。测定血药浓度已成为指导制订合理给药方案和监测某些药物疗效的重要手段。

（二）给药方案个体化的实施

1. 给药方案个体化实施的基础　实现给药方案个体化，需要血药浓度监测实验室与临床医师的密切配合，应当重视以下两方面的工作。

（1）获得正确的血药浓度监测数据

①为了获得正确的血药浓度监测数据，首先要求实验室应用的测定方法在专属性、灵敏度和准确度等方面达到规定的水平。关于体内药物浓度测定方法及其质量保证，可以参见第二篇中相关章节的阐述。

②血药浓度监测实验室还必须注意及时测定、及时出报告，使有关血药浓度的信息具有最大的利用价值。

③正确的采样时间和采样方法对获得正确的血药浓度测定结果极其重要。可以根据下列原则掌握采样时间：多剂量服药达到稳态血药浓度（即多次服相同剂量超过6.64个半衰期）后采血；达到稳态血药浓度后，若评价疗效，采谷值血样，若判断中毒，采峰值血样；对于急症患者，可以首剂给负荷剂量后再采峰值血样；口服给药在消除相取样，血浆药物浓度可以反映作用部位的药物浓度；当怀疑患者出现中毒反应或急救时，可以随时采血。

关于采样时间的几点解释如下。

为什么要达到稳态血药浓度后取样？这是因为多剂量服药达到稳态血药浓度后，此时药物的吸收速率与消除速率达到平衡，血药浓度稳定在一定范围内波动，此时观察血药浓度是否落在有效血药浓度范围内才具有临床意义。若在达到稳态浓度前取样，则测得的血药浓度较稳态浓度低；若以此为依据提高剂量，则因药物在体内的进一步蓄积而致过量中毒。

为什么达到稳态血药浓度后还需间隔一定时间取样？这是因为即使达到稳态血药浓度，它仍然在给药间隔时间内波动，有一个峰值浓度和一个谷值浓度。此时若测定峰值血样，主要观察波动范围是否超过中毒浓度；若测定谷值血样，主要观察波动范围是否低于最低有效浓度。

为什么要首剂给予负荷剂量后测定峰值血药浓度？给予负荷剂量的目的是期望血药浓度能尽快达到治疗窗的范围，这是对急症患者且又服用半衰期长的药物治疗时采取的特殊治疗手段。但此时要特别注意由于首剂翻倍造成血药浓度过高而引起严重不良反应，故一定要测定峰值血药浓度。

（2）对血药浓度测定数据做出正确的解释和合理的评价　当根据血药浓度调整剂量时，首先要密切联系临床用药各方面的因素，对测定结果做出合理解释后方可决策。一般建议从以下各方面加以分析。

①给药途径：如静脉给药途径较血管外给药途径省去了吸收因素的影响，在剂量调整时要有别于口服、肌注等血管外给药途径。又如充血性心力衰竭患者口服药物后吸收较差，应考虑改用其他给药途径。

②药物剂型：口服制剂通常有普通剂型、速溶剂型和缓释（或控释）剂型三类，其药动学曲线存在显著性差异，尤其表现在 C_{max} 和 T_{max} 上的差异往往很大。在调整剂量时，应当充分考虑三种剂型的药动学特点，才能对药效及安全性做出判断。如对测得的茶碱血浓度谷值的分析，就应联系患者所服药物的剂型（缓释剂型或速溶剂型）进行考虑。

③患者的依从性：患者不按医嘱用药（所谓"非依从性"，non－compliance）是临床常见的现象。有报道称，国外 50% 以上的患者不按医嘱用药，从而导致治疗失败。在对血药浓度进行分析时考虑到患者依从性的问题，不但可以防止得出错误结论，而且使测定结果成为判断患者依从性的依据。因此，当血药浓度结果难以得到合理解释时，应当考虑询问患者是否遵医嘱用药。

④采血样时间：详见"（1）获得正确的血药浓度监测数据"下的内容。

⑤患者生理和病理因素对药物处置的影响：生理因素应重视年龄的影响，一些重要的药动学参数如 V_d、$t_{1/2}$ 等均表现出年龄相关性。特殊群体，如老年人、儿童、婴儿、新生儿、孕妇等，均有其特殊的药动学变异，更需加以注意。病理因素则应着重考虑对药物体内处置起重要作用的器官病变的影响，如胃肠道疾病影响药物的吸收，肝脏疾病影响药物的代谢，肾脏疾病影响药物的消除。这些因素有时对血药浓度测定结果影响巨大，在调整剂量时不容忽视。

⑥食物或合并用药的影响　食物可以通过影响胃排空、胃肠蠕动或血流速度而改变对药物的吸收。药物间的相互作用则通过改变药物代谢动力学性质及竞争血浆蛋白结合反应，使血药浓度，甚至游离药物浓度的变化"异常"。在依据血药浓度调整剂量时，应当重视这方面的影响。

2. 给药方案个体化实施的依据 设计或依据血药浓度监测结果调整给药方案，首先必须明确目标血药浓度范围及药代动力学参数的来源。

（1）目标血药浓度范围 一般以文献报道或临床治疗指南确定的安全有效血药浓度范围为目标浓度范围。特殊患者可根据临床观察药物的有效性和不良反应来确定。

（2）药代动力学参数的确定 可采用文献或手册报道的群体药代动力学参数。特殊患者需测定及求算其个体化参数，但应在临床药理学家和临床药师的协助下完成。

①稳态一点法：多剂量给药达到稳态血药浓度时，若此时采血测得的血药浓度与目标浓度相差较大，可根据式（9-3）对原有的给药方案进行调整：

$$D' = D \times \frac{C'}{C} \tag{9-3}$$

式中，D 为原剂量；C 为测得浓度；D' 为校正剂量；C' 为目标浓度。使用本公式的条件：血药浓度与剂量之间成线性依赖关系；采血必须在达到稳态血药浓度后进行，通常在下次给药前测定稳态谷浓度。

此方法对于体内转运呈一级动力学过程的药物较适合，简便易行，缺点是对于半衰期长的药物达到稳态血药浓度需耗费较长的时间。

②重复一点法：对于一些药代动力学参数偏离群体参数较大的患者，往往需要根据其个体药动学参数值来设计或调整给药方案。测定和求算患者药代动力学参数的系统方法是在给药后于不同时间采取一系列血样并测定其血药浓度，应用计算机程序拟合相应的房室模型及求得药动学参数。此法虽然获得的药动学参数齐全准确，但往往难以操作而不便采用。Ritschel 在 20 世纪 70 年代末提出了简便的重复一点采血法，只需采血两次即可求算出与给药方案相关的两个重要参数：消除速率常数（K）和表观分布容积（V_d）。

具体方法是：给予患者第一次和第二次试验剂量时，在消除相的同一时间点各采血一次。准确测定两次血样的浓度，按式（9-4）、式（9-5）求算 K 和 V_d：

$$K = \frac{\ln \frac{C_1}{C_2 - C_1}}{\tau} \tag{9-4}$$

$$V_d = \frac{De^{-K\tau}}{C_1} \tag{9-5}$$

式中，C_1 和 C_2 分别为第一次和第二次所测血药浓度值；D 为试验剂量；τ 为给药间隔时间。使用该法应注意：①该方法只适于在给予第一次和第二次试验剂量时采血，而不能达到稳态血药浓度；②血管外给药时，要在消除相固定时间点采血；③血样测定务求准确，否则计算的参数误差较大。

个体化给药方案设计还有另外一些方法，在临床药理学和临床药代动力学等专著中均有详尽阐述。

四、治疗药物监测的发展与展望

随着药代动力学的基础知识及基本理论在临床治疗上的广泛应用、分析技术的发展、计算机的普及和程序软件的研发，TDM 必将不断发展。近年来 TDM 的进展主要体现在以下几个方面。

（一）分析技术的进展

分析技术的进展使 TDM 的应用范围进一步拓展，分析方法更加灵敏、简便、快速、可靠。如表9-4所示，目前使用的体内药物分析方法在TDM中广泛采用，极大方便了TDM工作。

表9-4 神经系统药物的监测浓度、半衰期和监测方法

药物	有效治疗浓度（μg/ml）	中毒浓度（μg/ml）	生物半衰期（h）	监测方法[3]
阿米替林	0.1~0.25	>0.50	17~40	RIA, GC, HPLC
异戊巴比妥	5~15	>20	20	RIA, GC, HPLC
阿莫沙平[1]	50~400	>500	8	GC, HPLC
咖啡因[1]	8~14	>30	新生儿30	HPLC
卡马西平	6~12，合并用药4~8	>12，合并用药>8	10~25，儿童9~19	EMIA, GC, HPLC
氯氮䓬	0.1~3	>23	16~27	TLC, GC, HPLC
氟硝西泮[1]	10~50	>100	20~40	GC
地昔帕明	0.15~0.30	>0.50	12~54	RIA, GC, HPLC
地西泮	0.2~1.5	>5	21~37	EMIA, GC, HPLC
多塞平	1~0.2	>0.3	8~36	GC, HPLC
乙氯维诺	2~8	>20	10~20	GC, HPLC
乙琥胺	40~100	>100	50~60（儿童30）	EMIA, GC, HPLC
氟西泮[1]	0~4	>2000	40~114	TLC, HPLC
氟西汀	0.1~0.8	>2	24~96	GC, HPLC
氟奋乃静[1]	5~20	>50	12~60	RIA, GC, HPLC
格鲁米特	5	>10	5~22	GC, HPLC
氟哌啶醇[1]	5~15	>50	20	GC, HPLC
丙咪嗪	75~250	>300	9~24	RIA, GC, HPLC
锂[2]	0.6~1.2	>1.2~1.5	18~24	FAAS
马普替林	0.2~0.6	>1	27~58	GC, HPLC
美芬妥英	15~30	>50	144	GC
甲丙氨酯	8~24	>50	10	GC
甲喹酮	1~5	>8	—	RIA, GC
去甲西泮	0.1~0.5	>5	—	HPLC
去甲替林	50~150	>500	15~90	RIA, GC, HPLC
苯巴比妥	15~35	>35	84~108	EMIA, GC, HPLC
苯妥英钠	10~20	>20	20~40（儿童10）	FPIA, GC, HPLC
扑米酮	5~12	>12	10~12	EMIA, GC, HPLC
普鲁替林	50~150	>500	54~92	RIA, GC, HPLC
司可巴比妥	1~5	>10	25	RIA, GC, HPLC
曲拉唑酮	0.5~2.5	>2.5	4~7.5	GC, HPLC
丙戊酸	50~100	>100	8~17（儿童4~14）	EMIA,FPIA,GC,HPLC

①浓度单位ng/ml。②浓度单位mEg/L。③RIA：放射免疫测定法；GC：气相色谱法；HPLC：高效液相色谱法；FPIA：荧光偏振免疫法；EMIA：酶免疫测定法。

1. 色谱分析法法 色谱分析法以HPLC在TDM中最为常用，技术更新最迅速。目前，液相色谱-质谱联用（LC-MS"）技术在TDM中得以应用。

2. 免疫分析技术 免疫分析技术的应用不断更新。20世纪70年代初RIA的应用曾

促进了 TDM 的开展；20 世纪 70 年代后期 EIA 成为常规测定方法，克服了 RIA 的同位素污染问题；20 世纪 80 年代后荧光免疫法又提高了免疫学方法的稳定性，尤其是荧光偏振免疫分析技术的应用不断更新，既提高了测定灵敏度，又使 TDM 真正成为常规化的工作。如美国 FDA 批准上市的新型免疫抑制剂他克莫司（Tacrolimus，FK506）用于临床不久，国外仪器公司即根据其生理活性强、用药剂量小但个体差异大、需要监测血药浓度的特点，迅速推出在全自动免疫分析仪 Imx 上应用的全新分析试剂盒，满足了临床个体化用药的需求。

（二）监测对象的扩展

1. 游离药物浓度的监测　游离药物浓度的监测是 TDM 今后的主要研究方向。研究表明，有些药物的血浆蛋白结合率存在明显个体差异，如奎尼丁的血浆蛋白结合率的范围为 50% ~ 90%，不同个体间游离药物浓度差可达 10 倍。此外，疾病可改变药物血浆蛋白结合率，如肝硬化患者奎尼丁的游离药物分数几乎增加 3 倍；肾病时，苯妥英、水杨酸、氯贝丁酯等的血浆蛋白结合率则明显下降。游离药物浓度的监测愈来愈受到体内药物分析工作者的重视，成为研究的主要方向。目前已经可以监测游离药物浓度的有抗癫痫药物（苯妥英钠、卡马西平、丙戊酸）和抗心律失常药物（利多卡因、丙吡胺）。

2. 活性代谢物与手性药物的监测

（1）药物活性代谢物的监测　药物活性代谢物的监测已引起广泛重视。常见的已经监测的活性代谢物有：胺碘酮及 N – 去乙胺碘酮，利多卡因及 GX、MEGX，奎尼丁及 3 – 羟基奎尼丁，扑米酮及苯巴比妥，普鲁卡因胺及 NAPA，普萘洛尔及 4 – 羟普萘洛尔。

（2）手性药物的拆分与监测　手性新药的不断问世，促进了手性药物浓度监测领域的扩展。众所周知，立体异构体药物的药代动力学特性和药效学均存在差异，这是由于药物的吸收、分布、生物转化和排泄都存在立体选择性，导致手性药物的 S – 对映体和 R – 对映体的血药浓度及药理作用强度产生显著性差异，其血药浓度监测已引起临床治疗的关注。此外，世界范围内手性药物的开发比例已占开发总新药数的 50% 以上，据专家预测，未来这一比例还将进一步提高，这些都使手性药物血药浓度监测面临新的机遇和挑战。目前，手性药物血药浓度测定的研究，集中体现在对映体的 HPLC 研究上，主要应用化学结合手性固定相、在流动相中加入手性复合物或用手性化合物衍生化等方法分离消旋体中的对映体。如，手性固定相柱已广泛用于分离阿托品、丙吡胺、布洛芬（Ibuprofen）、酮洛芬（Ketoprofen）、美托洛尔、喷他佐辛、普萘洛尔、特布他林等酸性和碱性药物。其次是对映体选择放免测定法的研究，现已有氚标记的戊巴比妥、华法林及巴比妥的试剂盒问世。

3. 群体药代动力学　群体药代动力学的研究进展，使零散的常规血药浓度监测结果可用于群体参数值的估算，使临床应用更为简便。而计算机的普及和个体化用药程序软件的开发应用，使复杂的公式和计算简单化，更适于临床个体化给药方案的运用。

总之，虽然 TDM 的适用范围尚有一定的局限性，如国内外公认需要进行血药浓度监测的药物只有几十种，很多药物的有效血药浓度范围尚需研究确定，但专业人士对 TDM 在保障临床合理用药、减少药物不良反应、提高医疗质量方面的贡献已达成共识。随着临床个体化用药意识的提高和现代医学的不断进展，TDM 将得到进一步的普及和发展。

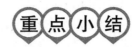

重点小结

1. 药物的体内过程

（1）给药途径与药物的吸收特点 口服给药的吸收部位是胃、小肠和大肠，其中小肠是主要吸收部位；直肠给药可部分避免首过效应；肺部给药可通过肺泡扩散而较快地进入血液；皮肤给药通常制成缓释剂型。

（2）药物的分布 药物的化学结构决定着药物的理化性质，而理化性质或特征官能团又决定了与血浆蛋白结合的类型及亲和力的强弱，直接影响药物分布过程；在药物的体内运转过程中存在血-脑屏障、胎盘屏障等特殊屏障。

2. 血药浓度

（1）药物的存在形式 药物在体内以原型药物及其代谢物存在，在组织和体液中除含有游离的原型药物和游离的代谢物（统称为游离型药物）外，还含有结合的原型药物和结合的代谢物（统称为结合型药物）。

（2）有效血药浓度 血药浓度作为间接反应受体部位药物浓度的指标，其中游离药物能跨膜转运到达受体部位，与药理效应关系密切；血药浓度监测的对象是结合型药物与游离型药物浓度的总和，即血浆药物总浓度；有效血药浓度范围通常是指最低有效浓度与最低毒性浓度间的血药浓度范围。

3. 治疗药物监测与给药方案个体化

（1）TDM的目的与实施 ①TDM的核心目的是实现合理的给药方案个体化；②TDM的原则是药物本身的客观效应指标优先于血药浓度监测；③适于进行TDM的药物包括：有效血药浓度范围狭窄的药物；剂量小、毒性大的药物；体内过程个体差异大的药物；具有非线性药代动力学特性的药物；④TDM的特点是一般只监测一次血药浓度，不测药物经时浓度变化。

（2）C_{ss} 与TDM C_{ss} 用于判断TDM的采血样时间，监测 $C_{ss,max}$ 以评估药物不良反应，监测 $C_{ss,min}$ 以评估药物的疗效。

（3）给药方案个体化的实施依据 目标血药浓度范围；药代动力学参数的确定方法：稳态一点法和重复一点法。

（梁茂植，余 勤）

扫码"练一练"

参考文献

［1］雅培实验室.治疗药物监测临床指南［S］.美国芝加哥：雅培实验室.1984.

［2］钟明康，王宏图，张静华.精神神经系统药物的监测及临床参考［J］.中国医院药学杂志，1995，15（3）：106-108.

［3］蔡明虹，谈恒山，李金顺.药物半衰期与合理用药［J］.中国医院药学杂志，2002，22（6）：365-367.

第十章　滥用药物与毒物分析

学习目标

1. **掌握**　滥用药物和毒物体内分析的特点及其常用方法；滥用药物和毒物体内分析方法的建立与验证。
2. **熟悉**　滥用药物和毒物体内分析过程中分析样品制备方法。
3. **了解**　滥用药物和毒物的危害；常见滥用药物和毒物的性质和体内过程。

第一节　概　述

扫码"学一学"

滥用药物是指机体连续使用后产生依赖性，并具有滥用倾向的精神活性物质。毒物是指对机体通过化学或物理化学作用而损害生命正常活动，引发功能性或器质性病变乃至造成死亡的物质。毒物与非毒物之间不存在绝对的界限，其定义或限定是有条件的、相对的，即毒性作用的产生与剂量、给药途径及个体因素等密切相关。本章所述的毒物主要指的是毒品，《中华人民共和国刑法》规定：毒品是指鸦片、海洛因、甲基苯丙胺（冰毒）、吗啡、大麻、可卡因以及国家规定管制的其他能够使人形成瘾癖的麻醉药品和精神药品。滥用药物包括非法和合法两大类，其中非法滥用药物即是我国新刑法所定义的毒品。

长期或过量使用滥用药物对个人和社会均带来严重的危害。滥用药物最常见并且最大的危害是急性中毒乃至死亡，如苯丙胺过量可引起精神障碍、吗啡过量可导致呼吸抑制而死亡。依赖性（包括生理依赖性和精神依赖性）是滥用药物最主要的特征，表现为强烈的觅药渴求，形成难以矫正的成瘾行为，人格也逐渐随之改变，甚至走上犯罪的道路。第一个被非法滥用的药物是鸦片（opium）或称阿片。在我国历史上，作为毒品的鸦片及其制品首先由国外输入并在全国蔓延，曾使百姓蒙受深重灾难和精神痛苦。

一、滥用药物的分类

按来源分类：滥用药物可分为天然类和合成类，如阿片、大麻等来源于天然植物，海洛因、苯丙胺类、苯二氮䓬类等是由人工合成。

按性质分类：滥用药物可分"合法"和"非法"两大类，如乙醇（酒精）、精神药品（苯二氮䓬类、巴比妥类等）等为合法药物；海洛因、阿片、大麻、可卡因等被国际公约严格控制，属于非法滥用药物，在我国被定义为毒品。

按国际公约分类：1961 年《联合国麻醉品单一公约》管制的药物分为三大类：阿片类、可卡因类和大麻类；1971 年《联合国精神药物公约》管制的药物也分为三大类：苯丙胺类中枢兴奋剂、镇静催眠药和致幻剂；1973 年世界卫生组织还将三类未列入国际公约管制的精神活性物质——酒、烟草和挥发性溶剂也归为滥用药物。

二、滥用药物体内分析的特点

1. 药物浓度（含量）低　滥用药物其一次摄入的量远未达到中毒的程度，体内药物浓度低（有时仅为 ng/ml 水平），且大多以代谢物形式存在，有的甚至难以检出原型药物。如，海洛因进入体后仅检测出其代谢物单乙酰吗啡和吗啡，24h 后一般仅能检出吗啡。

2. 检材要求的特殊性　滥用药物体内分析的主要检材为体液、组织和毛发。尿液中滥用药物及其代谢物浓度较高，是分析检测较理想的检材；血液检材因滥用药物分布少、浓度低，一般给药数小时后就难以检出，但由于血液中检出的药物浓度对说明中毒程度和致死原因起着重要作用，故有时也必须采用；与体液、组织相比，毛发具有易获取、稳定、易保存及检出时限长等优点，而且还可避免血样、尿样分析时出现的假阳性、假阴性和样品污染等问题，故毛发的分析结果可作为有药物滥用疑问时的辅助认定证据；对于药物滥用中毒致死或涉毒的尸体，除尿液外，一般还可选取胆汁、肝、肾等滥用药物分布量较高的组织进行检测。

3. 样品处理复杂　滥用药物在体内大多以代谢物形式存在，而这些代谢物大多以极性较大的葡萄糖醛酸苷形式存在，因而样品经常需先行水解、酶解或以其他方式使其游离，然后采用液 – 液萃取或固相萃取进行提取分离。

4. 系统筛选方法的应用　多种滥用药物同时使用或交替使用是药物滥用的一大特点，因此，在未知滥用者使用何种滥用药物或滥用者同时摄取多种滥用药物时，应使用系统筛选方法，快速、可靠地提供检测结果。

三、常用的分析方法

目前，滥用药物体内分析方法主要有色谱法、色谱联用技术以及免疫分析法等。

1. 色谱法　色谱法主要包括气相色谱法、液相色谱法和毛细管电泳法等。色谱法具有在线分离功能，同时具有灵敏度高、分析速度快等特点，因此，特别适合组分比较复杂的生物样品中微量有机药物及其代谢物的分离测定，在滥用药物体内分析中占主导地位。

2. 色谱联用技术　色谱联用技术包括液相色谱 – 质谱联用、气相色谱 – 质谱联用、毛细管电泳 – 质谱联用、液相色谱 – 核磁共振联用技术等。联用技术同时具有色谱法的在线分离优势和质谱、核磁共振等波谱法的结构鉴定能力，因而具有高选择性、高灵敏度和定性能力强等特点。由于滥用药物生物检材的复杂性和目标物的不确定性（代谢产物或未知样品等），使色谱联用技术成为体内滥用药物分析中应用最广、发展最为迅速的方法。

3. 免疫分析法　免疫分析法是以抗原与抗体间的特异性可逆结合反应为基础的分析方法，主要包括放射免疫、酶免疫和荧光免疫等标记免疫分析法。免疫分析法具有灵敏度高、操作简便、快速等特点，近年来其应用范围越来越广泛，在体内滥用药物分析中主要用于筛选分析。

本章主要以苯二氮䓬类、巴比妥类、阿片类和苯丙胺类为例，介绍滥用药物和毒物的基本信息与体内分析示例。

扫码"学一学"

第二节　苯二氮䓬类药物

苯二氮䓬类药物（benzodiazepines，BDZ）是 20 世纪 60 年代发展起来的一类镇静、催眠及抗焦虑药物，同时还具有中枢性肌肉松弛及抗惊厥、抗癫痫作用，临床上主要用于治疗焦虑症。长期服用该类药物可产生依赖和成瘾，用量较大时也可致人昏迷甚至死亡，属于国家管制的第二类精神药物。

一、基本结构与体内过程

自从 1960 年氯氮䓬上市以来，目前临床上应用的苯二氮䓬类药物已有 20 多个品种，如地西泮、硝西泮、氯硝西泮、三唑仑、阿普唑仑等。

（一）基本结构

苯二氮䓬类药物的基本化学结构为 1，4 - 苯二氮䓬，基本结构见图 10 - 1。

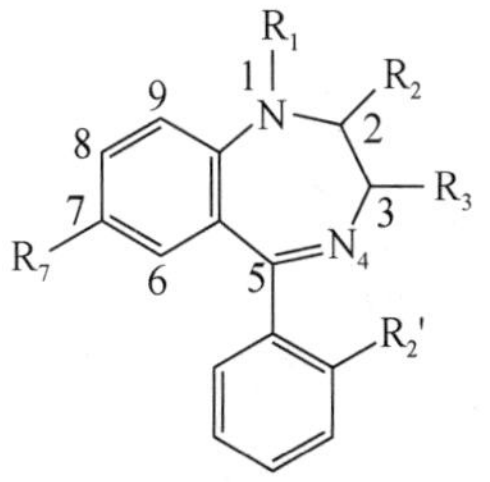

图 10 - 1 苯二氮䓬类药物的母体结构

（二）体内过程

苯二氮䓬类药物口服后吸收迅速且完全，0.5 ~ 1.5 h 达血药峰浓度，不同药物之间吸收速率存在差异，其中三唑仑吸收最快，奥沙西泮和氯氮䓬口服吸收较慢。肌内注射时，吸收缓慢而不规则。该类药物血浆蛋白结合率较高，其中地西泮的血浆蛋白结合率高达 99%。由于该类药物脂溶性很高，故能迅速向组织分布并在组织中蓄积。静脉注射时首先分布至脑和其他血流丰富的组织和器官，脑脊液中药物浓度约与血清游离药物浓度相当，随后进行再分布而蓄积于脂肪和肌肉组织中，其分布容积很大。

该类药物主要在肝中代谢，代谢途径相似，主要有 1 位 N - 去甲基、C - 3 位羟基化、氮氧化合物还原以及 1，2 位开环等（图 10 - 2）。有些药物的代谢产物具有与母体药物相似的活性。如地西泮 1 位 N - 去甲基的去甲西泮，继而 C - 3 位羟基化的奥沙西泮，二者均为活性代谢产物，且已广泛用于临床。半衰期长的苯二氮䓬类药物长期用药时，其母体药物及其代谢产物易在体内蓄积，如地西泮、氟西泮等。半衰期中等或短的一般无活性代谢物，长期用药时体内蓄积较轻，如硝西泮、三唑仑等。

苯二氮䓬类药物及其代谢物最终均与葡萄糖醛酸结合而失去活性，经肾脏排出，也可通过胎盘屏障，并随乳汁分泌。

二、分析示例

示例 10 - 1 化学衍生化 - GC/MS 分析尿中硝西泮的代谢物 7 - 氨基硝西泮

硝西泮口服剂量小，代谢快，绝大部分在人体内转变为主要代谢物 7 - 氨基硝西泮随尿液排出体外。在司法鉴定中，常需对当事人尿中硝西泮的代谢物 7 - 氨基硝西泮进行检测，因而建立检测尿中 7 - 氨基硝西泮的高灵敏度分析方法对司法鉴定具有重要意义。

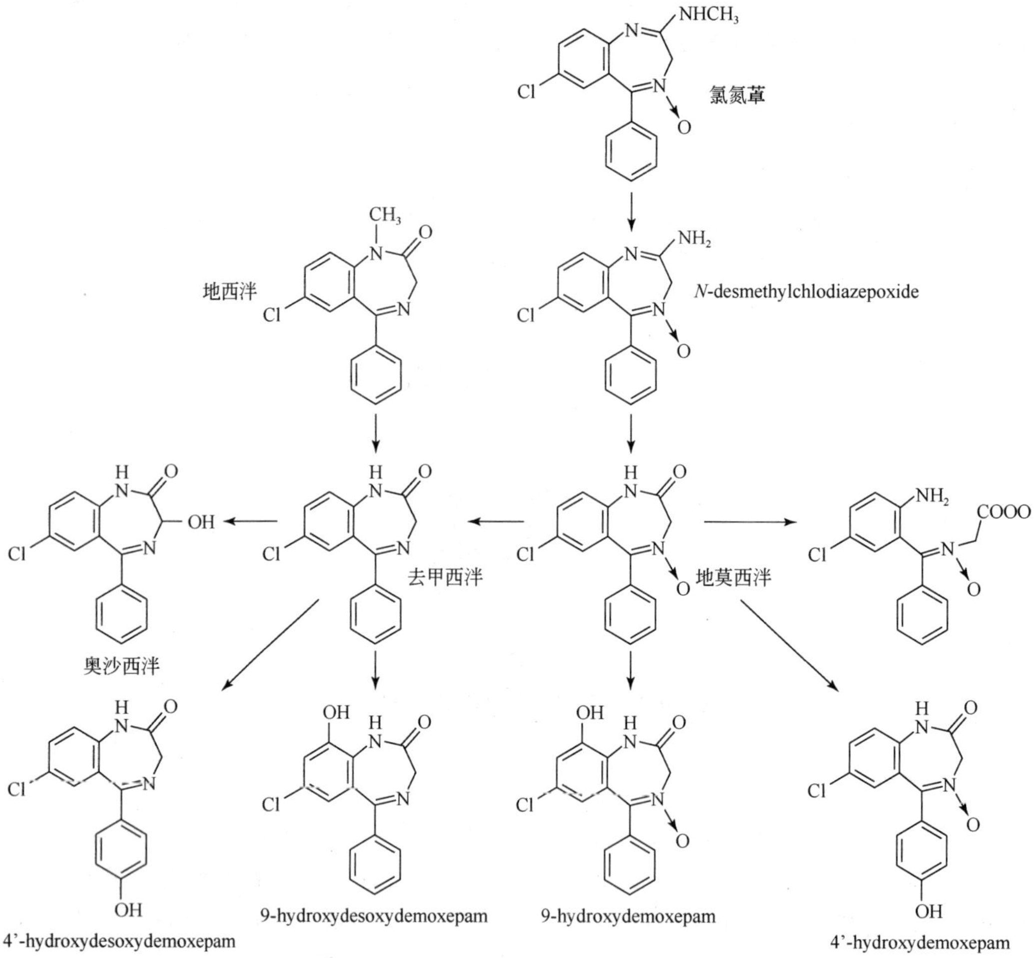

图 10 – 2　苯二氮䓬类药物代谢的主要途径

（一）分析方法

1. GC/MS 条件

（1）GC 条件　BPX – 5 熔融石英毛细管柱（0.25mm × 15m），柱温 200 ℃（1min）→ 280℃（20min），升温速率为 15℃/min，汽化温度 290℃，载气 He（线速度 40cm/s），不分流进样，0.75min 后分流，分流比 50：1。

（2）MS 条件　灯丝电流 70μA，全扫描方式检测，扫描范围 50 ~ 520amu，AGC 自动增益控制，倍增器电压 1500V，传输线温度 290℃。

2. 尿样处理
尿样 1ml，加内标溶液（7 – 氨基氯硝西泮，10mg/L 甲醇溶液）10μl，pH 9 磷酸盐缓冲液 0.5ml，加乙醚 – 乙酸乙酯（99：1，*V/V*）5ml，涡旋 5min，3000r/min 离心 6min，分取有机相，于 40℃水浴中浓缩至 50μl。

3. 化学衍生化
在萃取浓缩液中，加 *N* – 甲基 – *N* – 特丁基二甲基硅烷基三氟乙酰胺（MTBSTFA）30μl，80℃加热 60min。

4. GC/MS 分析
取衍生化后的反应液 1μl 进样分析，测定总离子流色谱（TIC）。以 7 – 氨基硝西泮衍生物的主要特征离子 *m/z* 422、423 和 479 作为定性离子，根据定性离子的相对丰度及其质量色谱峰保留值定性；以基峰离子为定量离子，根据 7 – 氨基硝西泮衍生物基峰 *m/z* 422 与内标物（7 – 氨基氯硝西泮）衍生物基峰 *m/z* 456 的质量色谱峰面积比，采用内标工作曲线法定量。

（二）结果与评价

1. 方法验证

（1）质谱与总离子流色谱（TIC）7-氨基硝西泮衍生物和内标物（7-氨基氯硝西泮）衍生物的 TIC 色谱峰保留时间（t_R）分别为 11.3min 和 13.6min，其质谱图见图 10-3。

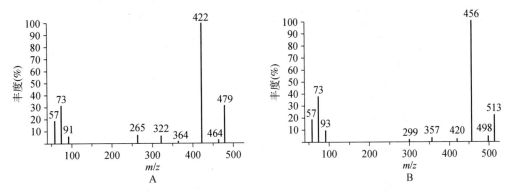

图 10-3 7-氨基硝西泮（A）和 7-氨基氯硝西泮衍生物（B）的质谱图

有机化合物 TBDMS 衍生物的质谱裂解一般规律是衍生物分子离子失去一个特丁基 [-C(CH₃)₃] 形成强基峰离子 [M-57]⁺。据此判断 7-氨基硝西泮衍生物质谱中，基峰 m/z 422 为 [M-57]⁺，m/z 479 为 TBDMS 衍生物（7-氨基硝西泮-diTBDMS）的分子离子；7-氨基氯硝西泮的衍生化产物为 7-氨基氯硝西泮-diTBDMS。以 7-氨基硝西泮衍生物质谱中的 m/z 422（基峰）、m/z 423（次强峰）和 m/z 479（分子离子）3 个主要特征离子作为定性离子；以 7-氨基硝西泮衍生物的基峰 m/z 422 和内标 7ACLZ 衍生物的基峰 m/z 456 作为定量离子。

加标尿样的 TIC 色谱和衍生物基峰离子的质量色谱见图 10-4。结果表明空白尿对 7-氨基硝西泮和 7-氨基氯硝西泮（内标物）衍生物的定性、定量离子测定无干扰。

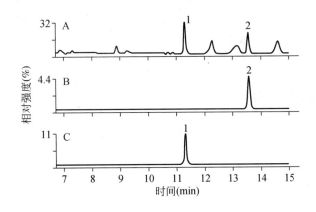

图 10-4 加标尿样的总离子流（A）和基峰（B、C）质量色谱图

（2）标准曲线 取空白尿若干份，每份 1ml，分别添加不同量的 7-氨基硝西泮（100mg/L 甲醇溶液），制成系列校正标样，然后各加内标溶液 10μl，依法萃取、衍生化和 GC/MS 测定。以 7-氨基硝西泮定量离子（m/z 422）的质量色谱峰面积对内标物（7-氨基氯硝西泮）定量离子（m/z 456）的质量色谱峰面积的比值（Y）为纵坐标，以 7-氨基硝西泮添加浓度（μg/L）为横坐标（X）进行线性回归，校正的标准曲线方程为 $Y=$

$0.0254X + 0.0082$，r = 0.9978，线性范围 10 ~ 500μg/L。

（3）检测限与定量限　以 7 - 氨基硝西泮基峰质量色谱峰信噪比为 3∶1 计算 7 - 氨基硝西泮的 LOD 为 1μg/L，按信噪比为 10∶1 计算 7 - 氨基硝西泮的 LOQ 为 3μg/L。

（4）萃取回收率　在空白尿中加入 100μg/L 的 7 - 氨基硝西泮，进行萃取回收试验。以萃取和未经萃取样品所测得的 7 - 氨基硝西泮与内标物 7 - 氨基氯硝西泮定量离子色谱峰面积比计算 7 - 氨基硝西泮萃取率。结果表明，7 - 氨基硝西泮萃取回收率为 83.6%。

（5）准确度和精密度　7 - 氨基硝西泮在 10、100 和 500μg/L 浓度水平的平均回收率为 96.3% ~ 102.6%，RSD 为 3.8% ~ 5.6%（n = 5）。

说明：按照《生物样品分析方法验证指导原则》的要求，缺少 3 倍 LLOQ 以内的低浓度 QC，而且高浓度 QC 的浓度过高（不超过 ULOQ 的 80%）。

（6）实际尿样检测　一健康男性志愿者，23 岁，口服治疗量硝西泮 10mg，收集不同时间所排泄的尿液，采用上述方法测定尿样中 7 - 氨基硝西泮的浓度，结果见表 10 - 1。

表 10 - 1　服药志愿者尿样中 7 - 氨基硝西泮测定结果

排尿时间（h）	4	8	12	16	24	36	48	72	96
7 - 氨基硝西泮浓度（μg/L）	36.8	133.7	193.2	256.8	225.3	173.8	94.3	8.1	0

2. 结论　尿中 7 - 氨基硝西泮经 TBDMS 衍生化后，采用 GC - MS 分析，可满足体内 7 - 氨基硝西泮检测的要求。

第三节　巴比妥类药物

巴比妥类药物（barbiturates）为丙二酰脲的衍生物，是一类常见的镇静催眠药，具有抑制中枢神经的作用。催眠剂量的巴比妥类药物可导致眩晕、困倦以及精细运动不协调；中等剂量可轻度抑制呼吸中枢；长期服用可使患者产生对该类药物的精神依赖性和生理依赖性，迫使患者继续用药，终至成瘾，该类药物属于国家管制的精神药物。目前在临床上该类药物较少用于镇静催眠，而主要用于抗癫痫。该类药物长期使用会产生依赖性，并且价廉易得，故常常被滥用，涉及该类药物的中毒事件较多见。

一、基本结构与体内过程

巴比妥类药物使用历史较长，品种也较多，目前已经应用于临床的有 50 多种，在我国常见的有 10 余种，如巴比妥、苯巴比妥、异戊巴比妥、司可巴比妥等。

（一）基本结构

巴比妥类药物为丙二酰脲（也称巴比妥酸）的衍生物，是环状酰脲类镇静催眠药，其基本结构通式如图 10 - 5 所示。

多数巴比妥类药物有 R_1、R_2 两个取代基，R_1、R_2 通常为烷基、不饱和烃基、芳香烃基和环烃基等，称 5,5 - 二取代巴比妥；少数在 1 位氮原子上还有一个取代基，称 1,5,5 - 三取代巴比妥。

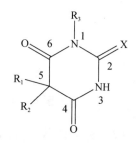

图 10 - 5　巴比妥类药物的基本结构

（二）体内过程

巴比妥类药物的体内吸收和分布与其取代基有关。其中，巴比妥酸结构中的 5 位氢为丙二酰基中的活性氢，具有较强的酸性，5 位单取代时酸性也较强，在生理条件下，几乎全解离，主要以离子形式存在，故口服不易吸收，吸收后也不易透过血 – 脑屏障，无镇静、催眠等作用；5，5 – 二取代和 1，5，5 – 三取代巴比妥类酸性较弱（pK_a 7~8），在生理条件下主要以分子形式存在，口服易吸收，且易透过血 – 脑屏障进入大脑中枢而发挥作用。若在 5，5 – 二取代巴比妥类的 1 位氮原子上引入甲基，如海索比妥，在生理条件下未解离的分子形式可达 90%，并且还可增加药物脂溶性，因此药物的吸收更快，更易透过血 – 脑屏障，起效更快。

巴比妥类药物主要在肝脏代谢，代谢途径主要有 5 位取代基氧化、N 上脱烷基化、水解开环以及 2 位脱硫等（图 10 – 6）。代谢产物由于脂溶性下降，在脑内浓度会降低，从而失去镇静催眠活性。未代谢的原型药物可在肾小球重吸收而再发挥作用。

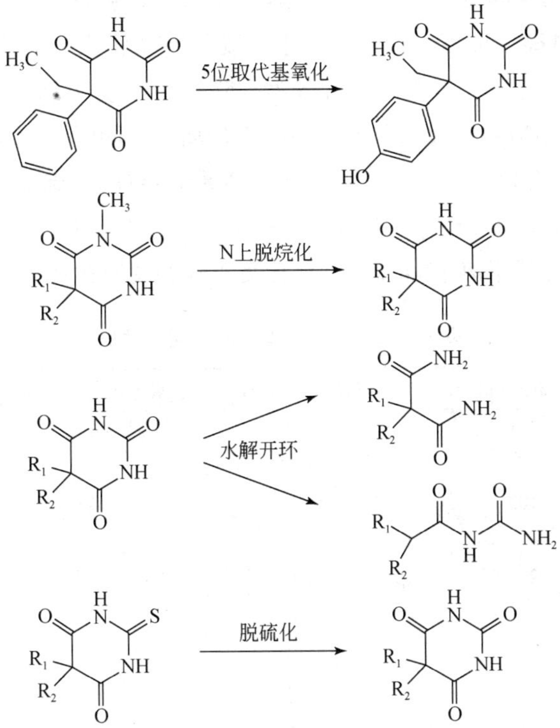

图 10 – 6 巴比妥类药物代谢的主要途径

二、分析示例

示例 10 – 2 LC – MS/MS 同时分析血液中五种巴比妥类药物

巴比妥类药物应用广泛，市场上容易获得，临床用药剂量与中毒剂量较为接近，常因滥用或误用而导致中毒；同时，由于吸毒人员注射或者犯罪分子的不法使用，使得这类药物成为司法鉴定中常见的毒物。由于巴比妥类药物极性强，而且生物检材基质复杂，用 HPLC 和 GC 难以满足法庭毒物分析特异性强、定性准确的要求，而 GC – MS 方法检测巴比妥类药物需要衍生化，且灵敏度较低。因此，建立 LC/MS 分析方法对于巴比妥类药物具有很强的实用价值。

（一）分析方法

1. LC－MS/MS 条件

（1）LC 条件　色谱柱为 cosmosil packed column（2.0mm×150mm，5μm）；流动相为乙腈－缓冲液（70∶30），缓冲液为 20mmol/L 乙酸铵和 0.2% 甲酸的溶液；流速 0.20ml/min。

（2）MS 条件　采用电喷雾电离－负离子模式（ESI⁻），操作参数分别为：碰撞气（collision gas），7psi；气帘气（curtain gas），30psi；离子喷雾电压（ionspray voltage），5500V；温度（temperature），500℃。

2. 血浆样品处理

血浆 1ml，加入内标溶液 [1mg/ml 阿司匹林（乙酰水杨酸）] 10μl、0.1mol/L 盐酸溶液 0.1ml 和乙醚 3.5ml，离心，取有机层，60℃ 水浴中氮气流吹干，残渣加流动相 100μl 复溶，进样量 5μl。

（二）结果与评价

1. 质谱解析

采用电喷雾电离－负离子模式（ESI⁻）可提高灵敏度，更可避免金属离子的干扰。在电喷雾电离－负离子模式下，巴比妥类药物脱去一个质子形成负的分子离子 $[M-H]^-$。在碰撞池中，巴比妥类药物（硫喷妥除外）经过反 Diels－Alder 重排（RDA 反应），脱去 m/z 43（—HNCO）成为丰度最强的碎片离子；同时，也可环断裂后脱去相连的边链，形成碎片离子 m/z 85 [HN＝C（O—）—N＝C＝O]。硫喷妥在环断裂后脱去相连的边链，形成碎片离子 m/z 101 [HN＝C（S—）—N＝C＝O]，再脱去 m/z 43（—HNCO）形成丰度最强的碎片子离子 m/z 58。巴比妥类药物的质谱数据见表 10－2。

表 10－2　巴比妥类药物的质谱数据

药物	母离子（m/z）	子离子（m/z）	去簇电压（DP，V）	碰撞能量（CE，eV）
苯巴比妥	231.0	188.0[a]	−45	14
		85.0		26
巴比妥	183.0	140.0[a]	−40	16
		85.0		22
异戊巴比妥	225.1	182.0[a]	−30	17
		85.0		19
司可巴比妥	237.1	194.0[a]	−40	17
		85.0		17
硫喷妥	241.0	58.1[a]	−40	35
		101.1		21

注：a 为定量离子。

2. 方法验证

（1）色谱分离　如图 10－7 所示，5 种巴比妥类药物分离良好。

（2）标准曲线与检测限　准确量取 5 种巴比妥类药物标准溶液，分别加至 1ml 空白血浆中，按"血浆样品处理"方法操作，进行 LC－MS/MS 分析。以待测药物峰面积和内标物峰面积比值（Y）对待测药物的质量浓度（X）作线性回归。5 种巴比妥类药物在 0.02～10μg/ml 浓度范围内均成良好的线性关系，r 均大于 0.9990。以第二个离子对峰强度信噪比 $S/N>3$ 确定 LOD，测得 5 种巴比妥类药物的 LOD 均为 10ng/ml。

（3）精密度与回收率　取空白血液 1ml，分别添加 20ng/ml 和 1μg/ml 巴比妥类药物 QC 溶液，制成 QC 样品，按"血浆样品处理"方法操作，进行 LC－MS/MS 分析。各待测药物与

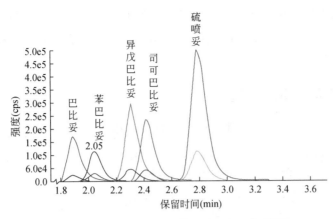

图 10 - 7　5 种巴比妥类药物的 MRM 色谱图

内标物的峰面积比值 RSD 均小于 12%；5 种巴比妥类药物的回收率在 69.0% ~ 88.0% 之间。

3. 结论　本方法不仅能同时测定 5 种巴比妥类药物的血浆浓度，而且具有简便、快速、无须衍生化、特异性强、灵敏度高等特点，可以满足临床和法庭对巴比妥类药物分析的需要。

第四节　阿片类药物

阿片类药物（opiates），又称为麻醉性镇痛药（narcotic analgesics），主要包括来源于阿片的天然药物和其半合成衍生物以及全合成的同类镇痛药物。该类药物能作用于中枢神经系统，与阿片受体结合，选择性地抑制痛觉，镇痛作用强，主要用于剧烈疼痛。

阿片源于罂粟科植物罂粟（*Papaver somniferum* L.）的果实。罂粟未成熟的果实，割裂其果皮后流出的白色汁液用叶子包裹后风干，得到的黑色粉末即为阿片。早在公元前 3500 年，苏美尔人就使用阿片来镇痛。从 19 世纪初开始，人们从阿片中分离出了生物碱、三萜类和甾体类等多种成分，但具有镇痛活性的只有生物碱类。现已知阿片中含有 20 余种生物碱，其中含量最高的生物碱为吗啡（morphine），可超过 10%，其他比较重要的生物碱有可待因（codeine）、罂粟碱（papaverine）、那可汀（narcotine）和蒂巴因（thebaine）等。长期以来，阿片一直被作为止痛镇咳药使用，从阿片中提取出来的吗啡、可待因、罂粟碱也是临床上常用的药物。半合成阿片类药物主要是对吗啡进行结构修饰得到的一些具有镇痛作用的药物，如二醋吗啡［diamorphine，也称海洛因（heroin）］、烯丙吗啡（nalorphine）、纳洛酮（naloxone）、羟考酮（oxycodone）等。全合成阿片类药物主要是依次去掉吗啡的各稠合环，进行结构简化改造而发展起来的一类镇痛药物，如布托啡诺（butorphanol）、盐酸哌替啶（pethidine hydrochloride）、芬太尼（fentanyl）、美沙酮（methadone）、盐酸曲马多（tramadol hydrochloride）等。

阿片类药物长期反复应用易产生耐受性和依赖性，如吗啡按常规剂量连用 2 ~ 3 周即可产生耐受性，且剂量越大、给药间隔越短，耐受性发生越快越强，甚至出现明显的强迫性觅药行为，即出现成瘾性。因此，阿片类药物绝大多数属于国际麻醉药品管制品种，其生产、运输、销售和使用必须严格遵守《国际禁毒公约》。

阿片类药物易产生药物依赖性或成瘾性，因此也极易导致药物滥用，特别是阿片的天然药物和其半合成衍生物。目前，除药用外，阿片还是对社会危害极大的毒品，罂粟果也有被非法用作调料添加到火锅或卤菜中招揽食客的情况。海洛因，由吗啡经乙酰化制成，其毒性作用和成瘾性比吗啡更强，是当前对社会危害最大的毒品。此外，还有一些半合成的吗啡类药物如氢可酮（hydrocodone）、氢吗啡酮等，也都具有成瘾性，在国外有代替阿片类毒品被滥用的趋势。

一、基本结构与体内过程

阿片中含有 20 余种生物碱，其中仅有吗啡、可待因和罂粟碱具有临床药用价值。吗啡的半合成衍生物有海洛因（二醋吗啡）、烯丙吗啡、纳洛酮、羟考酮、氢吗啡酮等，其中海洛因被定为毒品，不作药用。全合成的阿片类药物主要有盐酸哌替啶、芬太尼、美沙酮等。

（一）基本结构

阿片类药物中，大多数天然阿片类及其半合成衍生物的基本骨架是 A、B、C、D 环构成的氢化菲核（图 10 - 8）。在氢化菲核中引入不同的基团得到活性不同的阿片类药物。

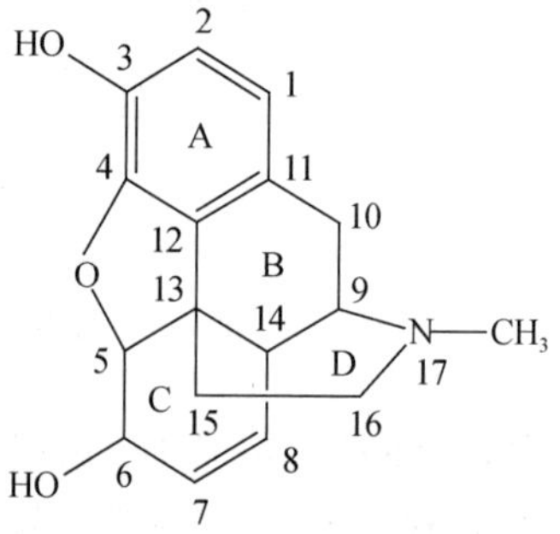

图 10 - 8　吗啡的菲核化学结构

全合成阿片类药物主要是依次去掉吗啡的各稠合环，进行结构简化改造而发展起来的一类镇痛药物，其典型药物的结构如图 10 - 9 所示。

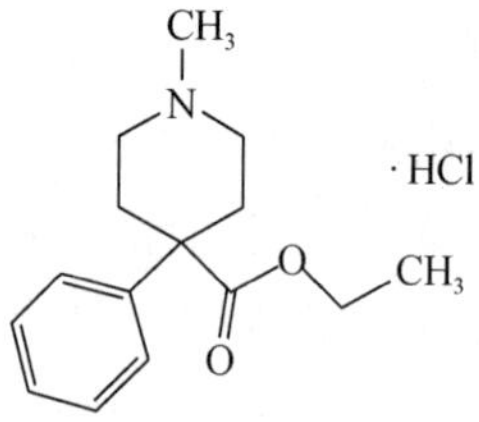

盐酸哌替啶 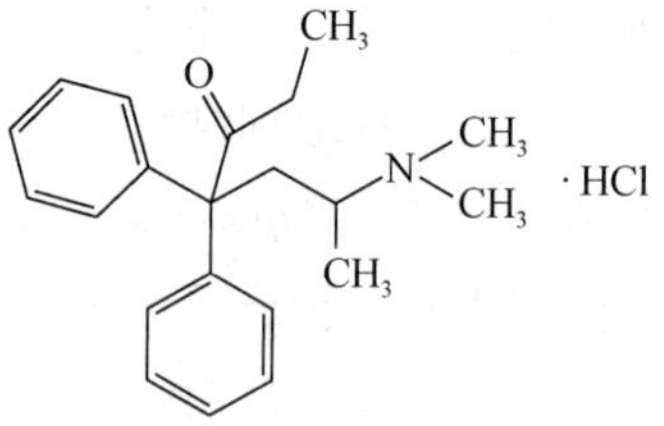　　　　　　盐酸美沙酮

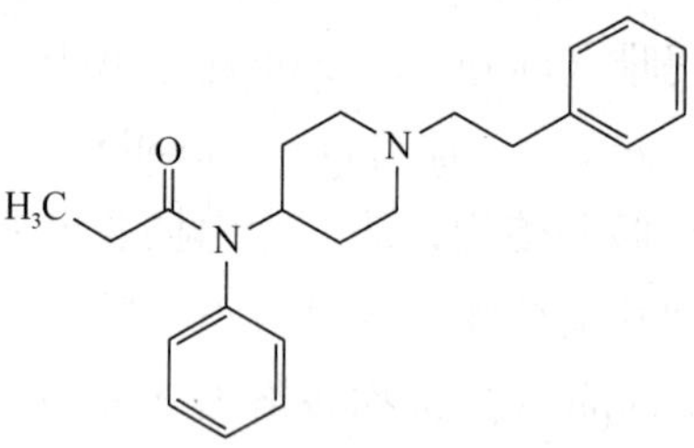

芬太尼

图 10 - 9　典型全合成阿片类药物的结构

（二）体内过程

阿片类药物口服后从胃肠道吸收迅速，但由于大多数在胃肠道均有一定的首过效应，不同药物的口服生物利用度存在明显差异，如吗啡的生物利用度约为 25%，盐酸哌替啶为 40% ~60%，美沙酮高达 90%。本类药物的血浆蛋白结合率因药物不同而有较大差异，如吗啡约为 30%，盐酸哌替啶为 60%，芬太尼为 84%，美沙酮高达 90%。体内分布与脂溶性有关，吗啡脂溶性较低，不易通过血 - 脑屏障，但能迅速分布到全身其他各组织器官，特别是肝、脾、肾等。海洛因可大量穿透血 - 脑屏障，迅速产生作用。盐酸哌替啶可通过胎盘屏障，进入胎儿体内。

阿片类药物主要在肝脏代谢，代谢途径主要有 N - 脱甲基化、羟基的第Ⅱ相结合反应等。如吗啡结构中含有两个羟基，其体内主要代谢途径是羟基的第Ⅱ相结合反应。3 位羟基既可以发生葡萄糖醛酸结合，也可以发生硫酸化结合；6 位羟基为醇羟基，仅发生葡萄糖醛酸结合。此外，吗啡结构中的叔胺还可在体内发生 N - 脱甲基反应，生成去甲吗啡，见图10 - 10。美沙酮的体内代谢如图 10 - 11 所示，在肝中经 CYP3A4 代谢，经 N - 脱甲基生成去甲美沙酮，然后生成无活性的吡咯烷衍生物；美沙酮还可被乙醇脱氢酶还原生成美沙醇，再经 N - 脱甲基生成去甲美沙醇和二去甲美沙醇。海洛因进入体内后迅速脱去 3 位乙酰基，代谢为 6 - 单乙酰吗啡，然后 6 - 单乙酰吗啡又进一步代谢成吗啡、去甲吗啡，再与葡萄糖醛酸形成结合物，见图 10 - 12。

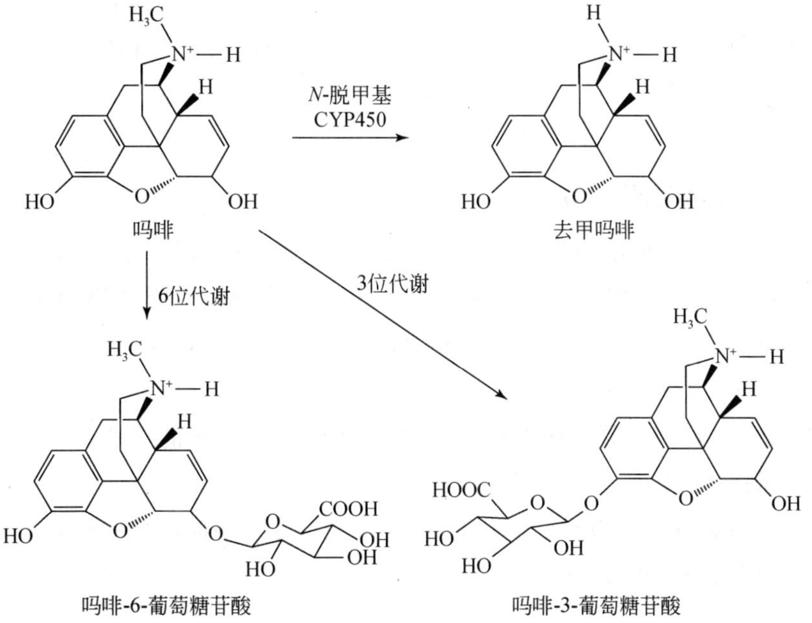

图 10 - 10　吗啡的体内代谢

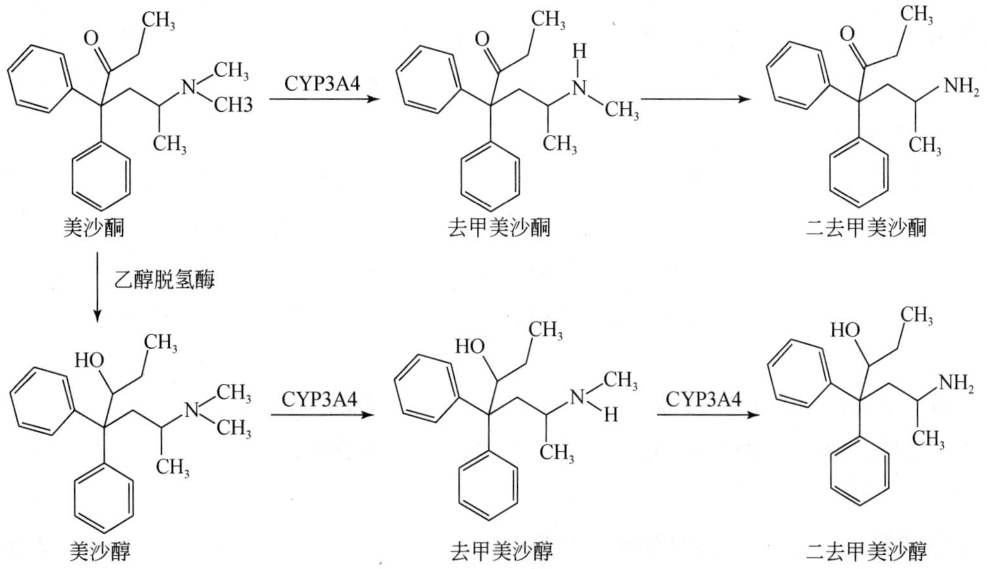

图 10 - 11　美沙酮的体内代谢

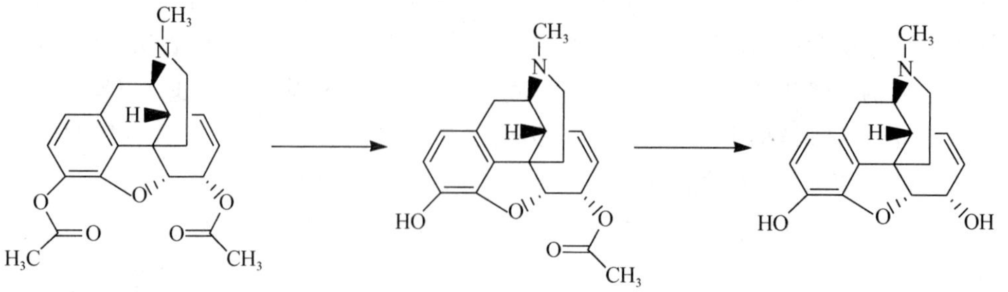

海洛因   6-乙酰吗啡   吗啡

图 10 - 12   海洛因的体内代谢

阿片类药物的代谢产物主要以葡萄糖醛酸结合物形式经肾脏排出，少量以原型或 N - 脱甲基化等代谢物排泄，少量经乳腺，也可通过胎盘屏障进入胎儿体内。

二、分析示例

（一）盐酸美沙酮的体内分析

盐酸美沙酮（methadone hydrochloride），又名美散痛、阿米酮。临床用于创伤、癌症及外科手术后镇痛，用于控制阿片类的戒断症状，也用于各种阿片类成瘾的戒毒治疗。美沙酮维持治疗患者（methadone maintenance treatment patients，MMTPs）体内美沙酮浓度的检测，对于美沙酮维持治疗非常关键。

示例 10 - 3   盐酸美沙酮口服液在美沙酮维持治疗患者体内的药动学特征

1. 试验药品与材料

盐酸美沙酮口服液（5000ml：5000mg）；盐酸美沙酮对照品（含量≥99.9%）；盐酸苯海索对照品（含量≥99.5%）。

2. 受试者

MMTPs（8 名）来自某市戒毒中心药物依赖门诊部，年龄 29y ± 5.24y，身高 1.76m ± 0.05m，体重 70.1kg ±7.4kg。无心、肺、肝、肾、消化道、神经系统疾病，精神异常、代谢异常等病史，无艾滋病病毒（HIV）、乙肝病毒（HBV）等感染。参加 MMT 至少 6 个月以上，在参加研究前，两周内未服其他任何药物，并调整服药时间至每日上午 8 点至 9 点。

3. 分析方法

（1）给药与血样采集方案   MMTPs 禁食 12h，于次日晨口服 80ml 盐酸美沙酮口服液，在服药前（0h）和服药后 1、2、3、4、6、8、12 和 24h，分别取静脉血 3 ~ 5ml，置肝素化聚丙烯离心管中，离心（4000r/min）10min，取上层血浆，于 -25℃冰箱避光保存待测。

（2）血浆样品处理   取血浆样品 250μl，加内标溶液（盐酸苯海索，10mg/L）50μl，混匀，加 1mol/L 的氢氧化钠溶液 150μl，混匀，加乙醚 2ml，旋涡 1min，离心（6000r/min）5min，取上层有机相 1ml，加 1mol/l 的盐酸溶液 100μl，旋涡混匀，离心（3000r/min）3min，弃去上层乙醚，留下层水相约 80μl，取下层水相 20μl 进样分析。

（3）测定法

①色谱条件：色谱柱为 ZORBAX SB C$_{18}$（250mm ×4.6mm，5μm）；乙腈 - 0.025mol/L 磷酸缓冲盐（pH2.5）= 32：68（V/V）为流动相，流速 1.5ml/min；检测波长 206nm；进样量 20μl。

②血浆样品测定与质量控制：血浆样品测定时每日新建标准曲线，并随行测定低、中、高3浓度的QC样品。根据当日随行标准曲线，求算QC样品和未知样品的浓度，当QC样品偏差≤15%时，当日数据方可接受。

（4）数据处理　血药浓度的计算采用加权线性回归方程，主要参数C_{max}和T_{max}采用实测值，$AUC_{0 \sim 24h}$用梯形法计算，其余药动学参数采用药动学软件计算。

4. 结果与评价

（1）方法专属性　内标峰保留时间约为10.4min，美沙酮峰保留时间约为14.5min，美沙酮和内标物色谱峰基线分离、峰形良好（图10-13）。

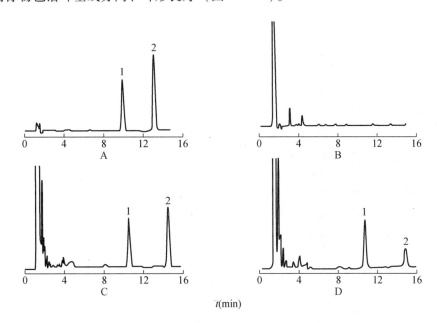

图10-13　血浆中美沙酮分析HPLC色谱图

A. 标准溶液；B. 空白血浆；C. 空白血浆加美沙酮和内标；D. 受试者血浆样品加内标

1. 内标物；2. 美沙酮

（2）标准曲线与定量下限　取空白血浆250μl，分别精密加入美沙酮系列标准溶液以及内标溶液各50μl，制成美沙酮血药浓度分别为0.1、0.2、0.5、1.0、2.0、5.0、10.0mg/L的系列标准样品，按"血浆样品处理"项下操作，进样分析，记录色谱图及美沙酮峰面积和内标物的峰面积。以美沙酮峰面积与内标物峰面积比值（Y）为纵坐标，以美沙酮血药浓度（X）为横坐标，经最小二乘法线性回归，得回归方程为：$Y = 0.7379X + 0.075$（$r = 0.9996$），LLOQ为0.05 mg/L。

（3）回收率与精密度　取空白血浆，精密加入美沙酮标准溶液和内标溶液，分别制备高、中、低（10.0、1.0、0.1mg/L）3种质量浓度的QC样品各5份，按"血浆样品处理"项下操作，记录色谱图，计算美沙酮的浓度，以测得值与标示值的比值计算方法回收率；以提取后的峰面积与相当浓度的标准溶液直接进样的峰面积之比考察提取回收率。每个浓度日内平行测定5次；日间连续5日，每日测定1次，分别计算日内和日间RSD。结果表明，高、中、低3个浓度的提取回收率大于75.4%，方法回收率大于96.4%，日内和日间RSD均小于5.0%，该方法符合生物样品分析要求。

说明：按照《生物样品分析方法验证指导原则》的要求，LQC的浓度过低（应为LLOQ的3倍以内，但不等于LLOQ），HQC的浓度过高（不应超过ULOQ的80%）。

（4）稳定性 分别考察高、中、低（10.0、1.0、0.1mg/L）3 种质量浓度的 QC 样品，在室温下放置 12h 与 –25℃冰箱中冰冻保存 4 周后的稳定性，结果显示，美沙酮血浆样品在上述条件下稳定性良好（RSD≤4.6%）。

（5）平均血药浓度 – 时间曲线 MMTPs 口服 80mg 美沙酮后的血药浓度列表并计算平均值及标准差，绘制平均血药浓度 – 时间曲线，见图 10 – 14。

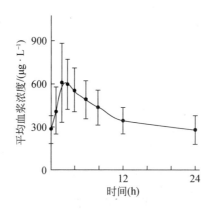

图 10 – 14　8 名 MMTPs 口服美沙酮口服液后平均血药浓度 – 时间曲线

（6）主要药动学参数 将口服 80mg 美沙酮口服液后的血药浓度 – 时间数据用药动学软件处理，以 AIC 为判断依据。结果表明，美沙酮口服液在 MMTPs 体内的药动学呈一级吸收二室模型（权重为 $1/C^2$）。主要药动学参数见表 10 – 3。

表 10 – 3　8 名 MMTPs 口服美沙酮口服液后的主要药动学参数（$\bar{x} \pm s$, $n = 8$）

药动学参数	$\bar{x} \pm s$	药动学参数	$\bar{x} \pm s$
A（μg/L）	554.0 ± 338.1	K_{21}（1/h）	0.24 ± 0.11
A（1/h）	0.47 ± 0.24	K_{10}（1/h）	0.056 ± 0.045
B（μg/L）	517.6 ± 153.3	K_{12}（1/h）	0.20 ± 0.15
B（1/h）	0.028 ± 0.013	V_c/F（L）	2.55 ± 1.76
β_{max}（μg/L）	623.13 ± 231.06	Cl/F［L/(h·kg)］	1.79 ± 1.04
$t_{1/2}$（h）	23.95 ± 13.61	$AUC_{0 \sim 24h}$（μg·h/L）	9569.56 ± 3294.88
T_{max}（h）	2.76 ± 1.13	$AUC_{0 \sim \infty}$（μg·h/L）	21 522.61 ± 10 825.36

（7）安全性评价 8 名 MMTPs 口服 80mg 美沙酮口服液后，耐受性和安全性良好，无不适主诉，未见与药物相关的不良反应。

（二）海洛因的体内分析

海洛因目前在我国是滥用最普遍的鸦片类毒品，也是诱发一系列社会问题和引发吸毒死亡的主要毒品。海洛因进入人体后在血脂酶的作用下迅速代谢为 6 – 单乙酰吗啡（血浆半衰期为 2～3min），然后进一步代谢成吗啡并在肝脏中与葡萄糖醛酸结合；又因用于合成海洛因的原料吗啡或鸦片中一般含有少量的可待因，乙酰化过程中将其转变为乙酰可待因，进入血液中又代谢成可待因。体内药物成分随血液到达唾液腺，经跨膜转运进入腺泡，再由腺泡经导管系统分泌至腺泡腔内。药物的唾液浓度与血液浓度的比值相对恒定，变异率小，对评估药物在体内的代谢水平具有重要的意义。所以，海洛因吸食者的唾液中可能含有 6 – 单乙酰吗啡、吗啡和可待因等。唾液中毒品及其代谢物的浓度也可反映毒品对吸毒者的作用程度。

示例 10 - 4　唾液中鸦片类毒品的衍生化 GC/MS - SIM 分析研究

1. 药品与材料

对照品吗啡盐酸盐、磷酸可待因、6 - 单乙酰吗啡盐酸盐（含量 99%）；乙基吗啡盐酸盐（内标物，含量 97%）；衍生化试剂 N - 甲基 - N - 三甲基硅烷基三氟乙酰胺（MSTFA），N - 甲基 - 双 - 三氟乙酰胺（MBTFA）。

2. 分析方法

（1）GC - MS 条件

①GC 条件：HP - 5MS（30m × 0.25mm，0.25μm）色谱柱；起始柱温为 150℃，保持 1min，以 20℃/min 升至 250℃，保持 2.5min，再以 30℃/min 升至 280℃，保持 3min；He 为载气，流速 3ml/min；不分流进样。

②MS 条件：电离电压 70eV，溶剂延迟时间 3min，全扫描质谱范围 45 ~ 550amu，SIM 测试中，选择的监测离子见表 10 - 4。

表 10 - 4　MSTFA 和 MBTFA 衍生化后待测物与内标物的选择检测离子

成分	三甲基硅烷基（TMS）- SIM（m/z）	三氟乙酰基（TFA）- SIM（m/z）
吗啡	429，236	364，477
6 - 乙酰吗啡	399，340	364，423
可待因	371，196	282，395
乙基吗啡（内标）	385，192	296，409

（2）样品处理

①唾液样品的采集与处理：采集无吸毒史健康志愿者空白唾液约 20ml 及甘草片吸食者唾液约 5ml。漱口后 15min，收集口内自然流出或经舌在口内搅动后流出的混合唾液及吞服药物 4、8、12、24h 后的唾液，离心（2000 ~ 3000r/min）5 ~ 10min，小心吸取上清液，密封后置于冰箱中冷藏保存，备用。

②唾液标准样品的制备：取空白唾液的上清液 1ml，分别添加不同浓度的混合标准溶液制成添加鸦片类毒品的标准唾液样品。

③唾液样品的处理：取唾液样品（离心上清液）1ml，加入内标溶液（含乙基吗啡 1μg/ml）0.1ml 与磷酸盐缓冲液 1ml，加三氯甲烷 - 异丙醇 - 正庚烷（50：33：17，V/V/V）混合溶剂 4ml，涡旋混匀，超声处理 10min，4000r/min 离心 10min，取上清液置另一离心管内，空气流吹干，加乙酸乙酯 80μl，涡旋溶解，移至自动进样瓶中，加入衍生化试剂（MSTFA 或 MBTFA）20μl，涡旋混匀，置于 60℃ 烘箱中加热 30min 进行衍生化后，进行 GC/MS - SIM 分析。

3. 结果与评价

（1）方法验证　取空白唾液（上清液）1ml，分别加入不同浓度的混合标准溶液适量，制成浓度为 10、50、100、500、1000ng/ml 的标准样品，按唾液样品的处理方法进行硅烷化或酰化衍生化处理、检测。以待测物衍生物与内标物衍生物的峰面积比（Y）对待测物浓度（X，ng/ml）作线性回归，以大于噪音响应 3 倍的待测物最低浓度作为 LOD，以标准曲线的最低浓度作为 LOQ，结果见表 10 - 5。

表 10 – 5　唾液中鸦片类毒品衍生化 GC/MS 法线性方程及 LOD 和 LOQ

分析物	线性方程	r	线性范围（ng/ml）	LOD（ng/ml）	LOQ（ng/ml）
吗啡 – 2TMS	$Y = 19.92X + 0.0738$	0.9994	10 ~ 1000	1	10
6 – 单乙酰吗啡 – TMS	$Y = 18.18X - 0.1539$	0.9978	10 ~ 1000	0.5	10
可待因 – TMS	$Y = 23.43X - 0.3384$	0.9971	10 ~ 1000	1	10
吗啡 – 2TFA	$Y = 27.63X - 0.4306$	0.9998	10 ~ 1000	0.5	10
6 – 单乙酰吗啡 – TFA	$Y = 9.51X - 0.0977$	0.9972	10 ~ 1000	2	10
可待因 – TFA	$Y = 15.10X - 0.0176$	0.9986	10 ~ 1000	2	10

　　同法制备低、中、高 3 个浓度（10、100、1000ng/ml）的 QC 样品，每一个浓度平行 5 份，按唾液检材的处理方法处理、测定。以待测物衍生物与内标物衍生物的峰面积比值计算日内 RSD；以待测物衍生物与内标物衍生物的峰面积比除以相同浓度的标准溶液经挥干并衍生化后和内标物衍生物的峰面积比值求得提取回收率，结果见表 10 – 6。

表 10 – 6　唾液中鸦片类毒品衍生化 GC/MS 法精密度和提取回收率（$n = 5$）

分析物	加入浓度（ng/ml）	日内 RSD（%）	提取回收率（%）	分析物	加入浓度（ng/ml）	日内 RSD（%）	提取回收率（%）
吗啡 – 2TMS	10	7.2	89.7	吗啡 – 2TFA	10	3.4	93.9
	100	12.6	97.8		100	14.7	100.7
	1000	5.0	82.9		1000	4.3	84.5
6 – 单乙酰吗啡 – TMS	10	1.9	101.9	6 – 单乙酰吗啡 – TFA	10	15.7	83.6
	100	7.8	94.4		100	5.9	101.6
	1000	1.8	89.4		1000	6.2	88.9
可待因 – TMS	10	8.6	84.0	可待因 – TFA	10	5.5	89.9
	100	5.7	105.2		100	4.7	100.3
	1000	3.1	120.0		1000	3.4	93.5

　　（2）唾液添加毒品的硅烷化和酰化方法比较　唾液中添加鸦片类毒品的硅烷化和酰化两种衍生化比较色谱图见图 10 – 15。

　　由衍生化产物的色谱图可见，鸦片类毒品的硅烷化产物的保留时间相对较长；两者的分离度和色谱峰形差别不大；硅烷化灵敏度明显高于酰化，但基质噪音较高。由表 10 – 6 可知，6 – 单乙酰吗啡硅烷化更稳定且回收率也略高一些；吗啡的两种衍生化差别不大；可待因酰化更稳定且回收率更可靠。以上比较说明当检测不同的目标物时可选择不同的衍生化方法，有效实现检测目的。

　　（3）模拟吸毒者唾液样本的分析　由无吸毒史的志愿者口服 3 粒甘草片（每粒甘草片含 0.36 ~ 0.44mg 无水吗啡）后，取于 4、8、12、24h 分泌的唾液按唾液检材的处理方法处理、测定。其中 4h 样本经提取、硅烷化后 GC/MS – SIM 检测得到的色谱图和空白唾液色谱图见图 10 – 16。

　　通过特征离子及保留时间对照确定服药后的唾液中检出吗啡。服用药物 8h 内吗啡检出量基本不变，12h 以后唾液中药物的含量迅速下降，24h 检出量已接近吗啡定量限。

　　（4）结论　以乙基吗啡为内标，用混合溶剂三氯甲烷 – 异丙醇 – 正庚烷（50：33：17，$V/V/V$）对唾液进行提取后，经 MBTF 或 MSTFA 衍生化，采用气相色谱/质谱 – 选择离子法（GC/MS – SIM）可检测鸦片类毒品滥用者的唾液中鸦片类毒品的含量。

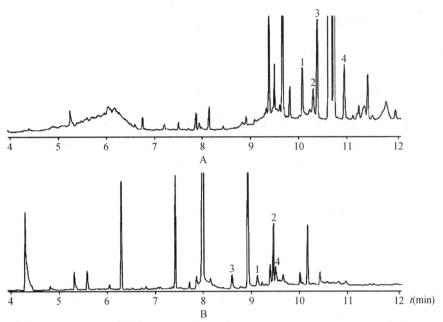

图 10 –15　唾液中鸦片类毒品 MSTFA（A）和 MBTFA（B）衍生化后 TIC 色谱图比较

1. 可待因；2. 乙基吗啡；3. 吗啡；4.6 – 单乙酰吗啡

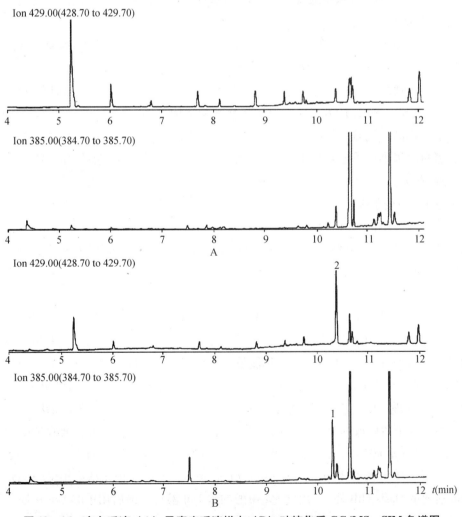

图 10 –16　空白唾液（A）及真实唾液样本（B）硅烷化后 GC/MS – SIM 色谱图

1. 吗啡；2. 乙基吗啡

（三）阿片类毒品的体内筛选

毒品犯罪危害社会安定和经济发展，已成为当今世界最严重的社会问题之一。对于监测和打击各类毒品犯罪，生物样品中毒品及代谢物准确、灵敏、有效的快速筛查方法是非常有效的工具。高分辨率的飞行时间质谱仪因为质量分辨率高，可以获得化合物的精确分子量和可能的化学分子式，尤其适用于痕量成分在复杂背景中的筛选和确证而受到关注。LTQ-Orbitrap 组合式高分辨质谱仪是一种杂交型质谱仪，前面是二维线性离子阱质谱仪（LTQ），后面是静电场轨道阱傅里叶变换飞行时间回旋共振（Orbitrap）高分辨率质谱仪，兼有离子阱多级全扫描和高分辨质谱平行检测的能力，可为同类危害因子的非目标化合物甚至未知物的分析提供全面的数据，在农药残留筛查和食品包装材料等领域已经有应用报道。

最常用的生物样品是血液、尿液和唾液，通常以尿液为最佳样品，而中毒或死亡者以血液和尿液为最合适样品。对于某些毒品滥用者需要判断是否存在吸毒史，或者无法取到血液、尿液或唾液样品情况下，就难以解决毒品滥用问题。鉴于毒品进入生物机体后由于体内血液循环的作用，毛发中可以积蓄毒品及其代谢物组分的特点，且毛发样品稳定，易保存（只需置常温下贮存），不易污染，不能人为改变或控制样品及其结果，因此，毛发已经成为监测毒品滥用问题的有效样品。

示例 10-5　LTQ-Orbitrap 高分辨质谱法快速筛查毛发中 7 种毒品及代谢物

1. 药品与材料

吗啡、O^6-单乙酰吗啡、可待因、乙酰可待因、氯胺酮、去甲氯胺酮和美沙酮毒品及其代谢物标准物质和吗啡-D^3、O^6-单乙酰吗啡-D^6、可待因-D^3、氯胺酮-D^4、去甲氯胺酮-D^4 和美沙酮-D^3 内标物，均用甲醇制成 0.1g/L 的储备液，使用时用甲醇稀释成 0.01g/L 的工作液；Oasis HLB（1ml/30mg）固相萃取柱。

空白毛发样品由无滥用药物记录的健康成年男性自愿提供；实际毛发样品由毒品滥用强制戒毒者自愿提供；质控毛发样品为已知浓度的人毛发美沙酮阳性对照品 DHF 2/10。

2. 分析方法

（1）色谱/质谱条件

①色谱条件：Hypersil Gold C_{18} 色谱柱（50mm×2.1mm，1.9μm）；流动相 A：2mmol/L 甲酸铵和 0.05% 甲酸水溶液；流动相 B：2mmol/L 甲酸铵和 0.05% 甲酸的乙腈溶液；梯度洗脱：0~18min，95%→30% A；18~20min，30%→0% A；20~23min，0%→95% A。进样量：10μl。

②质谱条件：离子化方式：ESI⁺；喷雾电压：4.0kV；管状透镜电压：120V；鞘气压力：2.413×10⁵Pa；辅助气流量：160L/h；质量范围（m/z）：50~500。静电场轨道阱的高分辨扫描（分辨率 R = 30 000）。归一化能量：35%。采用平行模式扫描：静电场轨道阱的高分辨扫描（R = 30 000），再对其中最强离子强度的二级碎片离子进行线性离子阱扫描。

（2）样品处理　取毛发样品，依次用 0.1% 十二烷基磺酸钠、0.1% 洗洁精、去离子水和丙酮洗涤，晾干后剪成约 1mm 长的毛发段，用冷冻研磨机磨成粉末。准确称取粉末样品 20mg，移入 10ml 玻璃具塞试管中，加入硼酸盐缓冲液（pH 9.2）1ml，室温下超声处理 90min，以 3500r/min 离心 3min；取离心后的上清液 1ml 上柱（预先依次用甲醇 1ml 与去离子水 1ml 活化的 Oasis HlB 柱），用含 5% 甲醇的水 1ml 淋洗，最后用甲醇 1ml 洗脱，洗脱液在 60℃ 水浴中空气流吹干，残渣用初始流动相 100μl 溶解，转移至自动进样器内。

（3）样品分析　吸取经处理后的毛发样品溶液 10 μl，按照上述条件测定，记录总离子流色谱图（各标准品保留时间、质谱图和精确分子量）。通过离子阱的二级质谱图对化合物定性，通过采用峰面积内标法对各毒品及其代谢物组分进行定量计算。

3. 结果与评价

（1）分析件的优化　在选定的仪器分析条件下，吗啡、可待因、O^6 – 单乙酰吗啡、去甲氯胺酮、氯胺酮、乙酰可待因和美沙酮 7 种已知毒品组分对照品的选择离子色谱图能够达到基线分离，仪器信噪比高（图 10 – 17），其相应的 6 种已知毒品组分氘代内标物的选择离子色谱图也可很好地基线分离（图 10 – 18）。

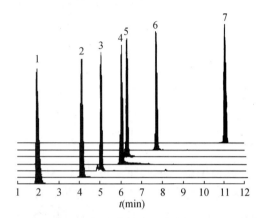

图 10 – 17　Orbitrap 精确质量数提取出的离子色谱图

1. 吗啡；2. 可待因；3. O^6 – 单乙酰吗啡；4. 去甲氯胺酮；5. 氯胺酮；6. 乙酰可待因；7. 美沙酮

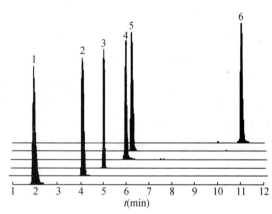

图 10 – 18　Orbitrap 精确质量数提取出的离子色谱图

1. 吗啡 – D^3；2. 可待因 – D^3；3. O^6 – 单乙酰吗啡 – D^6；4. 去甲氯胺酮 – D^4；5. 氯胺酮 – D^4；6. 美沙酮 – D^3

在选定的仪器分析条件下，在上述已知 7 种毒品组分目标物及其相应的 6 种已知毒品组分氘代内标物的保留时间窗内，未见空白毛发样品内源性物质峰干扰。

（2）精确质量数及保留时间　吗啡、可待因、O^6 – 单乙酰吗啡、去甲氯胺酮、氯胺酮、乙酰可待因和美沙酮 7 种毒品及其相应的 6 种氘代内标物，其相关的分析质量精度、保留时间及二级碎片离子见表 10 – 7。

表 10 – 7　药物定量分析的精确质量数及保留时间

药物	分子式	[M + H] 理论分子量	[M + H] 实测分子量	质量精度 （×10^6）	保留时间 （min）	二级碎片离子（m/z） 1	二级碎片离子（m/z） 2
氯胺酮	$C_{13}H_{16}ClNO$	238.099 87	238.098 82	– 2.092	6.27	220.00	207.00
氯胺酮 – D^4	$C_{13}H_{12}D_4ClNO$	242.124 57	242.123 98	– 1.838	6.23	224.14	211.03

续表

药物	分子式	[M+H] 理论分子量	[M+H] 实测分子量	质量精度（×10⁶）	保留时间（min）	二级碎片离子（m/z） 1	2
O^6 – 单乙酰吗啡	$C_{19}H_{21}NO_4$	328.154 88	328.153 75	– 1.783	5.03	211.01	268.06
O^6 – 单乙酰吗啡 – D^6	$C_{19}H_{15}D_6NO_4$	334.191 93	334.191 44	– 1.661	5.02	211.01	271.22
乙酰可待因	$C_{20}H_{23}NO_4$	342.170 53	342.169 43	– 1.622	7.68	225.00	282.11
美沙酮	$C_{21}H_{27}NO$	310.217 09	310.216 06	– 1.551	11.06	265.07	223.16
美沙酮 – D^3	$C_{21}H_{24}D_3NO$	313.235 61	313.234 95	– 1.344	11.05	268.15	226.23
去甲氯胺酮	$C_{12}H_{14}ClNO$	224.084 22	224.083 28	– 1.731	6.00	206.90	179.03
去甲氯胺酮 – D^4	$C_{12}H_{10}D_4ClNO$	228.108 92	228.108 41	– 1.600	5.97	211.06	183.11
吗啡	$C_{17}H_{19}NO_3$	286.144 32	286.143 25	– 1.817	1.94	200.97	229.98
吗啡 – D^3	$C_{17}H_{16}D_3NO_3$	289.162 84	289.161 99	– 2.110	1.92	201.04	228.98
可待因	$C_{18}H_{21}NO_3$	300.159 97	300.159 03	– 1.299	4.09	215.05	243.00
可待因 – D^3	$C_{18}H_{18}D_3NO_3$	303.178 49	303.177 76	– 1.616	4.07	215.04	242.94

（3）线性关系与定性筛查检出限　取吗啡、可待因、O^6 – 单乙酰吗啡、去甲氯胺酮、氯胺酮、乙酰可待因和美沙酮及其氘代内标物工作液适量，置于具塞尖底试管中，吹干后加入磨碎的空白毛发 20mg，制成系列浓度的标准样品（0.05、0.1、0.2、0.5、1、2、5、10、20 和 50μg/g）。按样品处理方法操作并测定。以仪器检测信噪比 $S/N = 3$ 时计算各化合物的定性筛查检出限；以目标化合物及其内标物的峰面积比（Y）对样品浓度（X）作线性回归得回归方程，结果见表 10 – 8，表明 7 种毒品及代谢物的定量线性关系良好。

表 10 – 8　目标化合物的线性范围及检出限

药物	线性方程	r	线性范围（μg/ml）	LOD（μg/ml）
吗啡	$Y = 0.1850X – 0.0228$	0.9978	0.05 ~ 50	0.002
可待因	$Y = 0.2141X – 0.0022$	0.9983	0.05 ~ 50	0.001
6 – 单乙酰吗啡	$Y = 0.2313X – 0.0177$	0.9975	0.05 ~ 50	0.02
去甲氯胺酮	$Y = 0.7746X – 0.0496$	0.9988	0.05 ~ 50	0.003
氯胺酮	$Y = 0.2478X – 0.0075$	0.9991	0.05 ~ 50	0.007
乙酰可待因	$Y = 0.3874X + 0.0001$	0.9992	0.05 ~ 50	0.005
美沙酮	$Y = 0.2859X – 0.0216$	0.9983	0.05 ~ 50	0.002

（4）精密度和回收率　照"（3）"所述方法独立制备高、中、低浓度的 QC 样品，日内重复测定 6 次得日内精密度；连续测定 3 天得日间精密度。另取相应浓度的工作液，吹干后，残渣用初始流动相 100μl 溶解，进样后以此为标准，将两组峰面积进行比较，计算得回收率（表10 – 9）。

表 10 – 9　加标样品的精密度和回收率（n = 6）

分析物	加入浓度（μg/g）	日内 RSD（%）	日间 RSD（%）	回收率（%）	分析物	加入浓度（μg/g）	日内 RSD（%）	日间 RSD（%）	回收率（%）
吗啡	0.2	10.0	2.4	85.3	氯胺酮	0.2	3.2	7.6	105.8
	2.0	4.0	3.4	80.1		2.0	1.5	6.2	94.4
	20	6.1	0.66	79.6		20	2.5	6.1	99.6

分析物	加入浓度 (μg/g)	日内 RSD (%)	日间 RSD (%)	回收率 (%)	分析物	加入浓度 (μg/g)	日内 RSD (%)	日间 RSD (%)	回收率 (%)
可待因	0.2	6.0	1.02	90.5	乙酰可待因	0.2	5.6	8.1	90.8
	2.0	2.5	0.45	90.1		2.0	2.2	1.1	89.8
	20	5.5	0.16	93.6		20	4.5	3.5	109.6
O^6 – 单乙酰吗啡	0.2	4.0	7.2	78.2	美沙酮	0.2	6.4	2.9	99.2
	2.0	2.6	3.1	76.1		2.0	2.4	2.0	107.5
	20	1.8	5.1	82.5		20	3.4	1.2	93.4
去甲氯胺酮	0.2	14.9	6.0	93.3					
	2.0	8.5	7.9	96.9					
	20	14.2	6.3	103.5					

（5）应用　用本方法对 3 例毒品滥用强制戒毒者的毛发进行相关毒品组分的快速筛查检测，结果均检出了吗啡、O^6 – 单乙酰吗啡、可待因和乙酰可待因成分。对已知浓度美沙酮质控毛发对照品进行含量检测，其实测结果在该产品提供的确信范围（confidence range，2.16～3.38μg/g）之内，实测值与标示值的相对偏差在 10% 以内。

（6）结论　采用 LTQ – Orbitrap 组合式高分辨质谱仪建立毛发中 7 种毒品及代谢物的快速筛查方法，并采用相应的毒品及代谢物的氘代化合物作内标物，获得良好的线性关系和较低的检出限，方法灵敏、可靠，毛发样品制备简便，可用于人毛发实际样品中毒品及代谢物的快速筛查。

第五节　苯丙胺类兴奋剂

苯丙胺类兴奋剂（amphetamine – type stimulants，ATS）是苯丙胺及其衍生物的统称，具有中枢神经兴奋、外周拟交感、食欲抑制和致幻等作用，是联合国《精神药物公约》管制的精神活性物质。早期，苯丙胺类药物在临床上用于治疗抑郁症、肥胖症和疲劳综合征。但是，第二次世界大战后，欧美等国家发生了苯丙胺类滥用大流行。直至 20 世纪 70 年代，联合国对苯丙胺类施行管制措施和立法，其滥用的趋势才有所缓和，但全球范围内的滥用问题一直没有解决。根据联合国《2012 年世界毒品报告》，苯丙胺类兴奋剂，如甲基苯丙胺等，已成为世界范围内第二流行的毒品（仅次于大麻），2010 年度流行率达 0.3%～1.2%。

扫码"学一学"

一、典型结构与体内过程

常见的苯丙胺类兴奋剂主要有苯丙胺（amphetamine，AMP）、甲基苯丙胺（methamphetamine，MA）、亚甲基二氧基苯丙胺（3,4 – methylenedioxyamphetamine，MDA）和亚甲基二氧甲基苯丙胺（3,4 – methylenedioxymethamphetamine，MDMA）、芬氟拉明（fenfluramine）、苯丁胺（phentermine）等。

苯丙胺又称安非他明，是麻黄碱的衍生物，由人工合成得到，在临床上用于治疗发作性嗜睡病、抑郁症等，属于中枢神经兴奋剂，故常常被滥用，世界上第一例苯丙胺类兴奋剂即是苯丙胺。

甲基苯丙胺又称甲基安非他明或去氧麻黄碱，其盐酸盐是一种透明晶体，俗称"冰毒"，属于联合国规定的苯丙胺类毒品。吸入冰毒后能使人产生兴奋和增加活力的感觉，同时也使心率加快和血压增高，用量稍大可发生精神异常，长期服用可产生耐受性和依赖性，极易成瘾。药用甲基苯丙胺为片剂；作为毒品多为粉末，也有溶液与丸剂。

亚甲基二氧甲基苯丙胺属于致幻剂类毒品，俗称"ecstasy"（迷魂药）。亚甲基二氧甲基苯丙胺服用后使人产生多种幻觉，表现出摇头晃脑、手舞足蹈和乱蹦乱跳等不由自主的类似疯狂行为，该毒品亦被称为"摇头丸"。此类毒品也极易成瘾，0.5g 即可致死。

（一）基本结构

苯丙胺类兴奋剂均具有苯丙胺的基本结构，典型药物的结构如图 10 - 19 所示。

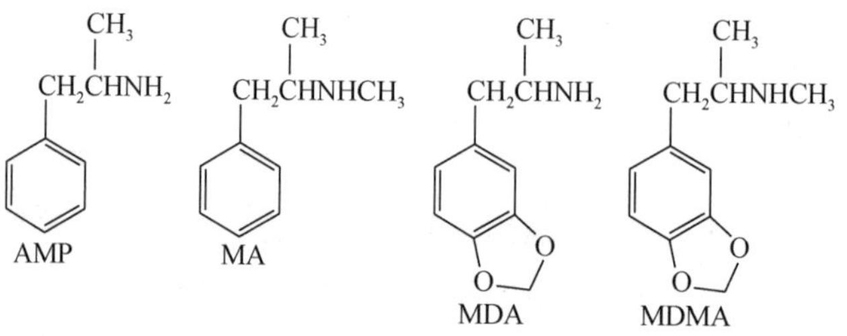

图 10 - 19　典型苯丙胺类兴奋剂的结构

（二）体内过程

苯丙胺类的给药途径有口服、吸入和静脉注射，口服后在胃肠道吸收良好，并通过血液分布于各组织、器官，其中肝、肾、脑中较多。体内代谢的主要部位为肝脏，主要代谢途径有苯环的羟基化和 N - 去甲基化等。如图 10 - 20 所示，甲基苯丙胺在体内主要代谢为 4 - 羟基甲基苯丙胺和苯丙胺，苯丙胺进一步代谢为 4 - 羟基苯丙胺、去甲麻黄碱和苯丙酮，4 - 羟基苯丙胺和去甲麻黄碱又代谢为 4 - 羟基去甲麻黄素，苯丙酮进一步氧化为苯甲酸，苯甲酸和羟基苯丙胺与甘氨酸和葡萄糖醛酸缀合从尿中排泄。

苯丙胺类及其代谢物主要经尿排泄，尿液 pH 对苯丙胺类及其代谢物的排泄有较大影响。在酸性尿情况下，原型药物的排泄量增加，半衰期缩短；在碱性尿情况下，由于肾小管重吸收的影响，原型药物的排泄量减少，代谢物的排泄量增加，半衰期延长；正常情况下，24h 尿可排出摄入量的 70%，其中可有半数以上原型药物，尿中浓度峰值于摄入后 10h 内出现。

二、分析示例

示例 10 - 6　HPLC - DAD 同时测定临床中毒患者血浆中甲基苯丙胺与苯丙胺

甲基苯丙胺（MA）及其主要活性代谢物苯丙胺（AMP），均为具有兴奋中枢神经作用的苯丙胺类物质，属于毒品类，长期服用可产生耐受性和依赖性，服用 0.1g 可明显中毒，超过 1g 可致死。建立一种体内 MA 及 AMP 定性定量方法，可为此类药物中毒的临床快速诊断及抢救提供依据。

（一）试验药品与材料

盐酸甲基苯丙胺和硫酸苯丙胺对照品（含量 >99.9%）；Waters OASIS HLB 萃取小柱。

（二）分析方法

1. 色谱条件　色谱柱为 CLC - C_8 柱（150mm × 5mm，5μm），流动相为乙腈 - 甲醇 - 25mmol/L 磷酸二氢钾缓冲液（体积比为 25∶10∶160，$V/V/V$），流速为 1.0ml/min，柱温

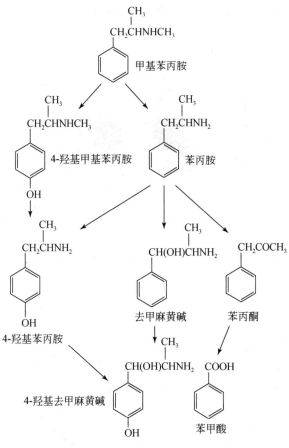

图 10 - 20　甲基苯丙胺的体内代谢

为 40℃，波长为 210nm（二极管阵列检测器）。

2. **样品处理**　取血浆 1ml，加入 1mol/L 氢氧化钠溶液 0.1ml，涡旋振荡 1min，以 1.0ml/min 的流速通过预处理（依次用甲醇 2ml 与水 1ml，以 1.0ml/min 的流速通过，使小柱表面活化）的萃取小柱，抽干后，用 3% 盐酸的水溶液 0.5ml 淋洗，再用 70% 甲醇的水溶液 0.5ml 洗脱。收集洗脱液，于 50℃ 水浴中用氮气流吹干，残渣用流动相 100μl 溶解后，取 20μl 进样分析。

3. **分析方法**　以色谱保留时间及紫外光谱图（200～260nm）定性；以工作曲线法定量。

（三）结果与评价

1. **色谱图**　在上述色谱条件下，血浆内源性物质对 AMP 及 MA 无干扰（图 10 - 21A）；AMP 及 MA 分离良好（图 10 - 21B）。图 10 - 24 显示波长在 200nm 以上的色谱基线平稳，

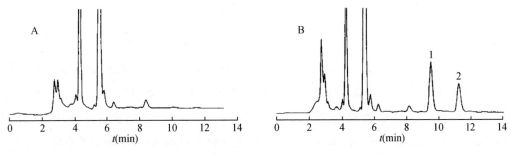

图 10 - 21　空白血浆（A）和 QC 样品（B）的色谱图

1. 苯丙胺；2. 甲基苯丙胺

两色谱峰组分的纯度大于99%，故选择定性分析波长范围为200～260nm，以样品色谱图中色谱峰的紫外光谱与标准光谱的相似因子定性。

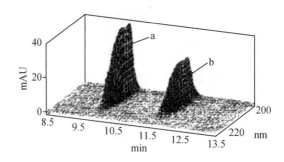

图10-22　血浆中AMP（a）与MA（b）的三维色谱图

2. **光谱图**　紫外光谱图显示MA及AMP最大吸收波长均为206nm，在210～230nm之间吸收度单向下降，230nm波长以上基本无吸收。由于206nm与210nm时吸收强度无明显差别，故选择定量检测波长为210nm。

3. **方法验证**

（1）标准曲线与检测限　分别准确吸取空白血浆1ml，置于2ml塑料离心管中，分别加入AMP及MA对照液，使各管中MA的质量浓度分别为1.438、0.719、0.359、0.180、0.072、0.036mg/L，AMP的质量浓度分别为1.500、0.750、0.375、0.188、0.094、0.047mg/L，按"样品处理"项下操作。以色谱峰面积Y对质量浓度X进行线性回归，得MA的回归方程为：$Y=909\,091X+6909$，$r=0.9993$；AMP的回归方程为：$Y=1\,204\,809X+26\,867$，$r=0.9991$。MA及AMP的LOD分别为0.014与0.020mg/L。

（2）回收率　在1ml空白血浆中加入MA及AMP对照液，制成MA的质量浓度分别为1.438、0.359和0.072mg/L，AMP的质量浓度分别为1.500、0.375和0.094mg/L的QC样品，按"样品处理"项下操作；采用无基质标准溶液为对照，MA及AMP高、中、低浓度的回收率均大于85%。

（3）精密度　照"回收率"项下操作，制成高、中、低3种浓度的QC样品，按"样品处理"方法操作，1日内分别于5个时间点测定，并连续测定5日。MA的回收率在96.1%～105.2%之间，日内和日间RSD均小于15%；AMP的回收率在92.1%～104.3%之间，日内和日间RSD均小于14%。

5. **结论**　应用HPLC-DAD法对患者血样中MA及AMP进行定性定量分析，单个样品可在60min内完成，可为临床及时判断与抢救此类药物中毒患者提供直接依据。

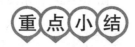

重点小结

1. **滥用药物的分类**　滥用药物可分为乙醇、精神药品（苯二氮䓬类、巴比妥类等）、阿片类、可卡因类、苯丙胺类、烟草和挥发性溶剂等。常见的滥用药物包括苯二氮䓬类药物（如地西泮、硝西泮、氯硝西泮、三唑仑、阿普唑仑等）、巴比妥类药物（如巴比妥、苯巴比妥、异戊巴比妥、司可巴比妥等）、阿片类药物和毒品（如吗啡、可待因、海洛因、烯丙吗啡、盐酸哌替啶、芬太尼、美沙酮等）以及苯丙胺类兴奋剂（如苯丙胺、甲基苯丙胺、亚甲基二氧基苯丙胺和亚甲基二氧甲基苯丙胺、芬氟拉明等）。

扫码"练一练"

2. 滥用药物体内分析的特点　体内含量低，大多以代谢物形式存在；主要生物样品为体液（如血液、尿液及唾液）、组织和毛发；样品处理复杂、操作要求高；系统筛选方法的应用。分析方法：光谱法、色谱法、色谱联用技术以及免疫分析法等，目前液相色谱法和液相色谱 – 质谱联用法应用最广。

3. 滥用药物体内样品前处理方法　传统的液 – 液萃取法、蛋白质沉淀法、固相萃取法、衍生化法、微波辅助萃取法、分散液相微萃取技术、固相微萃取法等，目前液 – 液萃取法和固相萃取法应用最广。

（曾爱国）

参考文献

[1] 朱昱，谭家镒，孙毓庆. 特丁基二甲基硅烷衍生化 – 气相色谱 – 质谱联用法分析尿中硝西泮的代谢物 7 – 氨基硝西泮 [J]. 分析化学，2003，31（7）：850 – 852.

[2] 卓先义，向平. LC – MS/MS 同时分析血液中五种巴比妥类药物 [J]. 中国司法鉴定，2007，2：17 – 19.

[3] 付翠香，王军，吴伟明，等. 盐酸美沙酮口服液在中国美沙酮维持治疗患者体内药动学特征 [J]. 中国临床药学杂志，2011，20（5）：262 – 266.

[4] 王燕燕，孟品佳，王川，等. 唾液中鸦片类毒品的衍生化 GC/MS – SIM 分析研究 [J]. 药物分析杂志，2010，30（9）：1658 – 1663.

[5] 叶海英，郑水庆，梁晨，等. LTQ – Orbitrap 组合式高分辨质谱法快速筛查毛发中 7 种毒品及代谢物 [J]. 分析化学，2012，40（11）：1674 – 1679.

[6] 杨小红，田开珍，王峰，等. 高效液相色谱 – 二极管阵列检测法同时测定临床中毒患者血浆中的甲基苯丙胺及苯丙胺 [J]. 色谱，2003，21（5）：497 – 499.

第十一章 药物代谢组学分析

学习目标

1. **掌握** 代谢组学分析常用的样品检测与数据处理方法。
2. **熟悉** 代谢组学分析常用的生物样品及其采集与制备方法，潜在生物标志物的筛选与鉴定方法。
3. **了解** 生物标志物与代谢通路的相关性。

随着人类基因组测序工作的完成，基因功能的研究逐渐成为热点，随之出现了一系列"组学"研究，包括研究转录过程的转录组学（transcriptomics）、研究某个生物体系中的所有蛋白质及其功能的蛋白质组学（protemics）及研究代谢产物的变化及代谢途径的代谢组学（metabolomics 或 metabonomics）。基因组学研究可以预测生物体内发生某种改变的可能性，蛋白质组学研究可以阐释生物体内正在发生的改变，而代谢组学研究则可以向我们揭示生物体内已经发生的改变。基因组学、蛋白组学与代谢组学在人类疾病的预测与早期诊断以及在药学、环境毒理学、植物学等领域的研究具有重要的意义。目前，组学在各领域的研究均取得了突破性进展，展现出较强的科学潜能。基于代谢组学研究是在对小分子化合物（包括外源性与内源性代谢物）定性、定量分析的基础上开展的，本章将探讨体内药物分析在代谢组学研究中的应用。

第一节 概 述

代谢组学是 20 世纪 90 年代中期发展起来的一门科学，继基因组学、转录组学和蛋白质组学之后，成为系统生物学领域的重要组成。代谢组学是仿效基因组学和蛋白质组学的研究思想，对细胞或生物体内所有代谢物（内源性代谢物质）进行定性定量分析，以监测其化学变化的一门新学科。它主要通过考察生物体系受刺激或干扰后（如某个特定的基因变异或受环境、药物等的作用后），生物体内所有代谢物谱的变化或其随时间的变化情况，以组群指标分析为基础，以高通量分析和数据处理为手段，以信息建模与系统整合为目标，探明生物体系的代谢途径及生物体内生物化学过程和状态的变化。

一、药物代谢组学分析的意义

药物代谢组学（pharmaco metabonomics）是以代谢组学为平台，通过给药前生物样本的代谢轮廓分析预测给药后的药物反应表型。药物代谢组学已渗透到药学研究的多个环节，对中药现代化研究、新药创制与药物作用机制研究、药物安全评价、个体化药物治疗等多个研究方向的发展具有重要意义。

（一）中药现代化研究

代谢组学具有整体性、动态性、精细化的特点，这与中医用药的基本哲学观点，即整

扫码"学一学"

体观和辨证论治相符合。代谢组学在中药药效物质基础和作用机制、中药方剂配伍的科学性与用药的安全性、中药资源和质量研究等方面有着广泛的应用。

1. **中药药效物质基础和作用机制研究**　中药对疾病的治疗作用往往是多种成分作用于多靶点的整体效应。中药的代谢组学研究是以中医的整体观念和辨证论治思维为指导，结合整体性思路的代谢组学方法，对中药成分在体内的整体代谢变化情况进行动态跟踪检测、定量和分类，追寻中药的原型"关联"成分（群），揭示中药成分的相关性，明确药效物质基础；通过认识体液"代谢指纹图谱"变化的原因，分析中药作用的靶点或受体，进而阐明中药在调控生命体代谢网络中所起的作用及作用机制。

2. **中药方剂配伍规律研究**　中医临床用药多为复方，即以方剂用药。中药方剂药味多、成分复杂，加上辨证施治的运用，使组方差异很大，进而导致药味相互影响复杂。运用机体对药物作用的整体反应性，进行代谢组学研究，可系统研究中药方剂的配伍规律，为中药复方的合理和安全使用提供依据。

3. **中药资源和中药质量研究**　中药的化学组成取决于品种、栽培、环境、采收季节以及加工过程等因素，因此，科学的质量控制方法是保证中药道地性的关键。传统方法常以个别"标志物"的检测控制中药质量，而代谢组学是从整体出发，系统、全面地研究药用植物中的所有小分子物质及其随时间和环境的变化关系。通过研究中药的代谢表型，为中药资源的可持续发展提供科学依据，并从源头保证中药的"安全、高效、稳定、质量可控"。

（二）新药创制与药物作用机制研究

药物治疗的最终目标是使代谢网络中缺陷的部分正常化，同时又不引起其他维系健康的代谢调控通路的改变，因此，给药前后生物体代谢物轮廓的改变能反映出机体对药物作用的反应。通过探索这些变化的原因，可从代谢网络调控角度阐释药物作用的靶点和过程、揭示药物的作用机制。在药物研发过程中，可以通过检测给药后生物体的生化反应过程，阐述药物的药效和毒性与各代谢产物的浓度及其动态变化之间的相关性，综合分析代谢产物的变化特点及规律，全面评价药物的价值和开发前景。

（三）药物安全性评价

药物安全性评价是通过动物实验和对人群的观察，阐明药物的毒性及潜在危害，以决定其能否进入市场或阐明安全使用条件。代谢组学在药物安全性评价中起着重要作用。药物的毒性作用是指药物破坏正常细胞的结构功能，改变代谢网络的平衡，并通过直接或间接效应改变靶组织或体液中内源性代谢物的过程。代谢组学可以通过比较生理及药理条件下代谢指纹图谱的变化确定药物毒性的大小及其靶器官，并寻找出相应的生物标记物。例如，有学者发现异烟肼（INH）和利福平（RFP）合用导致的肝毒性增加，不仅与过氧化反应增加有关，还与 RFP 增加细胞色素 P450 同工酶活力有关。有学者通过对给予关木通后大鼠尿液的代谢表型改变及其与组织病理和尿液、血浆生化指标的相关性研究，证实大鼠尿液的代谢物谱与其组织病理改变（关木通毒性作用）强度密切相关。由于代谢物组处于生物信息流的末端，因此代谢组学在发现毒性物质、揭示毒性规律、确定药物毒性靶组织、阐释毒性机制等方面较基因组学和蛋白质组学更具有优势。

（四）个体化药物治疗

基因、环境、生活习惯等多种因素均可影响机体对于进入体内的外源性药物的代谢处置，从而导致个体间药物反应的差异，这增加了治疗窗较窄的药物临床应用的困难。从传统的千人一药、千人一量的对症下药，到量体裁衣的对人下药，个体化治疗成为未来医学的发展趋势。个体化治疗涉及个体化的疾病易感性预测和治疗评价等多个环节，它强调和关注人体的内在因素和个体间差异在疾病诊疗上的影响和关联。代谢组学研究所揭示的正是在基因与环境共同作用下，个体生物体系功能状态的整体特征，可预测药物反应表型，并在此预测的基础上构建个体化治疗方案。有人采用核磁共振（NMR）技术，分别分析了大鼠给予对乙酰氨基酚前后的尿液样本，并对大鼠的肝脏样本进行病理分级。研究结果显示，给药前的体内代谢表型能够反映药物代谢和药物效应相关的多种因素，并证实了药物在不同个体上可能引起的反应能够被给药前的代谢物表型所预测。因此，内科医生可根据患者的代谢表型分析患者的病程并制订相应的治疗方案，这也是药物代谢组学用于个体化治疗和指导临床合理用药的前提。

二、药物代谢组学分析常用方法

代谢组学的研究思路大致为：快速精确地分析代谢物、模式识别生物样品、鉴定相关的生物标志物和生物过程机制联系。完整的代谢组学分析流程包括样品的采集和前处理、样品的检测、数据的分析处理和解释。所使用的生物样品可以是尿液、血液、组织、细胞和培养液等，采集后首先进行生物反应灭活、预处理，然后运用核磁共振或色谱质谱联用（LC-MS）等技术检测其中代谢物的种类、水平、状态及其变化，得到代谢轮廓或代谢指纹。最后使用多变量数据分析方法对获得的多维复杂数据进行降维和信息挖掘，识别出有显著变化的代谢标志物，并研究所涉及的代谢途径和变化规律，以阐述生物体对相应刺激的相应机制，达到分型和发现生物标志物的目的。基本流程见图11-1。

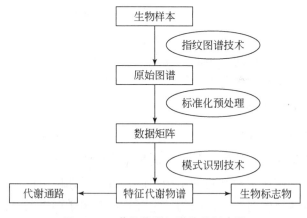

图11-1　药物代谢组学的分析步骤

（一）样品的采集与制备

1. 生物样品的采集　代谢组学的研究对象通常是生物样本，如：生物体液（血液、唾液和脑脊液等）、细胞提取物、细胞培养液、组织提取液以及排泄物（尿液、粪便）等。实验设计中应充分考虑样品收集的种类、部位、时间、样本群体等因素。在研究人类样本时，还需要考虑组间性别、种族、年龄、体重、饮食习惯和地域等因素。

2. 生物样品预处理　以采用的技术手段为前提，根据分析物的类型特征选择不同的预处理方法，并对处理条件进行优化，以除去本底干扰，将生物样品转化为适合测定的形式与状态，以提高仪器检测的灵敏度。样品制备过程通常遵循如下原则：①保持样品的原始性，尽量多地保留样品中小分子组分；②制备方法应有利于样品中各组分的相互分离；③不改变样品中各组分的相对浓度；④以尽量少的步骤达到目的；⑤注意内标物的加入。

（1）应用 NMR 分析的生物样本 如为尿液可不经预处理而直接分析，但在信号采集前尿液样本一般需加入无机磷酸盐缓冲溶液，以减小样本间 pH 的差异；对于含蛋白的生物样品（如唾液、血清、血浆和组织提取物等），可通过提取分离或滤过等手段除去蛋白等大分子。

为防止微生物污染，一般可加入叠氮钠，并于 −80℃ 保存。注意避免其他污染物（如肝素、凝胶等）的引入，不宜使用有机缓冲盐溶液（如 Tris 等）。

血浆或血清样本一般制成含 10% 重水的 0.9% 氯化钠溶液。

提取组织样本时，避免使用高氯酸等强酸，以免与样品发生化学反应而导致其代谢轮廓改变，可用液氮迅速冷冻离体组织并冻干，然后经有机溶剂提取。

（2）基于 LC – MS 的全谱分析 样品处理方法比较复杂，很难有一种普遍适用的标准化方法。代谢产物通常分别用水或有机溶剂（如己烷等）提取，分别获得水提取物（极性组分）和有机溶剂提取物（非极性组分），以便进行特征分析。也可以选用合适比例的混合溶剂同时提取水溶性和脂溶性组分。

对于代谢轮廓谱或靶标分析，还需完成较为复杂的处理，如常用固相微萃取、固相萃取或亲和色谱等预处理方法。一般可根据目标物的特性选择合适的萃取柱进行样品纯化，为避免代谢产物降解，操作需在低温条件下进行。

（二）样品的检测方法

代谢组学分析方法应具备高灵敏度、高通量和无偏向性的特点，因为通常所分析的组分特征（官能团、挥发性、极性、电离能力等）及水平差异较大。主要采用的分析技术有色谱 – 质谱、核磁共振、红外光谱等（表 11 – 1）。其中，NMR 和 LC – MS^n 为最常用的分析工具。

表 11 – 1　代谢组学研究的分析技术

分析技术	概述	局限性
气质联用（GC – MS）	高灵敏度、高重复性，可检库鉴定已知物，植物代谢组研究的优选方法	样品必须可气化
液质联用（LC – MS）	广泛分离的 LC 与灵敏、准确的 MS 和 MS/MS 结合，既可定量又可定性，是最有前途的代谢组研究技术之一	需消除基体效应，非极性物质难电离
核磁共振（NMR）	非破坏性方法，重复性好，技术较成熟	灵敏度不高，不能鉴定混合组分
拉曼光谱（Raman spectroscopy）	由于水的吸收微弱，拉曼光谱能观测到众多官能团	难以分辨同类化合物的代谢产物
傅里叶红外光谱（FT – IR）	用代谢物的振动频率产生代谢指纹谱，结合红外光谱技术，利于准确地进行高通量初步筛选	灵敏度低，难以分辨同类化合物的代谢产物
代谢物芯片（metabolite arrays）	采用 96 孔板进行表型分析与筛选，如大肠埃希菌	对未知物和异源性代谢产物筛选困难
薄层色谱（TLC）	操作方便、成本低廉，在大肠埃希菌中用于追踪 ^{14}C 的糖代谢物	仅在特殊情况下使用

NMR 的主要优点：①无损伤性，在接近生理条件下（在一定温度和缓冲液 pH 范围内）采集数据，能够保留样品原有的结构和性质；②无偏向性，对样品中所有组分的灵敏度均一致；③具有良好的客观性和重现性，样品处理简单，有较高的容量和较低的单位样品检测成本；④可进行实时和动态的检测，分析方法灵活多样。此外，NMR 氢谱的谱峰与样品中各化合物的氢原子一一对应，所测样品中的每一个氢原子在图谱中均有其相关的谱峰，图谱中信号的相对强弱反映样品各组分的相对水平。因此，NMR 方法比较适合研究代谢物谱中的复杂成分。

与 NMR 相比，色谱 - 质谱联用技术的优势在于其具有较高的灵敏度和专属性，可以实现多组分的高通量分析。GC - MS 的主要优点包括具有较高的分辨率和检测灵敏度，并且有可供参考的标准谱图库；LC - MS"比 GC - MS 样品处理相对简单，且由于其较高的灵敏度和较宽的动态范围，非常适合于生物样本中复杂代谢物谱的检测和潜在标志物的鉴定。一些新兴的分析技术如超高效液相色谱 - 质谱技术、超高效液相色谱 - 高分辨飞行时间质谱技术、多维色谱 - 质谱联用技术、毛细管电泳 - 质谱联用技术、傅里叶变换离子回旋共振技术等也被用于代谢组学研究以提高代谢产物的检测灵敏度。

1. NMR 信号采集　采样参数对定量分析结果的可靠性有重要影响。首先合适的信噪比（S/N）是定量分析的前提条件，对于绝对定量分析，S/N 应大于 100∶1，而相对定量分析，一般要求 S/N 大于 10∶1。信号叠加法是提高信噪比的一种简单方法，还可通过提高场强、使用低温探头和微量探头等方法提高信噪比。其次图谱的分辨率也会影响定量分析结果的准确性。零填充和线性预测均可提高图谱的分辨率，而加权函数的使用则会提高 S/N 而降低分辨率。纵向弛豫时间（T1）是定量分析需要考虑的另一个重要因素。每次扫描前，循环时间应至少为样品中所有原子核最长弛豫时间的 5 倍，以保证所有原子核的弛豫过程均已完成。另外，还可用已弛豫完全的原子核的弛豫时间对未弛豫完全的原子核的弛豫时间进行校正。

采样前，需要加入 5% 的重水（用于锁场）和少量 DSS 或 TMSP，作为化学位移参照及定量分析所用内标。有时还需加入一定量的咪唑，作为 pH 指示剂和定量分析的第二内标。一般获取准确的 pH（误差在 0.05 以内）对进一步图谱的定量分析及化合物的准确鉴定都有很重要的作用。通常采集一维核磁共振图谱进行定量分析，有时也需要采集二维图谱。由于生物样品中水信号很强，必须压制其信号，通常采用预饱和方法或 WATERGATE、RE-CUR 或 1D - NOE 等脉冲压制水峰。

2. LC - MS 信号采集　作为代谢组学的工具，色谱技术存在的主要问题是大量色谱峰的识别、方法的重现性、质谱中不同离子化程度对代谢物定量的影响等。经过分离参数的优化和严格控制分离条件，可以获得尿液、血浆等体液的稳定的代谢轮廓和指纹图谱；采用高流速、快速梯度洗脱方法可实现在短整体柱上对尿液的快速分离，显示出液相色谱利用新技术实现高通量的能力。

LC - MS 的代谢组学研究通常采用反相色谱，但体液样品特别是尿样，含有大量的亲水性代谢物，这些代谢物在反相色谱上不保留或保留很弱。可使用亲水反相色谱法解决亲水性代谢物的弱保留问题；也可利用柱切换二维色谱系统，在串联的反相色谱柱和亲水色谱柱上实现亲水性和疏水性代谢物的同时检测。

（三）代谢组学数据处理方法

代谢组学依托 NMR、GC - MS 或 LC - MS 所产生的原始谱图复杂、所含信息量大，不可能通过简单的图谱比较方式指认差异代谢物，因此，需借助化学计量学和生物信息学方法对原始数据进行信息挖掘和整合。代谢组学数据处理与分析技术是代谢组学研究的核心技术，其步骤一般包括数据预处理、模式识别与模型评价、生物标记物筛选与鉴定、代谢通路分析与生物学意义阐释等。

1. 数据预处理 数据预处理是代谢组学数据分析的第一步，也是极为关键的一步，其主要目的是将原始谱图转变为数据矩阵，同时尽可能消除或减小实验和分析过程中引入的误差，保留与分类有关的大部分信息。数据预处理是后续多元统计分析、生物标志物筛选、代谢通路分析的重要前提。由于 NMR、GC – MS 和 LC – MS 检测对象和图谱中信息表现形式不同，决定了基于 NMR、GC – MS 和 LC – MS 的代谢组学数据预处理步骤也有所区别。

GC – MS 和 LC – MS 这两种色谱 – 质谱技术以离子为检测对象，其主要量化信息包括质荷比、保留时间、峰面积，因此基于 GC – MS 和 LC – MS 的代谢组学数据预处理过程一般包括去噪音、峰识别、峰排列、对齐、合并、共有峰筛选（80% 原则）、缺失值填补、归一化、标尺化等步骤，这些操作可采用 XCMS、Mzmine、Metalign、Metaboanalysist、Markerlynx、Mass ProfilerProfessional（MPP）、Profiling Solution、AMDIS 和 ChromaTOF 等软件完成。

基于 NMR 的代谢组学数据预处理过程一般包括相位校正、基线校正、化学位移定标、分段积分（或峰提取）、变量排列、对齐、合并、归一化、标尺化等步骤，目前专门用于 NMR 数据预处理的软件主要有 MestreNova、Xwin NMR、MestReC、AMIX、KnowItALL、NMRPipe、Topspin、Hires、Automics 和 MDAS 等。需要特别强调的是，基于分段切割积分（binning）的 NMR 图谱分析与信息提取技术易受样品酸碱度的影响，同时可能造成变量与代谢物无直接相关性，即分析结果不一定存在实际意义。Chenomx NMRSuite 软件可解决这一弊端，对各种生物样本核磁共振图谱做去卷积操作，结合标准数据库，直接提供各代谢物的定量结果，该软件是目前唯一可进行定量 NMR（quantitative NMR，也称目标性 NMR）代谢组学数据处理的软件。

2. 模式识别 数据经预处理后需进一步分析，挖掘隐含于其中的有用信息。在代谢组学的研究中，通常是要对获得的代谢物信息进行判别分类，因此在数据分析过程中应用的技术主要集中在模式识别技术上。

模式识别是一种借助大量信息和经验进行推理的方法，一般分为无监督模式识别和有监督模式识别两类：①无监督模式识别，根据原始谱图信息或预处理后的信息对样本进行归类，并将分类结果用可视化技术直观表达。该方法可对得到的分类信息和这些样本的原始信息（如药物的作用位点或疾病的种类等）进行比较，建立代谢物与这些原始信息的联系，筛选与原始信息相关的标记物，并进一步阐述其代谢途径。由于本法没有可供学习利用的训练样本，所以称之为无监督法，主要的数据分析方法有主成分分析（principal components analysis，PCA）、聚类分析（hierarchical cluster analysis，HCA）、非线性映射（nonlinear mapping，NLM）等；②有监督模式识别，主要是建立组别间的数学模型，使各类样品间达到最大分离，并利用建立的多参数模型对未知的样本进行预测。应用于该领域的主要有 SIMCA（soft independent modeling of class analogy）和偏最小二乘法显著性分析（PLS – discriminant analysis，PLS – DA）。人工神经网络（artificial neural networks，ANN）技术作为非线性的模式识别方法，近来也得到广泛应用。在所有模式识别方法中，使用最广泛的是无监督 PCA 方法。

（1）无监督模式识别

①主成分分析（PCA）：PCA方法是代谢组学研究中应用最广泛的方法，它是在保持数据信息损失最少的原则下，对高维变量进行降维处理的线性映射方法。它的基本算法是找到一种空间变换方式，将分散在一组变量上的信息集中到几个主成分（PC）上，利用PC描述数据集的内在模式，尽可能地反映原变量的信息（即方差最大）。PC是由原始变量按一定的权重经线性组合而成的新变量，每个PC之间是正交的，第一个PC包含了数据集的绝大部分方差，第二个次之，依次类推，由前两个或三个PC作图，就可以直观地在二维或三维空间中研究样本与变量的相互关系。PCA在代谢组学中的主要应用是在样本代谢物谱的各代谢物中找出一种或几种组合，使之能代表整体代谢物谱数据所表达的信息。代谢组数据矩阵经过PCA计算后，得到该矩阵的得分图和负载图。代谢组数据的聚类分析通常在得分图（score plot）中进行，生物标志物的寻找通常根据PCA分析得到的负载图（loading plot）中各变量对主成分贡献的大小来判断。得分图是原始变量经过线性组合后得到的新的潜变量，每一个点代表一张谱图，因此可以从得分图上直接观察谱图分类情况；负载图反映了原始变量线性组合成新变量的方式，通过负载图可以确定对谱图分类贡献较大的各维数据。PCA方法只是用简化形式表达代谢组数据中包含的信息，但一般不能利用数据自身的信息，如分类信息。

②非线性映射（NLM）：NLM是将高维空间中的数据点集映射到二维平面进行分类，为了使映射引起的样本间的距离变化尽可能小，定义如下误差函数：

$$E = \frac{1}{\sum\limits_{i>j}^{m} d_{ij}} \sum_{i>j}^{m} \frac{(d_{ij} - d_{ij}^{*})^2}{d_{ij}} \qquad (11-1)$$

式中，d_{ij} 和 d_{ij}^{*} 分别是第 i 点和第 j 点在 n 维空间和二维空间中的两点间距离，映射过程力求使 E 值达到极小，最终结果用二维映射图表示出来。

③层次聚类分析（HCA）：HCA在代谢组学研究中也得到了广泛应用，通过HCA分析得到样本的若干类，使同一类中的样本有相似的代谢组数据表达。其基本思想是计算两两之间的距离，构成距离矩阵，合并距离最近的两类为新的一类，计算新类与当前各类的距离。再合并、再计算，直至合并（聚）为一类。进行层次聚类前首先要计算相似度（similarity），然后使用最短距离法（nearest neighbor）、最长距离法（furthest neighbor）、类间平均链锁法（between groups linkage）或类内平均链锁法（within groups linkage）等四种方法计算类与类之间的距离。该方法虽然精确，但计算机数据密集，因此对大量数据点进行分析时，更适合选用K均值聚类法（KMC）或自组织映射图法（SOM），而HCA更适合于在将数据转换为主成分后使用。

（2）有监督模式识别

①偏最小二乘法（PLS）：PCA是最简单常用且比较有效的无监督方法，PLS与PCA有共同之处，它们均试图提取出反映数据变量的最大信息，不同点在于PCA方法只考虑一个自变量矩阵X，它只解释X矩阵中的最大变量信息，而PLS方法则还要考虑一个"响应矩阵Y"，因此具有预测功能。PLS将原始输入变量中相关程度最大的成分提取出来，投影到新的数据空间，然后用最小二乘法进行回归，通过寻找类似于PC的隐变量，使自变量X向响应变量Y回归的程度达到最大。这里的最小二乘并非普通的最小二乘回归，而是有偏估计，即用一定的偏差作为代价换取估计精度，因此称为偏最小二乘估计。在此方法下，可同时实现回归建模（多元线性回归）、数据结构简化（主成分分析）以及两组变量之间的

相关性分析（典型相关分析）。PLS对代谢组数据的分类往往有较高的准确率，主要应用是以训练样本的代谢组数据为输入建立模型，对以后新输入的样本进行分类判别。PLS还可以与判别分析（discriminant analysis，DA）方法联合使用，确定不同类别分界面的最优位置，即偏最小二乘判别分析法（partial least squares discriminant anaylsis，PLS－DA）。PLS－DA应用PLS算法对一个哑变量矩阵（dummy matrix）进行分类，这个哑变量矩阵由正交的每个类矢量构成。PLS－DA选择已知不同类别的样本数据作为训练集，构建PLS－DA模型，模型经过计算确认生效后，即可用于预测未知样本的类别。PLS－DA方法在代谢组数据分析上取得了比PLS方法更好的效果。

②软独立模型分类分析（SIMCA）：SIMCA方法是利用主成分模型对未知样品进行分类和预测。该方法基于如下假设：同一类样本具有相似特征，在一定的特征空间内，属于同一类的样本就会聚集在某一特定的空间区域，而对不同类的样本，则分布在不同区域。通过因子分析法，分别针对训练集中的每类样本建立类模型，类模型建好后，对实验集中的样本，计算其到各类模型的SIMCA距离，根据SIMCA距离判别该样本属于某一已知类，或同时属于某几个已知类，或归于新类。其在代谢组学中的主要应用也是通过输入训练样本的代谢组数据建立分类模型，对未知样本进行分类。此方法实际上是PCA方法的延伸，适合对大量样本进行分析，已开发出较成熟的软件，近年来很常用。

③k－最近邻法（kNN）：在模式识别中，有些特征与分类关系不大，若把这些特征作为变量，有可能导致分类结果变差，在一般情况下特征数远小于样本数，即筛选掉不重要的甚至有负作用的特征。用kNN方法进行特征筛选的基本原理是测试特征对分类结果的影响，重要的选之，否则弃之。算法思想：先对包含了所有特征的数据样本，用kNN法对每一样本逐个（留一法）进行"未知"类别预报，然后对预报的分类结果与原来的类别进行比较，统计两者不一样的个数，记为总误差（T－error）。接着对每个特征变量$[F(i)$，$i=1$，$\cdots N]$，计算去除该特征变量后的误报率$[Error(i)]$，对所有误报率排序，找出误报率最小值（minimum），记录相应的特征变量，如果该最小误报率比T－error小，说明去除该变量后分类结果变好，则可以删除这个变量。对于剩下的$N-1$个变量$[F(i)$，$i=1$，$\cdots N-1]$再次做类似的计算，并找出相应条件下的最小误报率，同理，如果该最小误报率比前一次的最小误报率小，就可删除这个变量。依此类推，直至某一次的最小误报率比上一次的大或所剩的变量个数已经减少到某个固定值。

④支持向量机（SVM）：SVM的实现是通过某种事先选择的非线性映射（核函数）将输入向量映射到一个高维特征空间，在这个空间构造最优分类超平面。支持向量机是数据挖掘中的一个新方法，能非常成功地处理回归问题（时间序列分析）和模式识别（分类问题、判别分析）等诸多问题，在处理高维输入空间的分类时，这种方法尤其有效。

⑤自组织映射（SOM）：SOM是一种以竞争式学习为基础的人工神经网络。神经网络中邻近的各个神经元通过侧向交互作用相互竞争，发展成检测不同信号的特殊检测器。其基本原理是将多维数据输入为几何学节点，相似的数据模式聚成节点，相隔较近的节点组成相邻的类，从而使多维的数据模式聚成二维节点的自组织映射图。自组织映射图允许对类进行调整，属于有监督类聚类。自组织映射图分类标准明确，优化的次序好于其他聚类法，在基因表达谱的数据分析中得到广泛的应用。

3. 代谢组学模式识别方法的发展方向　代谢组学模式识别的评价标准主要包括两个方面：①对生物样本分类或者属性预测的准确率；②对表征某种代谢模式的"生物标志物"

的识别能力。

从机器学习的角度来说，无监督模式识别一般是聚类分析，有监督模式识别通常是判别分析。聚类分析通过建立各种不同的数学模型，辨别在某些特性下相似的样本，并按照这些特性将样本划分成若干类（群），使同类样本具有高度同质性，而不同类样本则有高度异质性，但聚类分析只为了寻求类，不管所聚的类别是否有意义。判别分析能够依据样本的某些特性判别样本所属的类别。与聚类分析不同的是，判别分析是在将研究对象分成若干类的前提下，建立判别函数，并用所建立的判别函数对未知样品的功能或状态进行预测。因此，在分类已知的情况下，有监督模式识别方法比无监督模式识别方法具有更高的效率。事实上，面向代谢物组学的模式识别分析尚处于起步阶段，无论是有监督模式识别或是无监督模式识别，目前均系将现有的多元统计分析算法或神经网络等机器学习算法简单移植用于代谢组学模式识别中，面对代谢组学数据自身的特性和要求，每种算法均有自身的缺陷，因此并不能充分获取代谢组学的数据信息。

目前，代谢组学的分析普遍遵循生物样品收集与制备、制谱、数据预处理、模式识别分析、特征代谢物识别和生物机制分析的步骤，但如果对于任何研究目标，均按照代谢组学常规步骤分析，往往只能得到普遍性的结果，缺乏针对性和特异性，难以发现有价值的生物标志物。因此，应该利用代谢组学的先验知识，了解哪些代谢循环或代谢物质最可能与研究体系相关，将代谢组学与蛋白质组学、基因组学和临床数据相结合，进行综合分析，优化分析条件和潜在生物标记物的鉴定，提高代谢组学的研究效率，将是代谢组学发展的一个重要方面，同时也为生物代谢或临床表型多样性研究提供更可靠的方法和工具。

第二节　内源性生物标志物分析

生物标志物（biomarkers）是指能反映生物体系与环境因子相互作用所引起的任何可测定改变的物质。对生物标志物的研究是认识接触毒物水平，探讨毒物接触与健康损害关系的一种重要手段。代谢组学通过分析生物体液中与毒性作用的靶位和作用机制密切相关的代谢物谱随时间的变化，可以确定毒性作用的靶器官，追踪组织、毒性作用的过程和筛选病理标志物，从而研究毒理作用机制或评价化合物的毒性。

四氯化碳（CCl_4）是经典的引起肝损害的剧毒类化学物质之一，因其接触后发病率高，易在动物模型中复制，在研究护肝降酶药的实验中经常使用，也是广泛应用的毒理学模型化合物之一。现以四氯化碳肝毒性模型大鼠血清中的肝损伤标志物的研究为例，阐述代谢组学在生物标志物分析中的应用。

一、试验方案

（一）动物病理模型复制

1. **实验动物**　雄性 SD 大鼠（体重 220～300g）16 只，标准饮食饮水，湿度 45%～65%，温度 25℃±2℃，室内保持 12h 光照、12h 避光循环饲养。

2. **动物分组与造模**　16 只大鼠随机分为两组，分别为模型组和正常对照组。模型组注射新鲜配制的 40% CCl_4 大豆油溶液（3ml/kg），正常对照组腹腔注射等体积大豆油。

扫码"学一学"

（二）生物样品采集与预处理

1. 血样采集与血清样品制备 大鼠造模24h后，腹腔注射10%水合氯醛水溶液（3ml/kg）麻醉，腹主动脉取血，置于无抗凝剂离心管中，室温放置2h后，离心（4℃，13 000 × g）15min，分取血清，于 -80℃保存待测。

2. 血清样品预处理 分析前将血清样品于室温下解冻，取血清200μl，加入乙腈600μl，涡旋混合30s，离心（13 000 ×g）10min，取上清液700μl，40℃下氮气流吹干，残渣加水 - 乙腈（90：10）100μl，涡旋溶解30s，离心（13 000r/min）5min，取上清液进样分析。

（三）色谱与质谱条件

1. 色谱条件 C_{18}柱（100mm × 2.1mm，1.7μm），柱温40℃，样品室温度4℃；流动相为水（含0.1%甲酸，A）- 乙腈（含0.1%甲酸，B），梯度洗脱：0% B（0~0.5min），0%~95% B（0.5~20min），95% B（20~21min），流速0.25ml/min；进样量5μl。

2. 质谱条件 电喷雾离子源（ESI）；正、负离子两种模式同时检测；全扫描（full scan）方式，扫描范围 m/z 100~1000；毛细管电压为3000V（正离子）、2800V（负离子）；锥孔电压为35V；离子源温度为120℃；脱溶剂气温度为350℃；脱溶剂气流量为400L/h；锥孔气流量为30L/h，碰撞气为Ar。

（四）数据处理方法

采用系统配置的 Markerlynx 软件（version 4.0）对原始数据进行色谱峰识别、自动峰匹配、峰对齐和峰面积归一化等处理。数据形成了包含离子的保留时间、质荷比及其对应的响应强度的矩阵。将所产生的所有积分数据归一化，以 Excel 文件格式保存。将保存的数据导入 SIMCA - P11.5（Umetrics，Umea，Sweden）软件中进行主成分分析（PCA）。产生的得分矢量图（score plot）用以获得样品分类信息，载荷矢量图（loading plot）用以发现潜在的生物标志物。score 图上的每一个点对应一个样本，每一个样本的位置由其代谢位置决定，处于相似病理生理状态的样本通常具有相似的组成，因此在 score 图上也处于相似的位置，距离群越远，表示其病理生理状态差距越大。loading 图上每一个点代表样本中检测到的代谢物的有关信息，距离原点越远，对各组间的分离贡献越大，从而确定其为有可能的生物标志物。

二、结果与评价

（一）生物标志物分析

1. 血清代谢组学分析 采用 UPLC - MS 进行血清样品的分离和数据采集，图11 - 2 为典型大鼠血清样品正、负离子模式下的基峰离子流色谱图（BPI）。为验证肝损伤模型大鼠体内代谢的变化，将正常对照组大鼠和模型组大鼠的 UPLC - MS 数据进行 PCA 分析，得出反映两组大鼠组间离散程度的得分图（图11 -3）和寻找相关生物标志物的载荷图（图11 -4）。由得分图可知，在正、负离子模式下两组大鼠均可实现明显分离（R^2X 分别为 0.892和0.871），表明肝损伤模型有效。根据载荷图找到了对正常对照组和模型组分离贡献较大的代谢物，并对这些代谢物归一化后的离子强度进行 t 检验，以确定潜在的生物标志物。

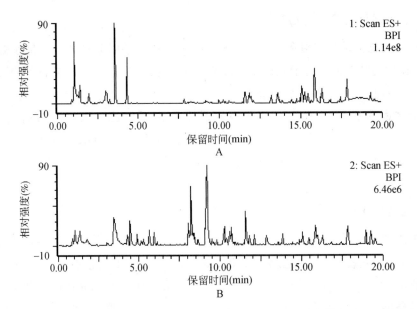

图 11 – 2　大鼠血清样品正离子（A）与负离子（B）模式下的基峰离子流色谱图

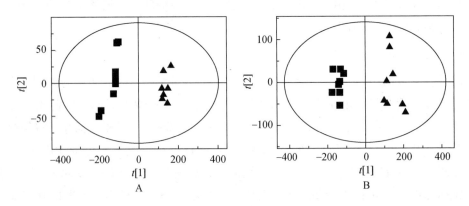

图 11 – 3　基于正离子模式（A）与负离子模式（B）的 PCA score plot 图

（▲表示正常对照组大鼠；■表示模型组大鼠）

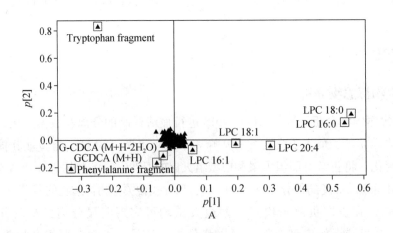

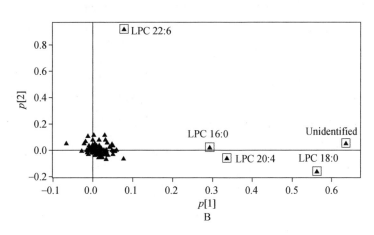

图 11-4　基于正离子模式（A）与负离子模式（B）的 PCA score plot 图

（▲表示正常对照组大鼠；■表示模型组大鼠）

2. 潜在生物标志物鉴定　通过一级质谱信息确定相对分子量，利用二级质谱信息获得其结构碎片信息。查阅 HMDB、KEGG、MassBank 和 METLIN 等在线数据库，对比代谢物的一级、二级质谱信息，完成潜在生物标志物的鉴定，并使用对照品进行进一步的验证。

以正离子模式下 $t_R - m/z$ 为 17.8 - 524.5 的代谢物为例，说明其鉴定过程。图 11-5A 可见代谢物的准分子离子 m/z 524.5（$[M+H]^+$），还可见 m/z 546.5（$[M+Na]^+$）；图 11-5B 可见 m/z 568.5（$[M+HCOO]^-$）和 m/z 508.5（$[M-CH_3]^-$），因此，推测代谢物的相对分子质量为 523；图 11-5c 可见 m/z 184.0 和 m/z 103.8 的离子峰，这两个离子为磷脂酰胆碱（PC）类物质的典型碎片离子，推测此代谢物可能属于磷脂酰胆碱类物质；此外，图 11-5C 中还出现 m/z 506.3（$[M+H-H_2O]^+$）的碎片离子，说明此代谢物可能含有羟基，故进一步推测它可能属于溶血磷脂酰胆碱类化合物（LPC）；图 11-5D 中出现了

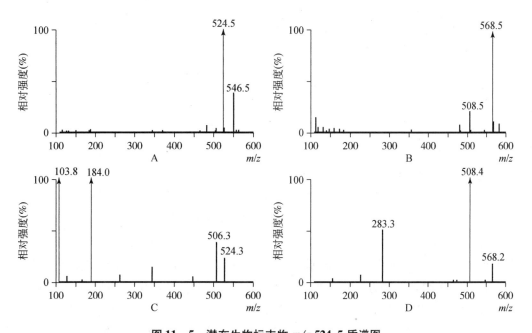

图 11-5　潜在生物标志物 m/z 524.5 质谱图

（A 为正离子模式一级质谱图；B 为负离子模式一级质谱图；C 为正离子模式二级质谱图；

D 为负离子模式二级质谱图）

m/z 283.3 的响应很强的离子，可能为溶血磷脂酰胆碱中的脂肪酸链，根据脂肪酸的结构通式推测其可能为 $[C_{17}H_{35}COO]^-$。最后，通过对照品比对，鉴定此代谢物为 LPC18∶0。其他代谢物采用相同的方法进行鉴定。

结合载荷图、t 检验及代谢物的鉴定，在血清 UPLC – MS 代谢组学研究中共找到 10 种发生显著变化的标志物（表 11 – 2），鉴定出 9 种。结果表明，与正常组相比，模型组大鼠血清中苯丙氨酸、色氨酸、甘氨鹅脱氧胆酸代谢物的水平均显著升高；溶血磷脂酰胆碱类物质 LPC 16∶0、LPC 18∶0、LPC 18∶1、LPC 16∶1、LPC 20∶4 和 LPC 22∶6 等 6 种代谢物的水平均显著降低。这些发生显著性变化的代谢物预示着肝损伤大鼠体内的多个代谢途径发生了异常变化，涉及体内的氨基酸代谢、脂代谢、胆汁酸代谢以及体内氧化 – 抗氧化作用平衡的改变。

表 11 – 2　潜在生物标志物和代谢通路

峰序		保留时间 （min）	质荷比 （m/z）	归属	变化趋势	代谢通路
1		3.7	166.0	丙氨酸碎片[a]	↑***	氨基酸代谢
2		4.4	188.1	色氨酸碎片[a]	↑***	
3		12.1	450.4	GCDCA（M＋H）[b]	↑***	胆汁酸生物合成与脂代谢
4		12.1	414.3	GCDCA（M＋H－2H₂O）[b]	↑***	
5	正离子模式	14.4	494.3	C16∶1 LPC[b]	↓***	卵磷脂代谢与脂代谢
6		15.1	544.3	C20∶4 LPC[b]	↓***	
7		15.8	496.4	C16∶0 LPC[a]	↓***	
8		16.2	522.4	C18∶I LPC[a]	↓***	
9		17.8	524.5	C18∶0 LPC[a]	↓***	
10		14.9	612.5	C22∶6 LPC[b]	↓***	卵磷脂代谢与脂代谢
11		15.0	588.5	C20∶4 LPC[b]	↓***	
12	负离子模式	15.8	540.5	C16∶0 LPC[a]	↓***	
13		17.8	568.5	C18∶0 LPC[a]	↓***	
		15.9	319.3	未鉴定	↓***	

a：基于标准物质和数据库鉴定的代谢物；b：基于文献和数据库鉴定的代谢物；模型组与正常对照组比较＊＊＊ $P < 0.001$。

（二）代谢通路分析

1. 氨基酸代谢　肝损伤模型大鼠血清中苯丙氨酸和色氨酸浓度明显升高，预示着四氯化碳致肝损伤模型与氨基酸代谢紊乱密切相关。苯丙氨酸与色氨酸均为人体所必需的芳香族氨基酸，除在正常情况下作为氨基酸用于合成机体组织细胞各种蛋白外，色氨酸还参与调节蛋白质的合成。当发生肝损伤或病变时，由于肝功能出现障碍，导致肝细胞内氨基酸代谢降低，同时也导致血中芳香族氨基酸（苯丙氨酸、酪氨酸、色氨酸）浓度升高。

2. 胆汁酸代谢与脂代谢　模型组大鼠血清中甘氨鹅脱氧胆酸浓度明显高于正常组，提示四氯化碳致肝损伤模型大鼠体内胆汁酸代谢受到干扰，从而引起脂代谢功能障碍。甘氨鹅脱氧胆酸为甘氨酸和鹅脱氧胆酸结合而成的结合型胆汁酸，在肝损伤模型大鼠血清中，由于肝功能损伤，血液中胆红素累积，肝细胞合成初级胆汁酸增加，再与甘氨酸结合，促进了甘氨鹅脱氧胆酸的排出，经过肝肠循环，甘氨鹅脱氧胆酸重吸收量增加，使其在血液中检测到的量也增加，因此，肝脏损伤越严重，其在血清中含量也越高。

3. 氧化－抗氧化作用平衡 LPC 是一类炎症因子，毫摩尔浓度的 LPC 就有着聚集单核细胞和促使巨噬细胞内炎症细胞因子产生的作用。当发生肝损伤时，重要的免疫细胞如单核细胞和巨噬细胞以及树状细胞均会表现出细胞因子受体的表达受到抑制，细胞因子的量随着肝损伤程度的增加而减少，进一步引起肝脏的合成、代谢、转化功能下降，形成恶性循环。模型组大鼠血清中的 LPC 类物质均降低，说明大鼠体内处于严重的免疫抑制状态。

第三节 药物代谢指纹分析

扫码"学一学"

心肌梗死是急性、持续性缺血和缺氧所引起的心肌坏死。四逆汤出自《伤寒论》，收载于《中国药典》2020 年版，由附子、干姜、甘草组成，具有温中散寒、回阳救逆功效，主治阳虚欲脱、冷汗自出、四肢厥逆、下利清谷、脉微欲绝。现代研究证明，四逆汤具有强心作用，可明显增加离体兔心冠脉流量、心肌收缩振幅，主要用于治疗心肌梗死、心力衰竭等心血管疾病。现以心肌梗死大鼠给予四逆汤为例，阐述基于代谢组学（药物代谢指纹分析）方法，对四逆汤治疗作用和作用机制的研究。

一、血清指纹图谱分析

（一）动物病理模型复制

1. 实验动物 洁净级 SD 雄性大鼠（体重 200g ± 15g）30 只，标准饮食饮水，湿度 45% ~ 65%，温度 25℃ ±2℃，室内保持 12h 光照、12h 避光循环饲养。

2. 模型复制 采用结扎冠状动脉左前降支建立心肌梗死模型，大鼠经乙醚麻醉，用眼科弯镊轻轻提起左心耳，在动脉圆锥与左心耳之间下约 1mm 处用 5/0 手术线结扎左冠状动脉前降支。假手术组手术过程同上，但只穿线打一线圈，不结扎左冠状动脉。

（二）生物样品采集与心功能评价

1. 四逆汤制备 按四逆汤处方，附子、干姜、炙甘草比例为 3：2：3，根据《中国药典》（2020 年版）制法制备水煎剂，浓度为 1g/ml（相当于原药材）。

2. 给药与血样采集 30 只大鼠随机分为 3 组，分别为心肌梗死模型组、心肌梗死四逆汤治疗组和假手术组。四逆汤治疗组大鼠给予 10ml（相当于原药材 10g）/kg 四逆汤灌胃，模型组和假手术组给予等量生理盐水灌胃，于造模后 24h 给药，每天 1 次，连续给药 14 天。第 15 天，大鼠眼眶静脉丛取血，离心（4℃，3000 × g）10min，分离得上层血清。

3. 大鼠心功能评价 取血后，所有大鼠经超声心动图检测心功能。由二维图像引导取"M"形曲线并进行测量。取 5 个心动周期的平均值记录数据，同时进行图像录像。射血分数（ejection fraction，EF）是心脏功能的重要指标，能够反映心脏的收缩功能。EF = [（舒张末期容积－收缩末期容积）/ 舒张末期容积] ×100%。

（三）色谱－质谱分析条件与血清样品预处理

1. 色谱条件

（1）反相色谱分离 C_{18} 色谱柱（2.1mm ×100mm，1.7μm）；流动相为 0.1% 的甲酸水溶液（A）－0.1% 的甲酸乙腈溶液（B），梯度洗脱：5%B（0 ~2min），5%→95%B（2 ~

28min），95%B（28～30min）；流速 0.35ml/min，进样量 4μl。

（2）**亲水色谱分离**　HILIC C$_{18}$色谱柱（2.1mm×100mm，1.7μm）；流动相为 10mmol/L 甲酸铵水溶液（含 0.1% 甲酸，A）－0.1% 甲酸乙腈溶液（B），梯度洗脱：95%B（0～10min），95%→90%B（10～14min），90%B（14～24min），90%→60%B（24～28min），60%B（28～30min）；流速 0.35ml/min，进样量为 4μl。

2. **质谱条件**　采用正离子模式检测，参数：毛细管电压 3500V、干燥气流速 11L/min、干燥气温度 350 ℃、喷雾气压 45psig、碎裂电压 120V、Skimmer 电压 60V、数据采集范围 m/z 50～1000，选取 m/z 121.0509 和 m/z 922.0098 的内标离子做实时质量数校正。潜在生物标志物离子进一步进行 MS/MS 分析，碰撞能量设为 15V。

3. **血清样品预处理**　取血清 100μl，加甲醇－乙腈－水混合溶剂（1∶1∶1，$V/V/V$）400μl，涡旋混合 1min，冰水浴中超声处理 10min，离心（4℃，14000×g）15min，上清液室温下氮气吹干，残渣加乙腈－水混合溶剂（7∶3，V/V）100μl，复溶，离心（4℃，14 000×g）10min，取上清进样。

（四）数据处理方法

1. **数据输出**　原始数据（.d）经工作软件转换为通用数据格式（.mzData），并通过去同位素峰处理。转换后的数据进一步通过 XCMS（http：//metlin. scripps. edu/download/）进行峰校正和峰积分，最终得到一个保留时间、质荷比和峰强度的三维数据矩阵。

2. **数据标准化**　XCMS 参数除设定 fwhm = 10，bw = 10 和 snthresh = 5 以外，其他参数均采用默认值。采用修正 80% 规则删除缺失值，即去除在某一组中出现频率（非零值）低于 80% 的质谱离子。为校正质谱响应，采用每个样品的总峰面积进行归一化。

3. **模式识别分析**　将归一化的数据导入 SIMCA－P V11.0（Umetrics，Sweden）软件中经过中心化，标准化后进行 PLS－DA 分析。对差异代谢物进一步进行 ANOVA 分析（$P <$ 0.05）。

二、结果与评价

（一）心功能评价

对假手术组、心肌梗死组和四逆汤治疗组大鼠的心脏收缩功能进行比较，表 11－3 和图 11－6 显示了不同组别大鼠心动周期数据和射血分数值。可以看出灌胃给予四逆汤 14 天后心肌梗死大鼠左心室收缩功能得到明显改善，同时表明心肌梗死模型的成功建立。

表 11－3　不同组别大鼠超声心动图数据（均数 ± 方差）

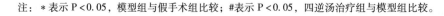

组别	数目（只）	左心室舒张末期容积（μl）	左心室舒收缩期容积（μl）	射血分数（%）
假手术组	8	178 ± 32	18 ± 8	0.91 ± 0.04
模型组	10	418 ± 77	259 ± 53	0.38 ± 0.03 *
四逆汤治疗组	10	365 ± 54	196 ± 29	0.46 ± 0.06#

注：* 表示 P < 0.05，模型组与假手术组比较；# 表示 P < 0.05，四逆汤治疗组与模型组比较。

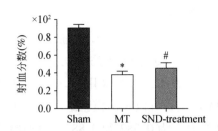

图 11 – 6 不同组别大鼠心脏射血分数柱状图

*表示 p < 0.05，模型组（MI）与假手术组（Sham）比较；#表示 p < 0.05，四逆汤治疗组（SND – treatment）与模型组（MI）比较

（二）血清指纹图谱分析方法验证

模型大鼠血清样品的反相色谱 – 质谱（RPLC – Q – TOFMS）和亲水色谱 – 质谱（HIL-IC – Q – TOFMS）总离子流图（TIC）如图 11 –7 所示，方法验证如下。

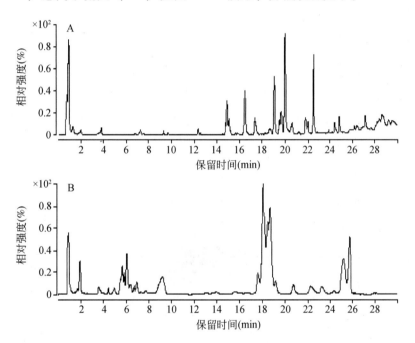

图 11 –7 RPLC – Q – TOFMS（A）和 HILIC – Q – TOFMS（B）血清总离子流色谱图

1. 色谱系统重复性 混合标准样品［缬氨酸、异亮氨酸、苯丙氨酸、色氨酸、二氢鞘氨醇、溶血磷脂胆碱（16∶0）和溶血磷脂胆碱（18∶0）］连续进样 6 次，在 RPLC 和 HIL-IC 系统下，各标准物质色谱峰的保留时间 RSD 小于 1.0%，峰面积 RSD 小于 13.0%。

2. 方法重复性 取空白大鼠血浆，制备质量控制（QC）样品 6 份，按"样品预处理方法"操作，在拟定色谱 – 质谱条件下，每个 QC 样品进样分析 1 次。各标准物质在 RPLC 分离模式下，保留时间 RSD 为 0.1% ~ 0.8%，峰面积 RSD 为 7.8% ~ 13.9%；在 HILIC 分离模式下，保留时间 RSD 为 0.2% ~ 1.2%，峰面积 RSD 为 6.1% ~ 12.8%。

3. 分析过程稳定性 QC 样品随机分布于实测样品序列中，共进样 8 次。各标准物质在 RPLC 分离模式下，保留时间 RSD 为 0.1% ~ 0.6%，峰面积 RSD 为 5.3% ~ 12.7%；在 HILIC 分离模式下，保留时间 RSD 为 0.2% ~ 1.1%，峰面积为 3.5% ~ 9.2%。

（三）药物代谢指纹与生物标志物分析

1. 血清代谢指纹分析 来自 RPLC 和 HILIC 标准化的数据集分别包括 1142 个离子和 635 个离子的数据，由于变量众多，使用传统的统计方法从中找到对心肌梗死组和假手术组分类起主要作用的离子是十分困难的，因此采用 PLS – DA 方法，图 11 – 8A 显示了基于 RPLC 代谢物信息的 PLS – DA 模型，可以看出模型组和假手术组明显区分为两类。模型参数 R^2Y 和 Q^2（cum）（预测能力）为 0.982 和 0.884。模型验证采用置换检验的方法，经 999 次置换检验后产生截距 R^2 和 Q^2 分别为 0.760 和 –0.346，结果表明模型具有好的预测能力和可靠性。采用相同方法获得的图 11 – 9A 显示，基于 HILIC – MS 数据的 PLS – DA 模型对心肌梗死组和假手术组产生更好的区分能力〔$R^2Y = 0.975$，Q^2（cum）$= 0.913$；验证截距 $R^2 = 0.546$ 和 $Q^2 = -0.346$〕。

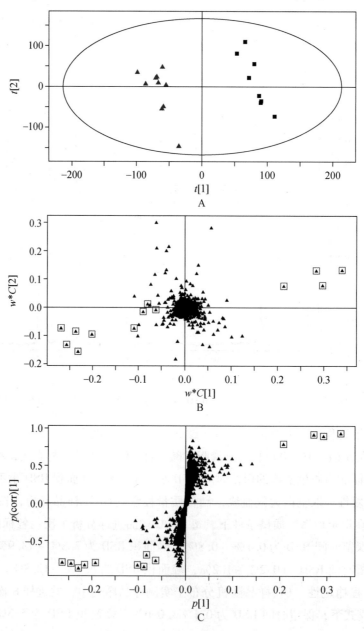

图 11 – 8 基于 RPLC – MS 数据的 PLS – DA 得分图（A），S – plot 图（B）和载荷图（C）

（■表示假手术组；▲表示心肌梗死组）

2. 潜在生物标志物筛选与鉴定 相应的载荷图（图 11-8B 和图 11-9B）和 S-plot（图 11-8C 和图 11-9C）用于潜在生物标志物的筛选，离原点远的离子对分类有更大的区分能力，即可能是潜在生物标志物。从 RPLC 数据集中筛选得到 13 种代谢物离子，从 HILIC 数据集中筛选得到 18 种代谢物离子。代谢物如表 11-4 所示，这些代谢物在 RPLC 和 HILIC 模型中均鉴定为潜在生物标志物。大多数来自 HILIC 分离模式的标志物具有更高的极性，对 RPLC 标志物的筛选是一个重要的补充。如果仅仅使用 RPLC 分离，一些极性生物标志物的信息可能被丢失，而更多代谢物信息对理解心肌梗死代谢通路的改变具有重要作用。

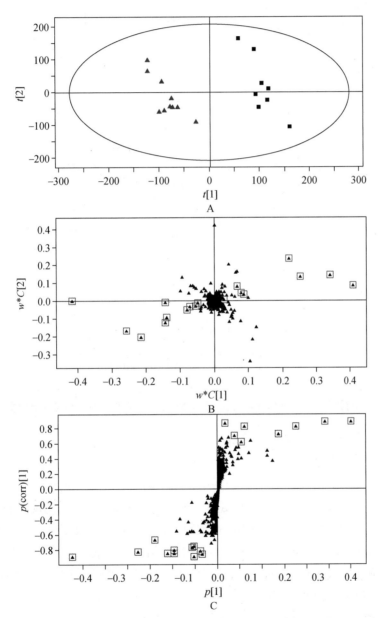

图 11-9 基于 HILIC-MS 数据的 PLS-DA 得分图（A）、S-plot 图（B）和载荷图（C）
（■表示假手术组；▲表示心肌梗死组）

现以 RPLC 保留时间 1.34min、质荷比（m/z）132（$[M+H]^+$）离子为例，简要说明代谢物鉴定过程：首先，通过 m/z 132 的提取离子色谱图（图 11-10A）找到其准分子离子峰，确定其准确质量为 132.1018，并通过软件计算其可能的分子式为 $C_6H_{13}NO_2$。然后，通过串联质谱 MS/MS 进一步分析，三个主要碎片离子 m/z 分别为 44.05、69.07 和 86.09

（图 11-10B），代表相应的碎片 $[C_2H_6N]^+$，$[C_5H_9]^+$ 和 $[C_5H_{12}N]^+$。结合 HMDB（http://www.hmdb.ca）、METLIN（http://metlin.scripps.edu）和 KEGG（http://www.kegg.jp）数据库，综合考虑元素组成、碎片信息和色谱保留行为，推测 m/z 为 132 的离子为异亮氨酸，再通过异亮氨酸标准物质 MS/MS 谱（图 11-10C）验证，最终确证 m/z 为 132 的离子为异亮氨酸。采用类似的方法，对其他标志物进行了鉴别，结果见表 11-4。

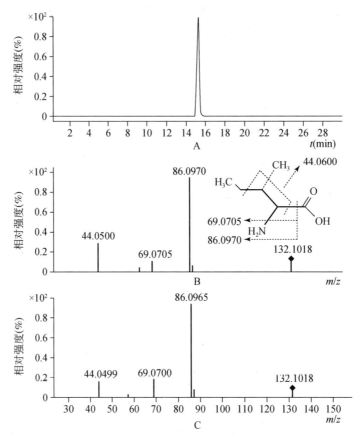

图 11-10　选择离子（m/z 132.10）色谱图（A）及其质谱图（B）和异亮氨酸质谱图（C）

3. 潜在生物标志物生物学意义分析

（1）心肌梗死引起代谢应激，并导致心肌代谢物谱的显著改变。在利用代谢组学方法鉴别的与心肌梗死密切相关的 21 种代谢物中，鞘磷脂（sphingomyelin，SM）的下调，伴随着二氢鞘氨醇（sphinganine）和植物鞘氨醇（phytosphingosine）的上调反映了心肌梗死促进了鞘磷脂的代谢（图 11-11A）。鞘磷脂在细胞生长和分化以及重要信号传导途径中起重要的生理作用。由于鞘磷脂酶能够水解鞘磷脂，释放出神经酰胺，进而产生生物活性脂（如二氢鞘氨醇和植物鞘氨醇）的级联反应，因此推测鞘磷脂酶的上调是鞘磷脂的减少与二氢鞘氨醇和植物鞘氨醇蓄积的重要诱因。

（2）溶血磷脂胆碱（Lysophosphatidylcholine，LPC）是磷酸卵磷脂（Phosphatidyl choline）经磷脂酶 A_2（PLA_2）作用的裂解产物（图 11-11B），在心肌的重要病理生理过程中起着重要的作用。实验研究发现溶血磷脂胆碱的上调和磷酸卵磷脂的下调表明心肌梗死引起磷脂分解代谢紊乱。脂肪酸是心肌细胞膜的重要成分，是心脏能量来源的主要物质。PLA_2 能催化磷酸卵磷脂裂解产生游离脂肪酸。实验研究发现花生四烯酸和亚油酸在心肌梗死大鼠中上调，它们的代谢异常对心脏的正常功能有着极大的影响，可导致心肌的脂质毒性。

表 11-4　大鼠心肌梗死模型潜在生物标志物及其代谢通路

序号	保留时间(min)		质荷比(m/z)	分子式	化合物	变化趋势[a]	代谢通路	RSD(%)[b] (RPLC/HILIC)
	RPLC	HILIC						
1	1.1	16.1	117.0790	$C_5H_{11}NO_2$	L – valine[g]	↓	BCAA[c] metabolism	13.5 / 6.8
2	1.3	15.6	131.0946	$C_6H_{13}NO_2$	L – isoleucine[g]	↓	BCAA metabolism	12.6 / 6.2
3	2.0	15.5	165.0790	$C_9H_{11}NO_2$	L – phenylalanine[g]	↑	Phenylalanine metabolism	9.7 / 4.8
4	3.8	n.s.[d]	204.0899	$C_{11}H_{12}NO_2$	L – tryptophan[g]	↑	Tryptophan metabolism	6.9
5	n.s.	7.9	174.0973	$C_{10}H_{10}N_2O$	Indole – 3 – acetamide[h]	↑	Tryptophan metabolism	7.6
6	15.1	6.9	317.2930	$C_{18}H_{39}NO_2$	Phytosphingosine[h]	↑	Phospholipid metabolism	6.2 / 5.3
7	17.3	5.8	301.2981	$C_{18}H_{39}NO_2$	Sphinganine[g]	↑	Phospholipid metabolism	5.7 / 3.7
8	n.s.	13.6	136.0637	$C_7H_8N_2O$	N – methylnicotinamide[h]	↑	Tryptophan metabolism	5.4
9	n.s.	17.6	203.1158	$C_9H_{17}NO_4$	Acetylcarnitine[h]	↑	Fatty acid transportation	4.0
10	n.s.	18.8	161.1052	$C_7H_{15}NO_3$	Carnitine[h]	↑	Fatty acid transportation	3.4
11	18.6	25.6	519.3325	$C_{26}H_{50}NO_7P$	LPC[e](18:2)[h]	↑	Phospholipid catabolism	6.7 / 9.5
12	19.5	25.7	495.3325	$C_{24}H_{50}NO_7P$	LPC(16:0)[g]	↑	Phospholipid catabolism	8.5 / 7.9
13	20.3	13.1	399.3349	$C_{23}H_{45}NO_4$	Palmitoyl – L – carnitine[h]	↑	Fatty acid transportation	4.8 / 3.8
14	n.s.	20.7	131.0695	$C_4H_9N_3O_2$	Creatine[h]	→	Arginine and proline metabolism	6.8
15	22.0	25.2	523.3638	$C_{26}H_{54}NO_7P$	LPC(18:0)[g]	↑	Phospholipid catabolism	6.1 / 6.6
16	n.s.	22.2	812.6771	$C_{47}H_{93}N_2O_6P$	SM[f](d18:1/24:1)[h]	↑	Sphingolipid metabolism	7.3
17	n.s.	23.0	730.5989	$C_{41}H_{83}N_2O_6P$	SM(d18:1/18:0)[h]	↑	Sphingolipid metabolism	8.0
18	n.s.	23.3	702.5675	$C_{39}H_{79}N_2O_6P$	SM(d18:1/16:0)[h]	↑	Sphingolipid metabolism	9.3
19	24.5	n.s.	304.2402	$C_{20}H_{32}O_2$	Arachidonic acid[h]	↑	Fatty acid metabolism	8.9
20	24.8	n.s.	280.2402	$C_{18}H_{32}O_2$	Linoleic acid[h]	↑	Fatty acid metabolism	10.2
21	29.5	18.7	757.5622	$C_{42}H_{80}NO_8P$	Phosphatidylcholine(16:0/18:2)[h]	↑	Phospholipid catabolism	9.3 / 6.4

a:与模型组比较,↑:上调,↓:下调;b:RSD:由QC样品验证;c:BCAA:支链氨基酸;d:n.s.:无信号;e:LPC:溶血磷脂;f:SM:鞘磷脂;g:代谢物:经标准品质验证;h:代谢物:经 MS/MS 推定。

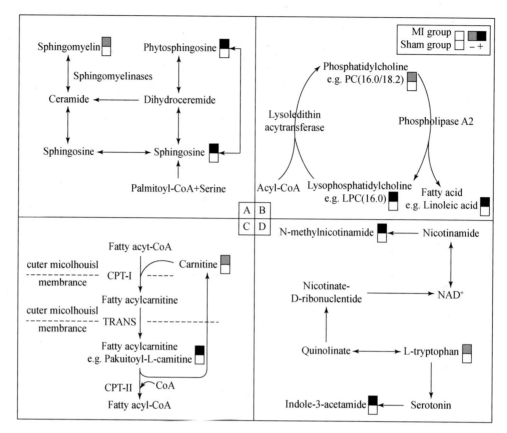

图 11-11　心肌梗死诱导的鞘磷脂代谢（A）、溶血磷脂胆碱代谢（B）、脂肪酸转运代谢（C）及色氨酸代谢（D）通路改变示意图

（黑色方框代表代谢物血清水平的上调；灰色方框代表代谢物血清水平的下调）

（3）卡尼丁循环是脂肪酸氧化的第一步。卡尼丁循环中脂酰 CoA 通过卡尼丁的转运进入线粒体内形成脂肪酰基卡尼丁（图 11-11C）。实验研究发现卡尼丁在心肌梗死组中表现为下调，表明脂肪酸氧化可能受到限制，从而进一步影响心脏功能。有研究表明，脂肪酸代谢的抑制能够导致毒性中间体（如棕榈酰卡尼丁）在体内的蓄积。

（4）甲基烟酰胺和吲哚-3-乙酰胺是色氨酸的两个主要代谢产物，它们在心肌梗死大鼠中呈现明显上调，而色氨酸表现为下调，表明心肌梗死增加了它们来自色氨酸的生物合成（图 11-11D）。

最终，通过代谢组学研究共鉴定了 21 种潜在的血清生物标志物，它们与鞘脂代谢、磷脂分解代谢、脂肪酸转运和代谢、色氨酸代谢、支链氨基酸代谢、苯丙氨酸代谢、精氨酸和脯氨酸代谢等代谢通路相关。

4. 四逆汤的治疗作用评价　利用与心肌梗死相关的 21 种生物标志物水平作为变量的 PLS-DA 模型评价四逆汤治疗心肌梗死的作用。基于生物标志物数据的 PLS-DA 模型参数表明模型具有很好的预测能力和可靠性 $[R^2Y = 0.928，Q^2（\text{cum}）= 0.779；$ 验证截距 $R^2 = 0.427，Q^2 = -0.263]$。从图 11-12 可见，四逆汤治疗组更接近于假手术组，表明四逆汤能够逆转心肌梗死的病理过程。进一步分析发现，四逆汤能够不同程度地逆转心肌梗死大鼠血清中大多数标志物的水平（除苯丙氨酸、植物鞘氨醇和乙酰卡尼丁外）。图 11-13 显示了上述代谢通路中 8 种相关生物标志物 [缬氨酸、异亮氨酸、色氨酸、溶血磷脂胆碱（18:2）、棕榈酰卡尼丁、肌酸、鞘磷脂（d18:1/18:0）和花生四烯酸] 在不同组的变化情况，可以看到四逆汤对它们有明显的逆转作用。结合心肌梗死生物标志物的变化，推断四逆汤通过调节鞘脂代谢、磷脂分解代谢、脂肪酸转运和代谢、色氨酸代谢、支链氨基酸代谢、精氨酸和脯氨酸代谢通路发挥治疗心肌梗死的作用。

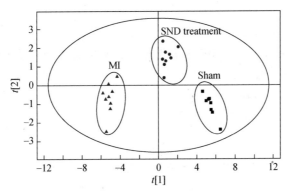

图 11-12 以 21 种生物标志物在假手术组（■）、心肌梗死组（▲）和四逆汤治疗组（●）的血清水平为变量的 PLS-DA 模型得分图

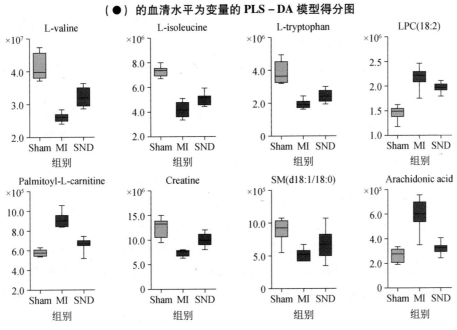

图 11-13 8 种四逆汤逆转的生物标志物峰强度在假手术组（Sham）、心肌梗死组（MI）和四逆汤治疗组（SND）的箱形图

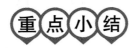
重点小结

1. 代谢组学分析常用生物样品的制备原则

样品制备过程通常遵循如下原则　①保持样品的原始性，尽量多地保留样品中小分子组分；②制备方法应有利于样品中各组分的相互分离；③不改变样品中各组分的相对浓度；④以尽量少的步骤达到目的；⑤注意内标物的加入。

2. 代谢组学分析常用的样品检测方法

代谢组学分析中样品检测方法应具备高灵敏度、高通量和无偏向性的特点，主要采用的分析技术有核磁共振、色谱-质谱联用、拉曼光谱、傅里叶红外光谱等。其中，NMR 和 LC-MS 为最常用的分析工具。

（1）核磁共振（NMR）　适合研究代谢物中的复杂成分，通常采集一维核磁共振图谱进行定量分析，有时也需要采集二维图谱。NMR的优点：①无损伤性，在接近生理条件下采集数据，能够保留样品原有的结构和性质；②无偏向性，对样品中所有组分的灵敏度均一致；③具有良好的客观性和重现性，样品处理简单，有较高的容量和较低的单位样品检测成本；④可进行实时和动态检测，分析方法灵活多样。

（2）色谱-质谱联用　GC-MS主要优点：具有较高的分辨率和检测灵敏度，并且有可供参考的标准谱图库。LC-MS主要优点：样品处理相对简单，具有较高的灵敏度和较宽的动态范围，非常适合生物样本中复杂代谢物谱的检测和潜在生物标志物的鉴定。LC-MS技术存在的主要问题是大量色谱峰的识别、方法的重现性、质谱中不同离子化程度对代谢物定量的影响等。

3. 代谢组学分析常用的数据处理方法　模式识别是一种借助大量信息和经验进行推理的方法，一般分为无监督模式识别和有监督模式识别两类。

（1）无监督模式识别　根据原始谱图信息或预处理后的信息对样本进行归类，并将分类结果用可视化技术直观表达。该方法可对得到的分类信息和这些样本的原始信息进行比较，建立代谢物与这些原始信息的联系，筛选与原始信息相关的标记物，并进一步阐述其代谢途径。主要的分析方法有主成分分析（PCA）、层次聚类分析（HCA）、非线性映射（NLM）等。

（2）有监督模式识别　主要是建立组别间的数学模型，使各类样品间达到最大分离，并利用建立的多参数模型对未知的样本进行预测。主要方法有软独立模型分类分析（SIMCA）、偏最小二乘法（PLS）、偏最小二乘法显著性分析（PLS-DA）、k-最近邻法（kNN）、支持向量机（SVM）、自组织映射（SOM）以及人工神经网络（ANN）。

4. 潜在生物标记物的筛选与鉴定方法

（1）潜在生物标志物的筛选　①采集的原始谱图（NMR、GC-MS或LC-MS）数据进行数据预处理，获得标准化数据；②标准化数据进行模式识别分析，得出反映不同组别生物样品之间离散程度的得分图（score plot）和寻找相关生物标志物的载荷图（loading plot）；③根据载荷图寻找对不同组别分离贡献较大的特征代谢物；④对特征代谢物归一化后的离子强度进行t检验，以评价其作为潜在生物标志物的可能性。

（2）潜在生物标志物的鉴定　LC-MS法可通过一级质谱信息确定相对分子量，利用二级质谱信息获得其结构碎片信息；查阅HMDB、KEGG、MassBank和METLIN等在线数据库，对比代谢物的一级、二级质谱信息，初步鉴定潜在生物标志物，最后使用对照品进行验证。

（赵云丽，刘　然）

参考文献

[1] 江春迎，王映红. 基于核磁共振技术的定量代谢组学研究［J］. 药学学报，2014，49（7）：949-955.

[2] 汪明明，程海婷，薛明. 基于LC-MS的代谢组学分析流程与技术方法［J］. 国际药学研究杂志，2011，38（2）：130-136.

[3] 许彬，王海龙，魏开华，等. 代谢组学分析技术及其在几类重大疾病研究中的应用［J］. 分析测试学报，2006，25（5）：128-132.

［4］杨丽娜，温静，孙毅，等. 四逆散抗肝损伤作用的大鼠血清 UPLC - MS/MS 代谢组学研究［J］. 药学学报，2014，49（3）：368 - 373.

［5］谭光国. 中药四逆汤化学物质组和代谢组学的研究［D］. 上海：第二军医大学药学院，2012.

［6］Weckwerth W. Metabolomics in systems biology［J］. Annu Rev Plant Biol, 2003, 54：669 - 689.

［7］Lindon J C, Holmes E, Nicholson J K. Metabonomics techniques and applications to pharmaceutical research & development［J］. Pharm Res, 2006, 23（6）：1075 - 1088.

［8］Clayton T A, Lindon J C, Cloarec O, et al. Pharmaco - metabonomic phenotyping and personalized drug treatment［J］. Nature, 2006, 440（7087）：1073 - 1077.

［9］Wiklund S, Johansson E, Sjo L, et al. Visualization of GC/TOFMS - based metabolomics data for identification of biochemicallyinteresting compounds using OPLS class models［J］. Anal Chem, 2008, 80（1）：115 - 122.

［10］Psihogios N G, Gazi I F, Elisaf M S, et al. Gender - related and agerelatedurinalysis of healthy subjects by NMR - based metabonomics［J］. NMR Biomed, 2008, 21（3）：195 - 207.